COMPREENDENDO O
TRABALHO EM EQUIPE NA SAÚDE

Nota: A medicina é uma ciência em constante evolução. À medida que novas pesquisas e a experiência clínica ampliam o nosso conhecimento, são necessárias modificações no tratamento e na farmacoterapia. Os autores desta obra consultaram as fontes consideradas confiáveis, num esforço para oferecer informações completas e, geralmente, de acordo com os padrões aceitos à época da publicação. Entretanto, tendo em vista a possibilidade de falha humana ou de alterações nas ciências médicas, os leitores devem confirmar estas informações com outras fontes. Por exemplo, e em particular, os leitores são aconselhados a conferir a bula de qualquer medicamento que pretendam administrar, para se certificar de que a informação contida neste livro está correta e de que não houve alteração na dose recomendada nem nas contraindicações para o seu uso. Essa recomendação é particularmente importante em relação a medicamentos novos ou raramente usados.

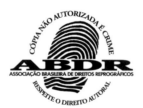

M913c   Mosser, Gordon.
            Compreendendo o trabalho em equipe na saúde / Gordon Mosser, James W. Begun ; tradução: Paulo Luiz de Oliveira ; revisão técnica: Ricardo de Souza Kuchenbecker, Rafael Nicolaidis. – Porto Alegre : AMGH, 2015.
            xii, 316 p. : il. color. ; 25 cm

            ISBN 978-85-8055-427-4

            1. Gestão em saúde. 2. Gestão hospitalar. I. Begun, James W. II. Título.

            CDU 614.2:005.95

Catalogação na publicação: Poliana Sanchez de Araujo – CRB 10/2094

GORDON MOSSER, MD, MLitt
Senior Fellow
Division of Health Policy & Management
School of Public Health
Adjunct Assistant Professor
Department of Medicine
Medical School
University of Minnesota

JAMES W. BEGUN, PhD
James A. Hamilton Professor of
Healthcare Management
Division of Health Policy & Management
School of Public Health
University of Minnesota

COMPREENDENDO O
TRABALHO EM EQUIPE NA SAÚDE

Tradução:
Paulo Luiz de Oliveira

Revisão técnica desta edição:

Ricardo de Souza Kuchenbecker
Médico epidemiologista.
Professor de Epidemiologia do Departamento de Medicina Social
da Universidade Federal do Rio Grande do Sul (UFRGS).
Mestre e Doutor em Epidemiologia pela UFRGS.

Rafael Nicolaidis
Médico emergencista do Hospital de Clínicas de Porto Alegre (HCPA).
Membro da Associação Brasileira de Medicina de Emergência (ABRAMEDE).

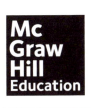 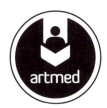

AMGH Editora Ltda.

2015

Obra originalmente publicada sob o título
Understanding teamwork in health care, 1st Edition
ISBN 0071791957 / 9780071791953

Original edition copyright © 2014, The McGraw-Hill Global Education Holdings, LLC, New York, New York 10121.
All rights reserved.

Portuguese language translation copyright © 2015, AMGH Editora Ltda., a Grupo A Educação S.A. Company.
All rights reserved.

Gerente editorial: *Letícia Bispo de Lima*

Colaboraram nesta edição:

Editora: *Mirian Raquel Fachinetto Cunha*

Capa: *Márcio Monticelli*

Preparação de originais: *Juliana Lopes Bernardino*

Leitura final: *Samanta Sá Canfield*

Editoração: *Techbooks*

Reservados todos os direitos de publicação, em língua portuguesa, à
AMGH EDITORA LTDA., uma parceria entre GRUPO A EDUCAÇÃO S.A. e
McGRAW-HILL EDUCATION
Av. Jerônimo de Ornelas, 670 – Santana
90040-340 – Porto Alegre – RS
Fone: (51) 3027-7000   Fax: (51) 3027-7070

É proibida a duplicação ou reprodução deste volume, no todo ou em parte, sob quaisquer formas
ou por quaisquer meios (eletrônico, mecânico, gravação, fotocópia, distribuição na Web e outros),
sem permissão expressa da Editora.

Unidade São Paulo
Av. Embaixador Macedo Soares, 10.735 – Pavilhão 5 – Cond. Espace Center
Vila Anastácio – 05095-035 – São Paulo – SP
Fone: (11) 3665-1100   Fax: (11) 3667-1333

SAC 0800 703-3444 – www.grupoa.com.br

IMPRESSO NO BRASIL
PRINTED IN BRAZIL

Prefácio

> Não devemos cessar a exploração
> E o fim de toda a nossa exploração
> Será chegar onde começamos
> E conhecer o local pela primeira vez.
> —T. S. Eliot, *Little Gidding*, 1942

Estamos todos familiarizados com equipes e trabalhamos dessa maneira, pois atuamos como equipe em atividades comunitárias e de lazer, bem como praticamos ou acompanhamos esportes em equipe. No entanto, existem muitas informações úteis sobre trabalho em equipe na área da saúde que são desconhecidas de muitas pessoas. Assim, o objetivo deste livro é tornar essas informações mais amplamente conhecidas e utilizadas. Este é um livro de exploração e explicação, que, espera-se, capacitará o leitor a ser mais eficiente, seja como participante, líder ou gestor de equipe.

Hoje, a atenção à saúde requer equipes. O aumento de múltiplas profissões na área da saúde, cada uma com suas próprias especialidades, proporcionou uma série de conhecimentos e aptidões para as tarefas de prevenção de doenças e tratamento do paciente, mas também gerou riscos. O atendimento à saúde tem um enorme poder de cura e, apesar disso, é complexo e muitas vezes descoordenado ou simplesmente fragmentado. Por meio da organização em equipes, podemos reduzir os riscos de fragmentação e alcançar uma forma eficaz de cuidado. Contudo, evidentemente, para que esse tipo de atendimento tenha êxito, é necessário adotar um eficiente trabalho em equipe.

Compreendendo o trabalho em equipe na saúde é um livro sobre como trabalhar competentemente em e com equipes. Enfatizamos as equipes interprofissionais, mas os conceitos discutidos aplicam-se também a equipes compostas por pessoas de uma única profissão. Em certa medida, o livro objetiva compensar uma deficiência na educação de quase todos os profissionais na área da saúde: a falta de treinamento sobre como trabalhar em equipes formadas por pessoas de diferentes profissões. Atualmente, existem alguns sinais de que, com o tempo, a educação interprofissional fará parte da formação de enfermeiros, médicos e outros profissionais da saúde. Eventualmente, pode não haver deficiência a ser apontada. Mesmo assim, quase todos os profissionais da área da saúde são obrigados a realizar por conta própria o trabalho em equipe interprofissional. Este livro objetiva ajudar os profissionais da saúde nesse esforço.

Cada um de nós, autores do livro, tem mais de 30 anos de experiência na área da saúde: um atuando em medicina interna e como líder de equipe na saúde, o outro, como pesquisador e docente. Durante este tempo, temos tido um interesse permanente em equipes e, mais comumente, nas interações entre pacientes, seus familiares, provedores de saúde e profissionais que gerenciam e administram organizações na área da saúde. Porém, não contamos apenas com nossa própria experiência. Sociólogos, psicólogos organizacionais, especialistas em gestão, profissionais da saúde, pesquisadores em serviços de saúde e outros especialistas têm produzido nos últimos 75 anos uma grande quantidade de conhecimento a respeito de equipes, inclusive na saúde. Infelizmente, a maior parte desse acúmulo de conhecimento não tem sido empregada para melhorar a prestação de cuidados na saúde. Neste livro, empenhamo-nos em tornar parte desse conhecimento disponível para o uso concreto, a fim de aperfeiçoar o atendimento à saúde por meio de um melhor trabalho em equipe.

PÚBLICO-ALVO

Este livro é dirigido para profissionais ou gestores da área da saúde. Em outras palavras, esperamos que ele seja útil para enfermeiros, técnicos em enfermagem, médicos, farmacêuticos, assistentes sociais, dentistas, médicos residentes, fisioterapeutas, psicólogos e outros aqui chamados de *clínicos** porque prestam atendimento direto aos pacientes. Além disso, desejamos que ele seja útil também para pessoas que prestam atendimento assistencial, administradores e agentes públicos na saúde, bem como líderes seniores. Esperamos que estudantes da área da saúde também se beneficiem deste livro.

Escrevemos sobre equipes na área da saúde nos Estados Unidos. No entanto, os preceitos e princípios discutidos são aplicáveis em outros países: na verdade, a literatura citada origina-se não apenas nos Estados Unidos, mas também no Reino Unido, Canadá, Finlândia, Austrália, entre outros. Esperamos que este livro seja útil!

OBJETIVO E PLANO DO LIVRO

Compreendendo o trabalho em equipe na saúde objetiva avançar na compreensão e no funcionamento de equipes à medida que elas são utilizadas nos cuidados à saúde, tanto em equipes clínicas quanto administrativas.

A Seção I, Equipes de saúde e seus membros (Capítulos 1-5), introduz o conceito de uma equipe de trabalho, explica os diferentes tipos de equipes na saúde, descreve as formações dos profissionais que a compõem e elucida os papéis distintos de pacientes e administradores nas equipes. A Seção II, Trabalhando em equipes na saúde (Capítulos 6-12), explica como funcionam as equipes e descreve as competências necessárias aos membros e líderes de uma equipe para que ela funcione com eficiência. A tomada de decisão, a criatividade e a administração de conflitos nas equipes são examinadas em detalhe. O capítulo final desta seção (Capítulo 12) esclarece o papel e as competências do responsável geral da equipe, a pessoa que responde pela equipe e pela qual ela interage com a organização maior em que está inserida. Os princípios do delineamento de equipes são esclarecidos neste capítulo, pois os responsáveis gerais normalmente são seus idealizadores. A Seção III, Avaliando e melhorando equipes na saúde (Capítulos 13-17), inicialmente explica como avaliar os membros das equipes e as equipes no seu todo. A seguir, explora quatro áreas de ação visando o aperfeiçoamento: treinamento, constituição de equipes, processos de melhoria em equipes e solução de problemas específicos comumente encontrados em equipes. A Seção IV, Avançando o trabalho em equipe na saúde (Capítulos 18-19), dedica-se ao papel da liderança sênior no avanço do trabalho em equipe e aponta para o futuro. O Capítulo 18 trata das responsabilidades de líderes seniores quanto ao suporte de equipes, além de abordar as responsabilidades do líder sênior e a cultura organizacional necessária à sustentação de equipes. Por fim, a conclusão (Capítulo 19) reflete sobre o futuro de equipes de atendimento à saúde e define estratégias de instituições educacionais e organizações na área da saúde, visando melhorar o cuidado com base no trabalho em equipe nos Estados Unidos.

Nosso propósito mais amplo, prático, é dar assistência às pessoas que trabalham na área da saúde, buscando melhorar o desempenho das equipes por elas chefiadas ou administradas, de modo que os interesses dos pacientes sejam mais bem atendidos.

RELATOS DE CASOS

Os autores que escrevem sobre comportamento organizacional muitas vezes adotam conceitos e termos abstratos. Ao mesmo tempo em que ocupam seus espaços no avanço do conhecimento de como as pessoas se comportam em organizações, os conceitos abstratos e a teoria têm utilidade limitada para os que almejam utilizar o conhecimento na sua atividade diária de provimento e gestão do atendimento à saúde. Para que o conhecimento tenha utilidade, o autor precisa tornar os conceitos concretos e realizáveis. Para isso, adotamos o uso de casos ilustrativos ao longo do livro – na maioria, histórias de clínicos em atividade. Algumas delas são histórias sobre gestores ou sobre a coparticipação de profissionais que prestam atendimento direto ao paciente e gestores. Esperamos que esses relatos tornem o conteúdo mais claro e sejam úteis para médicos, equipes de enfermagem e gestores que buscam aplicar as ideias do livro em suas próprias atividades.

---

* N. de R.T. Conforme estabelecido pelo próprio autor, a expressão clínico(a), que será utilizada ao longo do livro, não se atém exclusivamente à figura do médico. Na língua inglesa, o termo clínico(a) é frequentemente utilizado para referir-se a todos aqueles profissionais de saúde que prestam atendimento direto a pacientes. Dessa forma, para facilitar a compreensão e respeitar o texto original, optou-se por utilizar a expressão clínico(a) com o mesmo significado atribuído pelo autor.

Os relatos de casos são baseados em nossas próprias experiências, em experiências de colegas ou registros nas mídias públicas e na literatura sobre atendimento à saúde ou gestão. Todos esses relatos têm caráter ficcional, para enfatizar detalhes pertinentes e assegurar a privacidade dos envolvidos: em algumas histórias, os eventos estão registrados conforme ocorreram, mas os nomes e os locais foram modificados.

VOCABULÁRIO

Grande parte do conteúdo deste livro é referida como *trabalho em equipe interprofissional* como sinônimo de *trabalho em equipe multidisciplinar*, e não queremos fazer qualquer distinção importante usando-as como rótulos de ideias diferentes. No entanto, por duas razões, preferimos utilizar a expressão *trabalho em equipe interprofissional*. Primeiro, para alguns leitores, a expressão *trabalho em equipe multidisciplinar* sugere a atuação conjunta de pessoas em disciplinas diferentes da medicina – pediatria, medicina interna, cirurgia e assim por diante – ou em distintas disciplinas acadêmicas – fisiologia, anatomia, bioquímica e assim por diante. Aqui, discutimos o trabalho em equipe em um espectro mais amplo, ou seja, entre indivíduos de profissões bem diferentes – enfermagem, medicina, farmácia e outras. Segundo, a expressão *trabalho em equipe interprofissional* parece ter se tornado a preferida pelos autores que têm escrito sobre este tópico nos últimos anos.

NOSSO PONTO DE VISTA

Assumimos o tema sobre trabalho em equipe na saúde com um ponto de vista a respeito do estado atual de procedimentos e sobre o que deveria ser feito para melhorá-lo. O leitor observará que nossas opiniões têm moldado diferentes partes do livro. Para evitar qualquer dúvida a respeito da nossa posição, expressamos nossas opiniões aqui.

▶ O trabalho em equipe precisa ser melhorado

Grande parte do cuidado à saúde atualmente é confiada a equipes. A fim de tornar esse atendimento mais seguro, mais eficaz, menos dispendioso e mais responsivo aos valores e escolhas dos pacientes, as equipes de saúde precisam melhorar. As deficiências de comunicação, colaboração e gestão de equipes, igualmente, muitas vezes aviltam a experiência de cuidado dos pacientes, seus resultados na saúde e a segurança do seu cuidado, enquanto aumentam os custos. Nós podemos e devemos melhorar o trabalho em equipe como componente dos nossos esforços gerais para um melhor cuidado à saúde.

▶ Os profissionais da saúde precisam compreender as profissões de seus colegas

Alguns desajustes no trabalho em equipe manifestam-se porque profissionais da saúde não estão adequadamente familiarizados com as profissões dos seus colegas. Da mesma forma, frequentemente as bases do conhecimento, habilidades e valores de pessoas de outras profissões de saúde não são bem conhecidas por médicos, enfermeiros, assistentes sociais e outros – às vezes, eles são muito pouco conhecidos. Para que façam uso do conhecimento e habilidades de cada um dos outros profissionais, os participantes da equipe devem saber em que os outros membros da equipe podem contribuir. Além disso, alguma disfunção na equipe resulta de diferenças quanto aos valores profissionais, e essas dificuldades serão superadas somente se os participantes compreenderem as diferenças.

▶ Os pacientes são responsáveis, se assim desejarem

Os pacientes têm o direito de decidir sobre os seus cuidados se desejarem. Em outras palavras, se um paciente quiser decidir o que sua equipe de saúde faz ao proporcionar-lhe tratamento, então a ele deve ser permitido tomar essa decisão. Os pacientes podem também delegar a decisão a seus médicos ou a outros profissionais de saúde – ou a membros da família ou a outras pessoas em quem confiam para representá--los. Alternativamente, eles podem ser parceiros de seus médicos e de outros profissionais, se assim desejarem. Porém, se preferirem ter a palavra final sem parceria, eles estão autorizados para isso. Naturalmente, existem exceções para pacientes que estão incapacitados por lesão ou doença, que têm determinados tipos de doença mental ou que estão tomando decisões que lhes farão mal e estão baseadas em opiniões claramente erradas. Contudo, esses casos não são comuns e não invalidam a regra geral de que os pacientes são responsáveis se desejarem.

▶ Os administradores de saúde devem tornar-se membros da equipe

Quando pensam no cuidado à saúde em equipe, os clínicos consideram geralmente apenas a sua participação mais a do paciente e, às vezes, a ação assistencial nas unidades onde trabalham. Eles não consideram os administradores como membros da equipe. O atendimento de saúde seria melhorado se os administradores fossem incluídos na equipe. Os administradores possuem conhecimento pertinente e habilidades que muitos clínicos não têm: habilidades no delineamento e aperfeiçoamento dos processos de fluxo de trabalho, habilidades na gestão de projetos, facilidade no trato com pessoas e habilidades político-organizacionais úteis na mobilização de recursos. Para tornarem-se membros da equipe, os administradores precisarão se aproximar dos outros profissionais da área da saúde, buscando compreender seu treinamento, suas atividades e seus valores.

▶ As equipes devem tornar-se menos hierárquicas

Diferenças grandes de autoridade e *status* entre os membros da equipe interferem na comunicação e inibem a participação de membros juniores, levando à perda de informação, perda de ideias e diminuição de contribuições. O nivelamento da hierarquia em cabines de aeronaves de linhas aéreas comerciais tornou a aviação mais segura. Durante os últimos 25 anos, as linhas aéreas têm adotado o treinamento para nivelar hierarquias e realizado outras melhorias no trabalho em equipe. Como consequência, alcançaram uma drástica redução nas taxas de acidentes. Para melhorar o cuidado à saúde, precisamos tornar menos acentuadas as hierarquias em suas equipes.

▶ Os papéis dos médicos estão mudando e devem mudar

Por mais de um século, os médicos presumiam ser os líderes da maioria das equipes de saúde que integravam. Eles presumiam ser as autoridades finais sobre quaisquer assuntos que pudessem surgir. Esta autoridade faz sentido quando responde questões que exigem conhecimento exclusivo dos médicos. Todavia, não faz sentido utilizar o conhecimento técnico dos médicos como razão para generalizar sua autoridade visando cobrir todos os assuntos organizacionais e de atendimento à saúde. O cuidado à saúde já possui equipes que incluem médicos e são dirigidas por pessoas de outras profissões. Em muitas situações, um profissional que não é médico será muito mais apropriado no comando da equipe para manter seu foco, desenvolver sua capacidade e treinar seus membros. As considerações sobre a adequabilidade para liderança deveriam definir determinada pessoa como líder da equipe, não se a pessoa é um membro de determinada profissão.

▶ As futuras organizações de saúde serão capazes de sustentar equipes

Muitas das atividades discutidas neste livro podem ter continuidade somente em organizações suficientemente grandes, com uma escala de economia necessária para prover fundos adequados e outros recursos. Essas atividades incluem o treinamento da equipe, assim como o acompanhamento e aperfeiçoamento sistemático do desempenho. Acreditamos que a atual agregação de consultórios médicos e hospitais a unidades maiores prosseguirá até o ponto em que profissionais individuais, pequenos grupos clínicos e pequenos hospitais independentes serão incomuns, tanto em áreas urbanas quanto em rurais. Mesmo serviços médicos pequenos e hospitais que persistirem terão necessidade de formar associações para atingir economias de escala, permitindo-lhes sustentar o trabalho em equipe melhor do que podem atualmente. Desse modo, acreditamos que o suporte institucional para o trabalho em equipe estará progressivamente acessível no futuro.

AGRADECIMENTOS

Agradecemos a Kendall Richardson e Isaiah Zirkle pela pesquisa sobre profissões da saúde, a Preethi Nakappan pela pesquisa sobre formação de equipes e desenvolvimento inicial de gráficos selecionados e a Thaddeus Murray pela contribuição na adaptação dos relatos de casos. As discussões com Susan Anderson, Paul Batalden, Mark Gildea, Nancy Jaeckels, Linda Lindeke, Shailey Prasad, Omer Sanan, Curt Wyman, Thomas Wyamn, Ken White e Andrew Zinkel sobre trabalho em equipe na saúde proporcionaram ideias e inspiração. Ken White foi o principal colaborador para o conteúdo do Capítulo 5. O apoio e a acolhida da equipe da McGraw-Hill, nas pessoas de James Shanahan, Christina Thomas e Laura Libretti, foram importantes. Thomas Bodenheimer nos auxiliou muito com seu entusiasmo e apoio ao projeto. Nossas esposas, Nina Mosser e Jean Wyman, nos apoiaram com ideias, paciência, amor e carinho durante o longo processo de pesquisa e redação deste livro.

Quaisquer erros ou equívocos são, naturalmente, de nossa responsabilidade. Para aperfeiçoamento da obra, acolhemos com prazer comentários e sugestões dos leitores.

CONCLUSÃO

Este livro aborda uma faceta do atendimento à saúde que tem sido negligenciada até recentemente: o trabalho em equipe entre indivíduos de diferentes profissões da área da saúde. O melhor trabalho de equipe interprofissional assegura avanço no atendimento ao paciente e nos resultados do tratamento, bem como na racionalização dos custos. O melhor trabalho em equipe enseja também que a atividade de cuidado à saúde torne-se mais colegiada e gratificante para os profissionais participantes e para aqueles que lhes dão suporte. Este é o momento de aceitar o desafio de aperfeiçoar nossas equipes.

Gordon Mosser
James W. Begun

Sumário

Seção I Equipes de saúde e seus membros

1. Equipes de trabalho e competências no trabalho em equipe ... 1
2. Tipos de equipes de saúde ... 15
3. Funções, formação e valores de profissionais de saúde ... 38
4. Pacientes e familiares em equipes de saúde ... 61
5. Administradores em equipes de saúde ... 84

Seção II Trabalhando em equipes na saúde

6. Equipes de saúde efetivas ... 95
7. Competências dos membros de equipes de saúde ... 121
8. Chefiando equipes de saúde ... 133
9. Tomada de decisões em equipes de saúde ... 154
10. Promovendo a criatividade em equipes de saúde ... 169
11. Administrando conflitos em equipes de saúde ... 184
12. Responsabilizando-se por equipes de saúde ... 198

Seção III Avaliando e melhorando equipes na saúde

13. Avaliação de equipes de saúde e dos membros de equipes 217

14. Treinando equipes de saúde e seus líderes 234

15. Formando equipes de saúde 245

16. Melhorando os processos em equipes de saúde 257

17. Solucionando problemas de equipes de saúde 271

Seção IV Avançando o trabalho em equipe na saúde

18. Líderes seniores e trabalho em equipe nas suas organizações 285

19. O futuro do trabalho em equipe no atendimento de saúde 297

Índice 305

SEÇÃO I Equipes de saúde e seus membros

Equipes de trabalho e competências no trabalho em equipe

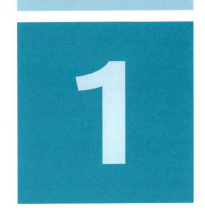

A Seção I deste livro (Capítulos 1-5) descreve o conceito de uma equipe de trabalho, diferencia os tipos de equipes de atendimento de saúde, apresenta seus profissionais, explica o papel de pacientes e gestores, além de introduzir temas das seções seguintes, que examinam como trabalham as equipes eficientes e os seus membros e como é possível obter mais eficácia de equipes durante o atendimento de saúde.

POR QUE O TRABALHO EM EQUIPE NA SAÚDE TEM IMPORTÂNCIA ATUALMENTE?

A prestação de cuidados de saúde tornar-se cada vez mais especializada à medida que o conhecimento avança. Há décadas, nos Estados Unidos, os médicos eram, em sua maioria, clínicos gerais. Em 1940, 76% deles eram generalistas. Em 1955, a proporção caiu para 56%; em 1969, ela chegou a 31% (Starr, 1982, pp. 358-359). Em 2007, apenas 13,5% dos médicos eram generalistas e 34,3% atuavam em todos os campos da atenção primária integrada: medicina de família, clínica geral, medicina interna e pediatria (*American Association of Medical Colleges*, 2008). Desde então, a Associação Médica Americana classificou 33 especialidades médicas, além dos campos de atenção primária. A medicina tornou-se altamente especializada. Desenvolvimentos similares ocorreram na enfermagem. A enfermagem já tem, nos Estados Unidos, enfermeiros registrados, enfermeiros práticos licenciados, enfermeiros clínicos especialistas em diferentes campos, enfermeiros clínicos e doutores em enfermagem clínica.*
A farmácia estabeleceu especialidades em farmácia nuclear, farmacoterapia, farmácia oncológica e outros campos. Os assistentes sociais e fisioterapeutas também são especializados. Assim, o atendimento aos pacientes é proporcionado por várias pessoas exercendo distintas profissões. Esta fragmentação requer um trabalho em equipe bem articulado, de modo a garantir a eficácia da atividade conjunta.

A exigência de um trabalho em equipe qualificado remonta à metade da década de 1950 (Garrett, 1955). Contudo, por várias razões, o progresso tem sido lento. Um dos motivos é que muitos médicos, enfermeiros e outros clínicos estão impregnados com a noção de que são individualmente responsáveis pelo que acontece com seus pacientes (Leape, 1994). Embora uma visão mais complexa e realista venha ganhando espaço, por mais de um século esses profissionais concluíram sua formação acreditando que tanto os bons resultados quanto eventuais percalços poderiam decorrer unicamente do desempenho individual. O trabalho em equipe raramente era relacionado. Outro motivo a ser apontado é que os profissionais de cada área da saúde são preparados isoladamente. Os farmacêuticos formam-se em faculdades de farmácia,

---

* N. de R.T. No Brasil, atualmente, os níveis educacionais na área de enfermagem são o universitário (enfermeiro), médio (técnico de enfermagem) e fundamental (auxiliar de enfermagem). Existem ainda os cuidadores e os agentes de saúde que não são reconhecidos como profissionais de enfermagem, embora exerçam cuidados domiciliares e de saúde coletiva. Para saber mais sobre os requerimentos educacionais dos diferentes níveis de enfermagem nos EUA, veja o Quadro 3-3 do Capítulo 3.

os enfermeiros, em faculdades de enfermagem, os médicos, em faculdades de medicina e assim por diante. Como eles raramente são reunidos durante a formação, acabam adotando os valores, a terminologia e as bases conceituais de suas próprias profissões, sem qualquer exposição ao processo de socialização experimentado por estudantes em outras profissões de saúde (Hall e Weaver, 2001). Conforme o exposto no Capítulo 3, tais diferenças acabam dificultando o diálogo no trabalho em equipe. A segregação durante a formação evita também que os estudantes aprendam a trabalhar em equipes interprofissionais, levando-os a atuar individualmente quando começam a exercer a profissão. Apesar de já ser possível perceber uma mudança nesse cenário, ainda é incomum a educação interprofissional regular nos currículos de faculdades da área da saúde. Por fim, vale mencionar que rivalidades entre profissões, especialmente entre medicina e enfermagem, têm comprometido a qualidade do trabalho em equipe (Fagin, 1992). A controvérsia entre médicos e enfermeiros sobre a liderança de casas médicas (uma abordagem de atenção primária, baseada em equipe e centrada no paciente, adotada nos Estados Unidos) é um exemplo recente de tais rivalidades (Lowes, 2012).

Apesar disso, a questão do trabalho em equipe não tem recebido a atenção necessária nos últimos anos. O problema é que, até o começo dos anos 2000, foram adotadas ações apenas em âmbitos restritos – por exemplo, saúde mental e pediatria do desenvolvimento. O interesse no trabalho em equipe foi despertado quando se reconheceu que saúde de alta qualidade é alcançada não somente pela prática competente de profissionais trabalhando individualmente, mas também pela presença de sistemas – contextos, definições de tarefas, processos – que permitem e estimulam boas práticas e protegem contra percalços. Um evento-chave na construção deste reconhecimento foi a publicação de *Errar é humano: construindo um sistema de saúde mais seguro* (*To Err is Human: Building a Safer Health System*; Institute of Medicine, 2000). A fundamentação daquela publicação tem sido preparada por Donald Berwick, Paul Batalden, Lucian Leape e outros que têm escrito e falado por mais de 10 anos sobre a importância de sistemas na determinação da qualidade de cuidados à saúde (Batalden e Mohr, 1997; Berwick et al., 1990; Leape et al., 1995). *Errar é humano* foi amplamente discutido em jornais, televisão e rádio, bem como em publicações sobre saúde. Seu impacto foi reforçado por muitos outros livros lançados pelo Instituto de Medicina nos anos seguintes. Rapidamente, profissionais de saúde estavam discutindo pelo país como os sistemas poderiam ser modificados para melhorar a segurança e a qualidade de atendimento. E, evidentemente, as equipes de saúde são componentes importantes desses sistemas, como foi enfatizado na publicação. Quando *Errar é humano* foi publicado, o interesse na qualidade e eficácia do atendimento de saúde baseado em equipes aumentou consideravelmente, e desde então continua a crescer.

Este capítulo começa com uma análise detalhada do trabalho em equipe na saúde, abordando várias questões fundamentais. Como a palavra *equipe* é compreendida no contexto do atendimento de saúde? Que benefícios as equipes trazem para o atendimento de saúde e quais são os riscos de se trabalhar dessa forma? Quais são as evidências de que as equipes são mais eficientes na tomada de decisões e na prestação de atendimento em comparação a profissionais trabalhando individualmente? Que valores são essenciais na prática clínica e em hospitais, a fim de que as equipes de saúde funcionem a contento? Que conhecimento esses indivíduos devem ter? O que os membros da equipe devem ser capazes de fazer? Iniciaremos considerando o que é uma equipe.

GRUPOS DE TRABALHO E EQUIPES DE TRABALHO

Inicialmente, é importante compreender o significado da palavra *equipe*. Em conversas informais, a palavra é usada para descrever uma ampla variedade de grupos de pessoas engajadas coletivamente em uma atividade ou outra. Existem equipes esportivas, equipes administrativas, equipes cirúrgicas e assim por diante. Em algumas organizações, cada empregado é visto como um membro da equipe, de modo que esta consiste em milhares de pessoas, muitas das quais nunca se encontraram. Por exemplo, ao acionar o serviço de atendimento ao cliente de uma determinada empresa, o cliente sabe que em breve um membro da equipe lhe prestará ajuda. Todos estes empregos da palavra *equipe* fazem sentido em seus contextos. Porém, para compreender o trabalho em equipe no atendimento de saúde, é apropriado definir um termo que se refira a equipes capazes de proporcionar atendimento conjunto de saúde e tomar decisões em organizações de saúde. Nós chamaremos essas equipes de *equipes de trabalho* e, neste livro, a palavra *equipe* significa *equipe de trabalho*. É um tanto arbitrário utilizar para essas instituições a expressão *equipe de trabalho* em vez de *grupo de trabalho*. Em nome da clareza, optamos por definir *grupo de trabalho* como o nome de uma classe ou gênero de grupos de pessoas e considerar *equipe de trabalho* como o nome de uma subclasse ou espécie dentro de uma classe (Figura 1-1).

CASO 1-1

Este é o "Monday morning". O diretor-executivo do Memorial Hospital convocou uma reunião para fazer um anúncio importante. O hospital está em processo de fusão com outro hospital. Atendendo à convocação, estavam presentes a diretora de enfermagem (CNO, do inglês chief nursing officer*), o vice-presidente de assuntos médicos, o chefe do corpo clínico, o diretor financeiro (CFO, do inglês* chief financial officer*) e outras 25 pessoas, incluindo o responsável pelo serviço de manutenção, o gestor de enfermagem da sala de emergência, um eminente cirurgião ortopedista e o consultor jurídico do hospital. Todos já tinham conhecimento acerca da fusão que estava em andamento e muitos dos presentes, aliás, já haviam participado de algumas reuniões. Antes do encontro, no entanto, apenas um pequeno grupo sabia que no fim de semana a negociação chegara a uma conclusão exitosa.*

A reação ao anúncio da fusão foi de júbilo. A fusão será muito boa para o Memorial. O CFO e o consultor jurídico mostraram satisfação e apertaram as mãos. O CNO e o presidente do corpo clínico sentiram um misto de satisfação e alívio. Por todo o ambiente, as expressões eram de cordialidade, orgulho e prenúncio de boas novidades.

Todas as pessoas participantes da reunião trabalham no Memorial Hospital. De certo modo, eles estão na mesma equipe e podem até se chamar de membros da equipe, significando que todos são colegas. Não há dúvida de que todos trabalham juntos e dependem uns dos outros para fazer o melhor, de modo que o Memorial Hospital pode proporcionar aos seus usuários excelente atendimento de saúde.

Porém, eles constituem realmente uma equipe? Embora eles se identifiquem como tal, o conceito não está sendo bem utilizado. Por exemplo, muitas das pessoas não interagem. O diretor financeiro pode conhecer o responsável pelo serviço de manutenção, mas nunca se encontra ou se comu-

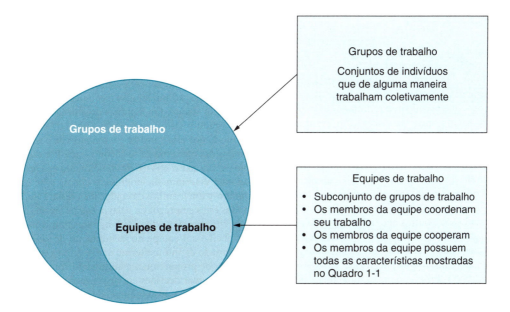

▲ **Figura 1-1** Grupos de trabalho e equipes de trabalho.

nica com ele. O grupo parece demasiadamente grande para ser chamado de equipe. Dentro da ampla gama de atividades no hospital, as pessoas têm objetivos específicos nas suas tarefas diárias, sem necessidade de saber o que muitos dos outros estão fazendo. Apenas alguns deles são interdependentes em uma base diária ou semanal.

Entretanto, os empregados e o corpo clínico do Memorial Hospital compartilham um propósito comum, que é o de prestar atendimento de saúde. Cada um deles faz a sua parte para atender ao propósito. Eles colaboram em diferentes subgrupos e se identificam com o hospital em seus êxitos e dificuldades. O grupo receptor das boas notícias desta segunda-feira (*Monday morning*) certamente é um grupo de trabalho.

Contudo, eles não formam uma equipe, exceto no sentido pouco preciso da palavra. Por que eles não constituem uma equipe? De que maneira uma equipe de trabalho difere de outros grupos de trabalho?

O QUE É UMA EQUIPE DE TRABALHO?

CASO 1-2

John Kimpell é um médico de família. Ele trabalha em um grande grupo médico. Seus colegas imediatos são três outros médicos de família: Anna Gomez, Allen Lewis e Jane Pearson, além de uma enfermeira especializada, Sara Harris. Penny Mills é uma enfermeira que trabalha com os médicos e a enfermeira especializada. Ela recebe chamadas telefônicas e mensagens por e-mail dos pacientes e avalia suas demandas de atendimento, frequentemente levantando suas necessidades sem ser preciso estabelecer contato pessoal. Há também duas recepcionistas, que marcam consultas e recepcionam os pacientes à medida que eles chegam à clínica, e três médicos assistentes, que conduzem os pacientes para as salas de exame, registram sinais vitais e auxiliam os clínicos de outras maneiras. Este grupo de 11 profissionais atende aproximadamente 9 mil pacientes formalmente registrados. Nesta clínica, Dr. Kimpell e seus colegas são referidos como "Red Family Medicine". Existem outros três grupos de medicina de família similares funcionando dentro do grupo médico.

Dr. Kimpell, Dra. Gomez e os outros integrantes da *Red Family Medicine* formam uma equipe. Eles trabalham juntos para prestar atendimento de saúde aos pacientes que os procuram em sua clínica. O que existe entre eles que permite, de fato, descrevê-los como uma equipe – em oposição a um grupo de pessoas que simplesmente atuam próximas entre si na mesma organização? Uma equipe de trabalho é comumente definida como um grupo de trabalho com várias características distintivas específicas (Kackman, 2002, pp. 41-59; Katzenbach e Smith, 2006, p. 45; Reeves et al., 2010, pp. 37-42; Scholtes et al., 2003, pp. 1-2; Sundstrom et al., 1990, p. 120; West, 201, pp. 27-28, 65). Existem sete características definidoras de uma equipe de trabalho listadas no Quadro 1-1.

Primeiro, os membros da equipe têm objetivos em comum e trabalham unidos para alcançá-los. Eles não perseguem objetivos individuais enquanto atuam juntos. No caso do Dr. Kimpell e seus colegas, o objetivo é prestar atendimento primário aos pacientes da clínica, e todo o trabalho é orientado para a tarefa de alcançá-lo.

Segundo, os membros da equipe compartilham responsabilidade para alcançar o objetivo. Se ele for atingido, todos os membros dividem o crédito da realização. Caso contrário, todos assumem a responsabilidade do insucesso. Se a *Red Family Medicine* presta atendimento de saúde com bons resultados, boa experiência com pacientes e uso eficiente de recursos, todos os indivíduos compartilham o crédito, a despeito da diferença de funções dos variados membros da equipe. Todos também compartilham a satisfação.

Terceiro, o quadro de pessoal da equipe é "limitado" (Hackman, 2002, pp. 44-50). Em outras palavras, está claramente estabelecido e compreendido quem são os membros da equipe. Evidentemente que sua composição pode mudar com o

Quadro 1-1 Características definidoras de uma equipe de trabalho

Meta da equipe compartilhada
Responsabilidade compartilhada para alcançar o objetivo
Quadro de pessoal definido
Autoridade de ação para alcançar o objetivo
Interdependência dos membros
Ausência de subgrupos independentes
Prestação de contas à organização

tempo, mas em qualquer momento fica claro quem é integrante e quem não é. Os 11 profissionais que interagem diretamente com pacientes e seus familiares são membros da equipe. Outras pessoas prestam serviço de apoio à equipe, como o pessoal de limpeza das salas que trabalha à noite. No entanto, não existem membros da *Red Family Medicine*; existem membros de uma equipe distinta.

Alguns autores vão adiante ao afirmar que um grupo maior do que certo tamanho não pode ser uma equipe (Katzenbach e Smith, 2006, pp. 45-47; Reeves et al., 2010, p. 61; West, 2012, p. 28). Às vezes, este limite fica em 25; alguns autores sustentam que uma equipe não pode ser menor do que 10 ou até menos. No Capítulo 12, que considera o desenho de equipes, o tamanho delas será abordado em mais detalhes.

Quarto, a equipe tem autoridade para tomar decisões e cumprir sua tarefa sem necessidade de obter aprovação externa. Em outras palavras, ela tem autonomia de execução (West, 2012, pp. 27-28, 65). A equipe tem capacidade suficiente para buscar seus objetivos, sendo apta a atuar sem solicitar rotineiramente ajuda e permissão de pessoas externas à equipe. E, conforme discutido abaixo, ela também tem deveres em relação às suas metas e prestação de contas.

Quinto, os membros da equipe são interdependentes. Para que a equipe atinja seu objetivo, os indivíduos dependem uns dos outros para executar diferentes partes do trabalho. Além disso, sua interdependência é interativa. A Dra. Gomez só pode realizar seu trabalho se os assistentes médicos da *Red Family Medicine* cumprirem bem suas tarefas, o que tem consequências no desempenho dela. Por exemplo, se um assistente médico encaminhar um paciente para a sala de exame sem ter medido a sua pressão arterial porque ele estava agitado, isso deverá ser comunicado à Dra. Gomez, que mais tarde fará a medição. O assistente médico atendeu às necessidades psicológicas do paciente e intencionalmente não registrou uma informação fisiológica importante na oportunidade habitual, de modo que a Dra. Gomez preencheu esta lacuna mais tarde. No atendimento de saúde, há quase sempre algum grau de especialização de habilidades entre os membros da equipe, de modo que estes não são intercambiáveis; a especialização, portanto, torna a interdependência bastante óbvia. Em outras áreas que não a da saúde, há equipes nas quais membros dotados essencialmente do mesmo conjunto de habilidades cumprem diferentes partes do trabalho, dependendo do que é necessário. Por exemplo, a turma da carpintaria construindo a estrutura de uma casa nova poderia consistir totalmente de pessoas que se substituíssem em caso de ausência de alguém. No atendimento de saúde, equipes com esta capacidade de substituir integrantes são incomuns. Desse modo, a dependência de um membro da equipe em relação a outro no exercício de suas habilidades é muito clara.

Sexto, a equipe funciona como uma unidade indivisível visando seu objetivo. Em outras palavras, um trabalho em equipe não tem subgrupos operando separadamente nem apresenta uma estrutura interna. Isto não significa que subgrupos nunca se reúnam ou tomem decisões por si próprios. Obviamente, os cinco médicos e a enfermeira especialista da *Red Family Medicine* precisam decidir, por exemplo, quem pode entrar em férias e quem deve permanecer na clínica para atendimento dos pacientes. Todavia, na tomada da decisão, eles não agem autonomamente, uma vez que a responsabilidade desta medida é da equipe como um todo. É esperado que a enfermeira Mills ou um dos assistentes médicos levante uma questão sobre o tamanho muito reduzido do quadro de profissionais para uma determinada semana, caso os clínicos tenham desconsiderado o fato de que nas férias escolares de primavera mais crianças do que o habitual poderão ser encaminhadas para atendimento.

Se o que parece ser uma equipe tem subgrupos operacionais, então cada um desses subgrupos é uma equipe e o todo é um par ou um agrupamento de equipes. Se houver uma estrutura interna por meio da qual alguns indivíduos prestem contas a certos colegas, mas não à equipe como um todo, então esses indivíduos não são de fato membros da equipe ou existe mais do que uma equipe em atividade. Todos os membros da *Red Family Medicine* interagem frequentemente. Embora exista diferenciação de funções, nenhum subgrupo opera separadamente do restante da equipe.

Sétimo, independentemente da sua autoridade e responsabilidade para levar adiante o seu propósito, um trabalho em equipe presta contas a uma organização mais ampla da qual ela faz parte. A equipe do Dr. Kimpell é responsável pelo seu desempenho, incluindo a qualidade de atendimento e o desempenho financeiro; ela presta contas ao chefe da atenção primária do grupo médico e, em última análise, ao presidente do grupo médico. A única exceção a esta regra é quando equipe e organização são a mesma coisa, como uma pequena e independente clínica de atenção primária. Contudo, mesmo assim a equipe presta contas ao conselho administrativo da clínica ou ao comitê da sociedade.

Um grupo de trabalho é considerado uma equipe de trabalho somente se tiver as sete características listadas no Quadro 1-1. Isto não quer dizer que uma equipe com esses atributos seja efetivamente boa em qualquer outro sentido. Esta é uma questão à parte, tratada no Capítulo 6. Por enquanto, estamos apenas esclarecendo o que pode ser considerado uma equipe, seja ela boa ou ruim.

EQUIPES DE TRABALHO E ASSEMELHADOS

A definição de uma equipe de trabalho como um grupo de trabalho com essas sete características possui diversas implicações. Algumas delas podem não ser imediatamente óbvias.

Um grupo de indivíduos, cada um originando um produto ou serviço que contribui para o objetivo final, não é uma equipe, a menos que os indivíduos trabalhem de maneira interdependente, ou seja, que eles ajustem seus produtos (*outputs*) dependendo das ações de outros membros do grupo. No Caso 1-2 sobre *Red Family Medicine*, este ajuste é ilustrado pelas interações da Dra. Gomez e o assistente médico com quem ela trabalha. Por outro lado, os funcionários que lavam e esterilizam roupas e lençóis em um hospital, aqueles que esterilizam instrumentos cirúrgicos e aqueles que limpam as salas cirúrgicas contribuem para a eficácia e segurança das cirurgias, mas não constituem uma única equipe porque os membros de cada grupo trabalham separadamente de todas as pessoas dos outros grupos. Os indivíduos que limpam e esterilizam roupas e lençóis, os que esterilizam instrumentos cirúrgicos e os limpadores de salas cirúrgicas constituem três equipes distintas.

De modo similar, um grupo que aparenta ser uma equipe de liderança organizacional pode, na verdade, ser um grupo de indivíduos colaboradores. A diferença é bastante sutil. Ainda que os membros da equipe de liderança se reúnam regularmente, eles podem ficar limitados a desempenhar suas próprias funções, sem considerar as ações dos outros membros da equipe e sem qualquer ajuste para garantir que suas respectivas partes na organização trabalhem efetivamente juntas (Lencioni, 2002). Uma equipe de liderança por um hospital formada por um vice-presidente para atendimento do paciente, um diretor médico, um diretor de recursos humanos e outras pessoas pode funcionar deste modo. Se assim o fizerem, eles não estarão constituindo uma equipe, mas sim algum outro tipo de grupo de trabalho.

Uma vez que uma equipe tem autoridade para executar sua tarefa, um grupo de trabalho não é uma equipe se tiver uma supervisão externa. Assim, um grupo de enfermeiras não é uma equipe se elas tiverem uma direção repetida e detalhada de um supervisor externo à unidade. Este grupo não tem liberdade para trabalhar em conjunto de modo colaborativo, porque seus membros individualmente não têm permissão de interagir com outro para tomar decisões juntos e influir sobre ele.

Alguns grupos grandes, que às vezes são identificados como *equipes*, não são equipes de trabalho. Um time de futebol, por exemplo, não é uma equipe de trabalho. Seu tamanho grande e a separação de jogadores em diferentes subunidades são inconsistentes com a exigência de que uma equipe não tenha componentes operando de modo independente. Em um time de futebol, geralmente existem três subgrupos: um grupo ofensivo, um grupo defensivo e um intermediário (meio de campo). Um time de futebol é um agrupamento de três equipes, talvez mais. Por razões semelhantes, o corpo clínico de um hospital não é uma equipe de trabalho, e o seu corpo de enfermagem igualmente não o é. Da mesma forma, os empregados de uma determinada empresa não integram uma equipe de trabalho; em toda empresa existem múltiplas equipes de trabalho.

Estas considerações são importantes porque a compreensão do desempenho de um hospital ou serviço de saúde – ou de um time de futebol ou uma loja de departamentos – requer atenção às equipes de trabalho reais na organização e aos pequenos grupos que aspiram tornar-se equipes de trabalho, mas ainda não o são. O tratamento de um agrupamento de equipes de trabalho como se fosse uma única equipe ocultará a função dos seus componentes e frustrará tentativas para melhorar o desempenho das equipes.

EQUIPES REAIS

O leitor pode ter observado que a estabilidade dos membros da equipe não está entre as características listadas no Quadro 1-1. Por que não? Um grupo de pessoas estranhas que se reúne, executa uma tarefa por uma hora ou menos e separa-se para sempre certamente não pode ser considerado uma equipe. Surpreendentemente, contudo, o atendimento de saúde tem muitas equipes que funcionam desta maneira: equipes do código azul, equipes de cesarianas de emergência e mesmo algumas equipes de rotina do centro cirúrgico. Não considerar esses grupos como equipes significaria negligenciar uma boa parte do atendimento de saúde. É por causa delas que a estabilidade do quadro de pessoal não é um atributo definidor de equipes de trabalho de saúde.

Entretanto, a estabilidade é uma característica de equipe desejável, que deve ser estimulada e preservada sempre que as circunstâncias permitirem. As equipes que persistem por certo tempo, mas precisam conviver com mudanças constantes no quadro de pessoal, habitualmente não alcançam níveis de envolvimento e interdependência que caracterizam a maioria das equipes de alto desempenho. É provável que apenas as equipes estáveis por períodos longos sejam capazes de atingir responsabilidade recíproca, com seus membros sendo corresponsáveis pelo desempenho conjunto. Ademais, provavelmente somente equipes estáveis desenvolvam em seus membros um senso de identidade com a equipe e seus objetivos. As vantagens da estabilidade em uma equipe são discutidas de modo mais completo nos Capítulos 2 e 6.

A *Red Family Medicine* – com seus membros atuando juntos por um longo tempo – parece preencher integralmente o conceito de equipe, mas não uma equipe que se forma e cumpre uma tarefa por uma hora ou mesmo um mês para depois se desfazer. Por ter sete características definidoras de uma equipe de trabalho e, além disso, um quadro de pessoal estável, a *Red Family Medicine* é um exemplo de um arquétipo importante entre as equipes de saúde. Nossa qualificação para este tipo de equipe é o de uma *equipe real*. No Capítulo 2, esse arquétipo é comparado a outros arquétipos de equipes.

BENEFÍCIOS DE EQUIPES

Por que equipes são utilizadas para prestar atendimento de saúde? Conforme já foi mencionado anteriormente, os profissionais estão ficando cada vez mais especializados, sendo necessário formar equipes que atendam às necessidades dos pacientes; afinal, nenhum dos profissionais envolvidos é detentor de todo o conhecimento e experiência necessários. Para ir além desta consideração, que valor as equipes trazem, de modo geral e para atendimento à saúde em particular? Quais são as justificativas para empregar equipes em situações em que o trabalho poderia ser feito por indivíduos isoladamente? Existem, na verdade, muitas razões para a utilização de equipes (Katzenbach e Smith, 2006, pp. 15-19; West, 2012, pp. 17-20). Consideremos quatro bem importantes.

CASO 1-3

O *"Bay Medical Group"* proporciona atendimento primário a pessoas de todas as idades, em uma comunidade costeira a cerca de 160 quilômetros ao norte de São Franciso. Seu staff inclui clínicos gerais, pediatras, enfermeiros especializados e muitos outros. Não era habitual ter um psicólogo e um assistente social no grupo. Ambos os profissionais foram acrescentados há dois anos para melhorar o atendimento prestado a adultos com problemas mentais. Antes disso, um paciente com depressão, por exemplo, seria tratado com medicação por um dos médicos ou seria encaminhado para um grupo de saúde mental próximo. Havia quase sempre uma demora para o paciente conseguir consulta com o grupo de saúde mental. Muitas vezes, a informação transferida era incompleta, acarretando outro atraso até que o prestador de saúde mental obtivesse a informação necessária. Similarmente, a informação que retornava ao "Bay Medical Group" era com frequência incompleta ou demorada.

Agora que o grupo presta atendimento primário como uma equipe, com seu próprio serviço de atenção à saúde mental, a sequência de eventos é muito mais rápida e fácil. Um paciente com depressão grave apresentado a uma enfermeira pode ser examinado pelo psicólogo para uma avaliação inicial no mesmo dia. Os prestadores de atendimento primário podem buscar orientação informal em uma conversa com o psicólogo ou o assistente social. Sem mais demora, eles verificam que muitas vezes não há necessidade de uma consulta ao Serviço de Saúde Mental, pois o problema pode ser solucionado pela atenção primária. Às vezes, eles constatam que a situação é mais urgente do que imaginaram e o atendimento de saúde mental é imediatamente necessário.

As equipes são mais ágeis no desempenho de muitas tarefas. Esta vantagem está graficamente ilustrada pela organização da equipe do Bay Medical Group. Quando o atendimento era feito em série por diversos profissionais, tudo tomava mais tempo. A interação rápida de pessoas trabalhando em uma equipe economiza tempo e dinheiro.

As equipes também capacitam indivíduos e organizações. No trabalho conjunto no *Bay Medical Group*, os profissionais da atenção primária e os responsáveis pela saúde mental aprenderam uns com os outros a proporcionar um atendimento de saúde mental altamente qualificado. Eles descobriram também algumas rotinas que ajudam a uniformizar o trabalho e a aumentar a eficácia.

Além disso, essas rotinas de referenciamento e de transferência de informações, entre outras, foram incorporadas pela operacionalidade da clínica. Quando ocorre rotatividade de pessoal, à medida que profissionais se afastam ou se aposentam, as lições aprendidas serão retidas pela equipe, mesmo que ela tenha se alterado. A equipe funciona como um repositório de conhecimento útil.

As equipes são também fontes de inovação. Logo que se vincularam ao Bay Medical Group, o psicólogo e o assistente social ficaram desapontados porque não eram consultados informalmente com tanta frequência. Em reuniões com os profissionais da atenção primária, o psicólogo e o assistente social expressaram seu desapontamento. Isso levou à exploração da questão e posteriormente a uma discussão sobre as causas e soluções para um problema de oportunidade perdida. Foi revelado que, quando iniciavam a exploração pela consulta informal, os profissionais da atenção primária ficavam frustrados porque os prestadores de atendimento de saúde mental pareciam nunca estar disponíveis. A principal solução encontrada foi adotar uma escala menos rigorosa para os prestadores de saúde mental, de modo que tivessem tempo disponível para ajudar nas consultas informais. Esta solução provavelmente não teria sido encontrada se os profissionais da atenção primária e os de saúde mental estivessem trabalhando separadamente.

A despeito destas e de outras vantagens das equipes, é importante observar que nem todas as tarefas são adequadas ao trabalho em equipe. Os exemplos de tarefas adequadas a uma única pessoa são óbvios pela natureza da atividade. Um retrato pintado por duas pessoas provavelmente sofrerá com a divisão de trabalho ao invés de ser fortalecido – a não ser que os estilos dos dois pintores sejam idênticos (no caso de um pintor treinado pelo outro, por exemplo). Uma prótese de valva aórtica pode ser suturada no local por apenas um cirurgião. Porém, mesmo algumas tarefas comumente desempenhadas por equipes são mais bem executadas por indivíduos. Algumas vezes, relatos de força-tarefa escritos por equipes são estigmatizados como "camelos", ou seja, como cavalos mal desenhados por um comitê. A decisão quanto à realização ou não de uma tarefa por uma equipe é uma consideração importante no desenho de equipes clínicas. Em outras palavras, a primeira decisão a tomar ao desenhar uma equipe é se esta deve ser criada para a realização da tarefa em questão. Este tema é discutido de maneira mais completa no Capítulo 12.

RISCOS DE EQUIPES

O trabalho em equipe também traz alguns riscos, e o observado com mais frequência é chamado de *ociosidade social* (Thompson, 2011, pp. 28-31). Em primeiro lugar, porque as equipes comumente têm mais de uma pessoa apta a desempenhar uma dada tarefa, de modo que enquanto um membro da equipe trabalha, os outros são tentados a assistir. Por essa razão, as equipes podem ter um efeito desmotivador sobre os integrantes. O problema é chamado também de *falta de comprometimento*. O risco de ociosidade social é mais alto com equipes maiores, já que a responsabilidade fica amplamente difusa quando há mais pessoas que podem fazer o trabalho.

Além disso, a tomada de decisões e as ações podem ser mais desarticuladas com indivíduos trabalhando em equipe do que isoladamente. Uma causa comum deste problema é a dominação pela hierarquia ou personalidade. Desse modo, os membros não expõem o que pensam ser melhor e, em vez disso, fazem o que pensam ser esperado deles por aqueles com mais poder na equipe (Jelphs e Dickinson, 2008, p. 68; Reeves et al., 2010, pp. 60-61). Assim, no centro cirúrgico, onde o cirurgião e o anestesista são os líderes reconhecidos, com frequência os membros da equipe cirúrgica relutam em discordar deles. Alguns casos de cirurgias realizadas no lado errado poderiam ser evitadas se os membros da equipe não se sentissem inibidos em expressar suas dúvidas sobre o andamento do procedimento (Clarke et al., 2008). Da mesma forma, um médico com personalidade forte pode intimidar enfermeiros e outras pessoas com quem trabalha, de modo que eles ocultem suas ideias sobre o que atenderia melhor ao interesse do paciente.

A despeito de serem fontes de inovação, as equipes podem ser menos criativas do que indivíduos trabalhando de modo isolado (West, 2012, pp. 23-25). Novamente, existem inúmeras causas para essa diminuição de criatividade. Uma das mais óbvias é que a apresentação de novas ideias a um grupo traz o risco de desaprovação e crítica. Uma segunda causa especialmente interessante é conhecida pelo nome de *bloqueio da produção*. Apesar do entusiasmo muitas vezes expresso pela prática de tarefas múltiplas, não é possível exercer diferentes funções em um procedimento complexo e manter a qualidade (Thompson, 2011, pp. 212-215). Nas discussões em grupo, a produção de ideias verdadeiramente novas é bloqueada quando aqueles que a estão formulando são desconcentrados pela necessidade de ouvir o que outros membros do grupo estão dizendo. O bloqueio da produção é discutido mais adiante, no Capítulo 9. Ainda assim, a inovação é suprida pela reunião de fatos e ideias que nenhuma pessoa detém antes de a discussão começar. Felizmente, existem métodos para superar o receio de crítica, bloqueio da produção e outras ameaças ao pensamento criativo e à solução de problemas da equipe. Esses métodos são explorados no Capítulo 10, que trata da criatividade.

O Quadro 1-2 resume os benefícios e os riscos do trabalho em equipes.

EVIDÊNCIA DA EFICÁCIA DE EQUIPES

Na manufatura, indústria do petróleo e gás, indústria do vestuário e em muitos outros estabelecimentos tem sido demonstrado que o trabalho em equipe é mais eficaz do que o trabalho individual (West, 201, pp. 17-20). Saber se equipes são eficazes é de fato o foco de pesquisa de especialistas no campo do comportamento organizacional. Não obstante, por 30 anos ou mais, os pesquisadores se concentraram em diferentes fatores que influenciam o grau da eficácia de uma equipe. Em serviços financeiros, tem sido constatado que a autogestão da equipe aumenta a eficácia (Cohen e Bailey, 1997, p. 250). O *feedback* do desempenho está associada ao aumento da produtividade em turmas de ferrovias (Guzzo e Dickson, 1996, p. 315). Em equipes que executam projetos de tempo limitado, como o desenvolvimento de um novo dispositivo eletrônico, a coesão do grupo melhora o desempenho (Sundstrom e colaboradores, 2000, p. 59). As equipes são amplamente empregadas nos setores de manufatura, pesca comercial, construção de barragens, desenvolvimento de *software*, indústria cinematográfica, entre muitos outros setores da economia. Sua utilidade foi demonstrada e documentada por meio de pesquisas realizadas no passado.

As equipes também não são novidade no atendimento de saúde. Porém, recentemente elas têm se tornado mais comuns, assim como tem aumentado o interesse em equipes interprofissionais. Neste sentido, constata-se que já existe ampla evidência da eficácia de equipes de atendimento de saúde (Bosch et al., 2009; Lemieux-Charles e McGuire, 2006). Conforme já observado, vários aspectos do atendimento mostram que não é possível a prestação de serviço por indivíduos isoladamente. Nesses casos, o atendimento é baseado em equipe por necessidade. Porém, em muitas outras situações, o atendimento poderia ser prestado por equipes, de forma a alcançar resultados superiores. Por exemplo, vários estudos têm mostrado resultados melhores quando os farmacêuticos se unem aos médicos, médicos assistentes ou enfermeiros em uma abordagem em equipe, em vez de trabalharem em separado (Bogden et al., 1998; Gattis et al., 1999). Verificou-se que, no atendimento a pessoas idosas frágeis e com depressão, equipes interprofissionais de psicogeriatria são mais eficientes do que profissionais generalistas atuando individualmente (Banerjee et al., 1996). Em comparação com o atendimento prestado por médicos individualmente, equipes de geriatras, enfermeiros, assistentes sociais, terapeutas ocupacionais, terapeutas físicos e nutricionistas foram capazes de reduzir a mortalidade, ao menos em curto prazo, em pacientes idosos hospitalizados (Hogen e

Quadro 1-2 Benefícios e riscos de equipes

Benefícios	Riscos
Desempenham tarefas mais rapidamente do que os indivíduos isoladamente	Ociosidade social (= falta de comprometimento)
Possibilitam a aprendizagem de indivíduos e organizações	Degradação da tomada de decisões, por hierarquia ou personalidade, por exemplo
Possibilitam às organizações a retenção de lições aprendidas, apesar da rotatividade de indivíduos	Diminuição da criatividade, se a equipe não for bem administrada
Possibilitam a inovação	

Fox, 1990). Em pacientes cirúrgicos, constatou-se que equipes interprofissionais de emergência médica diminuíram eventos pós-operatórios adversos e óbitos, quando introduzidas em um hospital que até então empregava apenas um sistema tradicional de resposta para parada cardíaca (Bellomo et al., 2004). Níveis mais altos de colaboração de médicos e enfermeiros, conforme relatos de enfermeiros, estavam associados a resultados melhores entre pacientes que saíram de unidades de terapia intensiva (UTIs), tomaram conhecimento das taxas de óbitos e, em seguida, retornaram à UTI (Baggs et al., 1999). Em um estudo feito na Escócia, em pacientes com câncer de mama que receberam atendimento multidisciplinar, constatou-se mortalidade mais baixa do que naqueles tratados convencionalmente. Neste estudo, o atendimento multidisciplinar foi prestado por uma equipe interprofissional organizada que observou os protocolos clínicos escritos, adotou decisões coletivas sobre tratamento e auditou seus resultados; o atendimento convencional foi prestado por cirurgiões e clínicos, sem qualquer organização de equipe formal (Kesson et al., 2012). O atendimento paliativo tem se mostrado mais eficiente quando prestado por uma equipe multidisciplinar, em comparação à atenção primária (PCPs, do inglês *primary care physicians*) realizado apenas por médicos (Rabow et al., 2004). Um estudo sobre a prescrição de antibióticos em hospital mostrou um desempenho superior de uma equipe interprofissional em comparação com o atendimento por médicos individualmente. O tempo de permanência e o custo do tratamento foram melhorados, sem qualquer efeito adverso nos resultados do tratamento (Gums et al., 1999). Conforme está ilustrado na Figura 1-2, o atendimento colaborativo de pessoas com depressão mostrou-se mais eficaz do que o convencional. O atendimento colaborativo é prestado por uma equipe que consiste em um PCP, um gestor do caso e um especialista em saúde mental; o atendimento convencional não utiliza o gestor do caso, e o médico pode ou não encaminhar o paciente para um especialista em saúde mental (Gilbody et al., 2006).

Evidentemente, nem todas as equipes são eficazes no dia a dia do atendimento de saúde ou mesmo quando funcionam em projetos de pesquisa com fornecimento de recursos especiais. Além disso, às vezes, as equipes são utilizadas em situações que seriam mais bem atendidas por profissionais individuais. Conforme observado anteriormente, nem todas as tarefas são adequadas a equipes. Todavia, existem sólidas evidências de que as equipes podem ser eficazes em geral e são eficazes para muitos propósitos clínicos específicos em muitos e diferentes procedimentos de saúde.

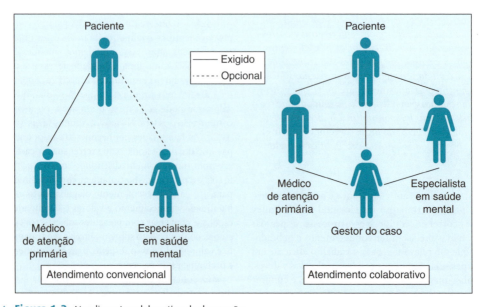

▲ **Figura 1-2** Atendimento colaborativo da depressão.

COMPETÊNCIAS DO TRABALHO EM EQUIPE

CASO 1-4

A enfermeira Mary Jackson, mestre em administração de saúde (MHA, do inglês master of healthcare administration), é diretora da cirurgia do Hospital North Valley. Por oito anos, ela trabalhou como enfermeira. Neste período, ela concluiu o curso de mestrado, o qual foi realizado à distância durante as noites e fins de semana; nas férias de verão, ela participou de atividades presenciais na universidade. Desde que se tornou diretora, há quatro anos, Sra. Jackson tem sido uma gestora em tempo integral, embora ocasionalmente substitua enfermeiras que saem de férias ou que se ausentam por outras razões. Há seis salas de cirurgia no bloco cirúrgico. Em seu departamento, Sra. Jackson tem 15 enfermeiros, oito técnicos e 10 para atendimento administrativo. Ela e seu grupo de trabalho interagem com o pessoal do almoxarifado, manutenção, departamento de emergência e outras áreas do hospital. Existem 23 cirurgiões que operam no hospital, mas sem vínculo empregatício com a instituição. Cinco anestesistas e seis enfermeiros anestesistas atuam no bloco cirúrgico, sendo todos empregados do hospital. Em um dia típico, são realizados por volta de 35 procedimentos cirúrgicos. Cada caso conta com uma equipe de cirurgiões, enfermeiros e outros profissionais que executam os procedimentos. Após a cirurgia, os pacientes são transferidos para a unidade de terapia pós-anestesia (PACU, do inglês post-anesthesia care unit), que é dirigida por um grupo separado da unidade da Sra. Jackson. Sra. Jackson notifica o diretor da enfermagem (DON, do inglês director of nursing) do hospital, que, por sua vez, notifica o diretor-executivo.

A fim de garantir segurança e bons resultados, boa parte do trabalho no Hospital North Valley deve ocorrer em equipe. Nesse processo, as pessoas envolvidas precisam ter conhecimento e habilidades que são relevantes para o trabalho eficiente em equipes. Elas também precisam ter certos valores. Conhecimento, conjunto de habilidades e conjunto de valores vão além do que é necessário para o exercício da profissão.

Tais necessidades são, com frequência, chamadas de *competências*. Em décadas recentes, os educadores desenvolveram a noção de competências para melhorar a formação em medicina, psicologia, arquitetura e muitos outros campos (Calhoun et al., 2002). A definição de competências serve para formular objetivos de programas de treinamento e dar a base para avaliar se estudantes e profissionais possuem o exigido para o exercício pleno de suas profissões. Em medicina, o Conselho para Acreditação em Educação Médica (Accreditation Council for Graduate Medical Education) definiu competências para programas de treinamento de residência (Leach, 2008). Em enfermagem, a Associação Americana de Faculdades de Enfermagem assumiu a responsabilidade de definir competências para a educação nesta área (*American Association of Colleges of Nursing*, 2008). Estas listas de competências especificam o que um profissional de saúde necessita ter aprendido para exercer uma determinada profissão – independentemente se ele a exerce individualmente ou em equipe.

Em nível mais simples, uma *competência* é uma aptidão ou habilidade, conforme a palavra sugere. No estudo de caso, por exemplo, Sra. Jackson precisa ser capaz de avaliar os candidatos ao emprego de enfermagem, tomar decisões sobre contratações e recrutar novos enfermeiros para a equipe. Todavia, aptidões ou habilidades não são tudo de que se necessita para o bom desempenho de uma função profissional. É preciso também ter o conhecimento exigido para a função e possuir certos valores, por exemplo, saber priorizar o interesse do paciente. A palavra *competências* identifica o conjunto de todos esses requisitos de desempenho. Assim, podemos entender uma competência como uma habilidade necessária para o desempenho de uma função específica, ou como o conhecimento em um domínio particular, ou um valor que pode ser expresso em ação, ou alguma combinação dos três. Na prática, muitas vezes é difícil separar habilidades, conhecimento e valor que capacitam um profissional para exercer sua função. Por exemplo, um enfermeiro discutindo com um paciente sobre a prioridade no tratamento e o atendimento para um câncer recentemente diagnosticado exibe habilidade, conhecimento e valores – habilidade ao escutar e conversar com pacientes sob estresse emocional, conhecimento sobre o câncer e seu tratamento e valores, tal como o respeito, para os sentimentos e preferências do paciente.

O conceito de competência pode ser estendido ao trabalho em equipe. As competências do trabalho em equipe são aptidões, conhecimento e valores; é delas que os profissionais necessitam para trabalhar de maneira eficiente, sejam eles farmacêuticos, assistentes sociais, enfermeiros, médicos ou outros profissionais. Nos últimos anos, grupos de profissionais nos Estados Unidos e Canadá projetaram modelos de competências para o exercício interprofissional ou colaborativo em saúde. Essas competências dizem respeito a todos esses profissionais que trabalham como membros de uma equipe de saúde. Recentemente, a Associação Americana de Faculdades de Enfermagem, a Associação de Faculdades Médicas Americanas e quatro outras associações de educadores em saúde emitiram uma declaração conjunta de competências centrais para o exercício interprofissional colaborativo (*Interprofessional Education Collaborative Expert Panel*, 2001). O relatório separa as competências em quatro domínios: valores/ética, papéis/responsabilidades, comunicação e trabalho em equipe. No Capítulo 7, discutimos este modelo de competência e examinamos mais detalhadamente as competências necessárias aos membros das equipes.

Todavia, para o trabalho em equipe ser eficaz, não é suficiente que os seus membros tenham as competências necessárias ao funcionamento em equipes. Indivíduos em outras funções também necessitam de competências para o trabalho que realizam. Por exemplo, a Sra. Jackson, do Caso 1-4 sobre o Hospital North Valley, precisa de competências não apenas como uma integrante da equipe, mas também como líder da equipe. Como líder, ela deve manter a equipe focada no seu objetivo, que é proporcionar segurança e oferecer procedimentos cirúrgicos eficazes para os pacientes. Ela deve também formar e manter a equipe e garantir que ela tenha os recursos necessários para executar seu trabalho. No Capítulo 8, tratamos das competências de líderes de equipes.

Sra. Jackson notifica o diretor da enfermagem (DON). Neste livro, chamamos de *responsável geral de equipe* aquela pessoa à qual o líder de equipe presta contas. O responsável geral deve possuir competências específicas para sua função. Por exemplo, ele deve definir a tarefa para a equipe. Neste caso, o responsável geral determinou que a diretora da equipe cirúrgica estabelecesse os procedimentos cirúrgicos, mas não atendimento à unidade de terapia pós-anestesia (PACU), que é prestado por outra equipe. Ela deve também indicar a composição da equipe. Sra. Jackson pode ter suas próprias opiniões sobre quantas pessoas em diferentes categorias de emprego deveriam trabalhar no bloco cirúrgico, mas ela precisa ter a autorização do DON para alterações na composição da equipe. O Capítulo 12 é dedicado às competências do responsável geral de equipe.

Por fim, os líderes seniores do hospital têm suas funções a desempenhar e devem ter as competências correspondentes para tal. A principal competência é a capacidade de moldar a cultura da organização, de modo que ela sustente o trabalho em equipe. Existem também outras competências pertinentes a este nível da organização, como a capacidade de prover diferentes apoios ao trabalho em equipe: treinamento e ferramentas efetivas de comunicação, tal como um registro eletrônico de saúde. No Capítulo 18, discutimos as competências necessárias aos líderes seniores com relação ao trabalho em equipe.

Em suma, competências são necessárias em quatro níveis: membro de equipe, líder de equipe, responsável geral de equipe e líder sênior. A Figura 1-3 apresenta os tipos de competências necessárias em cada nível, e nos capítulos posteriores são acrescentados detalhes sobre elas. Para que o trabalho em equipe avance sem problemas, os indivíduos desses níveis precisam conhecer não apenas o que é esperado deles, mas também o que deveriam esperar dos outros.

CONCLUSÃO

A *Red Family Medicine* proporciona um exemplo de atendimento de saúde baseado em equipe e, portanto, uma maneira de observar concretamente as características de um *grupo de trabalho* que de fato se constitui em uma *equipe de trabalho*. Em resumo, uma equipe de trabalho é um grupo de trabalho definido, com indivíduos interdependentes, que compartilham responsabilidade e que possuem autoridade suficiente para buscar um objetivo comum. As equipes apresentam vantagens sobre indivíduos que trabalham isoladamente, mas também alguns riscos. Sabe-se que a presença de equipes de saúde em diferentes situações trouxe resultados altamente satisfatórios; porém, para que o trabalho em equipe seja eficaz, seus membros, líderes e responsáveis gerais precisam possuir competências pertinentes às suas funções.

Estabelecemos o que é uma equipe de saúde, por que as equipes são empregadas e, em termos gerais, que competências são necessárias aos profissionais da área para que realizem um trabalho em equipe eficaz. A seguir, exploramos os diferentes tipos de equipes encontrados no atendimento de saúde como um prelúdio para compreender por que elas funcionam de modo diferente e com exigências também distintas.

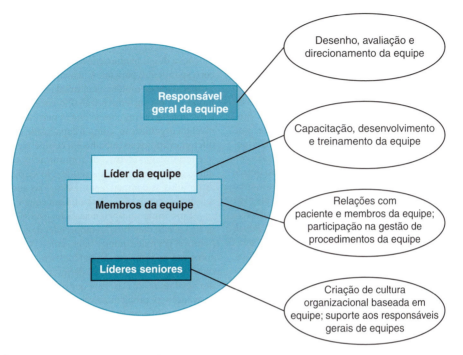

▲ **Figura 1-3** Competências do trabalho em equipe necessárias em quatro níveis.

REFERÊNCIAS

American Association of Colleges of Nursing. *The Essentials of Baccalaureate Education for Professional Nursing Practice*. Washington, DC: American Association of Colleges of Nursing; 2008. https://www.aacn.nche.edu/education-resources/BaccEssentials08.pdf. Accessed January 31, 2012.

American Association of Medical Colleges. *2008 Physician Specialty Data*. Washington, DC: American Association of Medical Colleges; 2008. https://www.aamc.org/download/47352/data/specialtydata.pdf. Accessed February 18, 2012.

Baggs JG, Schmitt MH, Mushlin AI, et al. Association between nurse-physician collaboration and patient outcomes in three intensive care units. *Crit Care Med*. 1999;27:1991-1998.

Banerjee S, Shamash K, Macdonald AJD, et al. Randomised controlled trial of effect of intervention by psychogeriatric team on depression in frail elderly people at home. *BMJ*. 1996;313:1058-1061.

Batalden PB, Mohr JJ. Building knowledge of health care as a system. *Qual Manag Health Care*. 1997;5:1-12.

Bellomo R, Goldsmith D, Uchino S, et al. Prospective controlled trial of effect of medical emergency team on postoperative morbidity and mortality rates. *Crit Care Med*. 2004;32:916-921.

Berwick DM, Godfrey AB, Roessner J. *Curing Health Care*. San Francisco, CA: Jossey-Bass; 1990.

Bogden PE, Abbott RD, Williamson P, et al. Comparing standard care with a physician and pharmacist team approach for uncontrolled hypertension. *J Gen Intern Med*. 1998;13:740-745.

Bosch M, Faber MJ, Cruijsberg J, et al. Effectiveness of patient care teams and the role of clinical expertise and coordination: a literature review. *Med Care Res Rev*. 2009;66(6 supplement):5S-35S.

Calhoun JG, Davidson PL, Sinioris ME, et al. Toward an understanding of competency identification and assessment in health care management. *Qual Manag Health Care*. 2002;11:14-38.

Clarke JR, Johnston J, Blanco M, et al. Wrong-site surgery: can we prevent it? *Adv Surg*. 2008;42:13-31.

Cohen SG, Bailey DE. What makes teams work: group effectiveness research from the shop floor to the executive suite. *J Manage*. 1997;23:239-290.

Fagin CM. Collaboration between nurses and physicians: no longer a choice. *Acad Med*. 1992;67:295-303.

Garrett JF. Social psychology of teamwork. In: Harrower M, ed. *Medical and Psychological Teamwork in the Care of the Chronically Ill*. Springfield, IL: Charles C Thomas, Publisher; 1955:67-70.

Gattis WA, Hasselblad V, Whellan DJ, et al. Reduction in heart failure events by the addition of a clinical pharmacist to the heart failure management team. *Arch Intern Med.* 1999;159:1939-1945.

Gilbody S, Bower P, Fletcher J, et al. Collaborative care for depression: a cumulative meta-analysis and review of longer-term outcomes. *Arch Intern Med.* 2006;166:2314-2321.

Gums JG, Yancy RW, Hamilton CA, et al. A randomized, prospective study measuring outcomes after antibiotic therapy intervention by a multidisciplinary consult team. *Pharmacotherapy.* 1999;19:1369-1377.

Guzzo RA, Dickson MW. Teams in organizations: recent research on performance and effectiveness. *Annu Rev Psychol.* 1996;47:307-338.

Hackman JR. *Leading Teams: Setting the Stage for Great Performances.* Boston, MA: Harvard Business School Press; 2002.

Hall P, Weaver L. Interdisciplinary education and teamwork: a long and winding road. *Med Educ.* 2001;35:867-875.

Hogan DB, Fox RA. A prospective controlled trial of a geriatric consultation team in an acute-care hospital. *Age Ageing.* 1990;19:107-113.

Institute of Medicine. *To Err Is Human: Building a Safer Health System.* Washington, DC: National Academy Press; 2000.

Interprofessional Education Collaborative Expert Panel. *Core Competencies for Interprofessional Collaborative Practice: Report of an Expert Panel.* Washington, DC: Interprofessional Education Collaborative; 2011. http://www.aacn.nche.edu/education-resources/IPECReport.pdf. Accessed January 29, 2012.

Jelphs K, Dickinson H. *Working in Teams.* Bristol, UK: The Policy Press; 2008.

Katzenbach JR, Smith DK. *The Wisdom of Teams: Creating the High-Performance Organization.* Collins Business Essentials, ed. New York, NY: HarperCollins Publishers; 2006.

Kesson EM, Allardice GM, Burns HJG, et al. Effects of a multidisciplinary team working on breast cancer survival: retrospective, comparative, interventional cohort study of 13,722 women. *BMJ.* 2012;344:e2718.

Leach DC. Changing education to improve patient care. *Postgrad Med J.* 2008; 84:437-441.

Leape LL. Error in medicine. *JAMA.* 1994;272:1851-1857.

Leape LL, Bates DW, Cullen DJ, et al. Systems analysis of adverse drug events: ADE Prevention Study Group. *JAMA.* 1995;274:35-43.

Lemieux-Charles L, McGuire WL. What do we know about health care team effectiveness? A review of the literature. *Med Care Res Rev.* 2006;63:263-300.

Lencioni P. *The Five Dysfunctions of Teams.* San Francisco, CA: Jossey-Bass; 2002.

Lowes R. NPs should not lead medical homes, AAFP says. *Medscape Medical News.* September 19, 2012. http://www.medscape.com/viewarticle/771179. Accessed October 22, 2012.

Rabow MW, Dibble SL, Pantilat SZ, et al. The comprehensive care team: a controlled trial of outpatient palliative medicine consultation. *Arch Intern Med.* 2004;164:83-91.

Reeves S, Lewin S, Espin S, et al. *Interprofessional Teamwork for Health and Social Care.* Chichester, UK: John Wiley & Sons, Ltd.; 2010.

Scholtes PR, Joiner BL, Streibel BJ. *The Team Handbook.* 3rd ed. Madison, WI: Oriel Incorporated; 2003.

Starr P. *The Social Transformation of American Medicine.* New York, NY: Basic Books; 1982.

Sundstrom E, De Meuse KP, Futrell D. Work teams: applications and effectiveness. *Am Psychol.* 1990;45:120-133.

Sundstrom E, McIntyre M, Halfhill T, et al. Work groups: from the Hawthorne studies to work teams of the 1990s and beyond. *Group Dyn.* 2000;4:44-67.

Thompson LL. *Making the Team: A Guide for Managers.* 4th ed. Upper Saddle River, NJ: Prentice Hall; 2011.

West MA. *Effective Teamwork: Practical Lessons From Organizational Research.* 3rd ed. Chichester, UK: John Wiley & Sons, Ltd.; 2012.

Tipos de equipes de saúde

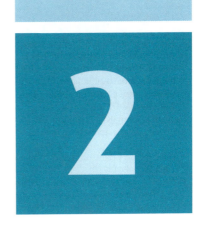

Neste capítulo, exploramos os diferentes tipos de equipes de trabalho encontrados no atendimento de saúde. Esta abordagem não é apenas um exercício teórico de classificação. Tipos diferentes de equipes têm diferentes capacidades, limitações e necessidades de planejamento, participação, treinamento e gestão. O conhecimento do tipo de equipe em questão, com suas características, ajuda seus membros, líderes e responsáveis gerais a garantir que ela tenha um desempenho tão eficiente quanto possível.

O VALOR DA CLASSIFICAÇÃO DE EQUIPES

Muitas taxonomias distintas têm sido propostas por autores dedicados ao estudo de equipes. Uma classificação pioneira e influente foi a de Sundstrom et al. (1990), que propuseram quatro categorias: (a) equipes de aconselhamento e envolvimento, (b) equipes de produção e serviços, (c) equipes de projetos e desenvolvimento e (d) equipes de ação e negociação. Um exemplo de equipe de aconselhamento e envolvimento no atendimento de saúde é aquela voltada para a melhora da qualidade, propondo mudanças dos processos em uma clínica ou hospital e engajando pessoas para a obtenção de resultados exitosos. A categoria sobre produção e serviços abrange todas as equipes clínicas. Equipes de projetos e desenvolvimento são aquelas encarregadas de implantar em hospitais os registros eletrônicos de saúde. Por último, uma equipe de ação e negociação é aquela formada por executivos e advogados do sistema de saúde, buscando uma fusão com um outro sistema. A intenção de Sundstrom foi identificar fatores muito gerais que influenciassem a eficácia da equipe e, principalmente, mostrar quais fatores além dos processos internos afetam o desempenho da equipe. Suas quatro categorias – e exemplos de cada tópico – serviram para tornar concreta e plausível sua análise. Esta classificação, no entanto, não ajuda muito na compreensão das funções e necessidades de equipes diferentes no atendimento de saúde. Todas as equipes clínicas, por exemplo, desde as de atendimento primário até as internacionais com avião-ambulância, são enquadradas na categoria única de produção e serviços, e suas necessidades são muito diferentes. É importante diferenciar as suas características e colocar essas equipes em categorias distintas, a fim de destacar em que suas necessidades diferem.

As taxonomias são formuladas por uma série de propósitos. Às vezes, a finalidade é a simples descrição. Por exemplo, anúncios de imóveis classificam as casas à venda como residências familiares, duplex, urbanas e assim por diante. Estas categorias permitem aos potenciais compradores decidir de imediato se desejam avaliar uma das casas anunciadas. Os pesquisadores em geral usam taxonomias de equipes para formular hipóteses e em seguida gerar novo conhecimento sobre o funcionamento de equipes e os fatores que afetam o seu desempenho. Se um pesquisador estudar uma amostra de equipes com características muito diferentes, provavelmente ele não obterá resultados reproduzíveis ou capazes de auxiliar na melhora do desempenho de qualquer tipo de equipe. O pesquisador necessita focar em um único tipo de equipe ou levar em consideração as diferenças entre elas, por meio do emprego de categorias múltiplas ou métodos quantitativos mais sofisticados (Hollenbeck et al., 2012). Por exemplo, descobertas científicas sobre o desempenho de equipes de instalação de *software* de atendimento de saúde provavelmente fornecerão pouca contribuição para as equipes cirúrgicas.

Nenhuma classificação de equipe é convincente por si só, independentemente do propósito a que se presta. O objetivo deste livro é transmitir conhecimento útil às pessoas envolvidas na prestação de atendimento e gestão em saúde e no planejamento, participação, liderança e suporte das equipes, especialmente as interprofissionais. Ele apresenta uma classificação que tem por finalidade ajudar equipes a melhorar seu funcionamento, isto é, melhorar suas capacidades para alcançar seus objetivos. A classificação precisa ter categorias com as quais os clínicos e gestores estejam familiarizados. Ela deve ser capaz também de distinguir equipes que diferem com relação às suas necessidades de planejamento, participação, treinamento e gestão. Ao mesmo tempo, a classificação precisa ser a mais simples possível, evitando uma proliferação de categorias que podem ser conceitualmente interessantes, mas que não trazem quaisquer implicações práticas positivas.

Em resumo, a intenção da classificação de equipes é tornar claras as suas características: pontos fortes, vulnerabilidades e necessidades em cada categoria. Esse esclarecimento permite aos membros atuar em prol do desempenho do grupo e fornece aos líderes informações mais detalhadas para que possam dirigir equipes de tipos diferentes. Os responsáveis gerais formulam melhor seus métodos para delinear e dirigir equipes. Por fim, os líderes seniores utilizam essas informações para oferecer maior suporte às equipes e prover suas necessidades organizacionais.

Iniciamos com uma divisão geral de equipes de saúde em equipes clínicas e equipes de gestão.

EQUIPES CLÍNICAS

Evidentemente, equipes clínicas são as que prestam atendimento clínico. Para ser mais preciso, são aquelas que interagem diretamente com pacientes e familiares. Uma equipe clínica pode incluir pessoas que não são clínicos, por exemplo, os coordenadores de unidades de saúde (HUCs, do inglês *health unit coordinators*), que são fundamentais para o funcionamento de todas as alas hospitalares. Inversamente, a presença de um médico em uma equipe de saúde não a torna uma equipe clínica. A equipe de liderança executiva de um amplo sistema de saúde inclui pelo menos um enfermeiro e um médico, mas essas equipes não oferecem atendimento de saúde diretamente e, portanto, não são equipes clínicas.

▶ Equipes reais

CASO 2-1

A Força-Tarefa dos Serviços Preventivos dos EUA (U.S. Preventive Services Task Force) recomenda exame médico para câncer colorretal a partir dos 50 anos, empregando colonoscopia ou algum dos métodos alternativos. Sam Murphy completou 51 anos. Depois de alguma protelação (nem sempre incomum), ele decidiu submeter-se à colonoscopia, após discutir a opção com seu internista geral. Seu internista o encaminhou a um grupo de gastrenterologia para realização do procedimento. Sob efeito de laxantes utilizados na limpeza do seu colo do intestino, Sr. Murphy passou uma noite em claro. No começo da manhã seguinte, ele foi levado ao Serviço Ambulatorial de Endoscopia, onde foi atendido pelo médico Kevin Leon, gastrenterologista. Dr. Leon realizou a colonoscopia com a ajuda da enfermeira Susan Wallace e de um técnico especializado no funcionamento e manutenção do equipamento. Como foi sedado com midazolam, administrado de maneira intravenosa pela Sra. Wallace, Sr. Murphy não se lembrava de nada do procedimento ao acordar. Ao readquirir a consciência, ele se viu sendo atendido pela Sra. Wallace e, nesta oportunidade, foi informado que ela, o Dr. Leon e o técnico trabalham juntos há cinco anos realizando colonoscopias e outros procedimentos endoscópicos. Ocasionalmente, um deles ausenta-se por algum motivo, mas, sempre que possível, os três trabalham juntos. Eles preferem atuar juntos mesmo quando há dificuldades de escala, porque assim conseguem conhecer as preferências mútuas de trabalho, estilos de comunicação e níveis de habilidades para diferentes procedimentos.

Esta equipe de colonoscopia, como a *Red Family Medicine* citada no Capítulo 1, é uma equipe real. *Equipe real* é uma expressão técnica. Para equipes similares, outros autores têm utilizado a expressão *equipes de longo prazo* (Joshi e Roh, 2009, pp. 610-611) ou *equipes intactas* (Salas et al., 2008, pp. 909-910). A marca principal dessas equipes é que, além de terem os sete atributos de equipes de trabalho (Quadro 1-1 no Capítulo 1), elas apresentam estabilidade do quadro de pessoal ao longo do tempo. Elas também têm líderes bem

Quadro 2-1 Características de equipes clínicas

Tipo de equipe	Propósito	Características			
		As sete características de equipes de trabalho (Quadro 1-1 no Capítulo 1)?	Conjunto estável de profissionais?	Líder bem definido?	Responsabilidade compartilhada?
Equipe real	Prestar atendimento clínico por períodos de tempo extensos ou para episódios repetidos por períodos limitados	Sim	Sim	Sim	Sim
Equipe *template*	Prestar atendimento clínico por episódios de tempo limitado	Sim	Não	Sim	Sim
Trabalho em grupo[a]	Prestar atendimento clínico para um paciente com necessidades especiais	Frequentemente não	Não	Não	Sim
Rede[b]	Prestar informação e suporte a clínicos interligados, envolvidos na prestação de atendimento a pacientes	Não	Não	Não	Não

[a]O trabalho em grupo em geral não se ajusta à definição de uma equipe de trabalho, mas ambos têm algumas características comuns.
[b]As redes não são equipes de trabalho, mas elas são similares em alguns aspectos.

definidos. As características de equipes reais são mostradas no Quadro 2-1, junto com as características de outros tipos de equipes clínicas, que serão discutidos a seguir.

Equipes reais têm muitos pontos fortes, que, considerados juntos, constituem uma vantagem em comparação com outras equipes. Tais pontos fortes estão listados no Quadro 2-2.

Quando as pessoas trabalham juntas por longos períodos, elas em geral desenvolvem profundo comprometimento com o objetivo que é compartilhado. Este nível de sintonia geralmente só aparece com o tempo. Evidentemente, algumas equipes são disfuncionais e não se desenvolvem desta maneira, mas em uma equipe de curta duração nem mesmo existe a oportunidade de saber se o funcionamento é harmonioso ou não. Os membros de equipes estáveis também atingem um grau de conhecimento e de confiança recíprocos em suas funções profissionais impossível de ser conseguido no início.

Os membros de equipes reais geralmente se conhecem bem e conseguem identificar os pontos fortes, os valores e as habilidades de cada parceiro. Eles também conhecem suas vulnerabilidades e a forma como enfrentam situações difíceis, o que traz vantagens às equipes reais, de modo

Quadro 2-2 Pontos fortes de equipes reais

Potencial de comprometimento sólido para compartilhar propósitos

Conhecimento mútuo de seus membros

Potencial de alto nível de confiança

Probabilidade de responsabilidade mútua mais alta do que equipes de outros tipos

Potencial de forte identificação dos membros com a equipe

Potencial de alto nível de interdependência

Oportunidade de ajustar funções aos interesses e habilidades individuais

Potencial de taxas de erros menor do que equipes de outros tipos

---

* N. E. O termo *template* foi mantido conforme o original por não haver correspondência exata e contextualizada na língua portuguesa. Veja na página 21 uma descrição deste tipo de equipe e os motivos que levaram os autores a optarem pela denominação.

que elas têm ainda mais chance de obter um bom desempenho.

Com o tempo, os membros de equipes reais também podem desenvolver níveis elevados de confiança recíproca, a qual proporciona a base para sensíveis vantagens funcionais.

Por serem equipes de trabalho, as equipes reais compartilham responsabilidade para alcançar seus objetivos; porém, o comprometimento, o conhecimento mútuo e a confiança que desenvolvem com o tempo permitem aos seus membros ir além dessa questão. As equipes reais frequentemente conquistam a responsabilidade recíproca para o bom desempenho das suas funções. No Caso 2-1, é fácil imaginar que o Dr. Leon e a Sra. Wallace podem alertar um ao outro, sem indelicadeza ou hostilidade, caso alguma etapa necessária para a completa segurança do paciente esteja sendo ignorada. Por exemplo, a Sra. Wallace precisa sempre declarar a dose de midazolam em voz alta ("*call out*", para usar um termo comum em trabalho de equipe), antes de administrá-la. Assim, se ela decide-se por uma dose errada, seus parceiros podem identificar o equívoco e avisá-la. Caso ela se esqueça de declarar a dose em voz alta, o Dr. Leon irá certamente alertá-la, e a Sra. Wallace receberá o aviso sem contrariedade. A responsabilidade recíproca é uma das marcas de uma equipe de alto nível de desempenho. Alguns estudiosos de equipes consideram-na com uma qualidade definidora de uma equipe de trabalho (Katzenbach e Smith, 2006, pp. 60-61). Empregando esta definição, um grupo de trabalho não é considerado uma equipe a não ser que os membros sejam mutuamente responsáveis pelo desempenho. Este alto padrão, em geral, não é atingido no atendimento de saúde. As equipes reais têm mais probabilidade de evoluir até este padrão do que as equipes com quadros alteráveis ou de curta duração. O tema sobre responsabilidade recíproca é discutido de maneira mais completa no Capítulo 6.

Os membros de uma equipe que permanecem juntos por um período longo também podem desenvolver um forte sentido de identificação com a equipe e seus objetivos, especialmente se as atividades executadas constituem partes significativas de suas vidas profissionais. A identificação com a equipe indica que seus membros a percebem como um reflexo de si mesmos. Sob estas circunstâncias, o valor ou a estima da equipe funde-se com a autoestima dos membros e aumenta a motivação para o bom desempenho.

À medida que a confiança se desenvolve entre os membros da equipe, eles tornam-se mais interdependentes e mais seguros em relação ao trabalho do colega, necessitando cada vez menos checar a qualidade do trabalho ou consultar uma segunda opinião. Isso leva a mais agilidade e menos repetição de tarefas. Por ter confiança total no técnico da sua equipe, o Dr. Leon não precisa inspecionar as condições de uso do equipamento; em vez disso, ele utiliza seu tempo para conversar com pacientes ou executar outras tarefas.

Ao longo do tempo, os membros de equipes reais também podem esclarecer suas funções e rotinas de comunicação, tirando total proveito das idiossincrasias das personalidades de cada integrante, do nível de conhecimento e do conjunto de habilidades. Em uma equipe real de endoscopia, não é necessário que as funções e rotinas sejam completamente definidas antes de cada procedimento. Em uma equipe real recém constituída, seus membros necessitarão de mais tempo para esclarecer quem faz o que; portanto, terão menos agilidade na execução do procedimento. A especificação de tarefas é algo que acontece com o tempo, ajustando-se a cada membro da equipe de uma forma mais efetiva do que teria sido se elas fossem estipuladas antecipadamente. Por exemplo, se a equipe no Caso 2-1 entende que a Sra. Wallace é mais eficiente em tranquilizar pacientes idosos enquanto o Dr. Leon é mais eficiente em tranquilizar homens de meia-idade, eles podem assumir rotineiramente tais funções ao invés de apenas um deles conversar com todos os pacientes antes dos procedimentos. Como equipes são compostas por indivíduos com perfis diferentes, é interessante que as funções sejam naturalmente ajustadas.

O atendimento de saúde tem equipes numerosas, entre as quais equipes de laboratório, equipes de prestação de serviço e muitas outras, conforme mencionado no Capítulo 1. Para muitas dessas equipes, não há alternativa prática para mudanças frequentes de pessoal. Nos centros cirúrgicos (CCs), por exemplo, frequentemente existem muitos membros com atribuições em locais geograficamente distintos, o que impossibilita a manutenção das mesmas equipes em todos os procedimentos. Alguns observadores têm sugerido até que essas equipes com composições variáveis são superiores a equipes estáveis, pois estas são vulneráveis à complacência e outras falhas, levando a decisões insatisfatórias e erros (Wachter, 2012, pp. 153-154). Se nos basearmos nas evidências em aviação, tal afirmação é altamente duvidosa. Tripulações de aeronaves recentemente formadas experimentam um número muito maior de acidentes graves do que tripulações formadas há mais tempo, conforme o Conselho Nacional de Segurança de Transporte

(*National Transportation Safety Board*, 1994). Similarmente, as taxas de mortalidade específicas de hospitais para cirurgias cardíacas são mais baixas para cirurgiões que realizaram mais procedimentos recentemente em um determinado hospital, independentemente de quantos procedimentos eles tenham feito recentemente em outros hospitais. O fato de um cirurgião trabalhar rotineiramente em um mesmo hospital melhora o seu desempenho nesta instituição, mas não em outros hospitais, sugerindo que a estabilidade da equipe do CC (e talvez a estabilidade da definição das tarefas) tem um efeito benéfico (Hackman e Pisano, 2006).

Os estudiosos frequentemente consideram a estabilidade do quadro de profissionais como um caráter definidor de equipes (Thompson, 2011, p. 4). Richard Hackman, um renomado pesquisador nesta área, considerou a estabilidade do quadro de profissionais tão importante que apenas equipes estáveis mereceriam a qualificação de *equipes reais* (Hackman, 2002, pp. 54-59). (Este não foi o único requisito de Hackman para uma equipe ser real.) Conforme foi explicado no Capítulo 1, uma definição muito restritiva não se aplica ao atendimento de saúde, porque temos muitos grupos chamados de *equipes*, apesar da rotatividade do quadro de pessoal. Equipes com flutuação dos seus quadros são muitas vezes inevitáveis nessa área, podendo, mesmo assim, torná-las seguras e eficientes – como será discutido na próxima seção. Vale reforçar, no entanto, que equipes estáveis têm inúmeras vantagens e, quando for viável, elas devem ser utilizadas preferencialmente a equipes com quadros variáveis.

Equipes reais podem tornar-se vulneráveis por vários motivos. Fora do atendimento de saúde, as equipes constantes são a norma, e isso tem levado a um grande número de pesquisas sobre suas "armadilhas". Trataremos dessas vulnerabilidades em capítulos posteriores. Contudo, três casos de vulnerabilidade são comumente encontrados, merecendo menção aqui (Quadro 2-3). Primeiro, todas as equipes exigem uma liderança eficiente, e elas podem não tê-la. Nós tratamos deste tópico

nos Capítulos 8 a 11. Segundo, em uma equipe real, é importante que os membros recebam o suporte necessário para tomar decisões. Um membro que discorda de uma decisão importante pode ter sua identificação com a equipe abalada. Se isto acontecer ocasionalmente, a consequência será pequena. Contudo, se os desacordos forem frequentes, a identificação do integrante discordante com a equipe poderá desaparecer por completo, e ele se sentirá deslocado. Ele pode continuar a exercer seu papel costumeiro, mas o engajamento estará comprometido, bem como a qualidade do seu desempenho. Para evitar conflitos ou manter o emprego, o indivíduo tende a disfarçar a perda do envolvimento com a equipe. Terceiro, as equipes reais devem ser capazes de resolver conflitos interpessoais ou de relacionamento. Os conflitos de relacionamento em equipes de duração curta com frequência podem ser ignorados – pelas pessoas em conflito e por outros da equipe. Se houver um final à vista, os membros da equipe geralmente podem conter esses desacordos interpessoais. No entanto, em uma equipe real, os membros trabalham juntos por períodos longos, e é muito provável que os conflitos de relacionamento provoquem disfunção.

Por causa destas três vulnerabilidades, as equipes reais apresentam três necessidades críticas correspondentes. O Quadro 2-4 exibe as necessidades críticas de equipes reais, bem como de outros tipos de equipes clínicas. As necessidades críticas para cada equipe se relacionam às suas vulnerabilidades mais importantes. A seguir se tratará do segundo tipo de equipe clínica. Essas equipes diferem das equipes reais pelo fato de que geralmente são esperadas mudanças substanciais nos seus quadros de profissionais.

CASO 2-2

Era sexta-feira no Serviço de Emergência (SE) do Hospital Geral do Condado (County General Hospital), localizado em uma grande área urbana. Ele é um dos quatro centros de trauma de nível I, servindo uma população de 3,5 milhões de pessoas. Na tarde desse mesmo dia, o tráfego estava pesado e rápido na rodovia. Estava chovendo e ocorreram vários acidentes de trânsito nas proximidades do Hospital Geral.

Às 18h30, uma mulher de meia-idade foi trazida por uma ambulância. Ela sofrera um trauma no tórax devido a uma colisão frontal-

---

Quadro 2-3 Vulnerabilidades de equipes reais

Liderança insatisfatória
Falta de suporte aos membros na tomada de decisões
Solução inadequada para os conflitos de relacionamento

-lateral. Ela foi levada ao SE em uma maca por uma ambulância, atendida pela enfermeira Patricia Sterns, especialista em enfermagem clínica (CNS, do inglês clinical nurse specialist). Quase imediatamente, vieram para o atendimento o médico Roy Collins, cirurgião do trauma, uma outra enfermeira e dois técnicos. A Sra. Sterns auscultou o tórax da paciente com seu estetoscópio e constatou que não eram audíveis sons respiratórios à esquerda, sugerindo que o pulmão naquele lado estava colapsado. Um raio X do tórax confirmou que um fluido (não ar) ocupou a maior parte da cavidade esquerda do tórax. Com o auxílio da Sra. Sterns e um dos técnicos, o Dr. Collins inseriu um tubo entre duas costelas do tórax da paciente. Um fluido amarelo ensanguentado começou a encher uma bolsa de drenagem.

Às 21h15, um homem de 22 anos foi trazido inconsciente. O carro que ele dirigia sofreu uma colisão traseira por outro carro. Ele não estava usando o cinto de segurança e foi projetado através do para-brisa, sofrendo lesões na cabeça, ombro esquerdo e tórax. Outra vez, a Sra. Sterns encontrou o paciente e os técnicos da emergência médica (EMTs, do inglês emergency medical technicians) à porta. Logo a seguir, vieram o médico James Anderson, cirurgião do trauma, mais uma enfermeira e dois técnicos. Apenas um dos técnicos participara do atendimento da mulher anteriormente. A Sra. Sterns checou a posição do imobilizador da cabeça colocado pelos EMTs, enquanto o Dr. Anderson fazia um exame físico rápido e ordenava uma tomografia computadorizada (TC) da cabeça do paciente.

▶ Equipes *template*

Este SE, como todos os outros, utiliza equipes *template*. Como as equipes reais, as equipes *template* possuem os sete atributos de uma equipe de trabalho (Quadro 1-1 no Capítulo 1). Elas também têm líderes bem definidos. O que é diferente neste tipo de equipe? Em comparação com equipes reais, as *template* não têm um quadro estável de profissionais. No Quadro 2-1, as características de equipes *template* são comparadas com as características de outras equipes clínicas. As equipes *template*, em geral, proporcionam episódios de atendimento de saúde por tempo limitado, tais como os episódios de atendimento de emergência descritos no Caso 2-2. A característica definidora de equipes *template* é seu quadro variável de profissionais. Se uma equipe proporciona repetidos episódios de atendimento por tempo limitado sem qualquer mudança de

Quadro 2-4 Necessidades críticas de equipes clínicas

Tipo de equipe	Necessidade crítica						
	Liderança eficiente	Suporte à equipe na tomada de decisões	Administração eficiente de conflitos de relacionamento	Definição de funções e procedimentos antes do início do funcionamento da equipe	Treinamento	Acordo de abordagem para liderança e outras funções	Acordo sobre expectativas de comunicação
Equipe real	✔	✔	✔				
Equipe *template*	✔			✔	✔		
Trabalho em grupo[a]	✔					✔	✔
Rede[b]							

[a] O trabalho em grupo comumente não se ajusta à definição de uma equipe de trabalho, mas ambos têm algumas das mesmas características.
[b] As redes não são equipes de trabalho, mas elas são similares em alguns aspectos.

indivíduos, então ela é uma equipe real. Esta situação é exemplificada por uma equipe de salvamento de emergência de EMTs que permanece inalterada de uma missão para outra.

Embora os indivíduos mudem em uma equipe *template*, e a equipe que presta atendimento clínico pode mudar o tempo todo, as funções e rotinas de procedimentos em equipes *template são* estáveis. A cada momento, uma equipe *template* é chamada a agir e funciona essencialmente da mesma maneira, mesmo quando ocorre alteração de indivíduos na sua composição. No Caso 2-2 do SE do Hospital Geral, são descritos dois casos de uma equipe *template*. A tarefa de ambas as equipes foi prestar atendimento de saúde a pacientes atingidos em acidentes de carro. A composição da equipe foi a mesma e incluiu duas enfermeiras, dois técnicos e um cirurgião do trauma. O Dr. Collins foi o cirurgião na primeira equipe, e o Dr. Anderson cumpriu esta função na segunda equipe. Um dos dois técnicos foi o mesmo em ambas as equipes, mas a outra vaga foi preenchida por pessoas diferentes.

A expressão *equipe template* é técnica, do mesmo modo que *equipe real*. Outros autores usam termos diferentes para este tipo de equipe ou tipos similares: *equipe de curto prazo* (Joshi e Roh, 2009, p. 610), *tripulação* (Morey et al., 2002), *equipe fluida* (Wachter, 2012, p. 153), *equipe estável de função variável* (Andreatta, 2010, p. 349) e *equipe ad hoc* (Salas et al., 2008, p. 910). A vantagem da expressão *equipe template* é que ela sugere uma analogia com um modelo de documento (*template* no inglês). Em um modelo de documento tal como uma carta-modelo, o formato e a maior parte do texto são fixados, mas espera-se que frases e palavras cruciais usadas em pontos especiais do modelo mudem toda vez que ele é utilizado para produzir um novo documento. De forma similar, uma equipe *template* permanece quase a mesma toda vez que é reconstituída, mas os membros da equipe podem mudar. A equipe não é inteiramente variável – pelo contrário – mas é variável quanto à composição da equipe. Como um autor apropriadamente escreveu, o "trabalho em equipe é sustentado por um conjunto de habilidades de trabalho coletivo compartilhado em vez de tarefas permanentes que continuam dia após dia" (Morey et al., 2002, p. 1555). Pode-se expandir este comentário afirmando que definições claras das funções, rotinas de comunicação padronizadas, expectativas comportamentais comuns e valores compartilhados também contribuem para manter o trabalho coletivo em equipes *template*, a despeito da rotatividade no quadro de profissionais.

As equipes *template* possuem muitos pontos fortes, os quais estão listados no Quadro 2-5. Devido à padronização de funções e processos, elas podem ter processos e produtos altamente confiáveis. Segundo Meyerson et al. (1996), elas apresentam a capacidade de *confiança rápida*. Em outras palavras, quando se reúnem, e uma vez que estão familiarizados com o propósito comum e as funções individuais, os membros de uma equipe *template* podem rapidamente estabelecer a confiança que é adequada ao bom desempenho da equipe. Em geral, as equipes *template* necessitam de pouco tempo prévio para responder às demandas dos pacientes sob seus cuidados. Além disso, as equipes *template* são resistentes a uma piora no seu desempenho quando são submetidas a trocas de pessoal.

As equipes *template* possuem também vulnerabilidades específicas, as quais estão expostas no Quadro 2-6. Primeiro, como as equipes reais, as equipes *template* necessitam de uma liderança eficiente e podem não tê-la. Todavia, o papel do líder aqui é diferente do seu papel em uma equipe real. Em resumo, em uma equipe *template*, o líder ocupa-se diretamente com questões operacionais de curto prazo. Um líder de equipe *template* é geralmente um gerente operacional, não um líder verdadeiro. Esta diferença é discutida no Capítulo 8. Da mesma forma, a despeito das circunstâncias urgentes sob as quais as equipes *template* em geral operam, a liderança é frequentemente compartilhada. O cirurgião e o anestesista, por exemplo, muitas vezes compartilham a liderança em uma equipe do CC.

Segundo, diferentemente de equipes reais, as equipes *template* não estão sujeitas ao aprimoramento das funções dos seus membros ao longo do tempo. Quando uma vítima de acidente de trânsito é trazida para o SE, não há tempo para decidir quem colocará a linha intravenosa, quem medirá a pressão arterial do paciente e assim por diante.

Quadro 2-5 Pontos fortes de equipes *template*

Potencial de processos e produtos confiáveis
Capacidade de estabelecer confiança rapidamente
Resposta rápida às necessidades dos pacientes
Resistência à desintegração do desempenho devido a mudanças de pessoal

Quadro 2-6 Vulnerabilidades de equipes *template*

Liderança insatisfatória
Definições pouco claras das funções
Treinamento inadequado

Todas estas tarefas precisam ser estabelecidas com antecedência. Mesmo em situações em que a pressão do tempo não é tão grande (p. ex., no início de um procedimento cirúrgico eletivo, como uma mastectomia), seria totalmente ineficiente fazer a distribuição de tarefas toda vez que uma operação é realizada. Cirurgiões, instrumentadores, enfermeiras circulantes e anestesistas conhecem suas funções detalhadamente antes de entrar no CC. Portanto, eles não precisam discutir sobre isso com outros membros. Esta padronização permite que equipes distintas do CC possam ser compostas de pessoas diferentes. Ao mesmo tempo, a padronização de papéis carrega consigo um grau de rigidez que é desnecessário em equipes reais e que poderia prejudicar a conquista de ótimo desempenho. No Caso 2-1, o Dr. Leon e a Sra. Wallace tiveram liberdade para definir seus papéis ao tranquilizar pacientes diferentes submetidos à colonoscopia. Eles puderam até trocar de funções em cima da hora. Por outro lado, as equipes *template* têm uma necessidade maior de definições claras e confiáveis quanto às suas tarefas.

Terceiro, as equipes *template* são especialmente vulneráveis ao treinamento inadequado, e por isso é de extrema importância que a inclusão de novos membros venha sempre acompanhada de muita orientação e treinamento inicial. Além disso, todos os membros da equipe necessitam de periódicas atualizações ou reciclagens de seu treinamento. Equipes do SE, equipes cirúrgicas e a maioria das outras equipes *template* tomam conhecimento de algumas de suas funções já durante a formação profissional. Os médicos desempenham certas tarefas, os enfermeiros realizam outras, os farmacêuticos também têm suas próprias atribuições e assim por diante. Contudo, as diferenças na formação não garantem que as diferenças de funções em uma equipe *template* serão nítidas, porque distintas profissões apresentam sobreposição de atividades. Por exemplo, médicos e enfermeiros realizam exame físico de pacientes. Somente por meio do treinamento os membros da equipe adquirem uma compreensão clara e comum de suas funções em uma equipe *template* – além da função do líder.

A padronização de processos de comunicação é um objetivo importante do treinamento de equipes *template*. Mediante treinamento, várias técnicas tornam-se legitimadas e esperadas. Por exemplo, a dupla checagem (*check-back*) é um comportamento esperado. Esta técnica é uma repetição, por um membro da equipe, de uma resposta recém recebida de outro membro da equipe. Em outras palavras, a pessoa que pediu uma informação importante (p. ex., quantas bolsas de sangue são necessárias para uma transfusão) responde de volta à pessoa que formulara a pergunta utilizando os mesmos termos utilizados na pergunta (sim, duas bolsas de sangue). Esta rotina visa confirmar que a resposta foi recebida e com correção. Com o treinamento, as duplas checagens tornam-se um modo esperado de comportamento. Sem o treinamento, a repetição da resposta de alguém pode parecer desconcertante, embaraçosa ou mesmo sarcástica. O emprego de muitas outras rotinas de comunicação pode também ajudar a garantir que ela seja padronizada e confiável.

As rotinas de comunicação são concretas, além de facilmente explicadas e ensinadas. Também lições mais abstratas, como expectativas em relação ao comportamento e aos valores subjacentes à elas, podem ser transmitidas com treinamento da equipe. Por exemplo, em equipes com gradientes hierárquicos acentuados, os membros juniores muitas vezes hesitam em questionar os membros seniores, porque tais questionamentos podem ser considerados desrespeito. Para citar um exemplo, um estudante novato em um setor de um laboratório químico relutará em dizer à professora que ela está prestes a colocar a solução errada em um frasco, mesmo havendo um risco iminente de incêndio. Similarmente, em um CC, uma enfermeira circulante jovem e inexperiente pode ficar hesitante em questionar se o cirurgião está prestes a operar o joelho errado. Por meio de treinamento, todos – incluindo cirurgiões, enfermeiros e técnicos – podem chegar à conclusão que o correto para o paciente é que as pessoas expressem suas preocupações, o que não implica desrespeito a ninguém.

No Capítulo 14, tratamos de mais aspectos de comunicação, mudança de comportamento e outras questões de treinamento de equipe. O treinamento é fundamental para a conquista do "conjunto de habilidades do trabalho em equipe", mencionado anteriormente como necessário para a sustentação do trabalho em equipes *template*.

A existência destas três vulnerabilidades de equipes *template* – liderança insatisfatória, definição pouco clara das funções e treinamento inadequado – acarreta necessidades críticas correspondentes. No Quadro 2-4, as necessidades críticas de equipes *template* são comparadas e confrontadas com as de equipes de outros tipos.

Apesar das diferenças com relação às necessidades de definição prévia das funções e treinamento, as diferenças entre equipes reais e equipes *template* são menos pronunciadas. Conforme mencionado, estes dois tipos de equipes exigem liderança eficiente. Equipes reais podem desenvolver entre os membros um sólido comprometimento com seus objetivos. Igualmente, muitas equipes *template* podem experimentar um comprometimento devido à natureza da tarefa. É difícil imaginar que o comprometimento de equipes do trauma cresça com o tempo. As necessidades urgentes dos pacientes geram um comprometimento imediato.

Em equipes reais, os membros atingem familiaridade e conhecimento recíproco ao longo do tempo. As equipes *template* também podem atingir familiaridade e conhecimento recíproco, especialmente se o contingente (*pool*) de membros for relativamente pequeno e estável. Por exemplo, um SE pode empregar 30 enfermeiros, 35 técnicos e 15 médicos. Estes profissionais constituem o contingente do qual vários indivíduos são convocados para constituir equipes *template* específicas que prestam atendimento a grandes quantidades de pacientes chegados ao SE. Com o tempo, todos os integrantes do contingente trabalharão com todos os outros membros; se necessário, esta interação pode ser deliberadamente planejada. Ao trabalharem juntos, aumenta a sintonia entre os membros do contingente, mesmo que isto aconteça mais lentamente do que em uma equipe estável de cinco ou seis membros que sempre trabalham juntos. À medida que o contingente aumenta, a conquista desta familiaridade torna-se mais difícil.

As equipes *template* são capazes de estabelecer confiança rapidamente, mas níveis mais profundos de confiança são determinados pelo conhecimento mútuo. Uma vez que o potencial de conhecimento mútuo está presente em equipes *template*, elas também podem alcançar confiança, além de níveis altos de comprometimento, conforme observado anteriormente. Se o gradiente hierárquico puder tornar-se menos acentuado, por meio de treinamento ou de outra maneira, as equipes *template* também podem alcançar responsabilidade recíproca. A responsabilidade mútua é mais difícil de ser alcançada em equipes *template* do que em equipes reais, por causa do desconhecimento residual de membros na maioria das equipes *template*, mas ela pode ser alcançada. Se não for alcançada na totalidade da equipe, ela pode, às vezes, ser obtida entre vários pares de membros que trabalharam juntos com mais frequência e há mais tempo.

Equipes *template* podem alcançar uma forte identificação com a equipe e seus objetivos, especialmente se o contingente de membros for relativamente pequeno e estável. Aqueles que trabalham em um SE, por exemplo, desenvolvem um senso de identificação não com as equipes *template* específicas das quais participam, mas sim com o contingente todo de pessoas a partir do qual as equipes específicas são montadas. Se o tamanho do grupo for grande ou se o grupo experimentar alta rotatividade, esta identificação será mais difícil de ser alcançada.

Por fim, os fatores que determinam se a responsabilidade recíproca é alcançada afetam também o nível de interdependência em uma equipe *template*. Se comprometimento, conhecimento mútuo e confiança são altos, então o nível de interdependência também será. Como em equipes reais, isto resulta em ação mais rápida, redução da previsão e da duplicação de esforço.

▶ Trabalhos em grupo

As equipes clínicas, na maioria, são equipes reais ou *template*. Entretanto, estas duas categorias não representam todas as equipes clínicas. Existem duas outras categorias de equipes clínicas, embora elas não sejam completamente semelhantes a uma equipe, pois não possuem os sete atributos de equipes de trabalho (Quadro 1-1 no Capítulo 1). As equipes em uma destas duas categorias adicionais são denominadas *trabalhos em grupo* (Engeström et al., 1999).

CASO 2-3

Hakim Ghazzi, um refugiado iraquiano de 45 anos, apresentou-se ao Dr. George Walker, seu médico de família, com perda de peso e dor abdominal vagal, que às vezes se estendia até as costas. Pelo exame físico e TC do abdome, rapidamente foi diagnosticado que o Sr. Ghazzi provavelmente tinha um câncer de pâncreas.

O diagnóstico foi confirmado pela biópsia, ou seja, amostragem de tecido do pâncreas. Vários testes adicionais foram realizados e nenhum deles mostrou qualquer propagação do tumor para fora do órgão.

O Sr. Ghazzi relatou ter passado por muitas adversidades no tempo que ficou no Iraque e que só recentemente foi capaz de recomeçar. Ele estava determinado a submeter-se a qualquer tratamento que pudesse prolongar sua vida, independentemente da sua possibilidade de êxito.

O Dr. Walker encaminhou o Sr. Ghazzi para um cirurgião e um oncologista, que conversariam com ele a respeito das opções de tratamento. Embora falasse razoavelmente bem o inglês, o Sr. Ghazzi solicitou consultas com especialistas que falassem árabe, pois previa que as discussões seriam complexas e porque queria que sua esposa participasse delas. Sua esposa quase não falava inglês. Felizmente, o Sr. Ghazzi vivia em uma área urbana grande, e o Dr. Walker conseguiu encontrar especialistas que falassem a língua. Foram marcadas consultas com o cirurgião e o oncologista. O Dr. Walker concordou em continuar como coordenador do atendimento do Sr. Ghazzi.

Em três semanas, o Sr. Ghazzi submeteu-se à cirurgia. O Dr. Walker encaminhou-o, então, para um radioterapeuta oncológico (este especialista não falava árabe). Após a conclusão da radioterapia, durante vários meses, ele foi submetido a sessões de quimioterapia. Durante esse período, o Dr. Walker continuou a receber relatórios dos outros médicos. O Sr. Ghazzi se encontrava com o Dr. Walker regularmente, para que o médico pudesse monitorá-lo a fim de detectar sinais e sintomas de depressão ou outras complicações.

Os médicos e enfermeiros que atuaram no caso do Sr. Ghazzi trabalharam, em termos, como uma equipe. No entanto, não se tratou nem de uma equipe *template* nem de uma equipe real. Os quatro médicos reuniram-se unicamente para perseguir o objetivo de eliminar o câncer pancreático do Sr. Ghazzi. O cirurgião e o radioterapeuta oncológico compartilharam pacientes muitas vezes no passado, mas o grupo como um todo nunca havia trabalhado junto e muito provavelmente não voltará a trabalhar novamente. Eles constituíram um trabalho em grupo, com ocupação conjunta temporária, conforme a palavra grupo (*knot*) sugere.

Por definição, um trabalho em grupo tem responsabilidade compartilhada para o atendimento de um paciente, mas não tem um líder definido ou um quadro estável de pessoal. Estas características são expostas no Quadro 2-1, junto com as características de equipes reais e equipes *template*.

Os trabalhos em grupo são muito comuns no atendimento de saúde. O exemplo descrito aqui inclui somente médicos, mas existem muitos trabalhos em grupo que são interprofissionais. Por exemplo, um trabalho em grupo poderia ser composto de um internista geral, um psiquiatra, um enfermeiro clínico especialista e um psicólogo; eles normalmente não trabalham juntos, mas podem se reunir para fornecer atendimento a um paciente com transtorno bipolar. Outro trabalho em grupo interprofissional pode ser constituído de pediatra, neuropediatra, psicólogo e assistente social, para atendimento de uma criança autista e sua família – novamente, embora eles não tenham por rotina trabalhar juntos, podem fazê-lo em um caso como este e podem ainda contar com a participação de uma professora da escola da criança. Um adolescente com transtorno comportamental pode ser atendido por um grupo que inclui, entre outros profissionais, agentes policiais.

Os trabalhos em grupo diferem das equipes reais e equipes *template* de diversas maneiras. Conforme mencionado, eles carecem de líderes definidos e de quadros de pessoal estáveis. Além disso, enquanto alguns trabalhos em grupo dispõem de todas as características de uma equipe de trabalho, na maioria deles falta uma ou mais destas características. Um trabalho em grupo não tem um objetivo compartilhado, responsabilidade compartilhada para alcançar o objetivo, autoridade para empreender uma ação e interdependência de membros. Contudo, o quadro de pessoas de um trabalho em grupo, muitas vezes, não está claramente definido. No caso do Sr. Ghazzi, a equipe original não incluía um radioterapeuta oncológico, que foi convidado pelo cirurgião sem conhecimento prévio ou aprovação pelo médico de família ou o oncologista, embora, naturalmente, eles não teriam criado objeção. Do mesmo modo, à medida que a doença do Sr. Ghazzi evoluía, um psicólogo, uma enfermeira visitante ou vários outros profissionais puderam ser incorporados ao trabalho em grupo, todos em reposta às necessidades do paciente, conforme percepção dele próprio e de um ou outro membro do trabalho em grupo. Nos trabalhos em grupo, verifica-se também independência de subgrupos, ou seja, subgrupos que não são subordinados à equipe toda. Por exemplo, o oncologista e a enfermeira visitante podem tomar várias decisões juntos sem solicitar a concordância do médico de família, ainda que este queira participar. Para algumas decisões, o oncologista e a enfermeira podem sequer notificar o cirurgião, e este tampouco esperaria ser notificado, uma vez que poderia considerar a sua participação como concluída. Ademais, o trabalho em grupo frequentemente não está subordinado a ninguém externamente a ele, pois em geral o grupo ultrapassa limites organizacionais e não há supervisor ou conselho governante atuando sobre os membros.

O grupo de atendimento ao Sr. Ghazzi na verdade não é uma equipe, conforme definição no Capítulo 1. Em vez disso, ele é um grupo fluido, que se desenvolve com o tempo. Considerados ou não como equipes de trabalho, é desejável que os trabalhos em grupo se realizem como em equipes, para bem atender aos interesses do paciente. Por esta razão, justifica-se a discussão de trabalhos em grupo junto com equipes de trabalho autênticas. Na verdade, os trabalhos em grupo frequentemente são entendidos como equipes, mas não são distinguidos de equipes *template*.

Os trabalhos em grupo têm certos pontos fortes, que estão listados no Quadro 2-7. Primeiro, eles são altamente flexíveis. Novos membros podem ser facilmente incorporados, normalmente por solicitação de um dos profissionais atuantes e, às vezes, por solicitação do paciente ou da família. Segundo, devido à sua flexibilidade, os trabalhos em grupo são rapidamente responsivos às necessidades dos pacientes e familiares. Nenhum processo de tomada de decisão de equipe precisa ser seguido para revisar o quadro de profissionais do trabalho em grupo ou seu plano de atendimento. Na verdade, muitas vezes, não há um plano de atendimento unificado. Em vez disso, os membros ou pares de membros comumente têm planos separados.

Os trabalhos em grupo apresentam vulnerabilidades importantes, listadas no Quadro 2-8. Primeiro, como equipes reais e equipes *template*, os trabalhos em grupo necessitam de boa liderança,

Quadro 2-7 Pontos fortes de trabalhos em grupo

Flexibilidade do quadro de pessoal
Responsividade rápida às necessidades do paciente e da família

Quadro 2-8 Vulnerabilidades de trabalhos em grupo

Liderança insatisfatória, muitas vezes comprometida porque é compartilhada
Falta de acordo sobre liderança e outras funções
Ausência de expectativas comuns de comunicação entre seus membros

e muitos podem não tê-la. Sua liderança é quase sempre compartilhada, o que sempre traz riscos. Desse modo, a liderança de uma rede é com frequência deficiente porque é compartilhada.

Segundo, muitas vezes, não existe comum acordo entre os membros de um trabalho em grupo sobre a definição de suas funções, além do que já foi definido por suas profissões. Esta falta de compreensão comum geralmente relaciona-se à liderança, bem como a outras funções. Um trabalho em grupo habitualmente não possui um líder reconhecido, ao menos não um que seja identificado como tal pelos demais membros. Às vezes, a ausência de um líder definido resulta em rivalidade entre alguns membros para assumir a liderança; essa rivalidade repercute muito mal no paciente. No outro extremo, pode acontecer de ninguém no trabalho em grupo tomar a iniciativa de uma tarefa por achar que já tem alguém cuidando do procedimento em questão. Isso pode acarretar algum atraso, o que provoca aflição ou mesmo prejuízo ao paciente. Outras definições de funções também podem ser problemáticas e, com frequência, são difíceis de reverter. Por exemplo, quando um paciente submete-se à psicoterapia, a função do prestador de atendimento primário, muitas vezes, torna-se confusa. Igualmente, quando um paciente é admitido em um hospital para um procedimento de reposição de articulação, muitas vezes, não fica claro quem faria o acompanhamento na admissão e o exame físico. Seria o médico de atendimento primário ou o ortopedista – ou talvez alguém do hospital chamado para esta tarefa especial?

Terceiro, os trabalhos em grupo não têm rotinas de comunicação estabelecidas ou funções de comunicação definidas além daquelas que são características das suas profissões. A comunicação é estabelecida para uma dada finalidade (*ad hoc*) e pode fracassar porque um membro espera ou prefere uma forma de comunicação, enquanto o referente da equipe prefere algo diferente. Por exemplo, um cirurgião ou outro especialista pode preferir receber um relato explicativo por escrito da situação do paciente, enquanto outro membro pode preferir falar ao telefone ou usar um sistema de e-mail seguro. Às vezes, um clínico (p. ex., um reumatologista) que está diagnosticando e tratando um paciente não tem intenção de enviar informação ao médico referente do atendimento primário até que um diagnóstico seja aceito e o tratamento começado. O médico referente, no entanto, pode precisar de informação sobre a impressão diagnóstica do especialista imediatamente após a primeira consulta do paciente. Similarmente, um terapeuta físico pode comunicar-se com o médico referente quando o plano do tratamento está estabelecido, mas não se comunica novamente até que o tratamento seja concluído, ignorando que o médico possa preferir receber relatos periódicos do andamento do tratamento.

Estes três pontos de vulnerabilidade – liderança insatisfatória, falta de acordo sobre funções e falta de expectativas comuns de comunicação – são refletidos em três necessidades críticas de trabalhos em grupo, que estão expostas no Quadro 2-4, junto com as de outras equipes clínicas.

Um bom trabalho em equipe pressupõe interações eficientes de seus membros em busca do objetivo comum, interação respeitosa entre eles, comunicação clara e oportuna, harmonia e solução eficiente de problemas – entre outras características de equipes eficientes, discutidas no Capítulo 6. Realizar um bom trabalho em equipe é mais difícil para um trabalho em grupo do que para uma equipe real ou temporária. Os trabalhos em grupo geralmente conquistam um bom trabalho em equipe, mas são mais vulneráveis. Infelizmente, as armadilhas não podem ser evitads por treinamento, porque seria ineficiente e até mesmo inviável treinar um grupo que trabalha junto uma vez ao ano ou até menos. Seja como for, a menos que todos os membros do trabalho em grupo sejam integrantes do mesmo sistema de saúde, não há uma base institucional comum para organização e treinamento.

Os trabalhos em grupo geralmente são formados e revisados em resposta às necessidades do paciente e sua família; ou seja, eles não costumam ser planejados previamente. Na situação do Sr. Ghazzi, citada no Caso 2-3, o planejamento prévio teria sido impossível. Sua necessidade de médicos que falassem a língua árabe não poderia ser prevista pelo Dr. Walker, e esta demanda nos leva a crer que muito provavelmente os membros do trabalho em grupo nunca trabalharam juntos antes. A abordagem reativa e gradual do Dr. Walker no início do trabalho em grupo é a norma.

Todavia, existem exceções. Às vezes os trabalhos em grupo são repetidamente formados por membros de uma organização de saúde, chegando a trabalhar com integrantes de uma ou duas outras organizações. Por exemplo, um grupo de atendimento primário poderia escolher trabalhar com um grupo de cirurgia geral, no atendimento de pacientes que necessitam de cirurgia abdominal, torácica ou da pele. Ou um grupo de cirurgia geral poderia optar por trabalhar com um grupo de oncologia, quando em atendimento de pacientes com malignidades. Em tais situações, os pares de grupos médicos beneficiam-se da concepção de acordos escritos sobre funções e rotinas de comunicação. Estes acordos são chamados de *acordos de cuidados* (Engeström et al., 1999, pp. 356-362), *acordos de referência* (Murray, 2002) ou *acordos de serviço*. Eles podem ser utilizados não apenas para padronização das interações entre grupos médicos, mas também para padronização das interações de grupos médicos com hospitais ou centros cirúrgicos. Esses acordos podem ser usados até para trabalhos em grupo que existem integralmente em um sistema de saúde único e muito grande, como a Clínica Mayo ou Kaiser Permanente. Os acordos de referência prestam-se ao propósito de institucionalização de trabalhos em grupo que podem se formar no futuro. Os acordos ajudam a promover bom trabalho em equipe, tratando previamente de algumas das ambiguidades na definição de funções e procedimentos de comunicação. Em outras palavras, os acordos de referência têm a capacidade de tornar o funcionamento de trabalhos em grupo mais semelhantes ao de equipes *template* (o Cap. 12 aborda de maneira mais completa a adequabilidade de converter trabalhos em grupo em equipes *template* e equipes *template* em equipes reais). Quando os acordos de referência são estabelecidos, o treinamento atinge seu propósito, certificando-se que todos os médicos, enfermeiros clínicos (NPs, do inglês *nurse practitioners*) e outros conheçam as providências dos acordos e os procedimentos.

Para que o trabalho em equipe seja eficiente, é importante que os participantes do trabalho em grupo atuem em uma mesma organização de saúde, preferencialmente de grande porte. Porém, elas não precisam ser grandes como a Clínica Cleveland ou outros sistemas de atendimento do mesmo porte. Por exemplo, em um sistema integrado com um hospital de 250 leitos e um corpo de 400 médicos, um médico de família, um ortopedista, um fisioterapeuta e uma enfermeira visitante trabalham juntos para atender um homem de 70 anos em uma cirurgia de coluna e subsequente reabilitação. Mesmo que eles não tenham trabalhado juntos antes como um grupo de quatro e possivelmente não voltem a fazê-lo, sua capacidade de atuação em grupo pode ser acentuada pelo contexto organizacional que compartilham, por exemplo: cultura de equipe, registro eletrônico unificado de saúde, métodos adicionais de comunicação usados por todos os clínicos da organização e treinamento padronizado, que todos recebem para ajudá-los na participação em equipes em suas habituais definições de tarefas dentro da organização.

Com exceção do uso de acordos de referência e da conquista da vantagem de um controle organizacional compartilhado quando possível, o melhor que se pode fazer para evitar as armadilhas dos trabalhos em grupo é ter consciência de que a equipe é um grupo de trabalho e, portanto, provavelmente surjam certas dificuldades. Se for possível negociar as definições de funções, isto deverá ser feito. Em especial, será útil concordar sobre uma proposta para liderança. Quando o assunto é tratado explicitamente, a proposta escolhida, na maioria das vezes, é a liderança compartilhada. Porém, também é comum o acordo que um participante do trabalho em grupo seja o líder. Por exemplo, em um trabalho em grupo composto de um cardiologista, um enfermeiro clínico especialista, um cirurgião cardíaco e um médico de família, todos colaborando no atendimento de um paciente com uma válvula cardíaca artificial, o líder natural no médio prazo será geralmente o cardiologista; mas, no longo prazo, se tudo correr bem com o paciente, o médico de família poderá tornar-se o líder. Os membros do grupo de trabalho criarão suas próprias expectativas ou desejos, conhecidas como progresso de eventos. Muitas vezes, o tratamento de temas sobre funções, especialmente a questão sobre a quem compete a coordenação, exige muito tato.

As expectativas de comunicação podem ser tratadas mais facilmente. Por exemplo, um médico de atendimento primário, ou médico assistente fazendo uma referência para um especialista, pode afirmar se a primeira visita de referência tem o propósito de identificar opções de tratamento ou de iniciá-lo de fato. Ele pode também sugerir se o paciente pretende permanecer com o especialista por todo o atendimento necessário ou retornar ao clínico referente após certo intervalo. Similarmente, participantes diferentes do trabalho em grupo podem sugerir um ao outro a informação que eles esperam receber mais o veículo preferido de comunicação (pessoalmente, por carta, telefone ou e-mail) e a frequência preferida de atualizações.

Os trabalhos em grupo são extremamente comuns e com frequência apresentam desafios aos participantes. Os trabalhos em grupo exigem atenção para os potenciais efeitos adversos das funções indefinidas e da comunicação *ad hoc*. Em muitos casos, eles devem também acontecer sem o reconhecimento de um único líder. Eles representam o final de um espectro de equipes consideradas como unidades funcionais integradas.

Distanciaremo-nos, agora, de equipes clínicas fortemente integradas para abordar grupos que absolutamente não são equipes, embora possuam algumas características comuns e até mesmo algumas semelhanças.

▶ Redes

CASO 2-4

O médico Andrew McWhirter é hematologista e especialista em transplante de medula óssea. Ele exerce a medicina no Programa de Transplante de Medula Óssea em um centro médico acadêmico no sudeste dos EUA. O programa contém enfermeiros hospitalares e ambulatoriais, hematologistas, oncologistas, radiologistas oncológicos, técnicos em transplante e outros. O trabalho geralmente é realizado por equipes template. *O Dr. McWhirter participa dessas equipes e interage com muitos outros profissionais do corpo do hospital. Ele tem também muitos contatos internacionais, ou seja, outros médicos que igualmente realizam transplante de medula óssea. Ele e seus colegas reúnem-se há vários anos para realizar pesquisas conjuntas e trocar informações acerca de interesses comuns.*

Os pacientes submetidos ao transplante de medula óssea têm, temporariamente, o sistema imunológico comprometido. Eles são vulneráveis a infecções virais, bacterianas, fúngicas e parasíticas, raras em pessoas com imunidade normal. Na terça-feira pela manhã, o Dr. McWhirter e seus colegas estavam procurando uma maneira de tratar um transplantado de 38 anos que desenvolvera uma infecção fúngica na corrente sanguínea e não estava respondendo ao tratamento padrão. O paciente tinha um linfoma (câncer dos nódulos linfáticos) e tenha sido submetido a altas doses de quimioterapia e transplante de medula óssea, feito três semanas antes. Sua situação ficou complicada pela ocorrência de diabetes e insuficiência renal. Após discutir com seus colegas as poucas opções disponíveis e não chegar a uma conclusão promissora, o Dr. McWhirter telefonou para a Dra. Mariana Martinez, uma colega de outro centro médico acadêmico na Filadélfia. A Dra. Martinez também é especialista em transplante de medula óssea e tem um interesse especial sobre infecção fúngica em pacientes transplantados. O Dr. McWhirter telefonou para ela para pedir sua opinião e orientação quanto ao tratamento do seu paciente.

O Dr. McWhirter e a Dra. Martinez são membros de uma rede. Os trabalhos em grupo são estabelecidos em atenção a um determinado paciente. Como sugere a diferença entre as palavras *grupo* (*knot*, que também significa nó) e *rede* (*net*), as redes são mais frouxas. As redes não têm nenhuma das características de equipes de trabalho. Elas carecem de responsabilidade compartilhada, líderes definidos e quadro estável de profissionais, conforme mostra o Quadro 2-1.

As redes são "complexos de ligações entre indivíduos e organizações, amplamente governadas pelos interesses das partes e seu reconhecimento do valor de trabalhar junto" (Southon et al., 2005, p. 318). As redes não são autorizadas por ninguém ou qualquer organização além dos próprios participantes e não são subordinadas a qualquer organização maior. No entanto, elas pressupõem cooperação, e os participantes compartilham interesses e propósitos similares, apesar de seus membros não compartilharem responsabilidade para atingir uma meta específica. O Dr. McWhirter e a Dra. Martinez compartilham os objetivos gerais de realizar o transplante de medula óssea para a cura da doença e desenvolver pesquisa para melhorar a eficiência deste tipo de procedimento, mas eles tratam de pacientes diferentes e têm programas de pesquisa distintos.

As redes clínicas diferem de muitas maneiras das equipes reais e das temporárias. Uma das diferenças mais notáveis é que, ao contrário das equipes reais e das temporárias, uma rede não possui um quadro de pessoal definido. Os membros de uma rede chegam e vão, sem deixar evidências dessas mudanças. Diferentemente de uma equipe *template*, uma rede não possui funções padronizadas a serem ocupadas. Uma rede é semelhante a um trabalho em grupo, à medida que ambos possuem um quadro de pessoal fluido e, em geral, não têm um líder único. Uma rede difere de um trabalho em grupo pelo fato de que neste os membros compartilham responsabilidade para atingir um objetivo – melhora da saúde de um determinado paciente – ao passo que os membros de uma rede não têm responsabilidade compartilhada.

Se questionados, o Dr. McWhirter e a Dra. Martinez poderiam dizer que pertencem à mesma equipe, dando a entender que ambos dedicam-se ao emprego e ao aperfeiçoamento do transplante de medula óssea e estão engajados em algumas atividades conjuntas que servem a essas finalidades. Porém, a rede da qual eles participam não é uma equipe de trabalho conforme definição no Capítulo 1 – apesar do fato de que uma rede possa parecer uma equipe frouxa e às vezes ser descrita desta maneira. Os membros da rede à qual o Dr. McWhirter e a Dra. Martinez pertencem compartilham interesses comuns e têm formação especializada similar. Eles consideram isto importante para a interação, a fim de conquistar com mais eficiência seus objetivos individuais. A rede não teria utilidade para os membros se não houvesse receptividade, cooperação, franqueza e confiança. Contudo, esses atributos sozinhos não fazem com que a rede se torne uma equipe. Não obstante, as redes clínicas podem proporcionar grande valor aos seus participantes. Elas, muitas vezes, prestam-se a ajudar clínicos e equipes clínicas no atendimento de pacientes. Em comparação com equipes reais, equipes *template* e trabalhos em grupo, pouco é esperado delas. As redes não têm tarefas coletivas para cumprir e tampouco têm vulnerabilidades especiais ou necessidades críticas, o que se reflete nos espaços vazios da última linha do Quadro 2-4.

A seguir, abordaremos as equipes de saúde que não prestam atendimento, mas, em vez disso, ocupam-se com a gestão do atendimento. Os clínicos geralmente despendem a maior parte do seu tempo trabalhando em equipes clínicas, mas com frequência também participam de vários tipos de equipes de gestão e necessitam compreender suas naturezas e funções – como o fazem os administradores de saúde.

EQUIPES DE GESTÃO

O atendimento de saúde utiliza equipes de gestão assim como equipes clínicas. As equipes de gestão administram a prestação de serviços de saúde ou atividades que sustentam a prestação de serviço, mas elas não fornecem atendimento diretamente. Conforme observado anteriormente, as equipes de gestão, muitas vezes, têm membros que são clínicos, mas a presença deles não as torna uma equipe clínica. Na verdade, equipes de gestão podem ser formadas integralmente por clínicos. No entanto, elas em geral são constituídas por gestores não clínicos – supervisores, administradores ou líderes – com experiência administrativa e, com frequência, pós-graduados em gestão ou administração.

Conforme discutido anteriormente, o fundamento lógico de uma taxonomia é sua utilidade a serviço de uma dada finalidade. O propósito deste livro é o de elucidar o atendimento de saúde com base em equipe para aqueles que trabalham em equipes, planejam-nas ou as dirigem, a fim de que eles possam melhorar a sua eficiência. Na classificação de equipes de gestão, este propósito leva a uma taxonomia que é bem diferente daquela discutida anteriormente para equipes clínicas.

Na compreensão de equipes clínicas, o mais importante a se observar é se a equipe tem quadro de pessoal estável, um líder definido e responsabilidade compartilhada. Considerando estas características de equipe, é possível estabelecer distinções entre equipes reais, equipes *template*, trabalhos em grupo e redes. As equipes reais têm as três características; as equipes *template* não possuem estabilidade do quadro de pessoal, mas têm líderes definidos e responsabilidade compartilhada; os trabalhos em grupo não apresentam estabilidade do quadro de pessoal ou líderes definidos, mas têm responsabilidade compartilhada; as redes não apresentam nenhuma das três características, portanto, não são equipes. Equipes reais, equipes *template* e trabalhos em grupo têm necessidades diferentes de condução das suas atividades, de planejamento, de treinamento e de gestão. Distinguir entre esses três tipos de equipes clínicas é importante para que se esclareçam as necessidades de cada uma, estimulando, assim, ações que levem à melhora do desempenho em cada caso.

Quando se planeja uma classificação para equipes de gestão, a estabilidade do quadro de pessoal, a definição de liderança e a responsabilidade compartilhada não são considerações especialmente úteis. As equipes de gestão são quase sempre estáveis; elas têm líderes definidos e responsabilidade compartilhada. Em outras palavras, equipes de gestão são quase sempre equipes reais. À primeira vista, pode parecer que há muitas exceções a esta regra. Algumas equipes de gestão não são estáveis porque têm alta rotatividade. Porém, a alta rotatividade não as torna equipes *template* ou trabalhos em grupo; elas são simplesmente equipes reais com problemas. Algumas equipes de gestão não são estáveis porque possuem liderança pouco definida, mas, novamente, isto não significa que estamos falando de dois tipos diferentes de equipes de gestão: um com liderança bem definida e outro sem liderança bem definida. Liderança pouco definida é um problema, e as equipes de gestão podem eliminá-la – diferentemente do trabalho em grupo clínico, que deve lidar com liderança pouco definida e mutante porque a organização dos membros os incapacita a fazer de outra maneira. Ademais, algumas equipes de gestão são autogeridas, sugerindo que não há um líder. Na verdade, as equipes com autogestão têm líderes, conforme está explicado no Capítulo 8.

Poucas exceções fogem à regra de que equipes de gestão são equipes reais, não equipes *template* ou trabalhos em grupo. As exceções mais evidentes são equipes *template* usadas em situações de crise. Por exemplo, equipes de gestão de um hospital de emergência são usadas para administrar respostas a emergências complexas, como acidentes aéreos ou colapsos de pontes; equipes de recuperação em desastres são empregadas para administrar a restauração de um amplo sistema de informações, quando o *hardware* foi danificado por um incêndio, um terremoto ou algum outro desastre. Os trabalhos em grupo também podem ser empregados em gestão. Por exemplo, um gestor de compras de um hospital pode conectar-se com um fabricante especializado e com uma firma de transporte especializada a fim de obter um instrumento de fluxo de ar para o CC, com a perspectiva de nunca voltar a trabalhar com este fabricante e com a firma de transporte. Tirando estas poucas exceções, as equipes de gestão são equipes reais.

Se empregarmos os requisitos de estabilidade, presença de um líder e responsabilidade compartilhada para construir uma taxonomia de equipes de gestão, quase todas as equipes seriam classificadas em uma categoria, ou seja, elas seriam classificadas como equipes reais. Nós não conseguiríamos evidenciar as distinções entre equipes de gestão que são úteis para a compreensão das necessidades de diferentes tipos de equipes. Uma base diferente é necessária para classificar equipes de gestão.

Examinar o propósito de cada equipe pode ser uma abordagem alternativa interessante. Todas as equipes clínicas têm o mesmo propósito, a saber, prestação de atendimento a pacientes em particular. Por sua vez, as equipes de gestão têm uma diversidade de propósitos. É importante também fazer a distinção entre equipes de gestão que estão em andamento e aquelas que têm um fim predeterminado. Estas duas situações proporcionam uma base para se chegar a uma taxonomia útil, capaz de melhorar o desempenho de equipes de gestão.

As equipes de negócios, manufatura e indústrias de serviços têm sido muito mais estudadas do que equipes de atendimento de saúde. Para estes setores, têm sido sugeridas numerosas classificações de equipes, a maioria das quais inclui equipes de gestão (Hollenbeck et al., 2012). Grande parte dessas classificações considera o propósito da equipe como a característica primária definidora, embora diversas outras características sejam também utilizadas por alguns autores; por exemplo, se os membros da equipe foram requisitados de diferentes partes de uma organização. A classificação de Sundstrom, discutida anteriormente, é um exemplo que inclui equipes de gestão. Existem pelo menos 20 outras classificações. A partir delas, apresentaremos categorias críveis e úteis a pessoas que trabalham no atendimento de saúde.

▶ **Equipes operacionais**

CASO 2-5

A enfermeira Nancy Klein é gestora da Unidade Médica de Terapia Intensiva (MICU, do inglês Medical Intensive Care Unit) em um hospital urbano de 350 leitos. O médico Greg Weingarten é o diretor médico. Diane Westover é a farmacêutica-chefe. Vinte e quatro enfermeiros registrados trabalham na unidade, junto com oito médicos para atendimento crítico, três farmacêuticos clínicos para atendimento crítico, 20 terapeutas respiratórios e muitos outros. Embora o Dr. Weingarten seja o chefe oficial da unidade, ele e a Sr. Klein, na prática, atuam como parceiros. A Dra. Westover recentemente juntou-se a eles na direção da unidade e tem uma função menos proeminente, mas nenhum deles considera isto um problema. Os três se encontram todas as terças-feiras pela manhã, durante 30 a 45 minutos. A maioria das reuniões é dedicada à solução de problemas do funcionamento cotidiano da unidade. Por exemplo, nesta terça-feira pela manhã eles estão discutindo opções para a participação crescente dos farmacêuticos nos rounds *interprofissionais realizados a cada manhã. Eles também compartilham suas percepções sobre o desempenho de um dos enfermeiros, que chegou ao trabalho com uma hora de atraso três vezes no último mês.*

O Dr. Weingarte, a Sra. Klein e a Dra. Westover constituem uma equipe operacional. Eles são responsáveis pela gestão de uma unidade que presta um serviço ou oferece um produto diretamente aos pacientes. Em outras palavras, eles são encarregados das operações do dia a dia da unidade. A equipe está em andamento, e assim continuará até a unidade ser fechada ou sofrer alguma fusão. As características definidoras de equipes operacionais estão expostas no Quadro 2-9, junto com características definidoras de três outros tipos de equipes de gestão.

A eficácia das equipes de gestão depende da adequação da composição da equipe ao seu propósito, da qualidade da sua liderança e do relacionamento da equipe com outras partes da organização. Na equipe do Caso 2-5, a composição é decorrente da necessidade de contribuição (*input*) multiprofissional para simplificar, sobretudo, o processo de tomada de decisões. A simplicidade na tomada de decisões permite à equipe responder rapidamente aos problemas que surgem. A Sra. Klein e o Dr. Weingarten discutiram a composição da equipe muitas vezes antes de convidar a Dra. Westover para se juntar a eles em uma base regular. Anteriormente, eles a consultavam somente quando surgiam assuntos da farmácia. Agora, os três membros da equipe discutem se um terapeuta respiratório também deveria fazer parte da equipe. A liderança da equipe está a cargo do Dr. Weingarten, e a Sra. Klein exerce a coliderança. Ambos necessitam mostrar as características de liderança que são exploradas nos Capítulos 8 a 11. As relações vitais para o sucesso desta equipe são: primeiro, o relacionamento entre a equipe e aqueles que trabalham na UTI; segundo, o relacionamento da equipe com a liderança do hospital, por meio do qual a UTI obtém os recursos necessários para a boa execução do seu trabalho.

Além de composição consistente, boa liderança e relações intraorganizacionais funcionais, exis-

TIPOS DE EQUIPES DE SAÚDE — CAPÍTULO 2

Quadro 2-9 Características de equipes de gestão

Tipo de equipe	Características	
	Propósito	**Duração**
Equipe operacional	Gerir uma unidade organizacional que presta um serviço ou produto diretamente aos pacientes ou oferece atendimento a eles	Perpétua
Equipe de projeto	Alcançar um objetivo específico dentro de um intervalo de tempo determinado	Por tempo limitado
Equipe consultiva	Oferecer aconselhamento a gestores e líderes sobre um tópico específico	Muitas vezes tem tempo limitado, mas nem sempre
Equipe de liderança	Estabelecer objetivos e diretrizes à organização ou parte dela, mas não gerir diretamente qualquer unidade que preste serviço ou produto aos pacientes ou ofereça atendimento a eles	Perpétua

tem três necessidades especialmente importantes de equipes operacionais. Elas precisam ser capazes de tomar decisões de uma maneira que garanta suporte aos membros da equipe. Elas necessitam de autonomia para envolver a equipe na tomada de decisões. Por fim, precisam ser capazes de administrar conflitos interpessoais ou de relacionamento. A garantia de apoio para decisões é importante, porque os membros da equipe operacional são os que atuam nas decisões, trabalhando com outras pessoas que exercem atividades na UTI. Para alguns outros tipos de equipes de gestão, a garantia de apoio para decisões é menos importante, conforme é mostrado nas próximas seções deste capítulo. A posse de autonomia de execução é um ponto de vulnerabilidade de equipes operacionais, pois elas são suscetíveis à interferência de pessoas superiores na hierarquia organizacional. Quando estas pessoas interferem, os membros de uma equipe operacional começam a deixar de assumir responsabilidade. Se esta interferência for extrema, a equipe deixa de tomar decisões e simplesmente busca orientação da parte interferente. Algumas outras equipes de gestão também apresentam este modo de vulnerabilidade. A solução de conflitos de relacionamento é crucial para equipes operacionais, porque eles desfavorecem a troca de ideias, que por sua vez leva a boas decisões. Os conflitos persistentes também enfraquecem o suporte para tomar decisões. A solução de conflitos de relacionamento é desejável em todas as equipes, mas é menos importante em alguns tipos de equipes do que é em equipes operacionais.

Em resumo, uma equipe operacional – como todas as outras equipes de gestão – tem uma necessidade crítica de uma composição adequada, liderança eficiente e relações consistentes com outras partes da organização. Além disso, uma equipe operacional tem um trio de necessidades específicas para este tipo de equipe. Ela precisa ser capaz de garantir suporte para as decisões, ser verdadeiramente autônoma na execução e ser capaz de resolver de maneira eficiente problemas de relacionamento. O Quadro 2-10 expõe estas seis necessidades críticas de equipes operacionais, bem como as de outros tipos de equipes de gestão.

A seguir, consideramos equipes de gestão que têm um objetivo concreto bem definido e uma duração limitada.

▶ **Equipes de projetos**

CASO 2-6

Eric Shelstad, mestre em Administração de Saúde (MHA, do inglês master of health administration*), é o diretor dos serviços do SE em um hospital afastado do centro. Há alguns meses, ele está coordenando um projeto de expansão do departamento. Devido ao constante aumento do volume de pacientes, o espaço do SE ficou pequeno. Além disso, o Sr. Shelstad e outros profissionais preocupam-se com a privacidade* *do paciente no espaço existente, onde eles ficam separados apenas por cortinas. O espaço é impessoal e não permite um convívio mais favorável. Também falta espaço com cadeiras para os familiares que acompanham os pacientes.*

O Sr. Shelstad lidera uma equipe de planejamento. Os outros membros são o gestor da enfermagem do SE, dois enfermeiros, três médicos assistentes, um farmacêutico, um escrevente do SE, um técnico em radiologia, um técnico de laboratório, um coordenador da unidade de saúde do SE, o gestor de materiais para o hospital, um supervisor de manutenção, um analista financeiro da diretoria financeira e um arquiteto da empresa engajada no projeto.

A equipe reuniu-se uma vez a cada duas semanas, durante cinco meses. Ela trabalhou com a empresa de arquitetura, solicitou contribuição do conselho de assessoria de pacientes do hospital, fez relatórios sobre o andamento do projeto ao comitê executivo, projetou os custos da construção e assim por diante. A equipe está trabalhando sob alguma pressão de tempo, e desde o começo da construção já se passaram oito semanas.

A equipe do Sr. Shelstad é uma equipe de projeto. As características de equipes de projetos são mostradas no Quadro 2-9. A equipe do Sr. Shelstad está encarregada de cumprir um objetivo específico; assim que ele for alcançado, a equipe será desfeita.

Como com a equipe de operações da UTI no Caso 2-5, a composição, a liderança e as relações intraorganizacionais da equipe são essenciais para o seu sucesso. Quanto à composição de uma equipe de projeto, especialmente uma equipe de planejamento, o principal risco é ela tornar-se demasiadamente grande, como aconteceu com a equipe do Sr. Shelstad. Comumente, muitas partes diferentes serão afetadas por um projeto de planejamento, e uma grande fração destas partes carece de representação na equipe. Se a equipe for demasiadamente grande, as discussões nas reuniões tornam-se prolongadas e perdem o foco, ficando mais difícil chegar às conclusões. Uma maneira prática de proceder é limitar o tamanho da equipe a 12 participantes ou menos. O fundamento desta regra é que grupos maiores do que 12 pessoas geralmente experimentam uma piora na qualidade da discussão analítica – o tipo de discussão precisa resultar em decisões boas. No Capítulo 12, voltamos a falar sobre o tópico relacionado ao tamanho de equipes. As características de uma boa liderança em uma equipe de projeto são similares às necessárias em uma equipe operacional e são discutidas nos Capítulos 8 a 11. Quanto às relações intraorganizacionais, as duas mais essenciais para o êxito de uma equipe de projeto são: a relação com os usuários do produto do projeto – neste caso, aqueles que trabalham no SE – e a relação com a administração superior, que tem uma compreensão do projeto no contexto da organização como um todo e que controla os gastos.

Os pontos de maior necessidade de equipes de projetos são clareza de tarefas, autonomia para exe-

Quadro 2-10 Necessidades críticas de equipes de gestão

Tipo de equipe	Composição adequada	Liderança eficiente	Relações intraorganizacionais consistentes	Clareza de tarefas	Suporte à equipe na tomada de decisões	Autonomia de execução	Gestão eficiente de conflito interpessoal	Treinamento
Equipe operacional	✔	✔	✔		✔	✔	✔	
Equipe de projeto	✔	✔	✔	✔		✔		✔
Equipe consultiva	✔	✔	✔	✔				✔
Equipe de liderança	✔	✔	✔		✔		✔	

cutar o projeto e treinamento. A equipe de planejamento do Sr. Shelstad precisa saber com clareza o que se espera produzir. O planejamento do sistema de telefonia no SE é parte de sua responsabilidade? E o planejamento de ampliação do *staff* do SE e recrutamento de novos membros? A equipe precisa de uma orientação clara de gestão. Se houver uma defasagem entre a compreensão da equipe sobre sua tarefa e a expectativa de outras pessoas, o projeto pode estar próximo do seu prazo final antes que se descubram quais peças importantes do projeto (ou peças que precisam estar coordenadas com o projeto) não foram atendidas. Por outro lado, a tarefa de equipe operacional é geralmente bem clara, sem necessidade de qualquer informe minucioso. Por exemplo, a equipe operacional da UTI é responsável pelo atendimento aos pacientes naquela unidade, e a equipe gestora do departamento de cobrança é responsável pela expedição de faturas. As equipes de projetos e as operacionais são vulneráveis à ingerência de pessoas hierarquicamente superiores na organização. Isso provoca desengajamento de membros da equipe, que podem dedicar seus melhores esforços a outro lugar ou parar completamente de participar. As equipes de projetos com frequência requerem treinamento especial se não estão desempenhando bem as suas funções. Por exemplo, a equipe de planejamento do SE, no Caso 2-6, precisou ser instruída sobre as exigências do código municipal de edificações para hospitais. Elas tiveram também que aprender sobre mudanças em outros hospitais que fizeram SEs mais acolhedores para familiares do que os construídos em décadas passadas.

Em comparação com as equipes operacionais, as equipes de projetos têm menos necessidade de um forte apoio para decisões no âmbito da equipe. Os membros das equipes de projetos não têm responsabilidade de gestão como parte de sua função por causa de dispersões da equipe quando a tarefa é cumprida. É mais importante que aqueles cujo trabalho é afetado pelo projeto considerem o produto final satisfatório. Se os usuários (aqueles que trabalham no SE ou para outros projetos, aqueles que usarão o novo registro eletrônico de saúde ou aqueles que interagirão com um fornecedor por meio dos termos de um novo contrato) julgarem que o produto da equipe de projeto preenche suas necessidades, então não terá relevância se alguns membros da equipe de projeto discordarem.

A necessidade de harmonia em equipes de projetos também é menor. Em uma equipe operacional, os conflitos de relacionamento ao final interferirão no seu funcionamento. Uma vez que as equipes de projetos estão limitadas no tempo, os membros podem, muitas vezes, superar seu antagonismo e continuar cumprindo a tarefa, sabendo que os conflitos durarão somente enquanto a equipe durar. Existem exceções. Se os conflitos de relacionamento forem graves, o funcionamento da equipe pode ser afetado, mesmo por um período pequeno. E se a expectativa de duração de um projeto for longa, 2 a 3 anos ou mais, então os conflitos precisarão ser resolvidos; de outra forma, eles provavelmente afetarão a capacidade de funcionamento da equipe antes que seu objetivo seja alcançado.

As seis necessidades críticas de equipes de projetos estão apresentadas no Quadro 2-10, que compara as necessidades dos quatro tipos de equipes de gestão.

▶ Equipes consultivas

CASO 2-7

É a terceira quinta-feira do mês, e Ben Pender está presidindo uma reunião do Conselho Assessor de Pacientes e Familiares no Hospital Comunitário East Shore. Margery Blatt, mestre em Administração de Saúde e diretora-executiva do hospital (CEO, do inglês chief executive officer), convidou-o a assumir este posto há dois anos. Ele começou a dedicar-se ao hospital há muitos anos, após sua filha ser ali tratada devido a um grave episódio de asma. Por 10 anos, ele tem sido um membro ativo entre os voluntários do East Shore, uma organização de pessoas que orienta os visitantes do hospital, entrega flores e ajuda de muitas outras maneiras. Existem 10 outros membros no conselho, alguns recomendados pelo staff do hospital e alguns recrutados por pessoas já participantes do conselho.

O conselho reúne-se mensalmente. A Sra. Blatt às vezes comparece, mas habitualmente a liderança sênior do hospital está representada pela enfermeira Polly Jackson, diretora dos serviços de atendimento ao paciente, abrangendo enfermagem, serviço social, fisioterapia e alguns outros serviços. Duas secretárias também participam do conselho, preparando os pacotes de agendas, mantendo as minutas das reuniões e garantindo o acompanhamento das recomendações feitas pelo conselho.

> *Nesta reunião mensal, o conselho está discutindo uma proposta da Sra. Jackson e outros profissionais do hospital para mudar o programa voluntário em East Shore.*
>
> *A pauta inclui descrições das atividades dos voluntários, instituição do treinamento formal e – mais controversa – a necessidade de qualificação para tornar-se voluntário. A discussão é delicada, porque muitos membros do conselho tornaram-se voluntários no hospital quando não eram exigidas qualificações para tais atividades.*

O comitê do Sr. Pender é uma equipe consultiva. Sua finalidade é a de assessorar gestores e líderes sobre um tópico especificado. As características deste tipo de equipe são apresentadas no Quadro 2-9. No Caso 2-7, a equipe existe para tornar o hospital mais responsivo às necessidades de pacientes e familiares. Como a palavra assessoria pressupõe, a equipe presta aconselhamento à gestão do hospital e não tem autoridade executiva. Neste caso, a equipe não está limitada no tempo, já que o conselho continua assumindo uma série de tópicos diferentes ao longo do tempo.

Outras equipes consultivas têm duração limitada. Um exemplo é aquela formada para melhorar a qualidade e incrementar a organização do Serviço de Raio X e registro rápido de resultados que necessitam de ação urgente. Em geral, uma equipe de melhora da qualidade envolve-se com uma determinada questão, elabora recomendações e se dispersa – possivelmente reunindo-se em algum momento posterior para monitorar a implantação das recomendações feitas. Agir sobre as recomendações feitas é algo da responsabilidade de gestores e clínicos, que têm autoridade para mudar procedimentos ou estabelecer novos. Outro tipo comum de equipe consultiva é a equipe de força-tarefa, que julga qual registro eletrônico de saúde deve ser adquirido para o ambulatório e faz recomendações aos líderes seniores de grupos médicos. Às vezes, um diretor-executivo (CEO) do sistema de saúde cria uma força-tarefa consultiva para reavaliar a situação competitiva do sistema de saúde e recomendar mudanças na estratégia de negócios do sistema.

Como em outras equipes de gestão, a composição da equipe consultiva, a liderança e as relações intraorganizacionais são fatores determinantes para o seu sucesso. No caso do conselho no Caso 2-7, a liderança precisa ser representativa da população de pacientes assistida pelo Hospital East Shore. O conselho necessita também ser suficientemente confiante e independente da gestão do hospital para ser capaz de assegurar os interesses dos pacientes quando as implicações são desagradáveis à gestão. O líder deve ser visto pelos outros membros do conselho com um porta-voz e não como um agente da administração do hospital; em geral, ele deve exercer as competências de um líder eficiente, discutidas nos Capítulos 8 a 11. As principais relações desta equipe consultiva são aquelas mantidas com os pacientes atendidos pelo hospital e com a administração, que possui autoridade para aceitar ou rejeitar as recomendações feitas pelo conselho.

As equipes consultivas, como as equipes de projetos, requerem clareza na definição de suas tarefas. O conselho tem sido solicitado a fazer recomendações visando melhorar o convívio de pacientes e familiares no hospital. Seria adequado ao conselho oferecer aconselhamento sobre a estratégia de negócios do hospital? Presume-se que não. A administração do hospital e o Sr. Pender precisam esclarecer ao conselho sobre o limite do seu campo de ação. Seria apropriado ao conselho procurar saber se estão ocorrendo no hospital demasiadas infecções resistentes a antibióticos? Esta seria uma questão controversa. O conselho, falando pelos pacientes do hospital, tem um interesse legítimo no assunto, mas seus membros provavelmente não possuem conhecimento necessário para tirar conclusões fundamentadas. A Sra. Jackson e outros profissionais precisam responder cuidadosamente a indagações como essas, de modo que o relacionamento com o conselho não seja prejudicado, o que reduziria a capacidade de trabalho conjunto eficiente entre o conselho e a administração do hospital. Além de serem vulneráveis a mal-entendidos sobre o campo de ação, as equipes consultivas, como as equipes de projetos, geralmente necessitam de treinamento especial referente ao tópico sobre o qual elas são solicitadas a aconselhar. Por exemplo, o conselho precisaria ser informado sobre as exigências de privacidade do Ato de Portabilidade e Responsabilidade de Seguro de Saúde (HIPAA, do inglês *Health Insurance Portability and Accountability*), de âmbito federal.

As equipes consultivas, no entanto, são menos vulneráveis do que outras equipes de gestão quanto às necessidades de amplo suporte para decisões, autonomia para execução e administração de conflitos de relacionamento. As equipes consultivas são, por definição, de assessoria, de modo que não é crucial para o conselho, por exemplo, resolver todos os desacordos sobre uma recomendação. Os líderes e gestores do hospital é que são encarregados de agir ao receber uma recomendação do conselho, e não os membros do conselho. A autonomia para execução também é insignificante, pois uma equipe consultiva assume ações. E os conflitos de relacionamento, a menos que extremos, podem ser superados pelos próprios membros da equipe, pois eles geralmente desejam cumprir as tarefas da equipe e não se apegam demasiadamente a essas atividades. Se uma equipe consultiva tiver duração limitada, evitar conflito interpessoal é algo fácil de alcançar.

Como para as outras equipes de gestão, as necessidades críticas de equipes consultivas estão exibidas no Quadro 2-10.

Equipes de liderança

CASO 2-8

James Caldwell, com mestrado em Administração de Negócios (MBA, do inglês master of business administration), a cada duas semanas encontra-se com os integrantes da sua equipe. Ele é o diretor-executivo (CEO) do Sistema de Saúde St. Andrew, que abrange nove hospitais e um grupo formado por 650 médicos. Em contato direto com ele estão o diretor de Operações, o diretor Financeiro, o diretor Médico, os CEOs dos dois maiores hospitais do sistema e o Presidente do Grupo Médico do St. Andrew. Em conjunto, esta equipe é responsável pela visão, estratégia e gestão de todo o sistema, que atendeu 650 mil pacientes no último ano, com uma receita de 2,7 bilhões de dólares.

A equipe executiva do Sr. Caldwell aprecia uma ampla variedade de questões estratégicas e operacionais. Na última reunião, eles discutiram sobre a expansão do grupo médico interno para atender uma nova área geográfica ou, em vez disso, firmar parceria com um grupo multiespecializado já existente naquela área. Anteriormente, eles avaliaram se continuariam com o atual registro eletrônico de saúde ou se mudam para o registro eletrônico utilizado por muitos outros hospitais e sistemas na região. Embora isto seja uma decisão operacional, ela foi realizada em nível sênior máximo da organização devido aos grandes custos envolvidos.

Esta é uma equipe de liderança. Seu propósito é fixar metas e orientar toda a organização, mas não gerir diretamente qualquer unidade que preste atendimento ao paciente. As características de equipes de liderança estão mostradas no Quadro 2-9. Ainda que a equipe do Sr. Caldwell não administre diretamente o suporte de atendimento ao paciente, ela é, na verdade, bem semelhante à equipe operacional da UTI descrita no Caso 2-5. A principal diferença é que esta equipe situa-se no ápice de uma hierarquia organizacional, não no nível operacional inferior. Existem também muitas equipes de liderança que ocupam posição intermediária, como as equipes executivas em cada um dos nove hospitais do sistema do St. Andrew.

Novamente, a composição, a liderança e as relações intraorganizacionais desta equipe devem ser consistentes para ela ser bem-sucedida. O principal objetivo na composição de uma equipe de liderança é abranger toda a organização. Ao mesmo tempo, a equipe não deve ser demasiadamente grande, porque o tamanho excessivo interfere na qualidade e velocidade da tomada de decisões – exatamente como nas equipes operacionais e nas de projetos.

A liderança oferecida por uma equipe de liderança sênior é a da organização como um todo. Equipes de liderança em níveis inferiores em uma organização proporcionam liderança para seus respectivos segmentos da organização. Liderança de organizações inteiras ou de segmentos grandes de organizações não faz parte do escopo deste livro. Existe uma ampla literatura sobre tópicos gerais de liderança organizacional, especialmente liderança sênior (Katzenbach e Smith, 2006, pp. 212-258; Kouzes e Posner, 2012; Wageman et al., 2008). Contudo, a liderança de equipes, incluindo equipes de liderança, é um tópico central deste livro. As contribuições dos líderes de equipes são discutidas nos Capítulos 8 a 11. No Capítulo 18, discutimos as contribuições de líderes seniores para a eficácia de todas as equipes em suas organizações.

As relações interorganizacionais mais cruciais para uma equipe de liderança sênior são aquelas com o conselho de gestão da organização e aquelas com as pessoas que trabalham na organização. Em níveis inferiores, as relações cruciais para uma equipe de liderança são aquelas com o próximo nível mais alto na organização e com as pessoas que trabalham no segmento organizacional liderado pela equipe.

As demais necessidades importantes de equipes de liderança são quase as mesmas de equipes operacionais. Elas precisam tomar decisões de tal maneira que todos os membros da equipe estejam comprometidos a implementá-las. E elas devem lidar de modo eficiente com conflitos de relacionamentos, para que eles não dificultem o funcionamento da equipe. Não existe uma diferença evidente entre equipes de liderança e equipes operacionais. A questão da autonomia é menos premente para equipes de liderança porque elas são geralmente menos vulneráveis à ingerência externa. Para ser mais preciso, o risco de interferência decresce à medida que a posição da equipe fica mais perto do ápice da organização. Porém, mesmo uma equipe de liderança sênior pode perder um pouco da sua própria autonomia – por exemplo, quando um conselho de gestão não consegue restringir-se às questões de política e começa a dirigir as operações da organização.

Para a maioria das equipes de liderança, o risco de ambiguidade de tarefas e a necessidade de treinamento não são pontos de especial vulnerabilidade. A tarefa de uma equipe de liderança é definir metas e orientar a organização ou partes dela. Equipes que estão liderando partes de uma organização podem se deparar com dúvidas sobre como sua autoridade combinará com a de equipes que estão na liderança de outras partes; estas questões precisarão ser resolvidas tão logo surjam. Uma tarefa da equipe de liderança tem caráter geral. Por isso, a equipe como um todo raramente exigirá um treinamento especial, embora de seus membros quase sempre se espere especialização técnica, como em enfermagem, finanças, gestão em cadeia de abastecimento e outros aspectos do atendimento de saúde.

O Quadro 2-10 mostra as necessidades críticas de equipes de liderança e as comparações com as necessidades de outras equipes de gestão.

▶ Trabalhos em grupo, redes e equipes virtuais

A gestão pode ser realizada usando análogos de gestão de trabalhos em grupo clínicos e redes, além dos quatro tipos de equipes de gestão discutidos aqui. Anteriormente, foi citado um exemplo de um trabalho em grupo utilizado para compra de equipamento. Os trabalhos em grupo de gestão e as redes funcionam de maneira muito semelhante à de suas contrapartes clínicas; não obstante surjam novas questões. Os trabalhos em grupo são menos comuns na atividade de gestão do que no atendimento clínico. As redes, por outro lado, são empregadas amplamente e com mais frequência do que são utilizadas no atendimento clínico. A manutenção de conexões de redes é comumente considerada muito importante para gestores e líderes de organizações de saúde.

O leitor deve ter observado que a expressão *equipes virtuais* não apareceu como um tipo de equipe. Isso se deve ao fato de que *virtual* refere-se a um método de tratamento da comunicação em uma equipe, usando meios eletrônicos para contornar a distância. Existem equipes virtuais inseridas em todas as categorias de equipes clínicas e de gestão examinadas anteriormente, até entre equipes reais e equipes *template* prestando atendimento clínico diretamente. Por exemplo, o advento da telemedicina tem possibilitado o trabalho conjunto de médicos e enfermeiros atendendo pacientes em situações graves, embora os profissionais estejam separados por centenas de quilômetros. As equipes virtuais não constituem uma categoria à parte e não necessitam de um tratamento especial, conforme discutimos no Capítulo 6. Todavia, para uma equipe, ser virtual é uma característica menos importante do que ser estável, ter um líder definido (ou não), ter responsabilidade operacional e outros atributos que distinguem os diversos tipos de equipes clínicas e de gestão discutidos neste capítulo.

▼ CONCLUSÃO

Equipes de saúde podem ser classificadas de muitas maneiras. Este capítulo apresenta uma taxonomia que visa ajudar na identificação de necessidades importantes de equipes diferentes. As equipes clínicas são classificadas em equipes reais, equipes *template*, trabalhos em grupo e – indo um pouco além da noção de uma equipe – redes. As equipes de gestão são classificadas como equipes operacionais, equipes de projetos, equipes consultivas e equipes de liderança – além de trabalhos em grupo de gestão e redes de gestão. Saber em que categoria uma determinada equipe se enquadra ajuda a compreender como ela funciona, do que ela necessita e para quais armadilhas é preciso estar atento.

"Todos os modelos apresentam erro, mas alguns são úteis", escreveu o estatístico George E. P. Box (1979). A taxonomia oferecida aqui tem limitações. Por exemplo, a coesão do grupo é importante para muitas equipes (Thompson, 2011, pp. 106-109), mas isso não a caracteriza na taxonomia como uma necessidade crítica. Apesar desta e de outras limitações, a taxonomia terá atendido seu propósito se ajudar aos membros, líderes e responsáveis gerais de equipes a compreender como tornar seu funcionamento mais eficiente.

Agora, estamos preparados para olhar mais minuciosamente as diferentes profissões representadas nas equipes de saúde, isto é, para perceber como a formação, valores e funções de diferentes profissionais afetam o modo de funcionamento das equipes. Consideraremos também como as funções de alguns profissionais de saúde estão mudando e como essas mudanças estão afetando a natureza da equipe de trabalho no atendimento da saúde.

REFERÊNCIAS

Andreatta PB. A typology for health care teams. *Health Care Manage Rev*. 2010;35:345-354.

Box GEP. Robustness in the strategy of scientific model building. In: Launer RL, Wilkinson GN, eds. *Robustness in Statistics*. New York, NY: Academic Press; 1979:202.

Engeström Y, Engeström R, Vähäaho T. When the center does not hold: the importance of knotworking. In: Chalkin S, Hedegaard, Jensen UJ, eds. *Activity Theory and Social Practice: Cultural-Historical Approaches*. Aarhus, Denmark: Aarhus University Press; 1999:345-374.

Hackman JR. *Leading Teams: Setting the Stage for Great Performances*. Boston, MA: Harvard Business School Press; 2002.

Hollenbeck JR, Beersma B, Schouten ME. Beyond team types and taxonomies: a dimensional scaling conceptualization of team description. *Acad Manage Rev*. 2012;37:82-106

Huckman RS, Pisano GP. The firm specificity of individual performance: evidence from cardiac surgery. *Manage Sci*. 2006;52:473-488.

Joshi A, Roh H. The role of context in work team diversity research: a meta-analytic review. *Acad Manage Rev*. 2009;52:599-627.

Katzenbach JR, Smith DK. *The Wisdom of Teams: Creating the High-Performance Organization*. Collins Business Essentials ed. New York, NY: HarperCollins Publishers; 2006.

Kouzes JM, Posner BZ. *The Leadership Challenge*. 5th ed. San Francisco, CA: John Wiley & Sons; 2012.

Meyerson D, Weick, KE, Kramer RM. Swift trust and temporary groups. In: Kramer RM, Tyler TR, eds. *Trust in Organizations: Frontiers of Theory and Research*. Thousand Oaks, CA: Sage Publications, Inc.; 1996:166-195.

Morey JC, Simon R, Jay GD, et al. Error education and performance improvement in the emergency department through formal teamwork training: evaluation results of the MedTeams Project. *Health Serv Res*. 2002;37:1553-1581.

Murray M. Reducing waits and delays in the referral process. *Fam Pract Manag*. 2002;9(3):39-42.

National Transportation Safety Board. *A Review of Flightcrew-involved Major Accidents of U.S. Air Carriers, 1978 through 1990*. Report No. NTSB/SS-94/01. Washington, DC: National Transportation Safety Board; 1994.

Salas E, DiazGranados D, Klein C, et al. Does team training improve team performance? A meta-analysis. *Hum Factors*. 2008;50:903-933.

Southon G, Perkins R, Galler D. Networks: a key to the future of health services. *Aust Health Rev*. 2005;29:317-326.

Sundstrom E, De Meuse KP, Futrell D. Work teams: applications and effectiveness. *Am Psychol*. 1990; 45:120-133.

Thompson LL. *Making the Team: A Guide for Managers*. 4th ed. Upper Saddle River, NJ: Prentice Hall; 2011.

Wachter RM. *Understanding Patient Safety*. 2nd ed. New York, NY: McGraw-Hill; 2012.

Wageman R, Nunes DA, Burruss JA, et al. *Senior Leadership Teams: What It Takes to Make Them Great*. Boston, MA: Harvard Business School Press; 2008

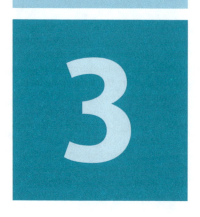

Funções, formação e valores de profissionais de saúde

A prestação de serviço de saúde envolve uma surpreendente trama de profissões altamente especializadas. Esta realidade torna o trabalho em equipe extremamente desafiador, exigindo que os profissionais façam esforços extras para aprender sobre os demais membros da sua equipe e sobre a forma como cada um deles pode contribuir com aquilo de que é capaz a serviço do paciente ou no apoio ao atendimento que lhe é prestado. Neste capítulo, são descritas e comparadas as funções, a formação e valores dos profissionais mais comuns nas equipes de saúde.

POR QUE COMPREENDER OUTRAS PROFISSÕES?

CASO 3-1

O farmacêutico Jerry Young, com doutorado em farmácia (PharmD, do inglês doctor of pharmacy) recém concluído e empregado no Centro Médico Comunitário há um mês, procurou aconselhamento com sua colega Nancy Burns, bacharel em farmácia (BSPharm, do inglês bachelor of science in pharmacy) e funcionária do Centro há 30 anos. Ele perguntou-lhe: "Com que frequência médicos e enfermeiros lhe procuram no hospital para solicitar aconselhamento? Eu estou aqui há um mês e tenho interagido apenas com você e outros farmacêuticos e pacientes. Em minha opinião, eu poderia contribuir mais se participasse de decisões sobre prescrições e efeitos colaterais. Isso evitaria certos problemas que, acredito, possam surgir,

sobretudo entre os pacientes." A Sra. Burns refletiu durante um tempo e cuidadosamente comentou: "Toda semana eu recebo várias perguntas de médicos e enfermeiros. Eu imagino que você também receberá solicitações tão logo as pessoas passem a te conhecer. Mas é fato que nós não temos muitas oportunidades de compartilhar nosso conhecimento com o corpo clínico, embora isto possa acontecer futuramente. Enfermeiros e médicos estão se tornando mais receptivos às sugestões dos farmacêuticos, mas a mudança é lenta. É triste constatar que muitos médicos e enfermeiros ainda pensam que ocupamos nossos dias contando pílulas."

O dilema do Dr. Young é comum na prestação de serviço de saúde. O conhecimento muda rapidamente; diversas profissões de saúde estão vendo suas funções sofrerem alterações no local de trabalho à medida que pós-graduados chegam ao mercado altamente qualificados e treinados, disponibilizando novos conhecimentos e novos serviços. Tendo concluído recentemente sua pós-graduação em farmácia, o Dr. Young pode ter expectativas diferentes daquelas da Sra. Burns. Na verdade, o Dr. Young possui o grau de doutor, enquanto a Sra. Burns possui o grau de bacharel. A Sra. Burns se formou e foi treinada em outra época da prestação de serviço de saúde. Os novos profissionais trazem uma força de trabalho que os parceiros mais antigos têm dificuldade de incorporar. Portanto, o Dr. Young terá de trabalhar duro para conseguir expressar e demonstrar para alguns colegas e pacientes o valor do seu conhecimento em farmácia. Os benefícios do conhecimento especializado podem ser perdidos se os praticantes forem incapazes de transmiti-los a outros profissionais e aos pacientes. Em equipes, os benefícios da especialização podem ser perdidos se os seus membros não estiverem cientes das bases de conhecimento especializado de seus colegas.

Os desafios do trabalho em equipe, motivados pela especialização dos seus membros, podem ser compreendidos em um sentido mais amplo com uma analogia aos processos de trabalho na organização como um todo. Dentro das organizações, *diferenciação* é o grau com que os empregados individuais são divididos em diferentes unidades funcionais de empregados similares. As grandes organizações de prestação de serviço de saúde têm unidades funcionais de trabalhadores que lidam com gestão financeira, serviços de nutrição, serviços de laboratório, gestão de recursos humanos, serviços de enfermagem e tecnologia da informação (TI, do inglês *information technology*), por exemplo. Quando agrupados por executar trabalho similar, os empregados têm menos conexão com aqueles que realizam trabalho diferente. A diferenciação é um poderoso direcionador de economia e produtividade dentro de unidades funcionais, embora, em cada unidade, os empregados possam melhorar a qualidade e a eficiência por meio da interação e do compartilhamento de ideias com outros empregados que "falam a mesma língua". Por exemplo, os funcionários da unidade de TI compartilham vocabulário e visão comuns a outros departamentos, da mesma forma que em uma unidade de atendimento de pacientes as enfermeiras compartilham vocabulário e visão comuns a setores que estão "fora da enfermagem".

Contudo, a diferenciação organizacional traz um alto custo para a organização como um todo se as atividades de uma unidade precisarem ser integradas ou coordenadas com as de outras unidades. Como consequência, os pesquisadores organizacionais há tempo têm constatado uma correlação positiva entre o nível de diferenciação e o nível de *integração* em organizações efetivas (Lawrence e Lorsch, 1967). Integração é o grau em que existe harmonia de esforços entre unidades diferentes. A integração de processos de trabalho é intensificada quando os membros individuais de cada unidade sabem o que as outras unidades estão fazendo. Isto exige interação, compartilhamento de informação e tomada conjunta de decisões sobre estratégias e objetivos entre as unidades relevantes. Por exemplo, a prestação de serviço de refeições para pacientes internos do hospital exige, pelo menos, integração entre os serviços de nutrição, enfermagem, admissão e alta. Em organizações, as frequentes comunicações e reuniões, contatos, comitês funcionais transversais, estratégias de treinamento transversais e coliderança são exemplos de ações usadas por unidades diferentes para compartilhar informação e tomar decisões conjuntas.

A diferenciação entre unidades organizacionais serve como modelo para compreender a diferenciação em equipes, baseada nas identidades profissionais de seus membros. Os diversos profissionais de saúde são influenciados pelas suas funções, educação e valores arraigados no processo de formação e treinamento – eles são altamente diferenciados. Se uma equipe for constituída de mais de um tipo de profissional, a integração entre os membros é necessária para produzir serviços eficientes.

Uma ferramenta importante de integração que pode ser aplicada a equipes é a *compreensão cruzada*. A compreensão cruzada aplicada a grupos de pessoas é definida formalmente como "a extensão em que os membros de um grupo têm uma acurada compreensão dos modelos mentais uns dos outros" (Huber e Lewis, 2010, p. 7). Os modelos mentais afetam a maneira como os indivíduos tomam decisões, bem como definem e resolvem problemas. A melhoria da compreensão de modelos mentais têm três efeitos principais. Primeiro, ela eleva a qualidade de comunicação. A compreensão cruzada permite aos membros do grupo usar uma terminologia que é conhecida por outros membros do grupo. De certo modo, as mensagens podem ser percebidas como politicamente influenciadas, tecnicamente incorretas ou confusas. Segundo, a compreensão cruzada aprofunda e enriquece a interpretação da contribuição de cada membro do grupo. Com a compreensão cruzada, os membros ficam à vontade para revelar seus conhecimentos e opiniões, aumentando a probabilidade de que o grupo "descubra ou compreenda de modo mais completo fatos relevantes e relações de causa-efeito" (Huber e Lewis, 2010, p. 11). Na verdade, os membros de grupos com alta compreensão cruzada têm maior probabilidade de assimilar informação contrária às suas preferências iniciais, de modo que a opinião divergente ou criativa é estimulada. Isso não significa necessariamente que os modelos mentais sejam abandonados ou comprometidos, simplesmente eles tornam-se mais abrangentes. Huber e Lewis (2010, p. 11) observam o caso de legisladores com ideologias diferentes que não compartilham o mesmo modelo mental, mas que se tornam mais aptos ao trabalho conjunto por meio da compreensão cruzada. Em certo grau, as profissões podem ser comparadas a diferentes partidos políticos. Por fim, a integração é melhorada por compreensão cruzada em decorrência dos seus efeitos sobre comportamentos. Os membros são mais capazes de prever o efeito de suas ações sobre outros e de fazer antecipadamente ajustes em seu comportamento. Eles têm maior probabilidade de "preencher os espaços" de maneira proativa e informar aos outros quando necessário, pois eles percebem de qual informação os outros membros necessitam. Os membros com compreensão cruzada têm maior probabilidade de solicitar informação que outros detêm. Por exemplo, os médicos mais familiarizados com as competências do aconselhamento de saúde mental dos assistentes sociais terão maior probabilidade de perguntar a estes profissionais sobre necessidades de pacientes ou convidá-los a prestar serviços na área. Os resultados sinérgicos (resultados que demandam necessariamente esforços para além dos membros individualmente) aparecem com maior probabilidade quando os membros têm compreensão cruzada.

Pesquisa recente sobre como as percepções de trabalho em equipe diferem de uma profissão para outra enfatiza a necessidade de melhoria na compreensão cruzada. Por exemplo, dois estudos de qualidade de comunicação e colaboração entre enfermeiros e médicos (um em unidades médicas gerais de hospitais e outro em centros cirúrgicos) constataram que os enfermeiros atribuíram à qualidade de comunicação e colaboração uma classificação mais baixa do que a dos médicos (Carney et al., 2010; O'Leary et al., 2010). Em ambos os estudos, os médicos perceberam que a qualidade de colaboração e comunicação foi mais alta em relação à percepção dos enfermeiros. Outro estudo que incluiu enfermeiros registrados (RNs, do inglês *registered nurses*), enfermeiros clínicos (NPs, do inglês *nurse practitioners*), farmacêuticos e médicos revelou que cada profissão classificou seu próprio comportamento colaborativo com grau mais alto do que o fizeram os membros de outras profissões (Holden et al., 2010). Este viés egoísta dos indivíduos (tendência em atribuir a si próprio um grau mais alto do que outros o fazem) parece se refletir nas também nas profissões.

Em resumo, as equipes constituídas de profissionais diferentes são altamente diferenciadas por profissão, resultando atitudes e comportamentos que diferem entre os membros das equipes. Para produzir processos e resultados de alta qualidade, a integração deve ser alcançada. A compreensão cruzada é um meio de criar esta integração.

OCUPAÇÕES DE SAÚDE OU PROFISSÕES DE SAÚDE?

O leitor observará que o termo 'profissão' é empregado amplamente neste capítulo e no livro. Referimo-nos aos trabalhadores em organizações de prestação de serviço de saúde como membros de profissões de saúde em vez de ocupações de saúde. Na maioria das situações, considera-se desnecessário fazer a distinção entre ocupações e profissões de saúde – embora existam algumas exceções.

Essas exceções incluem, por exemplo, a discussão sobre a evolução histórica da enfermagem, mais adiante neste capítulo, e a explanação sobre o menor poder de administradores de saúde em comparação a outros profissionais da área, no Capítulo 5. Nas situações em que a distinção entre 'profissões' e 'ocupações' é importante, o fundamento geralmente é a característica da base de conhecimentos da ocupação e a atenção formal às barreiras de acesso para adquirir a base de conhecimentos (Begun e Lippincott, 1993, pp. 40-41; Freidson, 2001, p. 127). De modo apropriado, Abbott (1988, p. 8) define profissões como "grupos ocupacionais exclusivos aplicando conhecimento um tanto abstrato em casos especiais." As profissões geralmente criam exclusividade pelo controle do acesso à ocupação. O acesso a uma profissão exige educação formal avançada em uma base de conhecimentos especializados, e a educação, muitas vezes, é acompanhada da exigência de certificação ou licença.

No entanto, a linha entre profissões e ocupações é muitas vezes arbitrária. Enfermeiros registrados precisam ter diploma de graduação ou grau de qualificação para o exame de licença. A obtenção de diploma ou grau especializado pode ocupar dois, três ou quatro anos após a conclusão do ensino médio. O uso consagrado refere-se aos RNs como *profissionais* de saúde. Os enfermeiros práticos licenciados (LPNs, do inglês *licensed practical nurses*) recebem educação formal de 1 a 2 anos após o ensino médio e submetem-se a um exame de licença. Os LPNs são considerados *profissionais*? A duração da educação formal é o que determina se os indivíduos em atuação são profissionais? Tais questões ilustram como o termo *profissão* é "um conceito popular multifacetado e intrinsecamente ambíguo" que muda de significado de uma cultura para outra (Freidson, 1994, p. 25). Em equipes de prestação de atendimento de saúde, é apropriado evitar fazer essa distinção entre *profissional* e *não profissional*, pois isso pode atrapalhar as relações e as negociações.

QUEM É UM "DOUTOR"?

CASO 3-2

Marta Daingerfield concluiu recentemente seu doutorado em prática de enfermagem (DNP, do inglês doctor of nursing practice) e estava ansiosa para estabelecer relações profissionais com seus pares no comitê de controle de infecções hospitalares. Ela será apresentada como "doutora" Daingerfield? Se não, ela deveria corrigir o apresentador? Ela deveria apresentar-se aos outros como "doutora"? Essa certamente era sua expectativa quando se matriculou no programa de doutorado, o que foi reforçado a seguir. Como o médico responderá a isso? O que ela dará como resposta se alguém lhe perguntar sobre a faculdade de medicina que frequentou?

Um tema relacionado ao emprego do termo *profissão* é o uso do termo *doutor*. Ambos os termos variam de significado com o tempo e de acordo com as circunstâncias. Historicamente, nos EUA, *doutor* tem sido empregado para referir-se a médicos (em uso na área de saúde) e aos portadores do grau de doutorado conferido por uma universidade. Com o tempo, várias profissões de saúde elevaram sua preparação educacional ao nível de "doutorado", conforme descrito no exemplo anterior sobre dois farmacêuticos. Recentemente, por exemplo, o doutorado em prática de enfermagem foi iniciado como o mais avançado grau para enfermeiros clínicos. Farmácia e fisioterapia, entre outras profissões de saúde, emitem graus de prática identificados como *doutorado* pela profissão. Apesar disso, muitos farmacêuticos e fisioterapeutas portadores do grau de doutorado não se apresentam como doutores.

Os administradores e clínicos assumiram posições diferentes sobre o uso da denominação, como ela se aplica a si próprios (caso eles possuam o grau de doutorado) e a outros. Muitos médicos usam o termo *doutor* apenas para se referir a outros médicos. Um administrador usa somente os primeiros nomes para falar com médicos e outros administradores de quem é colega, implicando que "somos todos iguais". Parte do relacionamento com outro profissional é entender como ele prefere que o termo "doutor" seja usado e decidir se essa preferência deverá ou não ser respeitada. Muitas vezes, a decisão terá implicações na extensão com que o outro profissional sente-se valorizado como um membro da equipe.

FUNÇÕES, EDUCAÇÃO E VALORES DE CINCO PROFISSÕES DE SAÚDE

As questões nebulosas discutidas acima – a quem chamar de *profissional* e a quem chamar de *doutor* – ilustra a importância de conhecer a história recente e as normas específicas de outras profissões. Visando a ajudar aqueles que estão aprendendo sobre profissões diferentes da sua, apresentaremos a seguir a base de conhecimentos para a compreensão cruzada entre profissões de saúde. Os diferenciadores importantes entre profissionais, relevantes para o trabalho em equipe, são as funções típicas, a formação e os valores das profissões. Cinco profissões de saúde ou categorias de profissões de saúde são comparadas: medicina, enfermagem, farmácia, serviço social e administração de saúde. São elas que apresentam o maior número de profissionais envolvidos no trabalho em equipe interprofissional na prestação de serviço de saúde. Literalmente, mais de 100 outros profissionais participam do trabalho em equipe interprofissional na saúde e é feita referência a diversas profissões além dessas abordadas prioritariamente. São apresentadas também as mudanças recentes nas cinco profissões, que afetam seu envolvimento em equipes interprofissionais.

Os *valores* de indivíduos referem-se às suas preferências a respeito de linhas de ação ou produtos. Os valores são inseridos nas profissões por meio da educação e da socialização. Na educação profissional na saúde, os valores são assumidos em vez de explorados ou questionados (Sharpe e Curran, 2011, p. 76). A seguir, os valores principais das cinco profissões são abordados. Além disso, são apresentadas informações sobre uma categoria de características de ocupações, denominadas *interesses* pelo programa da Rede de Operações Ocupacionais (O*NET) do Departamento do Trabalho dos EUA (US Department of Labor, 2010). O programa O*NET compila informações sobre as ocupações e profissões nos EUA junto a trabalhadores aleatoriamente amostrados em diferentes categorias ocupacionais, descrevendo-os em detalhes a partir de um questionário padronizado. Um benefício do programa O*NET é que ele proporciona um conjunto comum de categorias e base empírica para observações sobre similaridades e diferenças entre profissões de saúde. Ele define *interesses* como preferências em um ambiente de trabalho;

as seis preferências ou interesses derivam de uma história de pesquisa que relata tipos de personalidades para ambientes de trabalho (Holland, 1997). A pesquisa demonstrou que certos tipos de personalidade são atraídos por certos tipos de ocupações e profissões (e prosperam nelas). Os seis interesses são: realista, investigativo, artístico, social, empreendedor e convencional. Os interesses *realistas* são bem práticos. Os *investigativos* exigem opinião e solução de problemas. Uma preferência por autoexpressão, muitas vezes sem regras rígidas, é denominada *artística*. Os interesses *sociais* envolvem o trabalho com outros e ajudá-los. Os interesses *empreendedores* implicam em liderança e tomadas de decisões, muitas vezes assumindo riscos. Os interesses *convencionais* refletem uma preferência em seguir um conjunto de procedimentos e regras. O Quadro 3-1 exibe definições mais detalhadas dos seis interesses.

As ocupações designam um perfil de interesses, com o interesse principal listado primeiro. A metodologia elaborada para a construção de perfis está descrita por pesquisadores (Rounds et al., 1999; Rounds et al., 2008). As ocupações foram categorizadas por uma combinação de análises e avaliações empíricas por avaliadores treinados, sendo cada ocupação caracterizada por um perfil de 1 a 3 interesses. Um perfil de terceiro interesse, que é reconhecido na maioria dos casos, significa que o primeiro interesse é o mais descritivo da ocupação; o segundo interesse é menos descritivo, mas evidente; o terceiro interesse é até menos descritivo, mas ainda evidente. Uma classificação de segundo interesse (o caso de assistente social abaixo) significa que o primeiro interesse é mais descritivo, o segundo interesse é menos descritivo, mas evidente, e nenhum dos outros interesses é evidente.

As descrições das profissões a seguir abrangem generalizações que podem não ser aplicadas a indivíduos em particular nas funções profissionais. Muitas das generalizações têm um respaldo empírico na pesquisa ocupacional, tal como a pesquisa do Departamento do Trabalho, já citado. Outras generalizações são baseadas em experiências dos autores e outros profissionais. Para evitar estereotipagem (atribuição de características a todos os membros de uma categoria, quando na verdade elas se aplicam somente a alguns deles), não há substituto para aprendizagem sobre indivíduos em particular dentro de uma equipe. Os indivíduos podem diferir substancialmente das descrições generalizadas apresentadas aqui.

Quadro 3-1 Interesses ocupacionais: definições a partir do programa O*NET

Realista – As ocupações realistas frequentemente envolvem atividades laborais que abrangem problemas e soluções práticas. Elas muitas vezes lidam com vegetais, animais e materiais do mundo real, como madeira, ferramentas e maquinaria. Muitas das ocupações exigem atuação externa e não envolvem muita papelada ou trabalho muito próximo de outros

Investigativo – As ocupações investigativas frequentemente envolvem trabalho com ideias e requerem extensa quantidade de raciocínio. Estas ocupações podem envolver busca de fatos e soluções de problemas

Artístico – As ocupações artísticas frequentemente envolvem trabalho com formas, desenho (*design*) e padrões. Elas muitas vezes exigem autoexpressão; o trabalho pode ser realizado sem seguir um conjunto claro de regras

Social – As ocupações sociais frequentemente envolvem trabalho e comunicação com pessoas, bem como ensino. Elas muitas vezes envolvem ajuda e prestação de serviço a outros

Empreendedor – As ocupações empreendedoras frequentemente envolvem montagem e execução de projetos. Elas podem envolver liderança e tomadas de muitas decisões. Às vezes, exigem que se assumam riscos e muitas vezes lidam com negócios

Convencional – As ocupações convencionais frequentemente envolvem o cumprimento de um conjunto de procedimentos e rotinas. Estas ocupações podem incluir o trabalho com dados e detalhes mais do que com ideias. Geralmente, há uma clara linha de autoridade a observar

Fonte: US Department of Labor, 2010.

MÉDICOS

 CASO 3-3

Todos os dias da semana, às 8 horas da manhã, a médica Jane Daggett começa a atender os pacientes em sua clínica. A Dra. Daggett é uma clínica geral e todos seus pacientes são adultos. As consultas dos pacientes são agendadas para 15 ou 30 minutos, ocasionalmente para 45 minutos. A duração normal da consulta é de 15 minutos, mas a Dra. Daggett solicita uma prorrogação para pacientes mais necessitados,

FUNÇÕES, FORMAÇÃO E VALORES DE PROFISSIONAIS... CAPÍTULO 3 43

como pacientes mais velhos e pacientes que apresentam problemas médicos com complicações graves. Os pacientes são encaminhados a uma das duas salas de exame da clínica pela assistente da médica, Cindy Wolf (CMA, do inglês Certified Medical Assistant*), que confirma o motivo da consulta com a Dra. Daggett, mede o peso do paciente, sua pressão arterial e atualiza a lista de medicamentos do paciente no prontuário eletrônico de saúde. Em seguida, a Dra. Daggett entrevista o paciente, ouve sua história médica, realiza um exame físico compatível com os sintomas ou doença e planeja o tratamento ou mudanças no tratamento (como mudanças nas doses da medicação). Eventualmente, ela realiza uma infiltração articular (p. ex., injeção de medicamento no joelho do paciente), mas como clínico geral ela não realiza muitos procedimentos.

A Dra. Daggett finaliza sua agenda matinal às 11h30min, mas seu último paciente da manhã ainda fica de 15 a 20 minutos após este horário. Se não tiver terminado de escrever as observações nos prontuários eletrônicos dos pacientes examinados, ela ainda completa esta tarefa. Ela também atende chamadas telefônicas de pacientes, responde mensagens de pacientes enviadas por e-mail e revisa os resultados de exames laboratoriais disponibilizados no seu prontuário eletrônico; os exames são sinalizados, de modo que ela é alertada sobre a chegada dos resultados.

Habitualmente, entre 12h30min e 13h, ela almoça com outros médicos na lanchonete. Depois, ela retorna à clínica para continuar a atender mensagens telefônicas, fazer requisições para pacientes que necessitam de consulta especializada e executar outras tarefas geradas de suas interações com pacientes da manhã ou de dias anteriores.

Às vezes, ao meio-dia ocorrem reuniões do Serviço de Medicina Interna ou do projeto de melhoria da qualidade (QI, do inglês quality improvement). A Dra. Daggett tem um interesse especial no diabetes e participa de um projeto de longa duração que visa a aperfeiçoar os processos clínicos usados para os cuidados de pacientes com a doença. Os outros membros da equipe do projeto de QI são uma enfermeira clínica (NP) no tratamento da diabetes, dois assistentes de médico, um médico de família e uma pessoa do escritório de QI, que administra o projeto e coleta e analisa dados para a equipe.

À tarde, das 13h30min às 16h30min, a Dra. Daggett novamente recebe pacientes agendados. Ocasionalmente, uma NP a procura para fazer uma pergunta ou pedir que ela veja um paciente para uma rápida consulta. Ao final do dia, a Dra. Daggett volta a fazer observações no prontuário eletrônico, informando sobre formas de deficiência ou outras formas manifestadas pelos pacientes, e a executar outra atividade proveniente do seu contato direto com pacientes.

No total, a Dra. Daggett examina 20 pacientes por dia e cerca de 100 por semana. Antes, na sua carreira, ela começava o dia no hospital examinando de 2 a 6 pacientes que eram admitidos por ela. Na sequência, ela se dirigia à clínica para atender os pacientes agendados. Até então, sua carga horária na clínica era menor, mas, recentemente ela parou de trabalhar no hospital. Alguns dos seus colegas de medicina interna, ao contrário, pararam de trabalhar na clínica e passaram a atender pacientes apenas no hospital, ou seja, eles se tornaram hospitalistas.

▶ Funções

Como foi ilustrado no Caso 3-3 sobre a Dra. Daggett, os médicos diagnosticam doenças, além de prescrever e administrar tratamento para pessoas que sofrem de lesões ou doenças. Eles examinam pacientes, obtêm históricos médicos, ordenam e interpretam testes diagnósticos, prescrevem drogas, realizam cirurgias e acompanham pacientes com doenças crônicas. Eles também prestam aconselhamento sobre dieta, higiene, prevenção de saúde e problemas mentais. Existem dois tipos de médicos: aqueles com o grau de doutor em medicina (MD) e os com o grau de doutor em osteopatia (DO), sendo que os MDs constituem a imensa maioria (mais de 90% dos médicos nos EUA). Os MDs frequentam a faculdade de medicina; os DOs frequentam a faculdade de osteopatia. Na osteopatia, existe uma preferência histórica pela compreensão e uso da terapia manual (ou manipulação), mas as semelhanças entre o treinamento de MDs e DOs

---

* N. de R.T. No Brasil não existe equivalente para Assistente Médico Certificado, que corresponde à profissão de nível médio. Trata-se de um profissional apto a colaborar com o médico, em funções definidas, na atuação clínica junto aos pacientes.

pesam muito mais que as diferenças (Bodenheimer e Grumbach, 2012, p. 75).

Em 2007, havia cerca de 941 mil médicos nos EUA, 67% dos quais eram egressos de faculdades de medicina norteamericanas (conferindo o grau de MD), 7% eram graduados em faculdades de osteopatia norte-americanas (conferindo o grau de DO) e 26% eram graduados em faculdades de medicina estrangeiras (American Medical Association, 2010; American Ostoepathic Association, 2010). Portanto, um grande número de médicos nos EUA foi treinado fora do país. Os médicos formados no exterior devem se submeter a um exame pelo conselho de licenciamento médico dos EUA e realizar estágio e residência médica nos país antes de obter a autorização para o exercício da medicina.

Os médicos são altamente especializados. O Conselho Americano de Especialidades Médicas (ABMS, do inglês American Board of Medical Specialties) abrange 24 especialidades principais, com certificação em 145 especialidades e subespecialidades (ABMS, 2012). As cinco especialidades maiores são medicina interna, medicina de família, pediatria, ginecologia e obstetrícia e anestesiologia (US Census Bureau, 2011, p. 115). O desenvolvimento médico continuado, as novas especialidades e as novas áreas de prestação de atendimento (como o atendimento hospitalar) ensejam mais e mais especialização e subespecialização. Por exemplo, a medicina interna aprovou quatro novas subespecialidades no período de 2006 a 2010 – transplante de fígado, medicina do sono, medicina paliativa hospitalar e falência avançada do coração e transplante cardíaco (Cassel e Reuben, 2011). Conforme observado abaixo em uma comparação de medicina interna e cirurgia, especialidades específicas em medicina atraem tipos diferentes de personalidade, criando diferenças por especialidade não apenas na base de conhecimentos e abordagem em problemas médicos, mas também em contribuições a processos de equipes.

Muitos médicos – principalmente médicos de família, clínicos gerais, pediatras, ginecologistas/obstetras e psiquiatras – trabalham em pequenos consultórios ou clinicas particulares, assistidos por um *staff* pequeno de enfermeiros, assistentes médicos e pessoal administrativo. Apesar disso, progressivamente os médicos estão atuando em grupos ou como empregados em grandes organizações de saúde. Nestes casos, os médicos, muitas vezes, trabalham com outros médicos, enfermeiras e outros profissionais para o atendimento coordenado de um volume grande de pacientes. Eles são menos independentes do que os praticantes individuais, cujos números estão decrescendo. Cirurgiões e anestesiologistas habitualmente trabalham em hospitais ou em centros cirúrgicos ambulatoriais; eles também encaminham visitas ao consultório para avaliação de pacientes para cirurgia e para acompanhamento pós-operatório. Muitos médicos trabalham várias horas e comumente deslocam-se entre consultório e hospital para atendimento dos seus pacientes, embora isso esteja diminuindo rapidamente com o forte crescimento da medicina baseada no hospital.

Aproximadamente 60 mil assistentes médicos (PAs, do inglês *physician assistants*)* trabalham nos EUA praticando a medicina sob supervisão direta de médicos. Estudos concluem que o domínio laboral de assistentes médicos coincide com cerca de 80% do campo de trabalho de médicos de atenção primária (Bodenheimer e Grumbach, 2012, p. 77).

▶ **Formação**

Os médicos passam por um extenso período de formação e treinamento formais. Nos EUA, os médicos em geral completam o grau de bacharel (graduação), seguido de quatro anos de faculdade de medicina e, após, treinamento de residência em uma determinada especialidade, por 3 a 7 anos. O treinamento de residência às vezes é seguido de uma complementação de 1 a 3 anos em uma subespecialidade. Os radiologistas, por exemplo, têm cinco anos de treinamento, além da faculdade de medicina; os cirurgiões gerais têm cinco anos, os cirurgiões cardíacos têm sete e os médicos de família, três anos de treinamento específico.

Nos EUA, os médicos candidatam-se ao licenciamento em nível estadual, sendo as exigências definidas por cada Estado. As exigências que são comuns a todos os Estados abrangem a aprovação no Exame de Licenciamento Médico dos EUA (USMLE, do inglês United States Medical Licensing Examination) e o treinamento, além da faculdade de medicina, de pelo menos um ano. Conforme mencionado acima, os médicos treinados no exterior que desejam atuar nos EUA devem ser aprovados no USMLE e, após, completar o treinamento de residência em uma instituição norte-americana, independentemente dos seus anos de experiência fora do país. Aqueles que desejam especializar-se devem também repetir o treinamento da especia-

---

* N. de R.T. Não existe, no Brasil, profissional equivalente a assistente médico.

FUNÇÕES, FORMAÇÃO E VALORES DE PROFISSIONAIS... CAPÍTULO 3   45

lidade como complementações. Para muitos médicos formados no exterior, o caminho para o exercício profissional nos EUA é longo e difícil.

Uma exigência de credenciamento adicional para a maioria dos médicos é a certificação pelo conselho da especialidade. Aproximadamente 75% dos médicos têm certificação do conselho (Young et al., 2011). A certificação do conselho não é exigida para licenciamento estadual, mas muitos corpos clínicos hospitalares exigem a certificação do conselho para fazer parte do mesmo e poder admitir pacientes no hospital. Um médico torna-se certificado pelo conselho após aprovação no exame realizado por uma organização de certificação, tal como o American Board of Surgery.

A educação do assistente médico dura em média 27 meses, com a maioria dos programas exigindo o grau de bacharelado como um pré-requisito e subsídio ao grau de mestre. Na maioria dos Estados, para habilitar-se ao licenciamento, os assistentes médicos devem graduar-se em um programa reconhecido e ser aprovados no exame nacional de certificação (Bodenheimer e Grumbach, 2012, p. 77).

▶ **Valores**

Fontes do Departamento do Trabalho (US Department of Labor, 2012) estabelecem que as pessoas que desejam se tornar médicas deveriam ser orientadas detalhadamente, ter boas habilidades de comunicação e ter paciência para trabalhar com aqueles que necessitam de atenção especial. Empatia com pacientes e seus familiares é importante para o atendimento compassivo. Destreza com as mãos e resistência física também são observadas como qualidades importantes para o atendimento clínico. Liderança e habilidades organizacionais ajudam na gestão prática. Por fim, as habilidades para solução de problemas são importantes na elaboração de diagnósticos e administração de tratamento apropriado. A educação médica tem sido descrita por muitos como rigorosa e competitiva. Portanto, o "protótipo do estudante de faculdade de medicina é extremamente inteligente, orientado para conquista e perspicaz para adaptar-se aos estímulos ambientais necessários para alcançar o sucesso" (Garman et al., 2006, p. 832). Os futuros médicos devem ter disposição para estudar durante suas carreiras para acompanhar os avanços médicos.

Na prática do atendimento de saúde, os médicos valorizam a excelência no diagnóstico e tratamento, incluindo tratamento com medicamentos e cirurgia para alcançar a cura da doença do paciente (ou minimizando os sintomas). O foco na cura e a pressão por excelência fundamentam parte do comportamento que outros profissionais podem achar intimidante ou demasiado contundente. Outros valores distintivos importantes e interesses de médicos que afetam a equipe de trabalho de saúde incluem o seguinte:

1. Os médicos, em geral, preocupam-se apenas secundariamente com os custos dos seus serviços. O diagnóstico acurado e a cura do paciente são perseguidos independentemente de custo, segundo a linha de julgamento de médico e paciente, não de um funcionário de companhia de seguro ou administrador de saúde.

2. Os médicos são muito independentes. Eles esperam ter autonomia para tomar decisões clínicas. Eles não seguem automaticamente os comandos hierárquicos.

3. Os médicos esperam que os problemas tenham solução. Os problemas não devem ser discutidos até à exaustão.

4. Os médicos esperam *status* social elevado. Eles aspiram conquistar a estima de pacientes, pares e comunidade local.

5. Os médicos respeitam as evidências científicas. Eles procuram por evidências objetivas para tomar decisões relacionadas ao paciente.

Outra perspectiva dos valores dos médicos é fornecida pela base de dados ocupacionais do programa O*NET, descrito anteriormente. Coerente com o longo período educacional cumprido pelos médicos, o interesse médico principal é identificado como *investigativo*. As pessoas com interesses investigativos gostam de trabalhar com ideias e opiniões mais do que executar atividades físicas. Eles gostam de pesquisar fatos e resolver problemas mentalmente, em vez de persuadir ou liderar pessoas (US Department of Labor, 2012).

Diferentes especialidades médicas atraem diferentes tipos de personalidade. A comparação de duas especialidades com responsabilidades de trabalho completamente diferentes – cirurgia e medicina interna – ilustra esta afirmativa. Cirurgiões e clínicos gerais têm o mesmo trio de interesses principais (no topo): investigativo, realista e social. Para ambos, o interesse investigativo ocupa a primeira posição. Para os cirurgiões, o interesse na segunda posição é o realista. Os indivíduos com interesse realista gostam de soluções práticas. Para os clíni-

Quadro 3-2 Perfis de interesses ocupacionais de sete profissões de saúde

Profissão	Interesse principal	Interesse secundário	Interesse terciário
Clínicos gerais	Investigativo	Social	Realista
Cirurgiões	Investigativo	Realista	Social
Enfermeiros registrados	Social	Investigativo	Convencional
Enfermeiros clínicos	Social	Investigativo	Realista
Farmacêuticos	Investigativo	Convencional	Social
Assistentes sociais	Social	Investigativo	(nada especificado)
Administradores de saúde	Empreendedor	Convencional	Social

cos gerais, por outro lado, o interesse na segunda posição é o social. As ocupações sociais envolvem o trabalho de comunicação e ensino de pessoas. O Quadro 3-2 expõe o perfil de interesses de clínicos gerais e cirurgiões, junto com outras profissões examinadas nas seções seguintes deste capítulo.

▶ **Implicações do trabalho em equipe**

Em vista de seu conhecimento especializado ou, em alguns casos, de sua obrigação legal de supervisionar o atendimento, os médicos, muitas vezes, são os mais indicados para liderar ou desempenhar um papel central nas equipes. É apropriado aos médicos terem papéis centrais em muitas equipes, mas não em todas elas e em todas as questões. Há vários times que *podem* ser liderados por outros e times que *devem* ser liderados por outros. Os médicos podem passar por um momento difícil, cedendo o controle da equipe a outros, ou exercer um papel limitado, como em equipes de projetos de gestão formadas para melhora da qualidade assistencial. Eles podem ficar impacientes com o tempo exigido para aprender sobre o trabalho de outros profissionais e adaptar-se a ele. Os médicos compreendem uma das profissões que mais dificulta a composição de equipes de atendimento de saúde.

Quando estão na liderança de equipes, os médicos precisam ser bons líderes. Isso significa ter um desempenho conforme descrito no Capítulo 8. Entre outros aspectos, a boa liderança abrange criar a unidade da equipe, extrair o melhor de todos os membros, dar atenção à forma como eles se relacionam, tratar todos os membros com respeito e buscar o aperfeiçoamento do desempenho da equipe.

ENFERMEIROS

CASO 3-4

A enfermeira Tamara Montoris, BSN, RN, chegou ao hospital na quinta-feira por volta das 6h30min. Ela trabalha em uma das enfermarias clínico-cirúrgicas de adultos (do inglês med-surg, medical-surgical) do Centro Médico Memorial Carlisle (Carlisle Memorial Medical Center). Seu turno é o diurno, ou seja, ela trabalha das 7h às 15h, na maioria dos dias da semana, e cumpre também alguns turnos em fins de semana e feriados. Estes turnos são distribuídos entre todos os RNS que trabalham nas enfermarias clínico-cirúrgicas, da maneira mais justa possível, embora alguns enfermeiros estejam sempre reclamando sobre como as escalas são organizadas. Quando mais jovem, a Sra. Montoris trabalhava à tarde-noite (das 15h às 23h) e à noite (das 23h às 7h). Ela ficou muito satisfeita quando, ao conquistar tempo suficiente no centro médico, fora transferida para o turno diurno.

Como de costume, nesta quinta-feira, ela iniciou seu dia recebendo, de uma enfermeira que estava terminando seu turno, relatos sobre os pacientes. A Sr. Montoris atenderia sete pacientes naquele dia. Ela foi informada sobre cada um dos sete pela enfermeira do turno da noite, e cada relato incluía informação sobre o diagnóstico do paciente, alguma cirurgia realizada durante a permanência no hospital, a carga de medicações que o paciente estava receben-

do, como ele passara a noite, alguma previsão de alta, entre outros assuntos.

O dia da Sra. Montoris consistia principalmente no atendimento dos seus pacientes, desempenhando tarefas. Um paciente demandava a passagem cuidadosa de um swab na sua boca devido a uma infecção viral que causou inflamação dolorida na mucosa bucal. Outro necessitava de novo acesso endovenoso, pois o antigo ficara obstruído no local onde a agulha penetrava o vaso. Mais tarde, outro paciente precisava de atendimento médico para retirada de líquido de seu abdome, e este procedimento foi assistido pela Sra. Montoris. Ela também participou de visitas clínicas com um dos médicos hospitalistas, o qual atendia cinco dos seus sete pacientes. Os outros dois foram atendidos pelo cirurgião que os operou há poucos dias.

Os assistentes de enfermagem também prestam muitos serviços aos pacientes da Sra. Montoris. Eles medem temperatura, pressão sanguínea e pulsação. A Sra. Montoris revisa essas informações a cada 3 ou 4 horas, exceto quando um dos assistentes chama a sua atenção para algum fato inesperado. Os assistentes também ajudam os pacientes na higiene pessoal e a usar o banheiro, às vezes ajudando-os a usar a comadre.

A Sra. Montoris costuma almoçar com três outros enfermeiros no refeitório da ala perto da sua sala. Naquele dia, ela tinha apenas 20 minutos para fazer a refeição.

No início da tarde, a Sra. Montoris teve um encontro com Fiona Bevan, uma paciente de 76 anos. A filha da Sra. Bevan e a assistente social (MSW, do inglês Master in Social Work) do hospital, Susan Hale, também participaram da conversa. A Sra. Bevan teve um derrame cerebral e ainda não estava em condições de cuidar de si própria. A Sra. Hale e a Sra. Montoris estavam ajudando a Sra. Bevan e sua filha a encontrar a melhor opção de atendimento para a paciente imediatamente após a sua estada no hospital. A Sra. Hale identificou três serviços onde a Sra. Bevan poderia receber atendimento durante a convalescença. Sua filha visitou todos eles e escolheu o que mais lhe agradou. A conversa consistiu principalmente das descrições dos três serviços, feitas pela Sra. Hale e a filha da Sra. Bevan. Evidentemente, o assunto subjacente era encontrar a melhor forma de comunicar à Sra. Bevan que ela não iria diretamente para casa. A Sra. Montoris participou da conversa principalmente para ajudar a Sra. Bevan a aceitar os fatos, sem se sentir aflita.

Aproximadamente às 14h, a Sra. Montoris teve uma conversa breve com a gerente de enfermagem da ala e com duas outras enfermeiras. A discussão era a respeito de uma proposta de mudança no almoxarifado da ala: de que modo ele seria organizado e com que frequência haveria reposição do estoque de curativos cirúrgicos, kits de procedimentos, cateteres urinários e outros itens.

A Sra. Montoris finalizou seu turno fazendo um relato sobre seus sete pacientes para a enfermeira do próximo turno. Ela concluiu essa tarefa aproximadamente às 15h15min. Ocasionalmente, ela precisa participar de uma reunião após o encerramento do seu turno – às vezes um treinamento sobre algum equipamento recém-adquirido, às vezes um encontro do sindicato dos enfermeiros na sede da entidade. Porém, neste dia não haveria reunião e a Sra. Montoris dirigiu-se para casa.

▶ **Funções**

A enfermagem é a mais numerosa profissão de saúde, com 2,7 milhões de enfermeiros registrados empregados, 750 mil enfermeiros práticos licenciados (LPNs, do inglês licensed practical nurses) e enfermeiros vocacionais licenciados (LVNs, do inglês licensed vocational nurses), além de 1,5 milhão de auxiliares de enfermagem, assistentes e atendentes (US Department of Labor, 2012). As equipes de saúde frequentemente incluem RNs com educação avançada, tais como os enfermeiros clínicos, chegando a aproximadamente 180 mil (Kaiser Family Foundation, 2012), ou especialistas em enfermagem clínica, totalizando cerca de 75 mil (National Association of Clinical Nurse Specialists, 2012). Os enfermeiros registrados cuidam de pacientes, orientam pacientes e público em geral sobre diversas condições médicas, além de fornecer aconselhamento e apoio emocional aos familiares. Os RNs registram histórias e sintomas médicos dos pacientes, ajudam na realização de testes diagnósticos e analisam resultados, operam maquinaria médica, administram tratamento e medicações, trocam curativos cirúrgicos, além de auxiliarem na continuação do tratamento e reabilitação do paciente. Os RNs ensinam os pacientes e seus familiares a cuidar de uma doença ou de algum dano, explicando as necessidades de cuidados pós-tratamento em casa, dieta, nutrição e programa de exercícios, além da autoadministração da medicação e fisioterapia. Os RNs podem também administrar clínicas gerais de triagem (*screening*) em saúde ou imunização, unidades de sangue e seminários públicos sobre problemas diversos (US Department of Labor, 2012).

▶ **Formação**

Níveis diferentes de enfermagem exigem níveis diferentes de formação, que abrangem um espectro amplo. O Quadro 3-3 expõe as exigências educacionais para diversos níveis de enfermagem. Os assistentes de enfermagem ou técnicos em enfermagem recebem certificados de programas de treinamento em hospitais, geralmente com duração inferior a um ano. Os LPNs ou LVNs geralmente são treinados por um ano em uma escola técnica ou instituição comunitária. Os enfermeiros registrados (nível superior) têm três caminhos para a licenciatura: grau de associado, diploma ou grau de bacharel. Há muito, a enfermagem vem discutindo sobre a proposta de exigir o grau de bacharel como requisito mínimo para a licença de RN. O uso comum da expressão *enfermagem* refere-se aos RNs (excluindo-se LPNs, LVNs e assistentes) e acima no nível educacional. Contudo, alguns empregam o termo para referir-se apenas aos RNs que portam o grau de bacharel e superior. Os enfermeiros de prática avançada (A*PN*, do inglês *advanced practice nurses)*, que estudam de 1 a 2 anos além do nível de bacharelado e atingem o grau de mestre, incluem enfermeiros anestesistas, NPs, enfermeiros obstetras e especialistas em enfermagem clínica. Os NPs e os especialistas em enfermagem clínica são, além disso, distinguidos

Quadro 3-3 Exigências educacionais para enfermeiros nos Estados Unidos

Função da enfermagem	Credenciais educacionais típicas
Assistentes de enfermagem	Certificado pós-secundário (os programas de treinamento, na maioria, duram menos de um ano e são oferecidos por hospitais, casas de enfermagem, faculdades comunitárias, escolas profissionalizantes e técnicas). O licenciamento estadual exige exame, que varia de acordo com o Estado
Enfermeiro prático licenciado, enfermeiro vocacional licenciado	Certificado pós-secundário ou grau de associado (os programas de treinamento duram em geral menos de um ano e são oferecidos por faculdades comunitárias e escolas profissionalizantes e técnicas). O licenciamento estadual exige exame nacional
Enfermeiro registrado	• Diploma (2-3 anos, geralmente oferecido por hospitais) • Grau de associado em enfermagem (2-3 anos, geralmente oferecido por faculdades comunitárias e júnior) • Grau de bacharel em enfermagem (4 anos) Licenciamento estadual exige exame nacional
Enfermeiro anestesista	Grau de mestre em enfermagem (transição para o Doutorado de Prática Anestésica em Enfermagem). Também exige certificação
Enfermeiro clínico	Grau de mestre em enfermagem (transição para o Doutorado de Prática Anestésica em Enfermagem [DNP]). Também exige certificação
Enfermeiro obstetra	Grau de mestre em enfermagem (transição para o DNP). Também exige certificação
Enfermeiro clínico especialista	Grau de mestre em enfermagem (transição para o DNP). Também exige certificação
Doutor em enfermagem com foco prático	DNP
Doutor em enfermagem com foco em pesquisa	PhD

pela especialidade. Os NPs podem especializar-se em saúde da família, pediatria, atendimento de casos agudos, atendimento de adultos, atendimento psiquiátrico de adultos, atendimento psiquiátrico da família, saúde da escola e muitos outros campos. Os especialistas em enfermagem clínica têm especializações similares.

O número de enfermeiros detentores de doutorado em enfermagem clínica está crescendo rapidamente. A Associação Americana de Faculdades de Enfermagem (AACN, do inglês American Association of Colleges of Nursing) recomenda que todos os programas educacionais de enfermeiros clínicos de nível de acesso passem do grau de Mestre em Ciências-Enfermagem (MSN, do inglês Master of Science in Nursing) para o grau de DNP, em 2015 (AACN, 2004). Anteriormente, os enfermeiros com graus de PhD em enfermagem ou em campos relacionados ocupavam sozinhos o topo da hierarquia educacional de enfermagem.

Em todos os Estados norte-americanos, para se tornar RN licenciado, o estudante precisa graduar-se em um programa de enfermagem aprovado e passar no exame nacional de licenciamento, conhecido como National Council Licensure Examination ou NCLEX-RN. Outras exigências de aptidão para licenciatura variam com o Estado (US Department of Labor, 2012). Geralmente, são exigidas graduação e certificação do conselho nacional para a licenciatura de enfermeiros de prática avançada.

▶ **Valores**

O princípio fundamental da enfermagem é o atendimento e a defesa do paciente (Garman et al., 2006). Os enfermeiros procuram melhorar a experiência do paciente com a doença e o atendimento de saúde. Eles valorizam a pessoa integralmente, mantendo-se atentos também às dimensões sociais e emocionais (Clark, 1997). O foco no *atendimento* às vezes é comparado ao foco de médicos no *atendimento*. Entre as qualidades dos enfermeiros, espera-se que eles tenham compaixão, habilidade para opinião crítica, paciência e facilidade de expressão (US Department of Labor, 2012).

A classificação do programa O*NET reflete as diferenças importantes entre médicos e enfermeiros. Os interesses dos enfermeiros são classificados como social-investigativo-convencional (para RNs) ou social-investigativo-realista (para NPs) (ver Quadro 3-2). Comparando médicos e enfermeiros, Garman et al. (2006, p. 834) concluíram que "enquanto os médicos incorporam o componente *investigativo* do modelo de Holland, a maioria dos enfermeiros dá atenção especial ao componente *social*. A distinção tem respaldo nas funções profissionais; enquanto o foco da medicina tende para as *intervenções* curativas, o foco da enfermagem tende a ser a *relação* curativa". Comparando os dois tipos de funções na enfermagem, RNs e NPs, o terceiro interesse diferente (realista para NPs, convencional para RNs) provavelmente reflete o fato de que o trabalho do RN envolve mais procedimentos de rotina, padrões precisos e linhas claras de autoridade do que o trabalho do NP.

Para muitos enfermeiros, o campo da enfermagem é uma vocação e carrega consigo um legado de princípio e dignidade. As grandes figuras da enfermagem, representadas por Florence Nightgale, ajudaram a moldar os valores de abnegação e dedicação ao paciente característicos da profissão. Muitos enfermeiros defendem que para assemelhar-se à medicina em *status* e poder, é importante prosseguir com a profissionalização da enfermagem, continuando a elevar os padrões educacionais e codificando sua base de conhecimentos. A enfermagem também carrega um passado conflituoso com médicos e administradores mais poderosos, tornando os enfermeiros suscetíveis ao desrespeito por outros profissionais (Begun e White, 1999). Mais de 90% dos profissionais de enfermagem nos EUA são mulheres, o que intensifica a suscetibilidade ao desrespeito ou iniquidade por parte de alguns enfermeiros.

▶ **Implicações no trabalho em equipe**

Embora muitos enfermeiros sejam contratados para desempenhar funções de apoio, esta questão ainda suscita alguns conflitos. Os enfermeiros buscam evitar a diferenciação das suas funções, formação e valores, sobretudo em relação aos médicos, e procuram posicionar a enfermagem à altura das outras profissões. Sabe-se que os enfermeiros constituem um elemento-chave na maioria das equipes de saúde e muitas vezes assumem funções de liderança antes exercidas por médicos. Em razão de sua herança "menos favorecida" e da dificuldade de profissionalização, muitos enfermeiros são sensíveis a questões de equidade em equipes de saúde.

FARMACÊUTICOS

CASO 3-5

O Hospital Geral Rapidaman é um hospital com 150 leitos. Ele emprega 16 farmacêuticos, sendo nove portadores do grau de doutor em farmácia (PharmD) e sete portadores do grau de bacharel (BSPharm).

O doutor em farmácia Richard Okafor é um dos farmacêuticos. Seu dia começa às 8h com uma reunião breve, realizada na farmácia central e coordenada pelo diretor da farmácia. Essas reuniões matinais duram cerca de 10 minutos e consistem em anúncios sobre operações de farmácia e assuntos hospitalares mais gerais, além de representar para os farmacêuticos e técnicos em farmácia a oportunidade de esclarecer dúvidas. Após a reunião, o Dr. Okafor ocupa a maior parte de sua manhã supervisionando o preenchimento de requisições de medicação procedentes das alas hospitalares e das unidades de terapia intensiva (UTIs). O preenchimento das requisições – contagem de comprimidos e/ou cápsulas e manipulação de preparações de medicamentos intravenosos – é realizado pessoalmente pelos técnicos em farmácia, que de vez em quando pedem orientação ao Dr. Okafor.

Ocasionalmente, uma medicação prescrita é incompatível com outra que o paciente já recebera. Às vezes, um médico prescreve uma medicação à qual o paciente é alérgico, de acordo com os registros da farmácia. Em casos assim, o Dr. Okafor decide se entra em contato com o setor de enfermagem, do qual veio a requisição, ou se contata diretamente o médico que fez a prescrição. Se o problema for simples, o Dr. Okafor geralmente contata o setor de enfermagem e encaminha o problema para os enfermeiros resolverem junto ao médico. Diante de questões dessa natureza, o médico cancela a primeira prescrição e prescreve um medicamento diferente. Havendo incompatibilidade a medicamentos, o Dr. Okafor costuma tratar diretamente com o médico, por telefone. Algumas incompatibilidades a medicamentos são absolutas e é preciso prescrever um medicamento diferente, independentemente de qualquer outra consideração. No entanto, às vezes pode ser um problema de administração simultânea de dois medicamentos, e não é certo que o paciente seja adversamente afetado. Nestes casos, deve-se decidir se a chance de reduzir a eficiência do medicamento ou de algum outro problema aparecer justifica-se pelas necessidades do paciente. Em situações assim, o Dr. Okafor e o médico que fez a prescrição revisam os assuntos e tomam uma decisão. Poucas vezes há discordância entre ele e o médico e raramente o Dr. Okafor recusa-se a preencher a prescrição, atitude que, ele acredita, faz parte de sua responsabilidade profissional.

A farmácia central preenche as ordens de alta hospitalar, bem como as ordens para medicações a serem administradas no hospital. Muitos pacientes trazem à farmácia do hospital as prescrições de alta escritas por eles. Os técnicos preenchem as prescrições e informam aos pacientes que eles podem falar com um farmacêutico se desejarem receber aconselhamento. O Dr. Okafor e os outros farmacêuticos muitas vezes reúnem-se com estes pacientes para explicar como as medicações devem ser tomadas e quais efeitos colaterais podem ocorrer. Para certas medicações (por exemplo, aquelas com uma grande probabilidade de provocar efeitos colaterais), o staff da farmácia discretamente insiste em uma consulta antes que a medicação seja fornecida ao paciente.

O Dr. Okafor normalmente almoça na cafeteria do hospital com outros farmacêuticos e demais colegas. Às vezes, ele ocupa parte do intervalo do almoço na biblioteca do hospital, verificando um artigo que possa ajudá-lo a resolver algum problema surgido durante a manhã.

Suas tardes são geralmente similares às suas manhãs, embora às vezes ocorram reuniões administrativas, envolvendo todos ou a maior parte dos farmacêuticos e, ocasionalmente, o vice-presidente dos serviços de apoio, a quem o diretor da farmácia se reporta.

Dois dos colegas do Dr. Okafor despendem a maior parte do tempo nas alas e UTIs do hospital passando visitas com médicos e enfermeiros, oferecendo orientação sobre assuntos de farmácia e respondendo perguntas de outros clínicos. Estes dois farmacêuticos fizeram residência em farmácia e são especialistas, um em farmácia oncológica e outro em farmacoterapia. A demanda de participação direta por farmacêuticos em equipes clínicas é alta neste hospital, e o Dr. Okafor manifestou seu interesse em fazer este tipo de trabalho. Neste momento, porém,

FUNÇÕES, FORMAÇÃO E VALORES DE PROFISSIONAIS... CAPÍTULO 3 51

a farmácia não está adequadamente formada e, portanto, não poderia transferir um de seus farmacêuticos para as equipes clínicas na alas.

O Dr. Okafor termina seus dias de trabalho por volta das 17h ou 17h30min. Aproximadamente duas vezes por mês, ele trabalha às noites e nos fins de semana, participando de um rodízio que inclui todos os farmacêuticos.

▶ Funções

Os farmacêuticos distribuem as drogas para o tratamento de doenças em reposta à prescrição de um médico, enfermeiro clínico ou outro provedor habilitado para prescrever. Nas farmácias pequenas, os farmacêuticos distribuem as drogas diretamente. Nas farmácias grandes, como a do Caso 3-5 sobre o Dr. Okafor, eles supervisionam o processo de distribuição e disponibilizam seus conhecimentos aos técnicos. Os farmacêuticos também aconselham seus pacientes, médicos e outros profissionais de saúde sobre a seleção, dosagens, interações e efeitos colaterais de medicamentos, assim como monitoram a saúde e a evolução dos pacientes para garantir que eles utilizem suas medicações com segurança e eficiência.

Existem cerca de 275 mil farmacêuticos empregados nos EUA. A maioria deles trabalha em um estabelecimento da comunidade, como uma drogaria, ou em um prestador de serviço de saúde, como um hospital (US Department of Labor, 2012). Muitas vezes, os farmacêuticos são assistidos por técnicos ou auxiliares de farmácia.

▶ Formação

Historicamente, a formação em farmácia era o nível de bacharelado, exigindo o grau de bacharel em farmácia (*BSPharm* ou *BPharm*). O grau de doutor em farmácia (*PharmD*) substituiu o grau de bacharel, que não é mais conferido, embora muitos farmacêuticos ainda em atuação tenham se formado nos antigos cursos de bacharelado. Para ser admitido em um programa de doutorado em farmácia, que em geral dura quatro anos, o candidato deve ter completado ao menos dois anos de estudo pós-secundário específico*, incluindo química, biologia e anatomia. Alguns egressos do *PharmD* fazem posteriormente um treinamento em programa de residência de 1 ou 2 anos ou uma complementação em uma dada especialidade, tal como farmácia de atendimento ambulatorial, farmácia nuclear, farmácia de apoio nutricional, farmácia oncológica, farmacoterapia, farmácia psiquiátrica (US Department of Labor, 2012). Após completar o grau de *PharmD*, os farmacêuticos devem ser submetidos a dois exames para obter o licenciamento estadual: um sobre habilidades e conhecimento em farmácia, o outro sobre legislação em farmácia no Estado correspondente.

Para técnicos em farmácia, geralmente é exigida a conclusão do ensino médio; alguns Estados exigem programas de treinamento formal e aprovação no exame de licenciamento. Os programas formais de treinamento pós-secundário, em geral, duram um ano ou menos. Nos EUA, existem cerca de 335 mil técnicos em farmácia (US Department of Labor, 2012).

▶ Valores

Os farmacêuticos primam pela excelência na escolha e dosagem de medicamentos usados no tratamento de doenças, assim como pela cura dos pacientes (ou diminuição dos sintomas). O exercício profissional exige diversas qualidades relevantes: habilidades analíticas para avaliar as necessidades dos pacientes e prescrições, habilidades de comunicação para lidar com pacientes, outros clínicos e *staff*; orientação para detalhar e dar atenção ao preenchimento exato e acurado das prescrições; habilidades gerenciais para supervisionar um *staff* e controlar estoques (US Department of Labor, 2012).

O perfil do programa O*NET sobre os interesses de farmacêuticos classifica-os como investigativo-convencional-social. Seu interesse principal (investigativo) é o mesmo dos médicos, refletindo a base científica de conhecimentos da profissão (ver Quadro 3-2). O segundo interesse, convencional, ilustra a natureza mais previsível ou rotineira das atribuições de farmacêuticos, bem como a necessidade de cautela ao preparar medicamentos potencialmente perigosos. Como os cirurgiões, os farmacêuticos registram o interesse social na terceira posição.

▶ Implicações no trabalho em equipe

Os farmacêuticos trabalham, em sua maioria, em uma organização hierárquica, que lhes proporciona experiência com delegação e responsabilidade. A exigência recente do grau de doutor em farmá-

---

* No Brasil, corresponderia ao Curso Técnico de Farmácia.

cia tem propiciado a muitos profissionais a base de conhecimentos necessária para expandir os limites de suas contribuições às equipes de saúde, sendo muitos os interessados em ampliar o campo de ação da prática farmacêutica. O conhecimento do farmacêutico muitas vezes é maior do que outros membros da equipe podem perceber. A educação e o treinamento têm sido atualizados nos anos recentes. Os médicos e outros membros da equipe podem precisar de presteza para garantir que os pacientes se beneficiem integralmente dos farmacêuticos. Como a base de conhecimentos dos farmacêuticos vem sendo ampliada, está ocorrendo uma substancial sobreposição de atuação profissional entre eles e os médicos. Isto constitui um risco de conflito, daí a importância de estruturação e treinamento para equipes que contam com ambas as categorias profissionais.

ASSISTENTES SOCIAIS

CASO 3-6

Penny Starling, MSW, LICSW, é uma assistente social em um hospital urbano grande. Ela e outras duas assistentes sociais cobrem as UTIs adultas, trabalhando principalmente com enfermeiros, médicos e cirurgiões.

Na quarta-feira, ela iniciou seu dia às 7h30min, passando visita na UTI cirúrgica. Os outros membros da equipe eram um cirurgião do trauma, um fisioterapeuta respiratório, dois cirurgiões residentes e um enfermeiro. Sra. Starling acabara de saber que o primeiro atendimento da equipe naquela manhã era o da Sra. Jorgenson, uma paciente com vários traumas cranianos causados por um acidente automobilístico. O plano para o atendimento da paciente no posto da UTI ainda não estava estabelecido. A Sra. Starling precisava saber mais sobre as necessidades médicas da paciente e entender como a família estava lidando com o ocorrido. As respostas sobre a família foram dadas principalmente pelo enfermeiro. A paciente não participou, pois estava inconsciente. A Sra. Starling não visitou todos os pacientes da UTI, pois apenas alguns deles necessitavam de ajuda. Ela deixou a equipe que passava visita após esta primeira paciente.

Mais tarde, naquela manhã, ela encontrou-se com o esposo e as duas filhas da paciente, que vieram de fora da cidade. A Sra. Starling formulou perguntas discretas para saber o quanto o esposo conhecia da condição médica da mulher. Ficou claro que ele pouco sabia ou estava em posição de negação. A Sra. Starling procurou saber das possibilidades de atendimento a longo prazo, na eventualidade de isso ser necessário. O esposo e as filhas pareceram chocados. A Sra. Starling prosseguiu dizendo que não seria prejudicial considerar mesmo as possibilidades muito improváveis, uma vez que a organização de atendimento adequado é muitas vezes difícil e exige tempo. A assistente social também procurou saber como eles estavam lidando com o acidente, e eles deixaram o hospital gratos pela atenção recebida da Sra. Starling.

A Sra. Starling gasta parte de sua manhã ao telefone com um diretor médico de uma companhia de seguro em outro Estado. O diretor perguntara por um dos seus segurados, um paciente da UTI que fora submetido a uma cirurgia de emergência devido a uma obstrução intestinal, para ser transferido por avião-ambulância de volta à sua cidade natal, onde tal companhia estava localizada. A Sra. Starling era capaz de persuadir o diretor médico que a transferência do paciente naquele momento não seria segura. Ela sugeriu ao diretor da companhia de seguro que falasse com o cirurgião do trauma, se desejasse, mas ele disse que isto não era necessário.

A Sra. Starling almoçou rapidamente na cafeteria, com uma amiga que era enfermeira em umas das UTIs. Em seguida, ela dirigiu-se à sua sala para responder diversas chamadas telefônicas. Sua tarde foi ocupada com reuniões com pacientes e familiares, conversando sobre providências de atendimento após a alta da UTI ou a alta do hospital. Alguns pacientes que a Sra. Starling assistira não ficaram por muito tempo na UTI, mas ela continuou acompanhando-os de qualquer forma, pois interagira intensamente com eles e seus familiares.

Ocasionalmente, a Sra. Starling participa de reuniões de atendimento focadas em um paciente em especial, geralmente alguém que tenha sido hospitalizado devido a um acidente vascular cerebral, trauma ou que tenha passado por um procedimento cirúrgico e sofrido alguma complicação pós-operatória. Essas reuniões são frequentadas por enfermeiros, médicos (em geral especialistas em reabilitação), fonoaudió-

logos, fisioterapeutas e terapeutas ocupacionais. Naquela quarta-feira em especial, não havia reunião de atendimento.

A Sra. Starling terminou seu expediente às 17h30min. O dia de trabalho foi um pouco longo, mas não incomum.

▶ Funções

Dos aproximadamente 650 mil assistentes sociais nos EUA, 43% trabalham no atendimento de saúde e metade destes, na saúde mental e abuso de substâncias (US Department of Labor, 2012). Além destas áreas, assistentes sociais de saúde podem atuar na psiquiatria, na geriatria e no serviço social paliativo. Os assistentes sociais de saúde atendem indivíduos, famílias, grupos e necessitados de apoio psicossocial para lidar com enfermidades crônicas, agudas ou terminais. Eles oferecem aconselhamento, ajudam pacientes e familiares nas questões de pagamento, internação de longo prazo e colocações residenciais para pessoas com incapacidades ou pacientes idosos. Eles podem também colaborar com campanhas de saúde e resolver obstáculos no atendimento. Alguns assistentes sociais dirigem-se à prática privada, dedicando-se muitas vezes à psicoterapia, geralmente paga mediante seguro de saúde ou pelos próprios pacientes.

O serviço social pode ser uma profissão agradável, mas também desafiadora. A deficiência de pessoal e a grande carga de trabalho somam-se à pressão em alguns órgãos. Os assistentes sociais que atuam em tempo integral geralmente têm um expediente de 40 horas semanais, mas alguns ocasionalmente trabalham à noite e nos fins de semana, realizando reuniões com clientes e com a comunidade e coordenando emergências (US Department of Labor, 2012).

▶ Formação

O grau de bacharel em serviço social (BSW, do inglês *bachelor in social work*) é a exigência mínima mais comum para contratações na área. Os cursos de bacharelado preparam para postos de serviços, tais como assistente de casos, assistente de saúde mental, assistente de grupo doméstico e orientador residencial. Embora o grau de bacharel seja suficiente para atuação profissional, o grau de mestre em serviço social (MSW) também pode ser exigido em muitos estabelecimentos e escolas de saúde; ele é exigido também para assistentes sociais clínicos, que diagnosticam e tratam problemas mentais, comportamentais e emocionais. Os programas de mestrado preparam profissionais para trabalhar na área escolhida e desenvolvem habilidades necessárias ao assistente social, como para realizar avaliações clínicas, gerenciar grandes volumes de trabalho, assumir ou supervisionar funções e explorar novas maneiras de satisfazer as necessidades de clientes. O treinamento universitário formal muitas vezes inclui ou é seguido por treinamento adicional e supervisão estruturada que levam à licenciatura, cujas formas variam de um Estado para outro (US Department of Labor, 2012). As designações comuns da licenciatura são assistente social clínico independente licenciado (LICSW, do inglês *licensed independent clinical social worker*) e assistente social clínico licenciado (LCSW, do inglês *licensed clinical social worker*). Os postos de supervisão, de administração e de treinamento de *staff* geralmente exigem um grau avançado. Os empregos de docência em universidades e faculdades e a maioria das vagas de pesquisa normalmente exigem o doutorado em serviço social (DSW ou PhD). Enquanto algumas fontes argumentam que existe uma mínima diferença entre o DSW e o PhD em assistência social, outros defendem que no DSW prevalece uma orientação prática e no PhD prevalece uma orientação acadêmica.

▶ Valores

Os assistentes sociais valorizam a resposta psicossocial à doença e ao contexto social da doença (Clark, 1997). Eles enfatizam também a melhoria da saúde mental do paciente. Os assistentes sociais estão atentos à experiência da doença por parte do paciente e da família, especialmente a perspectiva de mudanças comportamentais devido a distúrbios mentais. Eles estão também cientes do lugar do paciente e da família em um conjunto de regras e instituições sociais, legais e governamentais. Os assistentes sociais estão bem posicionados para colaborar com todas estas relações. O Departamento do Trabalho dos EUA (2012) lista qualidades importantes esperadas dos assistentes sociais: compaixão, habilidade de ouvir, habilidade com pessoas e habilidade para resolver problemas, salientando a importância da interação humana no serviço social. Habilidades organizacionais e de administração do tempo também são listadas como importantes devido à necessidade de equilibrar demandas de múltiplos clientes.

O perfil de interesses dos assistentes sociais, segundo o programa O*NET, é descrito como social-investigativo (ver Quadro 3-2). O interesse social legitima a atividade primordial da profissão como trabalho com pessoas em necessidade; o interesse investigativo reflete o fato de que os assistentes sociais são solucionadores de problemas.

▶ Implicações no trabalho em equipe

O campo de ação profissional de assistentes sociais sobrepõe-se ao de enfermeiros. Às vezes, os dois se consideram como os melhores defensores do paciente, família ou ambos. Isto às vezes leva a rivalidades ou conflitos.

Alguns profissionais de saúde, especialmente médicos e farmacêuticos, não estão bem informados sobre as capacidades de assistentes sociais e tendem a vê-los apenas como conectores com agências. Os administradores muitas vezes não estão cientes do conhecimento de comportamento organizacional do assistente social e, ao lidar com problemas organizacionais, deixam de procurá-los em busca de ajuda.

ADMINISTRADORES DE SAÚDE

CASO 3-7

Bob Martin, MBA, MHA, é o administrador do Hospital Comunitário Summit Maple, uma instituição rural altamente respeitada que presta serviços a uma área de 15 condados. O hospital tem 132 leitos e emprega 800 enfermeiros, farmacêuticos e outros profissionais. O corpo clínico é formado por 175 médicos de todas as especialidades, exceto cirurgia cardíaca. Os médicos têm credenciamento para atuar no hospital, mas não são seus empregados.

A rotina do Sr. Martin no hospital é bastante irregular. Em uma terça-feira do mês passado, ele ocupou a maior parte da manhã examinando as opções de financiamento da renovação da unidade obstétrica no hospital. Ele reuniu-se com o diretor de atendimento ao paciente (um enfermeiro gestor), o diretor financeiro e um representante do governo do condado local, proprietário do hospital e provedor de suas necessidades. Um obstetra da equipe médica participou da reunião por cerca de 30 minutos. Ao meio-dia, o Sr. Martin fez uma apresentação ao Rotary Club da cidade, descrevendo o papel variável do hospital à medida que as organizações de saúde no Estado tornam-se maiores pelas fusões e que a tecnologia da comunicação pode alterar o cumprimento do atendimento hospitalar. À noite, ele reuniu-se com os líderes do grupo médico ortopédico da cidade e discutiu com eles um plano de atualização da prestação de serviços para procedimentos ortopédicos para pacientes internos e pacientes ambulatoriais. O grupo interessou-se em firmar uma parceria com o hospital para criação de uma nova prestação de serviço cirúrgico ambulatorial.

Aquela terça-feira não foi um dia típico, pois não existem dias típicos. O Sr. Martin trata das relações com o corpo clínico, estratégias de negócios para o hospital, planejamento financeiro, relações com a mídia, liderança do staff administrativo sênior no hospital e muitos outros assuntos. Ele representa o hospital na Associação de Hospitais do Estado e, às vezes, testemunha junto à legislatura sobre questões de saúde rural.

Diferente dos seus colegas administradores em outras instituições, o Sr. Martin esforça-se para ficar em contato próximo com o atendimento clínico. Por exemplo, ele visita frequentemente a sala do corpo clínico, muitas vezes sem ter qualquer assunto especial em mente. Quando entra na sala em uma dessas visitas não programadas, ele percebe que os médicos estão presentes e resume as conversas em tópicos que eles discutiram há vários dias ou semanas. Ele também participa de "visitas de segurança" com médicos, cirurgiões e enfermeiros. Nessas visitas, ele e os clínicos vão aos quartos dos pacientes e discutem (sem que os pacientes ouçam) assuntos de segurança, mudanças de procedimentos ou equipamentos novos. O diretor de atendimento ao paciente sempre o acompanha nessas visitas.

O Sr. Martin trabalha cerca de 55 horas por semana, mas esta carga horária varia bastante de semana para semana. Com frequência, ele tem reuniões à noite e aos sábados. Embora ele não trabalhe à noite, uma emergência extrema (por exemplo, uma falha no sistema de computadores do hospital) pode ocasionalmente exigir sua presença.

Funções

Os administradores de saúde são líderes e gestores deste tipo de organização. Os administradores de serviços médicos e de saúde mantiveram em torno de 303 mil empregos em 2010. Cerca de 39% trabalharam em hospitais e 9% atuaram em consultórios médicos. Muitos outros trabalharam em prestadores de serviços de atendimento de enfermagem, serviços de saúde a domicílio e centros de atendimento ambulatorial (US Department of Labor, 2012).

Os administradores são responsáveis pelo estabelecimento e monitoramento da estratégia organizacional, monitoramento do desempenho da organização, além do monitoramento das funções de negócios de finanças, gestão de recursos humanos, gestão de informação, *marketing* e gestão ambiental (manutenção de instalações físicas). Em estabelecimentos complexos como hospitais, os administradores trabalham com profissionais em serviços de apoio clínico, enfermagem e corpo clínico para a qualidade do atendimento e serviço de atendimento ao cliente. Garman et al. (2006, p. 840) argumentam que "a função do administrador na sustentação da saúde financeira da organização contrasta duramente com a de outras profissões." Os administradores têm um adágio, "sem margem, sem missão", que afirma a importância da saúde fiscal como uma das metas das organizações de saúde. Nenhuma outra profissão carrega responsabilidade na dimensão com que os administradores de saúde o fazem.

Formação

O grau de mestre em administração de saúde (MHA, do inglês *master in health administration*) ou administração de negócios (MBA, do inglês *master in business administration*) é a credencial-padrão para a maioria dos postos generalistas neste campo. Qualquer uma destas formações pode ser complementada por 1 a 2 anos em um hospital ou outra instituição.

Contudo, o grau de bacharel é suficiente para postos iniciais em setores menores, em nível de departamento dentro de hospitais e na gerência de informação de saúde. Os consultórios médicos e alguns outros prestadores de serviços muitas vezes contratam candidatos com experiência na função em vez de educação formal especificada. Para as pessoas que almejam se tornar chefes de serviços clínicos, no início da carreira podem ser suficientes a formação no campo clínico apropriado (p. ex., um grau em enfermagem) e experiência de trabalho. No entanto, muitas vezes exige-se um grau mais avançado, como o título de mestre em administração de saúde, administração de enfermagem ou em área relacionada.

Não há exigência de licenciamento para administradores de saúde, exceto no setor de casas de saúde; a exigência educacional para o licenciamento de administrador de casa de saúde costuma ser o grau de bacharel. Como consequência, o volume de conhecimentos conquistado pelos administradores de saúde costuma variar substancialmente, dependendo do nível e da fonte da sua formação. Aqueles com formação em saúde pública, por exemplo, podem ter ênfase curricular em política de saúde, enquanto para aqueles com formação em administração de negócios a estrutura curricular enfatiza a administração de negócios.

Valores

Os administradores de saúde geralmente têm uma visão *sistêmica* do seu trabalho. Eles dedicam atenção ao efeito de decisões em microescala (decisões em nível de paciente-clínico, por exemplo) na unidade maior ou organização, em termos de impacto, prioridade e equidade. Eles são leais às suas organizações e engajados na busca do seu crescimento e sucesso. Os administradores sentem-se confortáveis trabalhando em um cargo de comando e dão importância à habilidade interpessoal e à habilidade política organizacional. De posse de uma orientação prática, os administradores procuram por soluções pragmáticas em oposição aos que têm uma boa consistência teórica. Em relação às profissões clínicas, a *gestão baseada em evidências* é uma concepção relativamente nova, promovendo o aumento do uso de evidências de pesquisa na tomada de decisões em gestão.

Os administradores ocupam-se do desempenho organizacional em dimensões múltiplas, incluindo (mas não limitado a isso) a qualidade do atendimento aos pacientes. Conforme observado anteriormente, o desempenho fiscal é visto como fundamental à capacidade da organização de continuar a prosperar por longo tempo.

A classificação do programa O*NET para administradores reflete os diferentes valores desses profissionais em relação aos profissionais clínicos. O perfil de interesses de administradores de saúde é registrado como empreendedor-convencional-social (ver Quadro 3-2). A categoria de empreendedor não é o interesse principal de outras profissões examinadas aqui. O tipo empreendedor está comumente associado a carreiras de negócios e é descrito como tendo uma orientação direcionada ao controle de outros (Garman et al., 2006). O elemento convencional do perfil é compartilhado com farmacêuticos e reflete um interesse em estabelecer procedimentos e rotinas. O elemento social aparece também nos perfis de todas as outras profissões examinadas anteriormente (embora em posições distintas na escala), significando que as profissões são "pessoais", com o serviço aos outros como um valor compartilhado.

▶ Implicações no trabalho em equipe

Os administradores de saúde tendem a sentirem-se confortáveis trabalhando em equipes. Eles entendem que decisões complexas são mais bem tomadas por equipes eficientes – e nas equipes eficientes os membros são afeitos a divergências e confiantes no trabalho conjunto diante de conflitos. Os administradores geralmente são mais receptivos a conflitos e negociação do que os profissionais clínicos, reconhecendo que a melhor estratégia de negociação é *ganhar-ganhar* (*win-win*), em vez de *ganhar-perder* (*win-lose*) (Smith, 2003, p. 611). A falta de *status* profissional dos administradores e a compreensão do atendimento clínico (discutidos mais detalhadamente no Cap. 5) podem constituir um obstáculo à sua aceitação plena como membros de equipes de saúde.

OUTROS PROFISSIONAIS EM EQUIPES DE SAÚDE

Uma ampla variedade de outras profissões está em equipes interprofissionais. Um grupo destas profissões é às vezes referido como *profissões afins na área de saúde*, embora esta denominação não seja especialmente informativa e possa ser interpretada como pejorativa. A Associação Médica Americana (2012) lista 18 profissões de saúde aliadas, incluindo terapia respiratória, cinesioterapia e tecnologia cardiovascular, por exemplo, assim como mais de 60 outras profissões que prestam, direta ou indiretamente, atendimento especializado a pacientes, às vezes sob supervisão médica. Entre estas profissões distintas, estão audiologia e fonoaudiologia; odontologia e funções relacionadas do assistente dentário, como higienista dentário e técnico de laboratório dental; podologia; terapias com artes criativas e expressivas, incluindo dança/terapia com movimento e terapia com música; 11 profissões dentro da ciência de laboratório; terapia física e assistentes de terapia física; veterinários, técnicos e tecnologistas em veterinária. Sete profissões relacionadas à visão são listadas além da oftalmologia (MDs ou DOs), incluindo optometria, técnicos em medicina oftálmica, oculistas de preparação oftálmica, especialistas em mobilidade e orientação, ortopedistas e terapeutas em reabilitação da visão. Os trabalhadores em saúde pública são outra categoria de membros de equipe de saúde, que inclui epidemiologistas, bioestatísticos, especialistas em saúde ambiental e em saúde ocupacional, nutricionistas, educadores de saúde, trabalhadores em saúde da comunidade e muitas outras especialidades. O grau de especialização é assombroso. A maioria destas profissões é habilitada por licenciatura ou certificação de alguma natureza.

O amplo espectro de atividades e funções laborais atrai diferentes tipos de personalidades para cada profissão. A classificação de interesses segundo o programa O*NET, por exemplo, coloca o investigativo como o interesse principal para a tecnologia médica, ficando os interesses realista e convencional em segunda e terceira posições, respectivamente. Este perfil é semelhante ao dos cirurgiões, que têm o interesse social (e não o convencional) na terceira posição. A terapia ocupacional é classificada como social e investigativa, a mesma classificação do assistente social. Os interesses dos optometristas, investigativo-social-realista, são os mesmos dos clínicos gerais; o perfil dos quiropráticos, social-investigativo-realista, reflete o dos NP.

As profissões de saúde podem também ser agrupadas pelos tipos de doenças que tentam tratar e prevenir. Neste sentido, um grupo substancial é o das profissões de saúde mental. Alguns desses profissionais são psiquiatras (graus de MD ou DO), psicólogos (PhD ou PsyD), conselheiros licenciados (MA ou MS em psicologia, aconselhamento ou disciplina similar), terapeutas de casais e da família (MA) e terapia expressiva (MA). Muitas outras profissões de saúde têm uma especialidade em saúde mental. Os assistentes sociais, enfermeiros, farmacêuticos, assistentes médicos e terapeutas ocupacionais, por exemplo, podem especializar-se em atendimento de pacientes com doença mental ou outros problemas de saúde mental. A diversidade de profissões a serviço da saúde mental de pacientes a torna ainda mais importante, de modo que os membros de equipes de atendimento de saúde mental têm *backgrounds* de educação e certificação de seus colegas.

Os profissionais de saúde mental muitas vezes atuam separadamente do atendimento geral e de outra especialidade, seja trabalhando individualmente ou em equipes. Contudo, o conhecimento profundo obtido pela especialização permite a esses especialistas fazer contribuições valiosas às equipes, propiciando outras formas de atendimento de saúde, especialmente quanto à atenção primária. Várias iniciativas estão em andamento visando integrar o atendimento de saúde mental e a atenção primária (Sanchez et al., 2010).

MUDANÇAS RECENTES NAS FUNÇÕES E NA FORMAÇÃO

Os diversos avanços na medicina, enfermagem e farmácia mencionados anteriormente são de grande importância para o trabalho em equipe no atendimento de saúde. As funções e a formação de assistentes sociais de saúde e de administradores de saúde mantiveram-se relativamente estáveis nas décadas recentes, embora evidentemente possam mudar nos anos futuros.

▶ Médicos

Historicamente, os médicos têm tido um papel dominante na prestação de serviços de saúde nos EUA. Esta dominância tem se manifestado em quase todos os postos dos quais eles participam, incluindo equipes. Mais recentemente, esta dominância tem sido desafiada especialmente pela enfermagem e pela farmácia. O nível da formação de enfermeiros e farmacêuticos vem se elevando significativamente, criando uma nova dinâmica em diversas equipes de saúde e exigindo uma adaptação por parte de muitos médicos, especialmente aqueles que atuam há bastante tempo.

▶ Enfermeiros

As exigências educacionais para muitas funções de enfermagem estão aumentando e continuarão a crescer. Além disso, o campo de ação de enfermeiros de prática avançada está ampliando, especialmente para NPs. Na maioria dos Estados, os NPs têm credenciais para prescrição de graus variados. Diversos Estados permitem o exercício independente para NPs, alguns sem exigir qualquer envolvimento de médicos e alguns exigindo um acordo colaborativo com um médico. Vários centros de saúde geridos por enfermeiros oferecem serviços de saúde dirigidos por enfermeiros de prática avançada, principalmente NPs (www.nncc.us). As equipes podem esperar que os enfermeiros assumam funções mais afirmativas e de liderança à medida que esta tendência continue.

▶ Farmacêuticos

O campo de ação da farmácia está expandindo na área de gestão terapêutica medicamentosa (MTM, do inglês *medication therapy management*), com farmacêuticos executando funções que antes eram desempenhadas apenas por médicos (Schommer et al., 2012). Dentro da profissão de farmácia existe, porém, alguma resistência a esta expansão. Aqueles com desconfiança citam a falta de consenso em relação aos objetivos da profissão neste novo cenário, ambientes de trabalho que proporcionam pouca ou nenhuma oportunidade para prática centrada no paciente, falta de reembolso para serviços clínicos do farmacêutico e subdesenvolvimento de habilidades interpessoais dos praticantes (American College of Clinical Pharmacy, 2000). Os fatores que provavelmente promovem a expansão do papel do farmacêutico abrangem o uso crescente de tecnologia e técnicos na preparação de medicamentos, novas oportunidades para farmacêuticos na comunidade, ambulatório, atendimento de longo prazo, estabelecimentos de atendimento domiciliar, pressão de organizações de atendimento para controlar despesas farmacêuticas e o enorme aumento na quantidade de medicamentos usados no atendimento de pacientes nas décadas recentes. Muitos médicos e NPs acolhem a contribuição de farmacêuticos, especialmente em relação aos medicamentos que raramente são prescritos e a algumas interações medicamentosas.

ALIANÇAS E CONFLITOS COMUNS

A diferença nas funções, formação e valores das profissões de saúde criam alguns padrões na dinâmica de equipes de saúde. Vários conflitos e alianças emergem em equipes, mesmo entre as cinco profissões enfatizadas neste capítulo. Abaixo, quatro exemplos de alianças e quatro exemplos de conflitos, que estão resumidos nos Quadros 3-4 e 3-5. Evidentemente, trata-se de uma generalização, pois nem todos os conflitos e alianças exibem es-

Quadro 3-4 Alianças comuns entre cinco profissões de saúde

Aliança	Tema
Enfermeiros e médicos vs. assistentes sociais, farmacêuticos e administradores	Ênfase nas considerações de atendimento do paciente (enfermeiros e médicos) vs. considerações de custos (assistentes sociais, farmacêuticos e administradores)
Enfermeiros e assistentes sociais vs. médicos, farmacêuticos e administradores	Cuidar da pessoa em vez da doença (médicos), medicações (farmacêuticos) ou procedimento de tratamento (administradores)
Farmacêuticos e médicos vs. enfermeiros e assistentes sociais	Importância maior da administração oportuna de medicamentos (farmacêuticos e médicos)
Assistentes sociais e administradores vs. enfermeiros, médicos e farmacêuticos	Ênfase em preocupações e recursos quanto à saúde da população ou comunidade (assistentes sociais e administradores)

tes padrões. O ponto geral é que o surgimento de alianças e conflitos nas equipes é esperado, e estas deveriam estar preparadas para compreender e administrar cada uma dessas situações.

Os enfermeiros e médicos comumente unem-se na primazia do atendimento do paciente em comparação com as considerações de custos. Por outro lado, os farmacêuticos estão acostumados com questões de custos, em função da sua educação e do treinamento como administradores de produtos farmacêuticos no varejo. Os assistentes sociais e os administradores de saúde são treinados para entender o contexto em que o atendimento de saúde é realizado, incluindo as considerações de custos. Desse modo, os enfermeiros e médicos com maior frequência insistem que as considerações do atendimento de pacientes superam as considerações de custos.

Os enfermeiros e os assistentes sociais frequentemente aliam-se no atendimento à pessoa, em contraposição à doença. Os médicos, por outro lado, podem focalizar na cura de uma doença específica; os farmacêuticos ocupam-se de aspectos da doença que podem ser afetados pela medicação; os administradores dedicam-se à eficiência do *processo* de atendimento à pessoa ou à doença.

Os farmacêuticos e os médicos podem unir-se quanto à importância da administração oportuna de medicamentos. Os enfermeiros e assistentes sociais podem minimizar (relativamente) a importância potencial da terapia medicamentosa na saúde integral do paciente. A colaboração dos administradores na discussão diz respeito aos custos.

Os assistentes sociais e os administradores às vezes têm uma posição unitária ao considerar o atendimento de saúde no contexto social mais amplo, voltando sua atenção também para comunidades ou populações, além dos interesses individuais de pacientes. Em alguns cenários, o poder potencial desta aliança é falacioso, porque alguns administradores classificam as questões de saúde da população e comunidade como menos importantes do que a promoção de interesses das suas organizações específicas.

Quadro 3-5 Conflitos comuns entre cinco profissões de saúde

Profissões conflitantes	Tema
Enfermeiros vs. médicos	Foco na experiência com o paciente (enfermeiros) vs. foco na doença (médicos)
Médicos vs. farmacêuticos	Quem tem maior conhecimento para prescrever medicamentos
Assistentes sociais vs. enfermeiros	Intervenções maiores na saúde da comunidade (assistentes sociais)
Administradores vs. médicos e enfermeiros	Maior foco nas restrições de recursos (administradores)

Além das alianças comuns, existem alguns conflitos que emergem de diferenças entre a cinco profissões. Primeiro, os enfermeiros e médicos podem discordar sobre o foco na experiência com o paciente (enfermeiros) ou na doença (médicos). O conflito é baseado na definição diferente do problema pelas duas profissões.

Os médicos e farmacêuticos às vezes têm disputas sobre quem é mais capacitado para prescrever medicamentos e quem desempenharia a função de prescrição. O caso 3-1, referente a um farmacêutico recentemente graduado, ilustra a dominância histórica da medicina na perícia da medicação, que atualmente está sendo complementada pela perícia da farmácia.

Os assistentes sociais e enfermeiros às vezes competem sobre o apoio psicológico ao paciente, com a assistência social ocupando um espectro mais amplo das intervenções comunitárias do que a enfermagem. Outra vez, a distinção está baseada na perspectiva do trabalho social nos sistemas comunitários subjacentes e na maior familiaridade dos assistentes sociais com a ampla gama de recursos comunitários e as condições vivas dos seus clientes.

Os médicos e enfermeiros com frequência têm conflitos com administradores sobre como deveriam ser usados os recursos organizacionais. Conforme observado anteriormente, o trabalho dos administradores envolve o estabelecimento de limites nos gastos organizacionais e a definição de prioridades quanto às necessidades competidoras por fundos e recursos, tais como *staff* e equipamento. Os administradores muitas vezes podem ser vistos como adversários de médicos, enfermeiros e outros clínicos que são menos restringidos por suas funções na defesa por mais fundos e recursos para componentes especiais de atendimento ao paciente. Os clínicos apresentam-se como defensores mais veementes dos pacientes e da qualidade do atendimento.

CONCLUSÃO

A maioria dos profissionais de saúde identifica-se apaixonadamente com sua profissão, uma paixão que resulta de anos de estudo, treinamento e socialização. Cada profissão de saúde tem uma história rica e única, um domínio profissional característico e sua própria trajetória educacional, além de periódicos profissionais, associações, rituais e figuras de inspiração. O que diferencia essas identidades profissionais é o que torna a compreensão cruzada um componente vital do exitoso trabalho em equipe interprofissional.

As funções, a formação e os valores das diferentes profissões de saúde dão a cada uma delas um caráter próprio nas equipes, e é de extrema importância que todos os membros conheçam bem as características de cada profissão envolvida em sua equipe. Por exemplo, as ações dos médicos frequentemente refletem seu *background* científico e o foco em descobrir a cura com base em evidências. Os enfermeiros podem focar na compreensão da perspectiva do paciente e no tratamento integral da pessoa em vez da doença. Os farmacêuticos dedicam-se às necessidades medicamentosas. Os assistentes sociais comumente interpretam as situações dos pacientes levando em consideração a sua posição socioeconômica e seu contexto familiar e social, além dos recursos da comunidade. Para os administradores, as equipes precisam ser bem organizadas e prudentes do ponto de vista fiscal. Todas as cinco profissões enfatizadas neste capítulo e a multiplicidade de outras profissões de saúde têm valiosas contribuições para decisões e resultados das equipes.

No próximo capítulo, são consideradas aquelas pessoas que são fundamentais para as equipes de saúde, mas que não são profissionais de saúde, como os pacientes e seus familiares.

REFERÊNCIAS

Abbott A. *The System of Professions: An Essay on the Division of Expert Labor*. Chicago, IL: University of Chicago Press; 1988.

American Association of Colleges of Nursing. *AACN Position Statement on the Practice Doctorate in Nursing*. October 2004. http://www.aacn.nche.edu/DNP/pdf/DNP.pdf. Accessed March 23, 2012.

American Board of Medical Specialties (ABMS). *About ABMS Medical Boards*. 2012. http://www.abms.org/about_abms/member_boards.aspx. Accessed March 23, 2012.

American College of Clinical Pharmacy. A vision of pharmacy's future roles, responsibilities, and manpower needs in the United States. *Pharmacotherapy*. 2000;20:991-1020.

American Medical Association. *Careers in Health Care*. Chicago, IL: American Medical Association; 2012. http://www.ama-assn.org/ama/pub/education-careers/careers-health-care/directory.page? Accessed March 23, 2012.

American Medical Association. *International Medical Graduates in American Medicine: Contemporary Challenges and Opportunities*. Chicago, IL: American Medical Association; 2010. http://www.ama-assn.org/resources/doc/img/img-workforce-paper.pdf. Accessed October 27, 2012.

American Osteopathic Association. *2010 Osteopathic Medical Profession Report*. Chicago, IL: American Osteopathic Association. http://www.osteopathic.org/inside-aoa/about/who-we-are/Documents/Osteopathic-Medical-Profession-Report-2010.pdf. Accessed October 27, 2012.

Begun JW, Lippincott RC. *Strategic Adaptation in the Health Professions: Meeting the Challenges of Change*. San Francisco, CA: Jossey-Bass; 1993.

Begun JW, White KR. The profession of nursing as a complex adaptive system: strategies for change. In: Kronenfeld JJ, ed. *Research in the Sociology of Health Care*. Vol 16. Greenwich, CT: JAI Press; 1999:189-203.

Bodenheimer T, Grumbach K. *Understanding Health Policy: A Clinical Approach*. 6th ed. New York, NY: McGraw-Hill; 2012.

Carney BT, West P, Neily J, et al. Differences in nurse and surgeon perceptions of teamwork: implications for use of a briefing checklist in the OR. *AORN J*. 2010;91:722-729.

Cassel CK, Reuben DB. Specialization, subspecialization, and subsubspecialization in internal medicine. *N Engl J Med*. 2011;364(12):1169-1173.

Clark PG. Values in health care professional socialization: implications for geriatric education in interdisciplinary teamwork. *Gerontologist*. 1997;37:441-451.

Freidson E. *Professionalism Reborn*. Chicago, IL: University of Chicago Press; 1994.

Freidson E. *Professionalism: The Third Logic*. Chicago, IL: University of Chicago Press; 2001.

Garman AN, Leach DC, Spector N. Worldviews in collision: conflict and collaboration across professional lines. *J Organ Behav*. 2006;27:829-849.

Hofstede G, Hofstede GJ. *Cultures and Organizations*. 2nd ed. New York, NY: McGraw-Hill; 2004.

Holden LM, Watt DD, Walker PH. Communication and collaboration: it's about the pharmacists, as well as the physicians and nurses. *BMJ Qual Saf*. 2010;19:169-172.

Holland JL. *Making Vocational Choices: A Theory of Vocational Personalities and Work Environments*. 3rd ed. Odessa, FL: Psychological Assessment Resources; 1997.

Huber GP, Lewis K. Cross-understanding: implications for group cognition and performance. *Acad Manage Rev*. 2010;35:6-26.

Kaiser Family Foundation. *statehealthfacts.org*. 2012. www.statehealthfacts.org. Accessed November 2, 2012.

Lawrence PR, Lorsch JW. Differentiation and integration in complex organizations. *Adm Sci Q*. 1967;12:1-47.

National Association of Clinical Nurse Specialists. *Advanced Practice Registered Nurses: The Clinical Nurse Specialists (CNS)*. 2012. http://www.nacns.org/docs/APRN-Factsheet.pdf. Accessed November 2, 2012.

O'Leary KJ, Ritter CD, Wheeler H, et al. Teamwork on inpatient medical units: assessing attitudes and barriers. *BMJ Qual Saf*. 2010;19:117-121.

Rounds J, Armstrong PI, Liao, H, et al. *Second Generation Occupational Interest Profiles for the O∗Net System: Summary*. Raleigh, NC: National Center for O∗Net Development; 2008. www.onetcenter.org/dl_files/SecondOIP_Summary.pdf. Accessed November 4, 2012.

Rounds J, Smith T, Hubert L, et al. *Development of Occupational Interest Profiles for O∗Net*. Raleigh, NC: National Center for O∗Net Development; 1999. www.onetcenter.org/dl_files/OIP.pdf. Accessed November 4, 2012.

Sanchez K, Thompson S, Alexander L. Current strategies and barriers to integrated health care: a survey of publicly funded providers in Texas. *Gen Hosp Psychiatry*. 2010;32:26-32.

Schommer JC, Doucette WR, Johnson KA, et al. Positioning and integrating medication therapy management. *J Am Pharm Assoc*. 2012;52:12-24.

Sharpe D, Curran V. In: Kitto S, Chesters J, Thistlethwaite J, et al, eds. *Sociology of Interprofessional Health Care Practice: Critical Reflections and Concrete Solutions*. New York, NY: Nova Science Publishers; 2011:69-85.

Smith R. What doctors and managers can learn from each other. *BMJ*. 2003;326:610-611.

US Census Bureau. *Statistical Abstract of the United States: 2012 (131st Edition)*. Washington, DC; 2011. http://www.census.gov/compendia/statab/. Accessed October 1, 2012.

US Department of Labor. O∗Net Online Resource Center. 2010. http://www.onetcenter.org/overview.html. Accessed September 29, 2012.

US Department of Labor. *Occupational Outlook Handbook, 2012-13 Edition*. 2012. http://www.bls.gov/ooh/home.htm. Accessed November 2, 2012.

Young A, Chaudhry JH, Rhyne J, et al. 2011. A census of actively licensed physicians in the United States, 2010. *Journal of Medical Regulation*. 2011; 96(4):10-20.

Pacientes e familiares em equipes de saúde

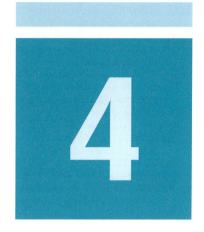

O capítulo anterior aborda os profissionais integrantes de equipes de saúde. Este, por sua vez, debruça-se sobre a pessoa que está no centro de cada equipe: o paciente. Às vezes, alguns profissionais de saúde, especialmente os assistentes sociais, referem-se aos pacientes como *clientes*. Ao empregar a palavra *paciente*, não pretendemos sugerir qualquer divergência com aqueles que utilizam o termo *cliente*. Ao mesmo tempo, isso não pressupõe que todos os pacientes são ou seriam passivos ou dependentes. Evidentemente, às vezes, os pacientes *são* dependentes – por exemplo, quando apresentam uma doença aguda e não podem pensar e agir normalmente, digamos, por causa de dores torácicas severas ou de efeitos de uma infecção potencialmente letal. Porém, estes exemplos de dependência são raros. Na maioria das situações, os pacientes são complemente capazes de tomar decisões sobre seu atendimento. Enfermeiros, médicos, farmacêuticos e a maioria dos outros profissionais de saúde geralmente adotam a palavra *paciente* quando referem-se a uma pessoa que está recebendo atendimento. Uma vez que esses profissionais representam a maior parte dos leitores deste livro, nós também usamos a palavra *paciente*.

Termos como *consumidores* ou *clientes* seriam mais apropriados para pessoas que estão escolhendo um seguro de saúde ou uma clínica para atendimento – especialmente se não tiverem necessidade imediata de atendimento. No entanto, este livro é endereçado a pessoas que estão prestando atendimento, e não para pessoas que estão divulgando ou vendendo seguro de saúde ou serviços de saúde. Adiante, temos mais a dizer sobre consumidores e consumismo.

ATENDIMENTO CENTRADO NO PACIENTE

Em 2001, o Instituto de Medicina (IOM, do inglês Institute of Medicine) publicou o livro *Crossing the Quality Chasm* (Atravessando o Abismo da Qualidade), que mudou o conceito de qualidade do atendimento nas profissões de saúde nos EUA, trazendo ideias que repercutem até hoje entre os profissionais da área. Entre suas inovações, o relatório do IOM forneceu uma definição funcional de qualidade que se tornou o ponto de partida padrão dos esforços para medir e melhorar a qualidade do atendimento de saúde.

Até a publicação do *Crossing the Quality Chasm*, a definição de qualidade no atendimento de saúde mais comumente citada era a do relatório do IOM, divulgado 11 anos antes. Este relatório definia qualidade como "o grau com que os serviços de saúde para indivíduos e populações aumentam a probabilidade de resultados desejados e são coerentes com o conhecimento profissional atual" (Institute of Medicine, 1990, p. 21). Enquanto a definição de 1990 foi um avanço em relação às definições anteriores e atendeu suas finalidades, retrospectivamente, ela chama a atenção pelo que omitiu: não há referência aos pacientes e aos objetivos que eles têm ao procurar atendimento de saúde. A definição de 1990 é elaborada do ponto de vista dos profissionais de saúde. Isto implica, indiretamente, que a definição de qualidade de saúde seja uma tarefa apropriada para indivíduos que podem julgar se os serviços de saúde "são coerentes com o conhecimento profissional", cuja preocupação central é se esses serviços alcançam "os resultados de saúde desejados". Em outras palavras, o que se avalia é se o atendimento de saúde cura a doença ou alivia os sintomas. Não há menção sobre como os pacientes sentem sua cura, se eles recebem conforto e apoio emocional, se suas perguntas são respondidas ou se eles exercem algum papel no processo de cura.

A definição apresentada no *Crossing the Quality Chasm* em 2001 não foi um refinamento da definição anterior. Ela representou uma mudança importante na compreensão dos elementos do bom atendimento de saúde (Berwick, 2009). O relatório de 2001 estruturou sua definição em torno de seis objetivos para a melhoria do atendimento, expressando que "atendimento de saúde deveria ser seguro, efetivo, centrado no paciente, oportuno, eficiente e equitativo" (IOM, 2001, p. 40). Existem quatro elementos novos nesta definição, em comparação com a definição de 1990. Segurança e efetividade estão implícitas na definição anterior, mas centralidade no paciente, oportunidade, eficiência e equidade são conceitos novos. Embora todos esses objetivos sejam importantes, o propósito deste capítulo é explicar o papel do paciente nas equipes de saúde e, desse modo, enfocar o conceito de centralidade no paciente. Os outros cinco objetivos são discutidos no Capítulo 6.

Ao defender que o atendimento fosse centrado no paciente, os autores do *Crossing the Quality Chasm* deviam ter em mente que o atendimento seria mais fortemente voltado para o tratamento de doenças, à medida que elas se manifestam de diferentes formas nos indivíduos. Neste caso, a definição do IOM teria seguido a orientação profissional da definição de 1990. Entretanto, fica claro que os autores do relatório pretenderam propor uma noção diferente e muito mais ampla de centralidade no paciente. O relatório ressalta a necessidade de eliminar as frustrações do paciente, permitindo-lhe participar da tomada de decisões e obter informação sobre sua própria situação e sobre atendimento de saúde de modo geral (IOM, 2001, pp. 48-51). O relatório também exigiu "respeito aos valores e preferências dos pacientes, e expressou necessidades". Em outras palavras, centralidade no paciente significa satisfazer não apenas suas necessidades, que podem ser identificadas pelos profissionais que o atendem, mas também suas carências, que só podem ser conhecidas se eles as expressarem ou se forem indagados a respeito (Berwick, 2009, pp. w558-w559). Pode-se dizer, ainda, que centralidade no paciente significa moldagem do atendimento, de modo que ele atenda aos interesses do paciente, segundo a sua própria definição.

A essência do atendimento centrado no paciente é o reconhecimento da autonomia, da dignidade, da sensibilidade e do autoconhecimento do paciente. Ele contrapõe-se ao que é geralmente denominado *atendimento paternalista*, no qual os pacientes são considerados crianças, sem capacidade ou direito de tomar decisões certas sobre seu próprio atendimento de saúde. Ele contrapõe-se também a uma forma degradada de paternalismo, em que as ideias e os sentimentos dos pacientes são negligenciados.

Embora o *Crossing the Quality Chasm* tenha colocado a centralidade no paciente na dianteira das discussões sobre qualidade do atendimento de saúde, o tema já tinha um passado de muitas décadas. Uma expressão anterior deste valor nos EUA cabe a William J. Mayo, cofundador da Clínica Mayo, que disse em um discurso de formatura de escola médica em 1910: "O melhor interesse do paciente é o único interesse a ser considerado" (Mayo, 2000, p. 554). A afirmação do Dr. Mayo não é inteiramente inequívoca, pois ele não diz de quem é esperada a definição do interesse do paciente. É possível que ele tenha pensado no interesse do paciente sendo determinado pelo médico, detentor do conhecimento especializado que o paciente não possui. Porém, mesmo que esta fosse sua intenção, sua afirmação prenunciou o futuro ao declarar que o objetivo do atendimento de saúde é saber reconhecer o interesse do paciente e não recorrer apenas ao conhecimento profissional. No século XX, expandiu-se o papel da ciência no atendimento de saúde, e a medicina deu ênfase crescente à identificação e reparo de defeitos no corpo humano, visto como máquinas biológicas. Por volta de 1950, diversos enfermeiros, médicos e outros profissionais começaram a confrontar as limitações do atendimento de saúde. A denominação *abordagem centrada no paciente* surgiu primeiro na literatura de enfermagem, por volta de 1960 (Martin, 1960). Na Grã-Bretanha, o médico e psicanalista Michael Balint criou grupos de estudos em que profissionais generalistas podiam melhorar sua capacidade de compreender como os pacientes lidam com a doença e com o atendimento médico (Balint, 1964). Nos EUA, o clínico e psiquiatra George Engel promoveu a prática médica que integra o conhecimento de uma função fisiológica do paciente com a compreensão da sua vida psicológica e social (Engel, 1977). Mais tarde, Susan Edgman-Levitan e seus colaboradores no Programa *Picker/Commonwealth* para Atendimento Centrado no Paciente desenvolveram o conceito de centralidade no paciente e critérios concebidos para medir se o atendimento está de fato sendo realizado dessa forma (Gerteis et al., 1993). Indagações semelhantes levaram ao desenvolvimento da medicina narrativa, que enfatiza o valor da compreensão da história da doença do paciente, incluindo sua experiência de atendimento de saúde (Greenhalgh e Hurwitz, 1999). Nos últimos 35 anos, Moira Stewart e outros, atuando principalmente no Canadá, têm desenvolvido o *método clínico centrado no paciente*, que enfatiza a compreensão da sua experiência frente à doença, sua história de vida e seu contexto social, buscando encontrar uma base comum sobre a qual o clínico e o paciente possam estabelecer objetivos de trabalho conjunto, visando à melhora da saúde (Stewart et al., 2003). O atendimento centrado no paciente tem permanecido como um conceito importante na formação e na prática da enfermagem desde a década de 1960, quando houve a primeira discussão sobre o tema. Minimizar a vulnerabilidade, seja ela fisiológica ou psicológica, tem sido o componente central do conceito e de como ele tem sido interpretado na enfermagem (Hobbs, 2009). As pessoas mencionadas aqui e muitas outras têm contribuído para a mudança do foco do atendimento clínico: do reparo da "máquina" para uma visão integral da pessoa, respeitando-a como um ser humano autônomo e digno.

Os autores do *Crossing the Quality Chasm* esboçaram todos estes desenvolvimentos. Contudo, eles acrescentaram também algo novo e importante. A medicina centrada no paciente, a medicina narrativa e as outras abordagens mencionadas acima se preocupam em aprimorar a maneira como os clínicos realizam seu trabalho individual de diagnóstico e atendimento de um paciente a cada vez. Nessas abordagens, a centralidade no paciente, seja esta expressão usada ou não explicitamente, é concebida como uma propriedade da prática clínica individual. No *Crossing the Quality Chasm*, a centralidade no paciente é apresentada não somente como uma característica do trabalho de profissionais de saúde individualmente, mas também como uma característica das operações de sistemas de saúde. Em outras palavras, os autores do relatório do IOM instigaram as instituições de atendimento de saúde integral a se centrarem no paciente. A ampliação do conceito leva imediatamente a questões sobre trabalho em equipe nas instituições, aparência física e funções dos prestadores de serviços de saúde, procedimentos de cobrança, sistemas de recompensa de empregados de hospitais e assim por diante. Ampliada desta maneira, a centralidade no paciente reúne a opinião e o conceito do paciente como uma pessoa, que pode e deve participar de equipes de saúde.

CONSUMISMO

Nós já mencionamos que alguns indivíduos referem-se a pacientes como consumidores. Muitos clínicos, especialmente médicos, resistem à ideia de centralidade no paciente, pois pensam que isto sinaliza consumismo infiltrando-se no atendimento de saúde. Não defenderemos este ponto de vista. Alguns se opõem, ainda, porque não acreditam que os pacientes devam estar envolvidos.

O conceito do IOM de centralidade no paciente pressupõe que os pacientes sejam considerados consumidores? Pode ser. Isso depende do que o termo *consumidor* sugere indicar.

Se o atendimento de saúde for para servir aos interesses dos pacientes como definidos pelos mesmos, então eles são os responsáveis – como é responsável alguém que adquire um refrigerador ou contrata um serviço de corte de grama. Se os pacientes forem os responsáveis, eles permanecem dependentes dos profissionais de saúde para informação sobre suas doenças e opções de tratamento, mas não são dependentes para tomar decisões sobre seu atendimento. Em vez disso, a dependência por decisão é invertida e os profissionais devem aceitar sugestões dos pacientes. Com esta inversão, os pacientes não são receptores passivos do atendimento de saúde que os profissionais julgam apropriado para eles. Os pacientes decidem o que receberão, como e quando. Evidentemente, eles tornam-se consumidores. Conforme descrito em um influente livro sobre comunicação entre o médico e o paciente, o consumismo é protótipo legítimo de interações entre pacientes e profissionais de saúde (naquela descrição, os outros protótipos legítimos são o paternalismo e a mutualismo). E o consumismo tem muitas implicações:

> A advertência "toma cuidado, comprador" rege a transação, ficando o poder nas mãos do comprador (paciente), que pode escolher comprar (buscar atendimento) ou não, como ele achar conveniente. O papel do médico é limitado ao de um consultor técnico, que tem a obrigação de prestar informação e serviços dependentes das preferências do paciente (e dentro de normas profissionais) (Roter e Hall, 2006, p. 27).

No entanto, a linha de raciocínio vai além. Identificar pacientes como consumidores sugere que as relações entre o paciente e aqueles que prestam atendimento de saúde são comerciais. Se pacientes e profissionais de saúde relacionam-se fundamentalmente como compradores e vendedores, então ambos podem assumir um franco comportamento comercial. Por exemplo, o vendedor pode exagerar na demonstração de eficiência, tentar ocultar a ignorância e estimular de forma artificial a demanda. Se o comprador recebe advertências de cuidado, isso indica que há algum motivo para ter cautela, alguma coisa que os profissionais de saúde podem ponderar e optar por não não revelar. A advertência (*caveat emptor*) faz sentido somente se interpretações errôneas e evasivas forem possibilidades reais – como o são em algumas negociações comerciais.

O Dr. Mayo ficaria decepcionado se tivesse previsto que, no século XXI, os pacientes pudessem se tornar consumidores que precisam ter cuidado. Na época do discurso do Dr. Mayo mencionado acima, os pacientes realmente precisavam ter cuidado. Nesse pronunciamento, ele aplaudiu o fim da era pré-científica na medicina, quando os médicos tinham "instintos comerciais", praticavam "charlatanismo" e eram o "centro das atenções" (*stage properties*) (Mayo, 2000).

A identificação de pacientes como consumidores também sugere mudanças em seu comportamento, porque o consumidor sempre tem razão e não está obrigado pelas evidências sobre a eficácia de vários tratamentos. Evidentemente, os pacientes como consumidores podem solicitar e receber tratamentos para os quais falta evidência de eficácia e tratamentos para os quais há evidência de ineficácia. Talvez eles demandem e recebam tratamentos prejudiciais. Talvez eles se comportem como alguns consumidores que estão comprando aparelhos de televisão ou passagens aéreas.

De fato, os autores de *Crossing the Quality Chasm* não usaram os termos *consumidor* ou *consumismo* e não pretenderam estimular o retorno de um comercialismo irrestrito no atendimento de saúde. A centralidade no paciente não implica o fim da autoridade profissional. Todavia, o fim deste tipo de autoridade não significa o fim do profissionalismo. Uma profissão não é simplesmente uma conspiração para manter *status* e controle. Os profissionais têm como responsabilidade colocar os interesses de quem eles servem à frente dos seus próprios interesses, de modo a utilizar com integridade seus conhecimentos e habilidades profissionais – não ocultando nada e sendo acessível e confiável ao fornecer qualquer informação solicitada e qualquer informação que possa ser útil, mesmo que os usuários não conheçam o suficiente para questionar. A sociedade tem razão em manter estes aspectos do profissionalismo no atendimento de saúde, ainda que os pacientes tenham a última palavra. Os pacientes não desejam ter relações comerciais com seus enfermeiros, médicos e farmacêuticos. Eles esperam uma atitude profissional. A fusão de pacientes com consumidores gera associações de ideias indesejáveis para os profissionais e para o que os pacientes possam esperar deles.

Não há problema em identificar pacientes como consumidores se isso reforçar a ideia de que eles têm a palavra final no seu próprio atendimento de saúde. Entretanto, seria prejudicial se os profissionais fossem liberados de suas obrigações uma vez que ingressaram no mundo comercial, pois isso levaria pacientes a agir com cautela e com receio de serem prejudicados. Interpretações características do consumismo em outros setores econômicos e importadas pelo atendimento de saúde são mal acolhidas e desnecessárias. Além disso, elas são indesejadas por pacientes e profissionais do atendimento de saúde.

No fim, as implicações indesejáveis do consumismo no atendimento de saúde são provavelmente resultantes de uma simples confusão provocada pela palavra *consumidor*. Talvez necessitemos de um termo novo para identificar a relação entre pacientes responsáveis (*in charge*) e profissionais de saúde que retêm suas obrigações. Em vez de *consumismo*, poderia ser empregado o termo *clientelismo*. Seja como for, aceitar a centralidade no paciente como um objetivo no atendimento de saúde não exige a adoção do consumismo na conotação habitualmente compreendida. Uma equipe de saúde que presta atendimento centrado no paciente não necessita ver seus pacientes como consumidores. Como o Dr. Mayo disse em 1921, "O comercialismo na medicina nunca leva à verdadeira satisfação, e manter nosso autorrespeito é mais precioso do que ouro" (Camilleri et al., 2005, p. 1341). O mesmo poderia ser dito sobre comercialismo entre pacientes.

PERMITINDO AOS PACIENTES A PARTICIPAÇÃO NA TOMADA DE DECISÕES

A centralidade no paciente é uma característica desejável do atendimento de saúde baseado em equipe. Esta concepção proporciona um ponto de referência para compreender os diferentes papéis que os pacientes (e seus familiares) podem ter na tomada de decisões que ocorre em equipes de saúde. O atendimento centrado no paciente suscita oportunidades e problemas que não surgem no atendimento paternalista e que serão considerados a seguir. Porém, primeiro vamos distinguir três histórias sobre a participação de pacientes em equipes.

▶ Delegando a tomada de decisões para outra pessoa

CASO 4-1

Adam Trudell era um escritor e ativista político de 54 anos que vivia em Rapid City, Dacota do Sul. O Sr. Trudell tinha uma longa história na literatura e na política, tendo publicado quatro novelas e servido no Escritório Federal de Negócios com a Índia e no Congresso. Sua educação incluía o grau de bacharel e o grau de mestre em administração pública. No entanto, ele não teve formação em ciências naturais afora o curso introdutório de geologia na faculdade.

O Sr. Trudell sabia há vários anos que tinha uma doença cardíaca, especificamente, estenose nas artérias que levam o sangue ao seu coração (doença arterial coronariana). Seu primeiro sintoma foi uma dor no peito, sentida enquanto estava correndo. Uma vez iniciado o uso de medicação, ele sentiu-se apto a exercitar-se novamente, mas ocasionalmente ele sentia dor no peito durante o exercício.

Em uma noite, enquanto jantava, o Sr. Trudell sentiu uma pressão dolorida no peito, que não cedeu mesmo com o uso de nitroglicerina sob a língua. Mary Trudell, sua esposa, chamou uma ambulância, e ele foi transportado para o hospital. A enfermeira registrada (RN) Linda Hill, do Serviço de Emergência (SE), recebeu-o, ouviu um breve relato do ocorrido, mediu sua pressão sanguínea e ajustou os cabos do monitor eletrocardiográfico ao seu tórax utilizando pequenos discos adesivos. James Dudik, médico do SE, realizou uma anamnese mais longa e um exame físico e ordenou diversos testes. Em seguida, ele informou ao Sr. Trudell que recomendara uma investigação imediata, por meio de raio X das artérias coronárias (angiografia), seguido da abertura de qualquer bloqueio arterial que pudesse ser encontrado (angioplastia). O Sr. Trudell fez 2 ou 3 perguntas sobre qual procedimento seria adotado. O Dr. Dudik então perguntou ao Sr. Trudell se ele desejava ir adiante com o procedimento ou se preferia ser transferido para a Unidade de Terapia Coronariana, onde seria tratado sem angiografia ou angioplastia.

O Sr. Trudell deteve-se por um momento, ainda com dor. Ele olhou para a Sra. Hill e novamente para o Dr. Dudik, mas não disse nada. Depois, pediu ao Dr. Dudik para fazer como achasse melhor. O Dr. Dudik quis explicar novamente a situação, para que o Sr. Trudell tomasse a decisão, mas este insistiu que o médico o fizesse. Um cardiologista foi chamado e o Sr. Trudell transferido para o laboratório de cateterização para angiografia.

À primeira vista, poderia parecer que o atendimento do Sr. Trudell fora paternalista ao invés de centrado no paciente. O Sr. Trudell comportou-se passivamente, e o Dr. Dudik tomou a importante decisão sobre a angiografia. Porém, passividade por parte do paciente não significa que ele esteja recebendo atendimento paternalista. O atendimento centrado ou não no paciente depende da atitude e do comportamento do prestador do atendimento ou da equipe de saúde.

O atendimento do Sr. Trudell foi centrado no paciente porque o Dr. Dudik respeitou sua autonomia e dignidade. O Dr. Dudik partiu do princípio que o Sr. Trudell tomaria a decisão sobre a angiografia. Quando o Sr. Trudell declarou o contrário, o Dr. Dudik novamente mostrou que estava tratando o paciente como uma pessoa ao dar-lhe mais uma oportunidade para tomar sua decisão. O Caso 4-1 não deixa claro por que o Sr. Trudell recusou-se a tomar este caminho. Talvez ele tivesse uma boa razão para pensar que sua esposa também acataria o Dr. Dudik. Seja como for, o Sr. Trudell teve a oportunidade de ser o responsável no processo. Suas ideias, sentimentos, valores e objetivos foram respeitados. Ele exerceu sua autodeterminação ao escolher não ser o único a tomar a importante decisão sobre seu atendimento. Este é um papel franqueado aos pacientes como membros de equipes de saúde.

Existe outra questão para ser esclarecida aqui. O Sr. Trudell sentia dor quando resolveu que não tomaria decisão sobre seu atendimento. Ele tomou tal decisão adequadamente ou o Dr. Dudik prestou-lhe um desserviço ao aceitar o desejo do paciente de que a decisão fosse médica? Esta pergunta muitas vezes surge. Às vezes, a dor diminui a capacidade do paciente de pensar com lucidez e tomar uma decisão. Às vezes, a perturbação emocional interfere na clareza de opinião. Às vezes, o paciente tem o nível de consciência diminuído devido à gravidade da doença ou do dano. Os clínicos devem sempre estar atentos para a possibilidade de o paciente não ser capaz de tomar uma decisão e, nesse caso, há necessidade de envolver um representante, geralmente um familiar, para agir em interesse do paciente. No Caso 4-1, o Dr. Dudik deveria ter insistido na participação da Sra. Trudell no processo se percebesse que o paciente não estava suficientemente capacitado. Ele poderia ter tentado uma aproximação em separado com a Sra. Trudell ou mesmo tentado atraí-la para a conversa que os dois estavam mantendo. Se um paciente não for capaz de tomar decisões por si, certificar-se de que as decisões sejam tomadas por uma pessoa que possa verdadeiramente falar pelo paciente é parte da prestação de atendimento centrada no paciente. O suporte à capacidade do paciente para tomada de decisão é apropriado quando ele está escolhendo quais exames serão realizados e quais tratamentos serão empregados, ou ainda quando ele está decidindo sobre que papel terá na equipe de saúde.

▶ **Parceria na tomada de decisão**

CASO 4-2

A artrite reumatoide é uma doença crônica, altamente variável, às vezes não mais do que um grave incômodo para o portador, às vezes altamente incapacitante. Muitos tratamentos estão disponíveis e, enquanto alguns não têm efeitos colaterais significativos, outros trazem substancial risco.

Isabella Belmonte, 62 anos, é casada e tem dois filhos adultos e quatro netos. Ela trabalhava como assistente executiva em uma empresa de serviços financeiros em Nova York. Por 30 anos, ela sofreu de artrite reumatoide. A doença afetou primeiro os seus joelhos e mais tarde afetou também os pulsos e as mãos.

A Sra. Belmonte recebia atendimento de um reumatologista, a quem ela vinha consultando por 16 anos. Ela tinha também um médico de família, mas, com exceção da artrite, ela não tinha problemas significativos de saúde, razão pela qual ela consultava este médico apenas para atendimento preventivo e problema de saúde passageiro.

A Sra. Belmonte e o Dr. Mancuso, seu reumatologista, tinham um excelente relacionamento. A Sra. Belmonte fora apresentada ao Dr. Mancuso pelo seu médico de família, que julgou que eles se dariam bem. De fato, eles se acertaram magnificamente. A Sra. Belmonte sentia que O Dr. Mancuso a entendia muito bem. Ele compreendia a posição central da família em sua vida, a importância do seu trabalho, a necessidade de manter uma boa renda para contribuir para o bem-estar familiar e seu prazer em conviver com os netos.

A Sra. Belmonte já passou por muitos tratamentos nesses 30 anos de doença. Ela iniciou com ibuprofeno e mais tarde usou esteroides intermitentemente, ambos prescritos pelo médico de família. Quando esses medicamentos não mais proporcionaram alívio, o médico de família encaminhou-a ao Dr. Mancuso para um tratamento mais agressivo. O Dr. Mancuso discutiu com ela o uso de metotrexato, imunodepressores e outros medicamentos, além de alertar sobre as perspectivas de sucesso dos medicamentos e seus riscos (risco de dano hepático e risco de infecção, por exemplo). Juntos, eles decidiram se ela usaria esses medicamentos mais potentes. Durante os anos, ela tem utilizado quatro diferentes combinações de medicamentos. Cada vez que era feita uma alteração, ela e o Dr. Mancuso discutiam o que poderia acontecer adiante, a probabilidade de melhora com o novo tratamento e como suas vidas familiar e profissional poderiam ser perturbadas se ela sofresse efeitos adversos dos medicamentos.

O Dr. Mancuso trabalhava com dois outros reumatologistas. A clínica incluía também uma especialista em enfermagem clínica e um fisioterapeuta. A Sra. Belmonte tinha encontros frequentes com ambos e aprendia bastante sobre como reduzir os sintomas e lidar com a doença.

A Sra. Belmonte se considerava um membro da equipe de saúde. Na sua visão, em especial, ela e o Dr. Mancuso eram parceiros no manejo da sua doença. Ela considerava como compartilhada a sua tomada de decisão a respeito do seu tratamento.

PACIENTES E FAMILIARES EM EQUIPES DE SAÚDE — CAPÍTULO 4

A Sra. Belmonte recebeu atendimento centrado no paciente da equipe do Dr. Mancuso, mas seu papel foi completamente diferente do escolhido pelo Sr. Trudell no Caso 4-1. A escolha da Sra. Belmonte sobre a maneira de interagir com seus prestadores de atendimento exemplifica uma segunda opção para o papel de um paciente na sua equipe de saúde. Ela não foi passiva, mas tampouco foi diretamente responsável pelo atendimento. Ela não queria supervisionar o seu próprio atendimento, mas, sim, ser uma parceira. Ela não olhava o Dr. Mancuso com desconfiança e não imaginava que ele pudesse forçá-la a tratamentos indesejados. Ela não imaginava que ele pudesse estar exagerando a eficácia de novas medicações ou minimizando a perspectiva de efeitos colaterais. A Sra. Belmonte não pensava que fosse uma compradora precisando ter cuidado, e o Dr. Mancuso não a via como uma consumidora.

A questão de quem foi responsável pelo seu atendimento nunca aflorou explicitamente. A partir das perguntas que ela formulara e a partir das respostas que dava para as diferentes opções de tratamento, o Dr. Mancuso pôde perceber como a Sra. Belmonte gostaria de participar do seu atendimento. Ele achou fácil entender seus valores e objetivos de vida. Ele apresentou as opções de tratamento que ela considerou coerentes com seus valores e com probabilidade de atender aos seus objetivos. Às vezes, eles discutiam esses objetivos como parte da tomada de decisões compartilhada. Por exemplo, em uma ocasião, eles retardaram o início de uma nova medicação, porque havia chance de que um efeito colateral pudesse impedi-la de comparecer à cerimônia de crisma da sua neta. Durante o intervalo, ela continuou a sentir dor, que mais tarde foi atenuada pela nova medicação, sem qualquer efeito colateral. Porém, antes de começar a tomá-la, não havia como saber o que poderia acontecer, e a Sra. Belmonte não queria correr o risco de não assistir à crisma. Esta escolha fez sentido para ela e para o Dr. Mancuso, havendo necessidade de pouca discussão.

A Sra. Belmonte sentiu-se compreendida e respeitada. Ela sabia que sua experiência da doença e seu atendimento de saúde eram importantes para o Dr. Mancuso, bem como para a enfermeira e o fisioterapeuta da clínica. Suas perguntas eram sempre respondidas tão integralmente quanto ela desejasse. Ela não tinha dúvida de que seus valores e objetivos governaram as escolhas de tratamento. O processo todo foi tranquilo.

Tomando decisões para si próprio

CASO 4-3

Dorothy Montgomery, 36 anos, era professora de uma escola em St. Louis. Ela era casada e tinha filhos com 10 e 8 anos. Como de costume, aproximadamente uma vez por ano ela consultava sua enfermeira clínica ginecológica (NP, do inglês nurse practitioner), Jane Bartnik, para um check-up antes do dia de Ação de Graças. Para desalento da Sra. Montgomery, a Sra. Bartnik encontrou um tumor na sua mama esquerda. Ela submeteu-se a uma mamografia e a muitos outros exames, confirmando a presença de um tumor sólido na mama esquerda, porém sem indicações de ocorrência de câncer em outro local. A Sra. Bartnik encaminhou a Sra. Montgomery à médica Wanda Richmond, uma cirurgiã do mesmo grupo médico. A Dra. Richmond coletou amostras de tecido, mediante inserção de uma agulha que atravessou a pele da Sra. Montgomery chegando até o tumor (biópsia do núcleo por agulha). O exame microscópico do tecido revelou um carcinoma ductal invasivo, isto é, câncer de mama.

Mesmo antes de realizar a mamografia, a Sra. Montgomery começou a reunir informação sobre a doença. Primeiro, ela falou com duas amigas que fizeram o tratamento há poucos anos. Ela conversou com sua NP e consultou várias páginas: do Atendimento de Saúde BJC (BJC HealthCare), do Instituto Nacional do Câncer (National Cancer Institute) e outras.

Após a biópsia mostrar que o tumor era canceroso, a Sra. Montgomery e seu esposo retornaram à Dra. Richmond para discutir as opções de tratamento. A Sra. Montgomery estava bem ciente que o câncer de mama representava uma ameaça à sua vida. Ela tinha muitas perguntas. Embora agitada e com dificuldade de manter a concentração, na maior parte do tempo ela dirigiu a conversa. De vez em quando, ela lembrava de fazer perguntas que os dois tinham discutido previamente. A Dra. Richmond respondeu algumas perguntas em detalhe, mas depois as respostas tornaram-se mais curtas e, por fim, disse que o tumor deveria ser removido junto com os nódulos linfáticos da axila adjacente à mama com tumor. O tecido do tumor seria então examinado, e o tratamento dependeria dos resultados da cirurgia e dos exames. A Sra. Montgomery fez algumas perguntas hipotéticas adicionais sobre escolhas a serem adotadas uma vez conhecidos os resultados. Ela já estava bem informada a respeito da maioria dos exames e o que eles poderiam revelar. A Dra. Richmond colocou diplomaticamente – mas com firmeza – que explorar possibilidades hipotéticas não seria apropriado até que o tumor fosse removido e examinado.

A Sra. Montgomery deixou o consultório da Dra. Richmond desapontada. Ela estava ansiosa. Para dar conta da situação e tomar as decisões necessárias, ela sentia necessidade de entender integralmente o que poderia acontecer adiante. Ela discutiu suas opiniões com seu esposo e decidiu procurar outro cirurgião, que respondesse todas as suas perguntas.

A Sra. Montgomery não recebeu atendimento centrado no paciente. O papel que ela tentou conseguir – mas não foi permitido – é uma terceira opção de participação de pacientes em suas próprias equipes de saúde. Este papel é diferente daquele escolhido pelo Sr. Trudell e do escolhido pela Sra. Belmonte. A Sra. Montgomery queria mais do que parceria na tomada de decisões sobre seu atendimento. Ela queria tomar as decisões por si própria. Ela queria discutir a situação minuciosamente com sua cirurgiã, outros médicos e seu esposo, mas ela não gostaria que a cirurgiã (ou qualquer outra pessoa) tomasse as decisões finais. Tampouco estava interessada na tomada de decisões compartilhada.

A Dra. Richmond foi polida, mas não aceitou a posição da Sra. Montgomery. A Dra. Richmond parecia acreditar que sabia mais e que não seria producente discutir uma longa lista de perguntas que poderiam causar sofrimento adicional à Sra. Montgomery. A cirurgiã pretendia discutir os assuntos mais adiante com a Sra. Montgomery e seu esposo, após o exame revelar mais informação sobre o câncer, informação que estreitaria o espectro de possíveis linhas de ações e, portanto, simplificaria a discussão. Houve uma incompatibilidade entre a escolha da Sra. Montgomery do papel no seu atendimento de saúde e o papel que sua cirurgiã estava disposta a permitir que ela tivesse. O atendimento da cirurgiã não foi centrado nas vontades e necessidades da Sra. Montgomery. A Sra. Montgomery tinha uma clara noção de como gostaria de participar da sua própria equipe de saúde. Como a Dr. Richmond não proporcionou o que a Sra. Montgomery queria, estabeleceu-se uma lacuna entre o atendimento centrado no paciente e o atendimento que a Dra. Richmond considerava apropriado. Também ficou claro para a Sra. Montgomery que era o momento de procurar outro cirurgião e outra equipe.

▶ Modelos da relação paciente-equipe

O modo como o Sr. Trudell, a Sra. Belmonte e a Sra. Montgomery se posicionaram perante o atendimento que receberam pode estabelecer uma base conjunta para compreensão dos diferentes papéis que os pacientes podem ter em equipes de saúde. Esses papéis representam variantes do atendimento centrado no paciente, cada uma emergindo de uma escolha disponível ao paciente.

O Quadro 4-1 resume os diferentes modelos da relação paciente-equipe. Para o atendimento de crianças pequenas, os modelos são os da relação paciente-equipe. Embora os modelos se apliquem às relações doutor-paciente, eles não são limitados a pacientes e médicos. Eles se aplicam às relações entre os pacientes e cada um dos membros da equipe de saúde e a equipe como um todo. Se, em um determinado momento, o paciente está interagindo com apenas um profissional de saúde, então a relação é do tipo paciente-doutor ou paciente-enfermeiro e assim por diante.

Os modelos da relação pertencem aos papéis de pacientes em equipes reais, equipes modelo e trabalhos em equipes descritos no Capítulo 2. Os pacientes participam muito raramente de redes clínicas que, seja como for, não são equipes genuínas. Os modelos da relação não se aplicam a certas equipes *template*, pois algumas delas são formadas e completam suas tarefas tão rapidamente que não há oportunidade de o paciente (ou um substituto tomador de decisões) participar de qualquer tomada de decisões. Alguns exemplos são as equipes de ressuscitação de emergência (equipes "código azul") e as equipes de sala de emergência operando sob condições de urgência extrema.

Paternalismo-por-permissão

No Quadro 4-1 são apresentados três modelos da relação entre paciente e equipe. O primeiro é denominado *paternalismo por permissão*. O Sr. Trudell decidiu relacionar-se com sua equipe de atendimento em conformidade com este modelo, no qual o paciente transfere o poder de decisão para um

Quadro 4-1 Modelos da relação entre paciente e equipe

	Modelo		
Característica do modelo	**Paternalismo por permissão**	**Parceria**	**Paciente responsável**
Paciente escolhe o modelo?	Sim	Sim	Sim
Tomador de decisão	Profissional de saúde (ou os profissionais da equipe)	Paciente (ou um representante) e o profissional de saúde (ou profissionais da equipe) decidem conjuntamente	Paciente (ou, raramente, um representante)
Fonte de informação sobre os valores e objetivos do paciente	Paciente (ou um representante, geralmente um familiar)	Paciente (ou um representante, geralmente um familiar)	Paciente (ou um representante, geralmente um familiar)
Fonte de informação sobre atendimento de saúde (sobre doença, opções de diagnóstico, opções de tratamento, prognóstico)	Profissional de saúde (ou profissionais da equipe)	Geralmente o profissional de saúde (ou profissionais da equipe), mas, às vezes, o paciente e os profissionais de saúde	Muitas vezes, o paciente e o profissional de saúde (ou profissionais da equipe)
Ponderando as opções	Profissional de saúde (ou profissionais da equipe)	O paciente e o profissional de saúde (ou profissionais da equipe)	Paciente, mas muitas vezes incluindo o profissional de saúde (ou profissionais da equipe)
O paciente tem um veto?	Sim	Sim	Sim
O profissional (ou equipe) de saúde tem um veto?	Sim	Sim	Sim

(ou mais de um) profissional de atendimento de saúde. Para decisões fundamentais acerca de diagnóstico ou tratamento, o profissional geralmente será um médico. Porém, em algumas situações, poderá ser um enfermeiro clínico, um farmacêutico, um assistente social ou algum outro profissional, dependendo do assunto. Às vezes, dois ou mais profissionais colaborarão para tomar a decisão. Por exemplo, um ortopedista e um fisioterapeuta poderiam decidir juntos sobre a continuidade da fisioterapia para um paciente que se submeteu a um procedimento de substituição da articulação.

O paternalismo por permissão difere bastante do paternalismo mencionado anteriormente. Para esclarecimento, nós denominamos aquela forma de paternalismo como *paternalismo simples*. No paternalismo por permissão, o paciente escolhe delegar a autoridade e, portanto, abre mão da tomada de decisões. No paternalismo simples, a escolha do modelo de relacionamento é feita pelo profissional de saúde, sendo imposto ao paciente ou aceito passivamente por ele. O paternalismo simples não está incluído no Quadro 4-1 porque ele não é uma forma de atendimento centrado no paciente. Uma vez estabelecido o paternalismo por permissão, o comportamento tanto do profissional quanto do paciente assume as mesmas características do paternalismo simples. Porém, no paternalismo por permissão, o paciente pode reverter a decisão a qualquer momento, ou seja, retirar a permissão.

Na medicina, o paternalismo por permissão é às vezes chamado de modelo *médico como agente* (Charles et al., 1999, p. 652). Este modelo é geralmente escolhido por pacientes mais velhos e é adotado com discussões mínimas, muitas vezes porquê, segundo intepretação médica, as perguntas e expectativas expressas pelo paciente denotam que ele prefere deferir ao médico a tomada de decisões. O risco, evidentemente, é que a interpretação do médico possa ser incorreta, levando à imposição do paternalismo simples.

Quando o paternalismo por permissão está andando bem, o paciente fornece informações sobre seus valores e objetivos, geralmente em resposta a perguntas formuladas pelo médico ou algum outro clínico. O clínico contribui com informações científicas pertinentes às escolhas a serem feitas, mas estas informações normalmente não são transmitidas ao paciente, a não ser que ele pergunte por elas. A deliberação a respeito da melhor linha de ação é conduzida pelo clínico, e o paciente mantém o poder de veto sobre tudo que for decidido.

Parceria

O segundo modelo da relação é denominado *parceria*. Ele é ilustrado na interação da Sra. Belmonte com o reumatologista, o especialista em enfermagem clínica e o fisioterapeuta. Neste modelo, o paciente atua com seus provedores de atendimento. O paciente não delega o poder de decisão aos que o atendem. Tampouco ele desconsidera os profissionais. Todos os assuntos são discutidos integralmente, até que um acordo seja alcançado. O paciente transmite informações a respeito dos seus valores e objetivos. O médico e outros clínicos prestam informações médicas e outras informações científicas. As diferentes opções de ações são ponderadas, escolhidas por ambas as partes em conjunto, e as decisões são tomadas em comum acordo. O paciente mantém o poder de veto, que pode ser acionado caso mude sua opinião em algum momento. O profissional (ou equipe) de saúde também retém o poder de veto, conforme discussão abaixo em conexão com o modelo denominado *paciente responsável* (*patient-in-charge*).

A parceria é ainda mais comumente usada do que o paternalismo por permissão. Na prática, contudo, o modelo tem muitas variações. Algumas delas ocultam o fato de que paciente e o profissional estejam realmente usando este modelo. Alguns pacientes chegam já bem informados cientificamente para conversar com os profissionais sobre as opções de tratamento e acabam passando a impressão de que querem tomar sozinhos qualquer decisão. Alguns pacientes solicitam pouca informação do profissional, porém vão para casa fazer suas próprias pesquisas e retornam para posterior discussão. Outros pacientes demandam poucas informações científicas, mas querem recomendações rápidas do profissional; em seguida, eles prosseguem com perguntas, para testar se seus valores e objetivos foram devidamente considerados pelo profissional. E há ainda pacientes que querem discutir sobre seus valores e objetivos antes de reunir qualquer informação científica.

Em outra variante do modelo de parceria, um representante do paciente (por exemplo, o cônjuge ou um amigo) é designado por ele para formar parceria com a equipe de saúde na tomada de decisões. Quando esta variante é escolhida pelo paciente, ele pode estar presente em todas as interações entre o representante e a equipe, mas não participa ativamente.

O Quadro 4-1 poderia ser elaborado para distinguir diferentes subtipos de parceria. Isso resulta em mais de um modelo agrupado sob o conceito de liderança. Em especial, alguns autores distinguem diferentes tipos de parceria ao fazer a distinção entre os papéis que o profissional de saúde pode ter (Emanuel e Emanuel, 1992). Com esta abordagem, em um tipo de parceria, o profissional fornece informação sobre a doença e as opções de tratamento e aconselha o paciente sobre valores e objetivos, buscando ajudá-lo a esclarecer quaisquer inconsistências. Em uma segunda versão de parceria, com interação mais intensa, o profissional não só fornece informações de saúde, mas também atua como um educador, buscando persuadir o paciente a rever seus valores e objetivos para que ele faça a melhor escolha possível, usando apenas a persuasão e evitando a coerção. Atualmente, poucos profissionais e pacientes escolheriam este segundo tipo de parceria, que se aproxima de um autêntico paternalismo.

O modelo de parceria é muitas vezes chamado de *tomada de decisões compartilhada*. Esta expressão está consagrada na literatura (Charles et al., 1999, pp. 652, 655-656), mas pode carregar uma proposta enganosa. Por estar, durante muitos anos, associada ao trabalho de organizações que buscam ajudar o paciente na tomada de decisão, esta denominação sugere a muitos profissionais que isso faz parte do modelo. Estas ajudas incluem vídeos, fitas de áudio e quadro de anotações (*flip chart*), entre outros (Flood et al., 1996). As ajudas certamente podem facilitar o trabalho do modelo, mas elas não são características definidoras que possam ser usadas mesmo que o paciente e o profissional se comuniquem – como fizeram a Sra. Belmonte e seu reumatologista.

Paciente responsável

O terceiro modelo da relação é denominado *paciente responsável*. Este é o modelo que foi usado pela Sra. Montgomery, embora sem obter o retorno esperado da médica que a atendeu. Às vezes, ele é chamado de modelo *informado*, porque o paciente, uma vez corretamente informado, toma a decisão (Charles et al., 1999, p. 653). A característica definidora do modelo é justamente essa: é o paciente que toma a decisão, e não o profissional de saúde, nem tampouco os dois juntos como parceiros. O profissional fornece ao paciente as informações sobre a doença e as opções de diagnóstico e de tratamento. O paciente pode refletir sobre seus valores e objetivos, mas não os discute com o profissional. As deliberações são realizadas pelo paciente, combinando as informações de saúde com seus valores e objetivos para chegar a uma decisão. Em uma variante deste modelo, não usada com frequência, o paciente designa um representante (um familiar, por exemplo) para tomar sozinho a decisão.

Não significa, porém, que o profissional deve fazer tudo o que o paciente ditar. O profissional de saúde retém o poder de veto, no sentido de que nenhum médico, enfermeiro, administrador ou outro profissional é obrigado a assumir uma ação que ele acredita ser danosa ao paciente. O atendimento de saúde recebido por um paciente que escolhe ser responsável está sempre sujeito a essa restrição. Evidentemente, o profissional não está autorizado a assumir uma ação contrária à vontade do paciente. E se eles discordarem em relação a algum aspecto (p. ex., se o profissional considerar a opção do paciente prejudicial), o profissional está autorizado a não participar. O mesmo pode ser dito sobre as escolhas do paciente quanto a assumir uma ação possivelmente danosa. Abaixo, falaremos mais sobre estes limites.

Em sua versão extrema, o modelo do paciente responsável estabelece que o profissional ou equipe de saúde "não tem papel legítimo a desempenhar na discussão ou recomendação de tratamentos", porque ele pode "prejudicar o paciente por conduzi-lo inadvertidamente em uma certa direção que reflete o próprio viés do médico (ou de outro profissional de saúde)" (Charles et al., 1999, p. 654). Esta versão do modelo busca proteger a autonomia do paciente a praticamente qualquer custo. Ela parece ser uma opção teórica que tem poucos seguidores, para não dizer nenhum. Em outras palavras, parece improvável que algum paciente desconsidere completamente qualquer discussão com seu profissional de saúde, de modo a evitar ser influenciado pelos valores ou objetivos deste profissional.

A distinção entre o modelo de parceria e o modelo do paciente responsável é provavelmente mais bem compreendida como uma questão de grau em vez de uma distinção bem definida. Os pacientes que escolhem um desses modelos podem, na verdade, acabar perpassando os dois. Alguns pacientes são altamente dependentes do profissional de saúde e necessitam de extensa discussão de opções, incluindo considerações de importância científica, bem como algum ensinamento ou sugestão sobre como tomar decisões de tratamento. Outros pacientes, como a Sra. Montgomery, mencionada no Caso 4-3, desejam tomar a decisão por si próprios, discutindo muito pouco com o profissional de saúde, com o intuito de validar sua opinião. Outros pacientes buscam, ainda, um meio-termo para deliberação conjunta. Aqueles que tomam as decisões por si próprios, sem consultar seus profissionais, são raros. Pode-se imaginar que isso aconteça entre pacientes que também são médicos, enfermeiros, ou outros profissionais da saúde, uma vez que eles já são bem informados a respeito dos fatos científicos. Contudo, este não é o único tipo de paciente que está muito próximo do extremo do espectro que abarca os modelos da parceria e do paciente responsável. Considere o seguinte caso real (mas alterado).

CASO 4-4

Em 1980, Carl Ulmanis era um procurador de 34 anos em Louisville. Ele trabalhava com legislação comercial e era muito solicitado nos EUA para representar clientes em certos tipos de negociações de contratos de bens imobiliários. Ele estava acostumado a estar no comando de sua atividade e discretamente se deleitava com sua experiência e seus repetidos êxitos.

O Sr. Ulmanis e sua esposa passaram férias no Arizona e lá compareceram a um rodeio em uma área desértica, quente e empoeirada. Duas semanas após retornar a Louisville, ele contraiu grave pneumonia e foi hospitalizado. Os exames de sangue e muco revelaram que ele teve coccidioidomicose, uma infecção incomum causada por um fungo encontrado no sudoeste dos EUA. Uma medicação antifúngica intravenosa foi iniciada, mas em 2 a 3 dias ele começou a sentir fortes dores de cabeça e fadiga. Uma amostra de fluido raquidiano foi obtida através de uma agulha inserida no seu canal raquidiano, na altura da região lombar (punção lombar). O exame mostrou glóbulos sanguíneos brancos (linfócitos) e um nível baixo de açúcar (glicose). Ele foi diagnosticado como tendo meningite causada pelo fungo, uma condição que é fatal se não tratada.

Neste momento, ele e sua esposa se aconselharam com um amigo internista. O internista recomendou que o Sr. Ulmanis buscasse atendimento de um médico experiente no tratamento deste tipo raro de meningite. Em Louisville, não havia médicos com tal experiência. Na verdade, havia muito poucos fora da Califórnia. A seu pedido, o Sr. Ulmanis foi transferido para um hospital em San Diego. O tratamento foi iniciado com medicação antifúngica injetada no canal raquidiano.

O Sr. Ulmanis começou a ter longas discussões com seus médicos, que perceberam tratar-se de um paciente cativante devido à sua curiosidade a respeito da doença e notável inteligência. Sem demora, ele estava lendo livros médicos e artigos científicos sobre doenças infecciosas e neurologia. Ele continuava com o tratamento, e seu sangue e fluido raquidiano eram repetidamente examinados. Ele guardou os registros detalhados das etapas do seu atendimento de saúde, incluindo os resultados de todos os exames.

O médico principal do Sr. Ulmanis em San Diego recomendou-lhe que permanecesse na cidade para continuar o tratamento que ele não podia receber em Loiusville. Afinal de contas, os riscos eram altos. Quase ninguém com meningite coccidioidal tinha sobrevivido. Seu tratamento exigia frequentes exames e interpretação dos resultados. Mais importante, por razões técnicas, a medicação tinha de ser administrada por punção cisternal, ou seja, por injeção no seu canal raquidiano na base do crânio. Este procedimento é de alto risco, realizado por apenas poucos médicos.

O Sr. Ulmanis permanecia confiante e otimista. Ele queria voltar ao seu trabalho em Louisville, lugar onde mora. Durante sua permanência em San Diego, ele localizara um radiologista em Louisville que era habilitado para fazer punção cisternal, pois utilizava o procedimento com frequência para realizar certos exames com raio X não relacionados a coccidioidomicose. O Sr. Ulmanis persuadiu o radiologista a considerar a administração da medicação antifúngica mediante punção cisternal, retirando, ao mesmo tempo, fluido raquidiano para testes. O radiologista não tinha anteriormente usado punção cisternal para administrar medicação. Ele consultou o médico de San Diego por telefone e decidiu que a sugestão do Sr. Ulmanis era factível e segura.

O Sr. Ulmanis retornou a Louisville, onde continuou seu tratamento. Por muitos anos, ele submeteu-se a tratamento antifúngico mediante punção cisternal, administrada inicialmente três vezes por semana, mas com frequência decrescente ao longo do tempo. Ele mantinha registros do seu fluido raquidiano e os resultados dos exames de sangue. Ele contatava por telefone e fax seu médico em San Diego, comunicando seus sintomas, resultados de exames e eventos do seu atendimento em Louisville. De vez em quando, o médico alterava a dose e a frequência da administração da droga antifúngica. O Sr. Ulmanis retransmitia essas alterações ao radiologista que estava administrando a droga. Ele viajava a San Diego uma vez por ano para consultar pessoalmente seu médico. Finalmente, o médico informou que o tratamento não era mais necessário, embora os exames do fluido raquidiano continuassem por alguns meses após a conclusão da medicação.

Muitos anos após o primeiro encontro do Sr. Ulmanis com o médico especialista de San Diego, este o convidou a apresentar um artigo em um congresso nacional de especialistas em doenças infecciosas. O Sr. Ulmanis falou sobre sua experiência com coccidioidomicose e sobre como ele organizou e supervisionou seu próprio atendimento. Seu artigo foi publicado em um periódico sobre doenças infecciosas. Enquanto isso, ele continuava sua atividade profissional, o que faz até hoje.

O Sr. Ulmanis era responsável pelo seu próprio atendimento de saúde. Durante mais ou menos dois anos após o diagnóstico, ele entendia de meningite coccidioidal quase tanto quanto seu médico de San Diego. E, certamente, ele compreendia seus próprios valores e objetivos. Ele consultava com seu médico de San Diego sobre aspectos técnicos do tratamento. Porém, discutiu seus valores e objetivos com o médico apenas uma vez, quando desejava voltar de San Diego para Louisville. Mesmo assim, ele não buscava aconselhamento do seu médico para esclarecer seus valores ou resolver inconsistências. Não havia nada para esclarecer ou resolver. O Sr. Ulmanis provavelmente representa a autonomia extrema do espectro abrangido pelos modelos da parceria e do paciente responsável.

Falta de superioridade de um modelo sobre outro

O modelo da parceria é geralmente alardeado como o mais desejável (Barry e Edgman-Levitan, 2012). Atualmente, muitos enfermeiros, médicos e equipes de saúde relatam orgulhosamente que fazem parcerias com seus pacientes. Sem dúvida, o modelo da parceria é superior ao paternalismo verdadeiro, que é coercivo. No entanto, ele é superior ao modelo do paternalismo por permissão ou ao modelo do paciente responsável?

Não há nada de incorreto referente ao paternalismo, se ele foi escolhido pelo paciente. Quando o Sr. Trudell expressou na sala de emergência seu desejo de o médico decidir sobre o próximo passo do atendimento, ele fez a escolha legítima. Às vezes, o estímulo do profissional para a tomada de decisão em parceria representa, de modo sutil, uma crítica aos pacientes que estão considerando escolher o paternalismo. Tal crítica, se percebida pelo paciente, pode ser contraproducente na experiência de atendimento.

Cabe perguntar como um profissional de saúde orgulhoso da parceria agiria com um paciente como o Sr. Ulmanis. O Sr. Ulmanis não queria uma parceria, mas sim ser responsável pelo seu próprio destino. Aqui também a escolha foi legítima. Considere a analogia entre um paciente buscando atendimento de saúde e um proprietário de carro buscando reparos para o seu veículo. Se o mecânico chegasse para o proprietário e propusesse sociedade no carro em troca dos reparos, ele ficaria surpreso, se não irritado. Evidentemente, os mecânicos normalmente não presumem parceria. Eles investigam os problemas relatados pelo proprietário do carro e, então, apresentam soluções para que o proprietário decida o que será feito e o que será adiado. Assim, igualmente, os profissionais de saúde não teriam a presunção de serem parceiros dos seus pacientes. A parceria é comicamente inapropriada no conserto do carro, mas ela faz sentido no atendimento de saúde – se o paciente desejar. Se o paciente desejar um parceiro, então ele estará de acordo com parceria. Se o paciente quiser ser o responsável, então ele assim será. Às vezes, a manifestação de parceria dos profissionais de saúde é uma maneira de tentar manter o poder que eles, especialmente médicos, exercem – um meio usado, por exemplo, quando lidam com pacientes como a Sra. Montgomery e o Sr. Ulmanis, que deixam claro que não desejam compartilhar a tomada de decisões.

O ponto a considerar é que a escolha do modelo está nas mãos do paciente, conforme enfatizado na primeira fileira do Quadro 4-1, em que a pergunta "Paciente escolhe o modelo?" é respondida com "Sim" para todos os três modelos. O objetivo destes na equipe de saúde não deveria ser a promoção de um ou de outro modelo. Em vez disso, o objetivo deveria ser alcançar a melhor combinação possível entre o modelo preferido pelo paciente e o modo como os membros da equipe interagem com ele. Infelizmente, os estudos sobre se os pacientes recebem atendimento de acordo com suas escolhas de modelos – delegação de escolha de tratamento ao profissional, tomada de decisões colaborativa ou decisão por si mesmos – têm mostrado que, segundo relato dos pacientes, uma boa combinação entre as suas escolhas e o atendimento realmente recebido é alcançada apenas em parte (Degner et al., 1997).

A condução do processo de proporcionar escolha genuína ao paciente é complicada pelo fato de que nem sempre é fácil saber qual é a sua escolha. Às vezes, é extremamente difícil. Qualquer um dos diversos obstáculos pode surgir. Por exemplo, alguns pacientes (bem como alguns médicos, enfermeiros, assistentes sociais e outros profissionais) pensam que a escolha do paternalismo por permissão é resultante de timidez ou de falta de convicção por parte do paciente. Para um paciente com este perfil, a escolha do paternalismo por permissão pode ser uma situação constrangedora, embora ele perceba apenas vagamente que tem esta visão. Em outra situação de atendimento de saúde, os pacientes parecerão a princípio querer relacionar-se como parceiros, mas, com o passar do tempo, os profissionais observarão que as perguntas são poucas e que os pacientes têm concedido a eles a tomada de decisões sobre tratamentos. Os pacientes, muitas vezes, não desejam discutir esta opção, e forçá-los a lidar abertamente com a escolha serve apenas para prejudicar sua autoestima. (A reafirmação moderada sobre a legitimidade do paternalismo por permissão é útil; isto exige muito tato e habilidade na comunicação.) Por outro lado, alguns pacientes não compreendem quando lhes é dito que eles têm uma escolha sobre o relacionamento com os membros da equipe de saúde. Nesses casos, principalmente quando os pacientes têm mais idade, o modelo de relação presumido é em geral o paternalismo verdadeiro – talvez os pacientes de hoje em dia formulem mais perguntas do que faziam há algumas décadas. Da mesma forma, alguns pacientes que gostariam de ser responsáveis escondem esta preferência por acharem que isto será mal acolhido pelos profissionais de saúde, especialmente os médicos. E finalmente, ao longo do tempo, os pacientes, muitas vezes, mudam suas preferências sobre como desejam relacionar-se com profissionais de saúde. Por exemplo, o Sr. Trudell escolheu o paternalismo por permissão na sala de emergência, quando estava sentido dor no peito. Mais tarde, ele poderia vir a estabelecer uma relação de parceria com seus prestadores de atendimento ou mesmo tornar-se responsável.

Os profissionais de saúde precisam estar atentos para indícios sobre os papéis que os pacientes desejam ter em suas equipes – passivo, parceiro ou dirigente. O método mais direto de obter uma resposta, evidentemente, é formulando a pergunta nas circunstâncias apropriadas do andamento do atendimento. Contudo, conforme observado há pouco, ser direto às vezes é ineficaz e até psicologicamente prejudicial. Embora existam questionários para determinar as preferências do paciente na tomada de decisões, eles são empregados em procedimentos de pesquisas e seriam inconvenientes do ponto de vista interpessoal, ou seu uso seria simplesmente impraticável em atendimento clínico costumeiro, pelo menos correntemente (Chewning, 2012). Interpretar as palavras e as ações dos pacientes exige alguma habilidade, mas é essencial que os profissionais de saúde saibam detectar indícios deixados por eles a respeito de como desejam se relacionar com seus prestadores de atendimento, incluindo indícios que apontem uma incompatibilidade entre os desejos dos pacientes e a maneira como estão sendo tratados. Estes indícios incluem, evidentemente, expressão facial, postura corporal, tom de voz e o que de fato é dito pelos pacientes. Se os clínicos não possuem aptidões para detectar os indícios e trabalhar com eles, o atendimento centrado no paciente não pode ser alcançado. Também é apropriado e proveitoso para os membros da equipe destacar estes indícios para outros membros, que podem não estar informados. Alcançar o atendimento centrado no paciente é um empenho de equipe.

A factibilidade de pacientes estarem no comando

A estrutura no Quadro 4-1 permite compreender os diferentes papéis que os pacientes podem ter nas equipes de saúde e ajudá-los a fazer suas escolhas. Ela é uma elaboração da noção de atendimento centrado no paciente, que tem sido amplamente exaltada e acolhida desde a publicação do *Crossing the Quality Chasm* (IOM, 2001).

Ao mesmo tempo, alguns profissionais acreditam que haverá problemas com as escolhas dos pacientes (Bardes, 2012; Berwick, 2009). As objeções à estrutura mostrada no Quadro 4-1 são as mesmas feitas à centralidade no paciente. A maioria das objeções focaliza a impropriedade do consumismo percebida no atendimento de saúde. Mais especificamente, a maioria das objeções centraliza-se na ideia de que os pacientes poderiam ser responsáveis pelo atendimento e, ao mesmo tempo, não ser financeiramente responsáveis (porque a maior parte do atendimento de saúde é feita por meio de seguro) e, portanto, não ficariam sujeitos à disciplina do mercado. Sob essas circunstâncias, conforme previsto por alguns críticos, os pacientes demandarão e estarão autorizados ao atendimento de saúde que é esbanjador e, segundo evidência, ineficaz ou prejudicial.

Um exemplo que se apresenta comumente é a demanda de pacientes pela realização desnecessária de diagnóstico por imagem. Os exemplos incluem o uso de imagens de alta tecnologia – ressonância magnética ou tomografia computadorizada – para o surgimento recente de dor nas costas, sem outros sintomas ou anormalidades no exame físico, ou para recente dor no joelho, sem outros sintomas ou achados. Os profissionais podem perfeitamente tentar explicar aos pacientes que exames de alta tecnologia podem ser desnecessários nesses casos. Alguns pacientes determinados não serão persuadidos. Para lidar com estas situações, o sistema de saúde em que o profissional trabalha ou a companhia de seguro (ou governo) paga a conta ou o governo como regulador pode estabelecer as regras. Às vezes, um médico, enfermeiro clínico ou assistente-médico solicita um exame de ressonância magnética sem sentido, para evitar desgastar sua relação com o paciente. Este é um preço pequeno a pagar por colocar os pacientes como responsáveis, se eles assim o desejarem. Ocasionalmente o paciente pode insistir em uma linha de ação tão dispendiosa que o profissional ou a equipe precisarão considerar se abrirão ou não mão do paciente.

Outro assunto é o da prestação de serviço que pode representar algum perigo ao paciente. Os profissionais de saúde têm por obrigação não assumir qualquer ação que seja prejudicial ao paciente. Assim, por exemplo, se um paciente insistir na terapia da quelação para a sua doença cardíaca coronariana (bloqueio das artérias que fornecem sangue ao coração), o médico, enfermeiro ou farmacêutico será obrigado a recusar a aplicação do tratamento, porque a quelação não traz benefício para doença cardíaca, conforme mostram as evidências, e pode causar problemas de saúde (Mitka, 2008).

Além disso, os críticos estão preocupados que os pacientes responsáveis ou pacientes em parceria demandarão muito tempo dos profissionais de saúde, que precisarão responder suas perguntas e participar de discussões longas sobre cada decisão a ser tomada. Os críticos afirmam que isto seria outra forma de desperdício e que teria efeitos adversos na prática da enfermagem, medicina e outras profissões, pois extenuaria os profissionais já excessivamente atarefados. Isto seria um problema, especialmente na atenção primária. Sem dúvida, é verdadeiro que mais tempo será exigido se mais pacientes quiserem ser parceiros em suas equipes de saúde ou quiserem ser responsáveis. Porém, o tempo gasto melhorará a experiência do entendimento do paciente e proporcionará mais satisfação a muitos profissionais de saúde. E os profissionais sempre têm a opção de terminar a discussão em um dia determinado, embora eles possam achar que é difícil proceder assim. Em todo o caso, não há dúvida de que mais médicos de família, enfermeiros clínicos e outros são necessários na atenção primária – independentemente se os pacientes estiverem começando a exigir mais tempo para discutir suas escolhas de tratamento (Bodenheimer e Pham, 2010).

Finalmente, alguns clínicos antecipam que grande número de pacientes participando mais integralmente da tomada de decisões mudará o caráter da prática profissional. Este é um assunto que diz respeito especificamente à medicina e talvez à farmácia. Essas demandas dos pacientes mudarão a prática profissional, de modo que ela não fique mais focada no diagnóstico lúcido, planejamento de tratamento, manejo da doença e cirurgia. Avaliação de situações não evidentes e discussão das preocupações dos pacientes serão introduzidas, sendo algumas dessas preocupações psicológicas e algumas outras oriundas da falta de informação. A objetividade, a racionalidade e o caráter científico da medicina serão manchados. Em outras palavras, isso tornará a medicina mais parecida com a enfermagem ou o serviço social. Isto é real, e este é o ponto. O atendimento centrado no paciente mudará a medicina – para melhor. Alguns médicos frequentavam a faculdade unicamente para se capacitar a aplicar a ciência para aliviar sintomas e curar doenças. Eles podem não ser receptivos à prática médica centrada no paciente, que é uma expansão de suas responsabilidades como médicos. Eles podem simplesmente não querer praticar a medicina centrada no paciente. Este problema em potencial marca uma alteração benéfica, no sentido de que a mudança para esse tipo de atendimento serve aos interesses dos pacientes.

AJUDANDO OS PACIENTES A MELHORAR SUA PRÓPRIA SAÚDE

As seções anteriores deste capítulo ocupam-se de um aspecto importante da centralidade no paciente, a saber, os papéis dos pacientes na tomada de decisões sobre seu próprio atendimento de saúde. Uma vez estabelecido de que forma um paciente participará das decisões sobre os objetivos e os meios para alcançá-los, a próxima pergunta é como o paciente participará com ações para executar o que foi determinado.

Estas duas perguntas estão separadas. Muitos pacientes que escolhem ser responsáveis pela sua própria tomada de decisões também escolhem ser ativos na melhoria da sua saúde. Todavia, outros pacientes, que fazem a mesma escolha sobre o seu papel na tomada de decisões não são ativos no seu atendimento de saúde. Muitos pacientes que delegam toda a tomada de decisões para os clínicos exercem um papel passivo nos cuidados diários, mas outros se tornam cuidadores ativos do seu atendimento. Bodenheimer et al. (2002), ao caracterizarem o atendimento de doenças crônicas, assinalam esta distinção, postulando dois componentes de atendimento de saúde para pessoas sob condições crônicas: atendimento colaborativo e educação para autogestão. O atendimento colaborativo é um paradigma de parceria para tomada de decisões; a educação para autogestão capacita os pacientes para resolver problemas em seu próprio atendimento do dia a dia. Pode-se generalizar esta concepção de duas partes reconhecendo que o componente da tomada de decisões pode não ser da parceria, mas sim estar baseado no modelo do paternalismo por permissão ou no modelo do paciente responsável. Independentemente de qual dos três modelos de tomada de decisões seja adotado, o paciente pode escolher ser mais ou menos ativo no cuidado de detalhes do seu atendimento. Para um paciente responsável, às vezes há poucas decisões no dia a dia. Por exemplo, o Sr. Ulmanis, o jovem advogado com meningite crônica descrito anteriormente, era um paciente responsável; ele tomou as principais decisões sobre se receberia atendimento e quem o prestaria. No entanto, a administração da medicação antifúngica, a quantidade de medicação usada e a frequência da dosagem exigiam decisões que poderiam partir apenas de seus médicos. Às vezes, um paciente avalia ativamente as escolhas de tratamento, toma uma decisão como um paciente responsável e, em seguida, escolhe uma abordagem bem tradicional para receber atendimento. Por exemplo, um paciente com pressão sanguínea alta pode escolher ser tratado com medicação e ter sua pressão medida e sua medicação ajustada apenas no momento das visitas do médico ou do enfermeiro clínico; nesse caso, ele recusa-se a medir sua própria pressão sanguínea ou fazer quaisquer alterações nas doses de medicação. Por outro lado, um paciente diabético pode deixar a decisão sobre quando iniciar o uso de insulina (em vez de medicação oral) inteiramente para o seu médico ou enfermeiro clínico, mas, em seguida, participar ativamente nas escolhas sobre dosagem de insulina, dieta e exercícios, aprendizagem de como ajustar suas doses de insulina em resposta às medições de glicose no sangue, seu planejamento de exercícios para o dia e outros fatores. Há, ainda, pacientes que escolhem não participar de qualquer passo do seu atendimento, deixando aos clínicos todas (ou quase todas) as decisões sobre objetivos e tratamento e escolhendo não aprender a respeito das suas doenças ou assumir tarefas cotidianas. Às vezes, um paciente faz sua escolha em função de outras preocupações, como as necessidades da esposa mentalmente doente ou de um filho.

Os membros da equipe de saúde precisam ser capazes de aceitar o papel dos pacientes de participar da tomada de decisões – embora sejam justificáveis as tentativas de persuadir os pacientes para serem mais ativos na melhoria da sua saúde. Conforme discutido abaixo, há evidências de que: (a) os pacientes mais ativos têm melhores resultados de saúde; b) muitos pacientes que declaram não desejar ser ativos mudam suas opiniões se os profissionais de saúde interagem com eles, usando a técnica da entrevista motivacional.

Para todos os pacientes que escolhem a autogestão do seu atendimento de saúde, as equipes podem prestar auxílio de muitas maneiras. As opções de estímulo e assistência de pacientes expandiram-se extraordinariamente nos últimos 20 anos.

▶ **Tomada de decisões compartilhada**

Nos anos recentes, a tomada de decisões compartilhada, mencionada anteriormente, tem ocupado um espaço importante nas discussões sobre atendimento de saúde (Elwyn et al., 2012). A tomada de decisões compartilhada é uma abordagem para ajudar pacientes a tomarem suas decisões mediante o fornecimento sistemático de evidências relevantes e apoiá-los à medida que eles consideram as evidências e seus próprios objetivos e valores no processo de escolha. Diferentes ferramentas são usadas na disponibilização da informação sobre as evidências, incluindo materiais escritos e auxílios visuais, como vídeos interativos.

A tomada de decisões compartilhada é, evidentemente, uma maneira de envolver pacientes em seu próprio atendimento de saúde. Entretanto, esta não é uma maneira de habilitar pacientes a melhorar sua própria saúde. Tendo em mente uma estrutura de duas partes descrita na última seção, a tomada de decisões compartilhada pertence à porção da estrutura de tomada de decisões, ao invés da porção de autocuidado. A tomada de decisões compartilhada poderia ser usada pelos pacientes que escolhem ou o modelo de parceria ou, paradoxalmente, o modelo do paciente responsável. Presumindo que o paciente decida iniciar uma linha de tratamento e que ele tenha participado da tomada de decisões, é mais provável que ele assuma o domínio da linha de ação escolhida e envolva-se ativamente na autogestão.

▶ **Visitas em grupos**

Visitas em grupos são aquelas realizadas por grupos de pacientes a um ou mais clínicos, em vez de um paciente de cada vez (Burke e O'Grady, 2012). As visitas em grupos proporcionam a orientação de um profissional de saúde, como ocorre nas visitas de indivíduos a médicos, a enfermeiros clínicos ou a outros clínicos feitas individualmente. Além disso, as visitas em grupos permitem aos pacientes conhecer outras pessoas na mesma situação, trocar informações e apoio. Acredita-se que estímulo similar e talvez conhecimento detalhado obtido de outros pacientes com a mesma limitação possibilitarão uma autogestão mais eficiente e, assim, melhorarão os resultados. Visitas em grupos de pacientes com diabetes tipo 2 mostraram-se promissoras na melhora dos resultados e redução dos custos, mas por ora não há evidência de que elas sejam superiores às tradicionais visitas ao consultório (Riley e Marshall, 2010). A eficácia das visitas em grupos tem sido estudada também para algumas outras condições médicas crônicas, com resultados similares e promissores, mas inconclusivos (Edelman et al., 2012).

Grupos de apoio para pacientes

Os grupos de apoio podem reunir pacientes com diversas limitações, incluindo câncer de mama, osteoartrite, esclerose múltipla e muitas outras. Os grupos são constituídos de pessoas com as mesmas limitações e não incluem um profissional de saúde. Os objetivos variam um pouco, mas os mais importantes são o apoio emocional e o compartilhamento de informações entre os membros (Davison et al., 2000). Os grupos geralmente se encontram pessoalmente, mas seus membros podem interagir também por telefone ou pela internet (Han et al., 2012). A avaliação do impacto dos grupos de apoio é difícil devido à variação de propósitos, composição e métodos usados por grupos distintos; poucas avaliações bem planejadas têm sido feitas. Um estudo de um grupo de apoio para pessoas com osteoartrite mostrou melhoria no controle da dor e da função física. Um grupo de apoio para pessoas com doença mental relatou melhoria das capacidades de comunicação e maior confiança entre seus membros. Contudo, um estudo de um grupo de apoio para pacientes com esclerose múltipla não revelou benefício e talvez alguma degeneração nas medidas de qualidade da doença mental dos pacientes (Uccelli et al., 2004). Independentemente de haver ou não melhorias nos resultados da doença, é provável que os grupos de apoio permaneçam comuns, porque os pacientes que participam valorizam o apoio emocional que recebem.

Aconselhamento em saúde

O aconselhamento em saúde é uma assistência personalizada dirigida ao fornecimento de informação e reforço da motivação aos pacientes para que eles sejam capazes de cuidar da sua própria doença de forma mais efetiva (Bennett et al., 2010). O aconselhamento é prestado por enfermeiros, assistentes médicos, trabalhadores de saúde comunitária e outros profissionais de saúde – mas não por médicos. Atualmente, não há definição-padrão do conteúdo ou dos métodos de treinamento de equipe e nenhuma concordância sobre a capacitação dos aconselhadores (Wolever e Eisenberg, 2011). Em muitos programas, o aconselhamento é prestado por telefone, mas em outros ele é realizado pessoalmente. As avaliações da eficácia do aconselhamento em saúde têm produzido resultados mistos, provavelmente refletindo a ampla variedade de conhecimentos educacionais dos profissionais e muitas abordagens diferentes empregadas no aconselhamento.

Entrevista motivacional

A entrevista motivacional é uma abordagem bem definida para melhorar a resolução e a capacidade de os pacientes fazerem mudanças comportamentais que beneficiarão sua saúde (Miller e Rolinick, 2012). A técnica é baseada em um modelo de mudança comportamental de cinco estágios. A entrevista, inicialmente, busca identificar o estágio de mudança do paciente com relação a parar de fumar, a começar a exercitar-se ou alguma outra mudança comportamental que teria consequências favoráveis à saúde. Dependendo do estágio de mudança identificado, o entrevistador adota uma ação apropriada a ele. Por exemplo, se o paciente está tentando deixar de fumar, o entrevistador provoca o paciente a pesar os prós e os contras de fazer esta mudança. São usadas perguntas específicas para que o paciente veja com clareza como ele encara benefícios e riscos de deixar de fumar. Se o paciente está mostrando iniciativa e vontade de agir, o entrevistador faz comentários e formula perguntas, visando incentivá-lo a elaborar um plano concreto e realista. A primeira etapa do método é identificar quaisquer discrepâncias entre o que o paciente deseja e o seu comportamento atual. Na sequência, se for encontrada uma discrepância, o entrevistador busca incentivar o paciente a agir para eliminá-la. Esta segunda etapa visa estimular o planejamento e aumentar a confiança do paciente na vitória. Tal sequência é às vezes descrita como "resolução de ambivalência", ou seja, ambivalência sobre a execução da mudança. Tem sido verificado que a entrevista motivacional é superior à entrevista com placebo (e a ausência de qualquer discussão de mudança) no tratamento contra o álcool e dependência de drogas (Hall et al., 2012). Constata-se que ela é eficiente também no tratamento antitabagismo, no atendimento do diabetes e na capacitação de pacientes em busca de melhoria dos hábitos alimentares e exercícios físicos (Martins e McNeil, 2009). Atualmente, o uso da entrevista motivacional está expandindo rapidamente, especialmente na atenção primária. O Sistema de Atendimento de Saúde de Assuntos de Veteranos em Palo Alto, por exemplo, recentemente treinou 160 dos seus clínicos de atenção primária em entrevista motivacional (Cucciare et al., 2012).

Ativação do paciente

A ativação do paciente é um processo de intensificação da atividade e eficácia do paciente como gestor do seu próprio atendimento de saúde (Greene e Hibbard, 2012). Hibbard et al. criaram uma medida da ativação do paciente, válida e confiável, denominada *MAP* (Medida de Ativação do Paciente; *PAM*, do inglês *Patient Activation Measure*). Os pacientes com um escore abaixo da MAP são passivos e não acreditam na necessidade de serem ativos como gestores da sua própria saúde. Os pacientes com um escore alto assumem condutas promotoras de saúde. Muitos estudos têm encontrado correlações entre escores altos da MAP e conduta de saúde desejável. Entre escores altos da MAP e alguns resultados de saúde constataram-se também correlações. Todavia, estes estudos não necessariamente significam que as equipes podem intervir para melhorar a saúde mediante aumento dos níveis de ativação do paciente. Um escore alto da MAP pode simplesmente ser um marcador de um paciente que está envolvido, independentemente do que alguns clínicos tenham feito para promover seu envolvimento. Alguns estudos têm mostrado que os escores da MAP podem ser aumentados por meio de intervenções específicas de clínicos. Contudo, ainda não foram obtidas evidências para mostrar que os aumentos dos escores da MAP produzidos pelas intervenções conferem benefícios à saúde sob a forma de melhoria dos resultados. Se essas intervenções mostrarem-se benéficas, os clínicos podem ser capazes de usar os escores da MAP para identificar pacientes que são bons candidatos para entrevista motivacional ou para educação para autogestão.

▶ **Educação para autogestão**

Conforme observado anteriormente, o objetivo da educação para autogestão é capacitar os pacientes a identificar e resolver problemas que encontram no cuidado diário do seu atendimento (Bodemheimer et al., 2002). A educação para autogestão é diferente da educação tradicional de pacientes, que os municia de informações e habilidades específicas (p. ex., capacitar pacientes diabéticos para autoaplicação de injeções de insulina). Os objetivos da educação para autogestão incluem o fornecimento de informação e habilidades de ensino, mas, além disso, ela busca capacitar pacientes de modo que eles possam identificar problemas – que surgem da doença, mas também de tensões entre os próprios objetivos do paciente – e depois resolvê-los. Por exemplo, uma paciente com pressão sanguínea alta costuma tomar diariamente uma medicação matinal, a qual, em ocasiões raras, pode provocar tontura horas mais tarde. Em uma determinada manhã, em razão de uma importante reunião de negócios, durante a qual a paciente não pode ter tontura, ela fica diante da decisão de tomar ou não a medicação. A educação para autogestão pode preparar indivíduos a reconhecer problemas deste tipo, enumerar as diferentes linhas de ação e fazer uma escolha entre as opções disponíveis. A educação para autogestão enfatiza a *autoeficácia*, ou seja, a confiança subsequente a uma tomada de ação que poderia ser desanimadora. Um paciente que acredita que fracassará ao seguir um programa de exercícios está mais propenso a não tentar a mudança. Com um forte sentido de autoeficácia, o paciente tem mais probabilidade de agir. A educação para autogestão busca fortalecer o sentido de autoeficácia do paciente.

Os programas de educação para autogestão têm sido desenhados e disponibilizados para pacientes com asma, diabetes, artrite e doença crônica de qualquer tipo. Os programas diferem com relação aos componentes educacionais específicos neles incluídos, tornando difícil a avaliação. Não obstante, existe evidência da eficácia da educação para autogestão para asma, artrite e doença crônica em geral.

Uma importante contribuição ao desenvolvimento da educação para autogestão tem sido fornecida pelo Centro de Pesquisa de Stanford para Educação do Paciente (Stanford Patient Education Research Center, 2012), liderado pela enfermeira Kate Lorig, RN, DrPH. O Centro tem desenvolvido programas para indivíduos com artrite, diabetes, dor crônica e outras insuficiências. O Programa para Autogestão de Doenças Crônicas (CDSMP, do inglês Chronic Disease Self-Manegement Program), capacita indivíduos com alguma doença crônica a cuidar de suas doenças de modo mais eficiente. O programa ensina como solucionar problemas e enfrentá-los, o que aumenta a autoeficácia dos pacientes. Sessões de seis semanas são conduzidas por facilitadores treinados, que têm doenças crônicas e que não são profissionais da saúde. Eles obedecem a uma agenda prescrita e utilizam textos. O programa tem sido rigorosamente avaliado (Lorig et al., 1999). Quando comparado com o grupo de controle em uma prova aleatória, os participantes tinham menos sintomas, melhores níveis de atividades físicas, comportamento de saúde melhorado e menos dias de permanência no hospital. O programa é agora disponibilizado pelos EUA por uma ampla variedade de organizações, incluindo hospitais, outros tipos de organizações de prestação de serviço de saúde, departamentos de saúde estaduais e municipais e escolas e faculdades de profissionais de saúde. Os grupos dedicados a estes programas são comumente chamados de *grupos Lorig*.

▶ Atendimento médico em domicílio

Em anos recentes, muitos observadores têm constatado que o atendimento de saúde dos EUA está fragmentado e que a atenção primária está sob grande pressão devido à escassez de médicos, enfermeiros clínicos e assistentes médicos dedicados à atenção primária (Bodenheimer e Pham, 2010). Em resposta a estes problemas, a Academia Americana de Médicos de Família (AAFP, do inglês American Academy of Family Physicians) e muitas outras entidades profissionais nacionais têm desenvolvido e promovido o conceito de atendimento médico em domicílio (PCMH, do inglês *patient-centered medical home*). Um PCMH proporciona: (a) atendimento de primeiro contato, (b) atendimento coordenado, (c) atendimento completo e (d) relações pessoais continuadas (Nutting et al., 2011). O Comitê Nacional para Garantia de Qualidade (NCQA, do inglês National Committeefor Quality Assurance) oferece reconhecimento formal para clínicas médicas que desejam ser reconhecidas como PCMH (National Committee for Quality Assurance, 2012). No final de 2010, 1500 clínicas médicas nos EUA tiveram o reconhecimento formal concedido. O processo de reconhecimento pelo NCQA avalia as clínicas médicas segundo 27 critérios ou "elementos", incluindo seis elementos "devem passar" ("*must-pass*"). Estes seis elementos são: (1) acesso durante o horário de expediente, (2) uso de dados para gestão de populações, (3) planejamento sistemático e gestão do atendimento de saúde dos pacientes, (4) apoio ao autoatendimento dos pacientes, (5) rastreamento e acompanhamento de consultas e (6) implementação da melhoria de qualidade contínua. O Ato de Proteção e Cuidado do Paciente de 2010 (PPACA, do inglês Patient Protection e Affordable Care Act), de âmbito federal, contém providências que estimulam explicitamente o desenvolvimento de PCMHs, conforme os estatutos recentemente aprovados em muitos estados. O PCMH é um conceito amplo para redesenho e fortalecimento da atenção primária; ele não visa especificamente estimular e assistir pacientes ao autocuidado do seu atendimento de saúde. No entanto, à medida que o conceito tem sido interpretado pela AAFP, pelo NCQA e outras organizações, um dos componentes do PCMH serve de apoio para a autoeducação.

FAMÍLIAS E OUTROS PROVEDORES EM EQUIPES CLÍNICAS

Além dos profissionais de saúde e do paciente, os familiares também participam das equipes, bem como outras pessoas com laços próximos, como um amigo íntimo ou um parceiro de vida que não é casado com o paciente. Os papéis dessas pessoas adicionais variam bastante e são afetados por leis relacionadas à privacidade da informação de saúde, que igualmente variam de um Estado para outro.

Colocando de uma maneira simplificada, pode-se dizer que a regra é que familiares, amigos e outros podem e deveriam ser incluídos na equipe, se o paciente assim o desejar. A função exata da família e dos amigos também depende das preferências do paciente e de algumas considerações práticas. É viável incluir o cônjuge e os filhos em todas as reuniões e deliberações sobre o tratamento – se esta for a escolha do paciente. Obviamente, não é factível incluir muitos membros de uma mesma família. Às vezes, é necessário que o profissional da equipe de saúde tenha uma discussão com o paciente a respeito de como os familiares podem ser incluídos nas discussões. Se nem todos podem ser incluídos diretamente, por serem numerosos (ou morarem longe), devem ser tomadas providências para designar quais familiares manterão os demais informados e, da mesma forma, transmitirão suas perguntas e preocupações às equipes. Novamente, os desejos do paciente deveriam balizar o controle dessas providências.

Similarmente, a autoridade na tomada de decisões pode ser delegada do paciente para um familiar ou outro representante, conforme foi observado anteriormente na discussão dos modelos da relação paciente-equipe. O representante pode interagir com os profissionais de saúde em conformidade com o modelo de tomada de decisões em parceria ou com o modelo do paciente responsável – que, nesta situação, torna-se um modelo do representante responsável. Se houver preocupações legais sobre o representante, elas podem ser satisfeitas mediante consulta ao paciente, se este estiver mentalmente competente.

Essa consulta, no entanto, pode tornar-se mais complexa se o paciente não for mentalmente competente devido a um distúrbio neurológico, psiquiátrico ou aos efeitos de um dano grave ou doença. Alguns pacientes têm *diretrizes de atendimento de saúde ou diretrizes antecipadas*, que especificam uma pessoa em especial para ser o representante (Annas, 1991). Em outros casos, as cláusulas da legislação estadual precisam ser consideradas. Em geral, quando o paciente não está em condições de tomar decisões, as equipes de saúde podem entrar em contato com o cônjuge ou, no caso de pacientes sem cônjuge, um filho ou uma filha. Sempre que possível, é importante que o representante tenha comprometimento e que conheça os valores e objetivos do paciente. O representante, então, pode permitir que a equipe de saúde chegue tão próximo quanto possível de um atendimento centrado no paciente. O representante deveria ser interrogado sobre quais decisões o paciente tomaria se estivesse capacitado para participar. A resposta pode ser que o paciente teria escolhido o paternalismo por permissão. Neste caso, os profissionais podem seguir adiante, à medida que se deparam com algum outro paciente que faz a mesma escolha. Se o modelo escolhido para a tomada de decisão for o da parceria ou do paciente responsável, o representante assume então as deliberações sobre o tratamento. O representante deve tratar dos assuntos *como se fosse o paciente*, em vez de tomar decisões baseado no que desejaria na mesma situação. Às vezes, o tomador de decisões substituto precisa ser lembrado desta distinção. As situações são muitas vezes de grande emoção e aflição; por isso, as equipes de saúde deveriam ter um quadro claro de como tratar a questão da tomada de decisões pelo representante, a fim de evitar ainda mais sofrimentos e erros que tornem o atendimento menos centrado no paciente.

PACIENTES E FAMÍLIAS EM EQUIPES DE GESTÃO

Por fim, é importante observar que pacientes e familiares têm funções legítimas em equipes de gestão, bem como as equipes clínicas. O conceito de centralidade no paciente do IOM abrange a centralidade no paciente institucional, bem como a centralidade no paciente na prestação de serviço de atendimento por equipes de saúde específicas a pacientes individuais. Para conseguir a centralidade no paciente institucional, pacientes e familiares precisam ser incluídos nos comitês e em outros grupos que projetam e supervisionam como o hospital, a clínica médica ou outras instituições operam.

Os conselhos de diretores não são equipes de gestão tal como definidas no Capítulo 2. É conveniente observar também que os hospitais comumente incluem em seus conselhos pessoas que receberam atendimento hospitalar e não são profissionais de saúde. As clínicas médicas raramente incluem pacientes em seus conselhos, embora atualmente elas o façam com mais frequência do que há 20 anos.

Pacientes e familiares também têm funções valiosas em diferentes comitês de prestação de serviço de saúde e outros grupos. A inclusão deles nas equipes de gestão faz sentido sempre que a perspectiva de um paciente ou familiar prometer (1) intensificar a consciência da experiência do paciente de atendimento de saúde nos outros membros da equipe de gestão ou (2) gerar ideias que procedem mais provavelmente dos pacientes ou familiares do que dos profissionais de saúde. Por exemplo, os pacientes têm mais probabilidade de fazer sugestões sobre como sua experiência pode ser melhorada mediante mudanças nos processos de atendimento, estrutura organizacional e definições de funções, bem como na arquitetura e desenho interior das instalações de saúde.

Os pacientes são membros adequados de equipes de projetos e equipes consultivas, da maneira como elas estão explicadas no Capítulo 2. É menos provável que os pacientes sejam capazes de contribuir como membros regulares de equipes operacionais ou equipes de liderança, embora seja importante para essas equipes consultar pacientes e familiares diretamente sobre temas especiais. Por exemplo, uma equipe operacional em um hospital poderia reunir-se com a família de um paciente que tenha recebido atendimento inadequado em uma ala administrada pela equipe. A partir desta reunião, a equipe poderia saber detalhes de como a equipe de prestação de serviço de saúde interagiu prestativamente ou não com a família.

Existem muitos exemplos de pacientes e familiares em equipes de projetos e equipes consultivas. No Capítulo 2, o Caso 2-6 conta a história de uma equipe em expansão no serviço de emergência. Esta foi uma equipe de projeto. Nenhum paciente estava incluído nela, e é fácil imaginar que uma visão do paciente teria sido útil, especialmente no desenho de novos espaços e do fluxo de pacientes e familiares. Por outro lado, a equipe poderia ter consultado pacientes e familiares, e o fez, porém de maneira limitada, solicitando a contribuição do conselho assessor de pacientes do hospital. O conselho assessor do paciente e da família, descrito no Caso 2-7 do Capítulo 2, era uma equipe consultiva. Ela consistia principalmente de ex-pacientes ou familiares de ex-pacientes. Atualmente, muitos hospitais utilizam conselhos assessores deste tipo, como o fazem alguns grupos médicos.

Nos EUA, há muitos outros exemplos de pacientes e familiares participando de equipes de gestão. O Hospital da Criança de Cincinnati tem sido um modelo ao integrar pontos de vista de familiares e antigos pacientes pediátricos ao seu trabalho de melhoria da experiência do paciente e dos processos técnicos relativos ao atendimento (Britto, 2006). Neste hospital, os familiares são incluídos em cada equipe de melhoria do desempenho. Os familiares são incluídos também em conselhos assessores vinculados a unidades de internação específicas e participam igualmente do comitê de segurança e do comitê de cuidados paliativos. A Medical College of Georgia Hospital e Clinics também tem exercido liderança na inclusão de pacientes e familiares em conselhos assessores, comitês de planejamento de prestação de serviço e equipes de projetos de melhoria de processos de atendimento (Hobbs e Sodomka, 2000).

É preciso ter cuidado na escolha dos pacientes ou familiares que participarão de equipes de gestão. Idealmente, os pacientes e familiares deveriam ser pessoas que possam desafiar a opinião de profissionais de saúde sem desvirtuar a função da equipe. Pacientes e familiares que não superaram experiências ruins e ainda carregam consigo certa dose de irritação deveriam ser evitados como membros regulares da equipe, embora possam ser consultados separadamente. Os participantes precisam ser razoavelmente articulados e capazes de atuar bem em um cenário de grupo. Eles precisam também estar confiantes para manifestar-se em um ambiente dominado por profissionais que podem ter mais educação formal e mais experiência no trabalho de comitê. Por outro lado, *não* é importante que eles tenham conhecimento de medicina, de enfermagem ou de outras áreas. Na verdade, para os participantes, provavelmente seja uma desvantagem possuir esse conhecimento, pois isso pode levá-los a adotar o ponto de vista dos profissionais em vez de representar o ponto de vista de pacientes e familiares.

As equipes clínicas e as de gestão devem considerar a inclusão de pacientes no treinamento de equipes e nas atividades de formação de equipes. O treinamento poderia potencialmente ampliar as possibilidades de inclusão de mais pacientes em equipes de saúde e melhorar sua eficácia como membros.

MEDIANDO A CENTRALIDADE NO PACIENTE

Atualmente, não há um método universal para mediar a centralidade no paciente (Lin e Dudley, 2009). As considerações relevantes são aquelas discutidas anteriormente: (1) se a dignidade, a autonomia, os valores e a sensibilidade do paciente têm sido respeitados; (2) se os clínicos averiguaram a preferência do paciente quanto ao seu papel na tomada de decisão; (3) se existe uma combinação entre a preferência de papel do paciente e as ações empreendidas pelos clínicos; (4) se os clínicos atuaram adequadamente na prestação de informação relevante e auxílio ao paciente na tomada de decisão sobre o atendimento; (5) se o paciente tem sido provido de assistência de alta qualidade no autocuidado – pressupondo que o paciente deseja esta assistência. Se estas considerações fossem combinadas em uma única medida, provavelmente o uso dela acabaria sendo impraticável; pode ser necessário medir diferentes dimensões do atendimento centrado no paciente e aceitar que elas não são receptivas à combinação.

Seja como for, fica claro que a centralidade no paciente não é bem avaliada pela medição da satisfação do paciente (Kupfer e Bond, 2012). As medidas de satisfação do paciente têm por objetivo saber se o atendimento de saúde recebido satisfaz ou excede a sua expectativa. Mesmo quando a qualidade do atendimento é baixa, os níveis de satisfação podem ser altos se as expectativas do paciente forem baixas. Em outras palavras, se o paciente não espera que o atendimento de saúde cumpra os padrões de atendimento centrado no paciente listados no parágrafo anterior, ele pode ficar inteiramente satisfeito, mesmo que tenha recebido atendimento que não era centrado no paciente. Inversamente, as expectativas do paciente podem ser tão altas que ele jamais as considerará como satisfeitas, ainda que o atendimento centrado no paciente tenha sido efetivamente prestado conforme definição anterior. A centralidade no paciente pode ser medida apenas perguntando sobre como seu atendimento foi prestado. A pergunta apropriada não é simplesmente para saber se o paciente estava satisfeito. Em vez disso, deve-se perguntar se a dignidade e os valores do paciente foram respeitados, se houve permissão para participar da tomada de decisão conforme desejado e assim por diante. A medição da satisfação do paciente é importante e tem papel relevante para definir se o atendimento apresenta certos aspectos da centralidade no paciente, como respeito aos seus valores e sensibilidades. Contudo, a medição da centralidade no paciente não é obtida somente pela medição da satisfação.

CONCLUSÃO

Os papéis dos pacientes em equipes de saúde são altamente variados e podem ser compreendidos empregando o conceito de centralidade no paciente. Este é o conceito de centralidade no paciente do IOM, que inclui atenção à dignidade e à autodeterminação do paciente, assim como a experiência do paciente em atendimento. As opções de tomada de decisões pelos pacientes estão resumidas no Quadro 4-1. Existem três modelos de participação efetiva do paciente: paternalismo por permissão, parceria e paciente responsável. O paciente deveria se responsável se assim o desejasse, ou seja, se desejasse tomar a decisão final sobre que tipo de atendimento de saúde será prestado. No entanto, isto não significa que os pacientes se tornaram consumidores. As relações entre pacientes e seus profissionais de saúde não se tornaram relações comerciais. Os profissionais de saúde mantêm suas obrigações e os pacientes não precisam se preocupar em ser enganados ou pressionados a receber serviços desnecessários. Para pacientes que desejam cuidar do seu próprio atendimento, as equipes de saúde têm muitas maneiras de prestar auxílio. Para pacientes que são ambivalentes quanto à autogestão, há meios disponíveis para incrementar sua resolução e sua autoconfiança. Pacientes e familiares têm funções apropriadas em equipes de gestão, bem como suas próprias equipes clínicas. Por fim, embora ainda não exista um consenso sobre como medir a centralidade no paciente, fica claro não se trata apenas de medir a satisfação do paciente.

Nós definimos e explicamos os papéis de pacientes, que não têm o treinamento de clínicos, mas são membros de equipes de saúde. O tópico do próximo capítulo é outro grupo de membros de equipes que, em geral, também não tem treinamento clínico: os administradores de saúde. Alguns clínicos ficarão surpresos com a ideia de que os administradores são membros de equipes de saúde. Nós explicaremos por que e como os administradores deveriam participar de equipes e, mais gene-ricamente, por que e como eles deveriam ter relações de trabalho próximas aos clínicos em nome da proteção e do bem-estar de pacientes e familiares.

REFERÊNCIAS

Annas GJ. The health care proxy and the living will. *N Engl J Med*. 1991;324:1210-1213.

Balint M. *The Doctor, His Patient, and The Illness*. Revised and enlarged 2nd ed. London, UK: Pitman Medical Publishing; 1964.

Bardes CL. Defining "patient-centered medicine." *N Engl J Med*. 2012;366:782-783.

Barry MJ, Edgman-Levitan S. Shared decision making—the pinnacle of patient-centered care. *N Engl J Med*. 2012;366:780-781.

Bennett HD, Coleman EA, Parry C, et al. Health coaching for patients. *Fam Pract Manag*. 2010;17(5):24-29.

Berwick DM. What 'patient-centered' should mean: confessions of an extremist. *Health Aff (Millwood)*. 2009;28: w555-w565.

Bodenheimer T, Lorig K, Holman H, et al. Patient self-management of chronic disease in primary care. *JAMA*. 2002;288:2469-2475.

Bodenheimer T, Pham HH. Primary care: current problems and proposed solutions. *Health Aff (Millwood)*. 2010;29:799-805.

Britto MT, Anderson JM, Kent WM, et al. Cincinati Children's Hospital Medical Center: transforming care for children and families. *Jt Comm J Qual Patient Saf*. 2006;32:541-548.

Burke RE, O'Grady ET. Group visits hold great potential for improving diabetes care and outcomes, but best practices must be developed. *Health Aff (Millwood)*. 2012;31:103-109.

Camilleri M, Gamble GL, Kopecky SL, et al. Principles and process in the development of the Mayo Clinic's individual and institutional conflict of interest policy. *Mayo Clin Proc*. 2005;80:1340-1346.

Charles C, Gafni A, Whelan T. Decision-making in the physician-patient encounter: revisiting the shared treatment decision-making model. *Soc Sci Med*. 1999;49:651-661.

Chewning B, Bylund CL, Shah B, et al. Patient preferences for shared decisions: a systematic review. *Patient Educ Couns*. 2012;86:9-18.

Cucciare MA, Ketroser N, Wilbourne P, et al. Teaching motivational interviewing to primary care staff in the Veterans Health Administration. *J Gen Intern Med*. 2012;27:953-961.

Davison KP, Pennebaker JW, Dickerson SS. Who talks? The social psychology of illness support groups. *Am Psychol*. 2000;55:205-217.

Degner LF, Krisjanson LJ, Bowman D, et al. Information needs and decisional preferences in women with breast cancer. *JAMA*. 1997;277:1485-1492.

Edelman D, McDuffie JR, Odone E, et al. *Shared Medical Appointments for Chronic Medical Conditions: a Systematic Review*. VA-ESP Project #09-010. Washington, DC: Dept. of Veterans Affairs; 2012. http://www.ncbi.nlm.nih.gov/pubmedhealth/PMH0048765/pdf/TOC.pdf. Accessed November 1, 2012.

Elwyn G, Frosch D, Thomson RT, et al. Shared decision making: a model for clinical practice. *J Gen Intern Med*. 2012;27:1361-1367.

Emanuel EJ, Emanuel LL. Four models of the physician-patient relationship. *JAMA*. 1992;267:2221-2226.

Engel GL. The need for a new medical model: a challenge for biomedicine. *Science*. 1977;196:129-136.

Flood AB, Wennberg JE, Nease RF, et al. The importance of patient preference in the decision to screen for prostate cancer. *J Gen Intern Med*. 1996:11:342-349.

Gerteis M, Edgman-Levitan S, Daley J, et al. *Through the Patient's Eyes*. San Francisco, CA: Jossey-Bass; 1993.

Greene J, Hibbard JH. Why does patient activation matter? An examination of the relationships between patient activation and health-related outcomes. *J Gen Intern Med*. 2012:27:520-526.

Greenhalgh T, Hurwitz B. Narrative based medicine: why study narrative? *BMJ*. 1999;318:48-50.

Hall K, Gibbie T, Lubman DI. Motivational interviewing techniques: facilitating behavior change in the general practice setting. *Aust Fam Physician*. 2012;41:660-667.

Han JY, Kim J-H, Hye JY, et al. Social and psychological determinants of levels of engagement with an online breast cancer support group: posters, lurkers, and nonusers. *J Health Commun*. 2012:17:356-371.

Hobbs JL. A dimensional analysis of patient-centered care. *Nurs Res*. 2009;58:52-62.

Hobbs SE, Sodomka PF. Developing partnerships among patients, families, and staff at the Medical College of Georgia Hospital and Clinics. *Jt Comm J Qual Improv*. 2000;26:268-276.

Institute of Medicine. *Crossing the Quality Chasm: A New Health System for the 21st Century*. Washington, DC: National Academy Press; 2001.

Institute of Medicine. In: Lohr KN, ed. *Medicare: A Strategy for Quality Assurance*. Volume I. Washington, DC: National Academy Press; 1990.

Kupfer JM, Bond EU. Patient satisfaction and patient-centered care. *JAMA*. 2012;308:139-140.

Lin GA, Dudley RA. Patient-centered care: what is the best measuring stick? *Arch Intern Med*. 2009;169:1551-1553.

Lorig K, Sobel D, Stewart AL, et al. Evidence suggesting that a chronic disease self-management program can improve health status while reducing hospitalization: a randomized trial. *Med Care*. 1999;37:5-14.

Martin AB. On a patient-centered approach. *Am J Nurs*. 1960:60:1472-1474.

Martins RK, McNeil DW. Review of motivational interviewing in promoting health behaviors. *Clin Psychol Rev*. 2009;29:283-293.

Mayo WJ. The necessity of cooperation in medicine. *Mayo Clin Proc*. 2000;75:553-556.

Miller W, Rollnick S. *Motivational Interviewing: Helping People Change*. 3rd ed. New York, NY: Guilford Press, 2012.

Mitka M. Chelation therapy trials halted. *JAMA*. 2008;300:2236.

National Committee for Quality Assurance. Patient-Centered Medical Home Web site. http://www.ncqa.org/Programs/Recognition/PatientCenteredMedicalHomePCMH.aspx. Accessed November 2, 2012.

Nutting PA, Crabtree BF, Miller WL, et al. Transforming physician practices to patient-centered medical homes: lessons from the national demonstration project. *Health Aff (Millwood)*. 2011;30:439-445.

Riley SB, Marshall ES. Group visits in diabetes care: a systematic review. *Diabetes Educ*. 2010;36:936-944.

Roter DL, Hall JA. *Doctors Talking with Patients/Patients Talking with Doctors*. 2nd ed. Westport, CT: Praeger Publishers; 2006.

Stanford Patient Education Research Center. Chronic Disease Self-Management Program Web site. http://patienteducation.stanford.edu/programs/cdsmp.html. Accessed November 2, 2012.

Stewart M, Brown JB, Weston WW, et al. *Patient-Centered Medicine: Transforming the Clinical Method*. 2nd ed. Abingdon, UK: Radcliffe Medical Press Ltd; 2003.

Uccelli MM, Mohr LM, Battaglia MA, et al. Peer support groups in multiple sclerosis: current effectiveness and future directions. *Mult Scler*. 2004;10:80-84.

Wolever RQ, Eisenberg DM. What is health coaching anyway? *Arch Intern Med*. 2011;171:2017-2018.

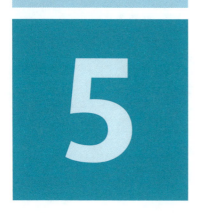

Administradores em equipes de saúde

CASO 5-1

Há muitos anos, a médica Claire Peace, oftalmologista, tem realizado cirurgias de olhos em dois hospitais diferentes na região de Washington, DC – um em Washington (Capitol Eye Hospital) e o outro em Arlington, VA (Baroness Eye Center). Além das diferenças nas instalações físicas, a Dra. Peace tem observado que as equipes dos centros cirúrgicos dos dois hospitais funcionam de modo bastante distinto. No Capitol Eye Hospital, a rotatividade do staff *do centro cirúrgico é alta, e os membros da equipe frequentemente necessitam de tempo para conhecer as funções e os estilos uns dos outros. Os enfermeiros raramente falam com a Dra. Peace, interagindo quase que exclusivamente com outros enfermeiros. O anestesista do Capitol Eye, Dr. Curmodian, às vezes, parece distante e preocupado.*

O staff *do centro cirúrgico do Baroness Eye Center, por outro lado, parece completamente comprometido com o processo cirúrgico e com seus membros, trabalhando em um ambiente amistoso e com foco no paciente. Poucos membros do* staff *buscam empregos melhores. A Dra. Peace também tem ouvido comentários entusiasmados de outros cirurgiões do Baroness sobre suas experiências no centro cirúrgico. No caminho do seu consultório para o Baroness Eye Center, a Dra. Peace estava sentindo-se otimista. Ela perguntava para si mesma se o Baroness estava apenas com sorte ao recrutar os membros do seu* staff *ou se a administração hospitalar tinha algo a ver com o funcionamento das suas equipes.*

Clínicos experientes como a Dra. Peace aprendem por meio de sua vivência que algumas equipes de saúde funcionam melhor do que outras e, na verdade, estudos mostram ampla variação no trabalho de equipe entre diferentes organizações de saúde (Schwendimann et al., 2012; Sexton et al., 2006). No caso 5-1, a Dra. Peace se questiona se essa diferença pode ser determinada pela atuação da administração hospital. A resposta é, evidentemente, "sim." Os administradores exercem um papel crucial na prestação de atendimento baseada em equipe e agregam conhecimento e habilidades à administração de pessoal, à gestão de projetos, ao desenho do fluxo de trabalho e a muitas outras áreas relevantes para o trabalho de equipes clínicas e de gestão. No Caso 5-1, as equipes do centro cirúrgico pareciam beneficiar-se da sólida organização – ampla promoção, pela administração hospitalar, de recursos e competências ao trabalho de equipe.

Neste capítulo, defendemos que os administradores deveriam exercer um papel mais proeminente em equipes de prestação de atendimento clínico, da mesma forma como os clínicos deveriam exercer um papel mais proeminente em equipes de administração de saúde. Tais concepções ajudarão a superar uma barreira histórica entre as funções administrativas e clínicas de organizações de prestação de serviço de saúde, com benefícios para os pacientes.

A BUROCRACIA PROFISSIONAL

Praticamente todo atendimento de saúde baseado em equipe é conduzido por equipes que operam dentro de uma organização maior. Essas organizações podem ser hospitais, clínicas de atendimento ambulatorial ou consultórios médicos. Esses estabelecimentos podem variar de um consultório com só um clínico até um hospital com mil leitos ou um sistema muito maior de múltiplos hospitais e clínicas. A gestão e a liderança dessas organizações requerem planejamento estratégico, controle financeiro, marketing, gestão de recursos humanos, sistemas de informação, controle e melhoria da qualidade, dos serviços ambientais e de muitas outras funções administrativas. Em organizações grandes, são os administradores de saúde que geralmente desempenham tais funções em tempo integral. Em organizações menores, elas podem ser executadas por um ou mais clínicos, em tempo parcial, muitas vezes mantendo o funcionamento do seu consultório.

É possível visualizar as funções administrativas da prestação de serviço de saúde como totalmente separadas das funções clínicas, conforme mostrado na estrutura hospitalar simplificada da Figura 5-1. Na verdade, há muito tempo os hospitais têm sido conceituados como *estruturas esquizofrênicas* ou *de duas partes*, divididas entre o *staff* administrativo e o corpo clínico (Harris, 1977). O hospital típico tem o conselho de administração como sua autoridade máxima. Este conselho delega responsabilidade operacional à administração, mas a qualidade clínica é delegada em grande parte ao corpo clínico. O corpo clínico afiliado é uma entidade separada com seus próprios estatutos, responsável por assegurar atendimento de qualidade, pela segurança do paciente e por uma equipe médica consistente. Em alguns estados dos EUA, o corpo clínico é reconhecido como uma entidade legal com o direito de processar o hospital; na maioria dos estados, a situação é outra. A administração e o corpo clínico formam duas partes da estrutura dividida, ambos subordinados ao conselho de administração. O corpo clínico muitas vezes é visto como tendo mais poder do que a administração. Administradores hospitalares com frequência se deparam com a afirmativa de que o jeito mais fácil de perder seus empregos é desafiando o corpo clínico.

Os *staffs* de enfermagem em grandes estabelecimentos de prestação de serviço de saúde têm uma estrutura de autonomia clínica similar, embora menos pronunciada, com mecanismos de autogestão, regras do sindicato de enfermagem ou regulamentação governamental, isolando certas atividades do controle administrativo, especialmente quanto à qualidade do atendimento de saúde. Por exemplo, muitos Estados têm leis que especificam um número mínimo de enfermeiros contratados ou exigem planos de contratação de pessoal que obedeçam certos critérios. O Programa de Certificação de Serviço de Enfermagem (*Magnet Recognition Program*), que concede certificação a hospitais considerados locais excepcionais para o trabalho de enfermeiros, recompensa a autogestão e a autonomia de enfermeiros.

Muitas profissões clínicas, exceto a medicina e a enfermagem, em complexos estabelecimentos de prestação de serviço, quando não possuem capacidade de autogestão, são protegidas do controle administrativo até certo grau por suas bases de conhecimentos próprios, treinamento especializado e certificação ou licenciamento. Uma consequência é que os gestores de saúde geralmente não interferem em assuntos clínicos de todas as profissões de saúde.

O conceito de uma *burocracia profissional*, proposto pelo especialista em gestão Henry Mintzberg (1979), aprofunda-se na explicação dessas questões. A noção de uma burocracia está desgastada pelo tempo e é bem compreendida por muitas pessoas, incluindo os profissionais de saúde. Aos olhos dos profissionais, as burocracias são organizações hierárquicas com incontáveis regras e políticas e controle centralizado pelo escalão superior na hierarquia. Muitas vezes, as burocracias são percebidas como impessoais, lentas e sufocantes. Todavia, o conceito da burocracia *profissional* é considerado mais atrativo pela maioria dos clínicos. A burocracia profissional é composta de ápice estratégico e administração intermediária (os administradores), *staff* de apoio e técnico, além do núcleo

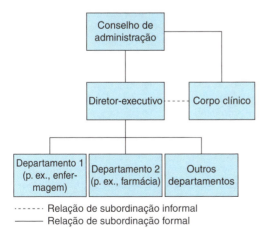

▲ **Figura 5-1** Estrutura hospitalar convencional (simplificada).

operacional. Diferentemente do núcleo operacional na burocracia de *máquina* tradicional (p. ex., uma grande companhia manufatureira), o núcleo operacional na burocracia profissional consiste principalmente de trabalhadores profissionais. Em vez de regras, políticas e direção central emanada da administração, a burocracia profissional depende de coordenação para a padronização de habilidades, treinamento e socialização dentro de cada uma das áreas. O controle sobre o trabalho é confiado às profissões. A administração não interfere nas operações diárias do núcleo operacional. A informação que a administração utiliza para o planejamento de pessoal e a capacitação de serviços técnicos e de apoio é constituída em grande parte de dados solicitados de clínicas profissionais individuais. Para os administradores, é difícil avaliar as necessidades de nova tecnologia e *staff* para o núcleo operacional, por exemplo. A coordenação dos profissionais da mesma área ou especialidade é gerida pela padronização de habilidades e conhecimento entre os pares (conforme argumentamos neste livro, a coordenação *entre* e *intra*profissões ou especialidades é muitas vezes tratada superficialmente). Os padrões de qualidade e de desempenho da burocracia profissional, tais como as diretrizes e os protocolos de práticas, em grande parte têm origem externa à estrutura administrativa. Eles são desenvolvidos por associações externas de profissionais de saúde ou por profissionais dentro da organização. A burocracia profissional enfatiza o poder da excelência em vez do poder da posição administrativa.

Os profissionais administrativos em uma burocracia profissional de saúde cumprem funções importantes – como planejamento estratégico, sistemas de informação, análise financeira, marketing, gestão de recursos humanos, etc. –, mas eles são considerados como facilitadores ou intensificadores da atividade-fim de profissionais. Em uma máquina burocrática, ao contrário, os administradores são vistos como "diretores" e não como facilitadores da atividade-fim. Os clínicos mais antigos preenchem muitos papéis administrativos em uma burocracia profissional de saúde, refletindo o valor da compreensão de processos clínicos na gestão efetiva. Por exemplo, os gestores de unidades de serviço clínico e de serviço de apoio, tais como enfermagem, farmácia e serviço social, frequentemente são os próprios profissionais clínicos que assumiram as responsabilidades de gestão. Muitas vezes, eles avaliam a burocracia profissional (com a autonomia de clínicos associada) como uma contribuição positiva para a qualidade de sua rotina de trabalho.

Todavia, existem graves problemas com a burocracia profissional na prestação de atendimento baseado em equipe. Dentro das profissões, a lealdade entre pares entra em conflito com a necessidade de transparência e a responsabilidade pelos serviços com o paciente que transcendem os limites de uma profissão. Comunicação, colaboração e administração de conflitos entre profissionais diferentes em distintos departamentos clínicos podem ser difíceis. Os pacientes são forçados a dar a mesma informação a diversos prestadores de atendimento, aumentando as chances de ocorrerem erros, em razão dos déficits de comunicação e colaboração.

O fato de os administradores não serem plenos parceiros nas equipes clínicas está relacionado ao seu *status* na hierarquia das profissões. Nos EUA, os administradores em geral não são vistos como profissionais plenos, certamente não ao nível de médicos e advogados (Barker, 2010). As competências da administração efetiva são demasiadamente diversas e complexas para constituir uma base de conhecimento exclusiva, que possa servir de parâmetro de exigência de educação e certificação para o nível de ingresso. Além disso, a base de evidências científicas da administração – que poderia alicerçar e legitimar seu conhecimento – é jovem e muito limitada. Os administradores proficientes geralmente necessitam de anos de aprendizagem e experiência em um tipo de trabalho para apresentar desempenho de alto nível. Na medida em que barreiras formais ao ingresso são usadas para distinguir profissões de outras ocupações, a categoria profissional *administração em saúde* sofre em comparação com maioria das ocupações clínicas. Não há exigência de educação formal avançada para administradores em qualquer setor da economia, incluindo o atendimento de saúde. Ao mesmo tempo em que, no setor de atendimento de saúde, muitos administradores possuem um grau avançado em gestão, não há exigência legal ou reguladora de tal nível, diferentemente das exigências para o exercício de praticamente todas as formas de atendimento clínico. Apenas os administradores de casas de saúde (*nursing homes*) devem cumprir os requisitos educacionais e de licenciamento, sendo o bacharelado o nível de formação exigido.

A separação das partes clínica e administrativa da burocracia profissional é governada por cinco forças importantes. Em primeiro lugar, há a necessidade de excelência administrativa para dirigir com sucesso uma organização de prestação de serviço de saúde. Historicamente, os profissionais clínicos exerceram, em tempo parcial, a maioria das funções administrativas de tais organizações. Hoje, entretanto, a complexidade da administração, envolvendo amplas atribuições externas com pagadores, fornecedores, reguladores e organizações parceiras, por exemplo, exige dedicação em tempo integral e atenção, exceto nas organizações menores. A maioria dos clínicos evita tais atividades, tendo escolhido profissões completamente diferentes, como se reflete na característica do "empreendedor" de administradores de saúde observada no Capítulo 3. Segundo, conforme observado anteriormente, os domínios de trabalho de profissionais clínicos são definidos pelo conhecimento técnico privativo, que está além do alcance dos administradores. A especialização técnica dos clínicos é intimidante para os administradores. Na verdade, muitos clínicos assim preferem, vendo o atendimento clínico como seu reduto, bloqueado para administradores. Em terceiro, relacionado à sua especialização técnica, historicamente os clínicos não recebem treinamento para perceber e alterar fatores de sistema que afetam a qualidade do atendimento ao paciente, tais como políticas e práticas organizacionais. A abordagem *em nível de indivíduo* para compreensão da qualidade procura mudar no comportamento direto do clínico e do paciente, a fim de melhorar o atendimento clínico. A abordagem *em nível de sistema*, que é ensinada aos administradores, identifica condições sob as quais os indivíduos trabalham e elaboram defesas para evitar erros ou mitigar seus efeitos (Reason, 2000). Uma quarta razão pela qual a burocracia profissional está preservada é que os administradores encontram uma tomada de decisão mais simples se os clínicos estiverem menos envolvidos no processo. O desenvolvimento de consenso entre profissões demanda tempo e exige compromisso. Por fim, nas maiores organizações de prestação de serviço de saúde dos EUA, muitos profissionais clínicos estão menos disponíveis ou interessados na tomada de decisões administrativas porque eles não são empregados da organização. Em especial, a maioria dos médicos não é empregada por hospitais; eles são autônomos ou empregados de clínicas de grupos médicos. É mais difícil para os administradores atraírem tais clínicos para participar de iniciativas baseadas em equipes em suas organizações.

Os argumentos para manter a divisão entre os domínios clínico e administrativo na prestação de serviço de saúde precisam ser reconhecidos, mas a manutenção da divisão é demasiadamente restritiva, levando à necessidade de trabalho em equipe interprofissional. A separação rígida desses domínios significa que nenhum está no comando de atividades interdependentes no sistema como um todo (Begun et al., 2011). Os administradores podem especializar-se em seu domínio e aprender o que for necessário sobre atendimento clínico para participarem com conhecimento de causa do atendimento baseado em equipe. O mesmo com os clínicos, que podem especializar-se em seu domínio e aprender sobre administração para participarem de equipes interprofissionais que tomem decisões administrativas. Os dois domínios estão tão inter-relacionados que seus laços precisam ser estreitados, visando os interesses do atendimento do paciente.

OPORTUNIDADES PARA ADMINISTRADORES DE ATENDIMENTO DE SAÚDE

CASO 5-2

O fisioterapeuta Ankur Shukla, mestre em fisioterapia (MPT, do inglês master of physical therapy*), tentava disfarçar a insatisfação. Ele estava enfrentando uma nova reunião do comitê de melhoria da qualidade do Centro Luterano de Reabilitação. Neste encontro, o comitê revisava as diretrizes para atendimento do diabetes. Estavam presentes John Ash, presidente do comitê e diretor de Melhoria da Qualidade, mestre em administração de saúde (MHA, do inglês* master of health administration*) com ênfase em negócios; Melissa Sandusky, RN, especialista em enfermagem clínica; Alfredo Torres, médico endocrinologista convidado especialmente para a reunião; e Jean Wyaoming, médico de família. O Sr. Ash estava promovendo novamente um de seus "enxutos" projetos de melhoria da qualidade. Ele desejava usar um "RPIW" para reduzir desperdício na prestação de atendimento aos pacientes diabéticos do Centro. Apenas um dos outros membros do comitê sabia que o significado de "RPIW" é* rapid process improvement workshop *(oficina para melhoria rápida de processos) e nenhum deles sabia como um RPIW é conduzido. O Sr. Ash não explicou. Ele parecia mais interessado em aumentar sua lista de projetos de corte de custos do que em melhorar o atendimento de pacientes com diabetes. O Sr. Ash nunca passava tempo com* *pacientes diabéticos do centro de reabilitação ou com seus prestadores de atendimento, bem como não fazia qualquer tentativa para entender os assuntos clínicos. O Sr. Shukla concluiu que a única maneira de o Sr. Ash entender sobre o atendimento de pacientes diabéticos seria se ele próprio tivesse a doença.*

No Caso 5-2, o administrador de saúde John Ash está exercendo um papel que pode ser enquadrado no modelo da burocracia profissional, enfatizando sua própria competência técnica em detrimento da colaboração aos profissionais clínicos. Sua atitude é estereotipada e ficcional, sendo comumente seguida por administradores. Para agregar valor ao atendimento baseado em equipe, os administradores precisam superar a postura defensiva sobre sua base de conhecimentos e excelência, além de educar e envolver aqueles que não compartilham da ideia. Nos Capítulos 6 e 7, observamos a importância da comunicação clara e respeitosa entre os membros da equipe. O Sr. Ash poderia comunicar-se de maneira muito mais eficiente se traduzisse cuidadosamente o jargão administrativo e não "desmerecesse" seus colegas no comitê de melhoria da qualidade.

O aumento da transparência na comunicação em organizações de saúde é uma tendência que demanda uma postura mais colaborativa entre administradores e clínicos. A satisfação do paciente, a sua segurança e medidas da qualidade do atendimento clínico estão cada vez mais disponíveis ao público e aos usuários, que podem utilizar esses dados para recompensar ou punir organizações de prestação de serviço durante mudanças no reembolso. Os líderes de organizações de saúde estão cada vez mais conscientes de que devem compreender e administrar as contribuições dos pacientes como de parceiros de profissionais clínicos.

À primeira vista, esta nova postura pode parecer improvável. No entanto, considere a posição de um diretor-executivo (CEO, do inglês *chief executive officer*) de uma empresa altamente técnica (p. ex., 3M ou Exxon), que fez carreira em finanças antes de se tornar CEO. Esse CEO é responsável pelo desempenho da organização inteira e precisa ou adquirir o conhecimento necessário das operações técnicas (improvável) ou ser capaz de interagir de maneira eficiente com pessoas que as dominam. Igualmente, o administrador de uma organização de prestação de serviço de saúde pode ser responsável por ela toda.

A responsabilidade por uma organização inteira pelo CEO necessita ser acompanhada por uma liderança explícita e ter gestão de cultura organizacional, de modo que um efetivo atendimento baseado em equipe seja estimulado e valorizado. No Capítulo 18, são discutidos o conceito de cultura organizacional e as competências necessárias para os líderes organizacionais. Por enquanto, destacamos duas competências-chave especialmente importantes para os administradores de saúde.

Antes de tudo, há necessidade de relacionar-se efetivamente com os clínicos. Embora seja mais difícil para administradores que não têm formação clínica, esta competência pode ser alcançada com educação e persistência. As necessidades educacionais abrangem a aprendizagem da terminologia básica do atendimento clínico, que pode ser obtida em um curso de nível superior, ministrado de maneira presencial ou à distância, seguido de prática, aplicação e suplementação no local de trabalho do administrador de saúde. Os administradores podem observar as condições, os processos e as tecnologias usadas nas áreas clínicas pelas quais são responsáveis, além de buscar se apropriar da terminologia considerada relevante. Eles podem observar os diferentes profissionais de saúde em suas equipes e estudar as histórias e as culturas das profissões com as quais lidam.

Não será suficiente, a propósito, selecionar administradores que são clínicos. A maioria dos clínicos não está interessada ou preparada para assumir funções administrativas em tempo integral. Aqueles que querem se tornar administradores muitas vezes procuram graus de treinamento avançado em administração. Esses administradores com experiência clínica anterior e credenciais podem interagir mais facilmente com os clínicos por um período. No entanto, diante da necessidade de decidir entre os interesses da sua profissão clínica e da sua organização, os administradores optarão pela organização. Por isso, são muitas vezes acusados de terem "ido para o lado escuro", conforme está ilustrado o Caso 5-3.

CASO 5-3

O médico Michael Storstrand exerceu sua profissão no Sistema de Saúde Dale por 18 anos. Ele era pediatra com interesse especial em crianças com retardo no desenvolvimento cognitivo. Ele era bem quisto pelos seus colegas médicos, pelos enfermeiros do Hospital Dale e por todos com quem trabalhava. Ele tinha uma inclinação para compreender rapidamente divergências organizacionais e era, muitas vezes, capaz de reunir grupos divergentes e facilitar a chegada a um acordo.

Após ter trabalhado no Sistema de Saúde Dale por nove anos, o responsável pela pediatria aposentou-se, e o diretor médico (CMO, do inglês chief medical officer*) nomeou o Dr. Storstrand para ser o novo responsável. O Dr. Storstrand começou a lidar com assuntos administrativos e constatou, para sua surpresa, que o trabalho era gratificante. Ele gostava de pensar no Serviço de Pediatria como um todo, orientar os seus membros e dar atenção ao desempenho financeiro do Serviço. Durante esse período, ele continuou a exercer a pediatria em tempo parcial.*

Em menos de dois anos, o Dr. Storstrad foi convidado pelo CEO e CMO para participar do Comitê Executivo do Sistema de Saúde Dale. Ele tornou-se um membro estimado, especialmente pelo seu discernimento sobre como comunicar-se efetivamente com a organização inteira, nos momentos tranquilos e nos de tensão. Ocasionalmente, ele falava para o Comitê Executivo em reuniões de grande porte e, às vezes, ele era simplesmente inspirador.

Após o Dr. Storstrand ter servido ao Comitê Executivo por seis anos, o CEO aposentou-se. A organização tinha uma tradição de selecionar seus CEOs a partir dos quadros da organização, e o Dr. Storstrand e outros dois apresentaram-se como candidatos. O conselho escolheu o Dr. Storstrand como o novo CEO do Sistema de Saúde Dale. Ao assumir o cargo, ele decidiu que não poderia mais exercer a pediatria. O Sistema de Saúde Dale era uma grande organização, com receitas anuais de 1,7 bilhão de dólares, e o cargo de CEO exigia dedicação em tempo integral.

Nos meses seguintes, o Dr. Storstrand constatou que sua relação com outros médicos do sistema de saúde havia se tornado mais distante. As conversas pessoais eram menos frequentes, e ele tinha a sensação de que alguns pediatras chegavam a evitá-lo. Os dois primeiros orçamentos anuais foram apertados, e o Dr. Storstrand teve inclusive que explicar aos médicos por que eles não teriam aumento salarial. De vez em quando, os colegas mais próximos contavam-lhe que alguns dos médicos do Dale consideravam-no "acomodado", às vezes comentando que ele tinha "ido para o lado escuro." O Dr. Storstrand não ficava desanimado com esses comentários, mas de certa maneira eles tocavam-no. Ele estava ciente de que estava sendo visto de modo diferente do que como chefe da Pediatria e recordou que o mesmo acontecera ao CEO anterior.

Uma segunda competência-chave para administradores em organizações baseadas em equipe é vivenciar e respirar um estilo de liderança colaborativa. A "liderança" tal qual descrita na literatura de negócios convencionais envolve um indivíduo, o líder, que assume a responsabilidade pela visão do todo, mostra-se mais inteligente e com personalidade mais forte do que as outras pessoas e protege a organização em situações adversas. Da mesma forma que tal estereótipo pode ajustar-se a poucas organizações de negócios, ele é pouco usado no atendimento de saúde. A liderança no atendimento de saúde abrange a aprendizagem a respeito de temas complexos sob múltiplos ângulos diferentes, conectando com outros para estabelecer o consenso e dando sentido a assuntos que possibilitem decisões (Begun e White, 2008). Os materiais de aprendizagem para este estilo de liderança (conhecida por muitos termos, como liderança colaborativa, integrativa, adaptativa ou de complexidade) só recentemente começaram a integrar as grades curriculares da administração de saúde.

As competências relacionadas aos administradores abrangem a configuração de estruturas, culturas e recursos de organizações, de modo que elas apoiem a prática baseada em equipe e a tomada de decisões. Estas condições incluem contratação, promoção e recompensa de pessoas para o trabalho de equipe, administrando conexões dentro das equipes e entre equipes e círculos eleitorais externos da organização, além de fornecer recursos tangíveis para o trabalho de equipe, que vão de espaço físico para reuniões a recursos educacionais de tecnologia digital para compartilhamento de informações do pacientes e condução de reuniões *online*.

Os educadores de administração de atendimento de saúde e os programas de acreditação estão mostrando certo reconhecimento da importância do crescimento de competências colaborativas, mas o progresso é lento. Por exemplo, Shewchuk et al. (2005, p. 43) incluem a "formação da equipe" em sua lista de 30 competências, assim como o "conhecimento do processo de educação dos médicos," ao mesmo tempo em que não mencionam outras profissões clínicas além da medicina. "Comunicação e gestão de relacionamento" é um dos cinco agrupamentos de competências promovidas por um consórcio de associações profissionais, a Aliança de Lideranças de Saúde (Healthcare Leadership Alliance) (Steff, 2008). Outro quadro de competências amplamente disseminado para administração de saúde, desenvolvido pelo Centro Nacional de Liderança em Saúde (National Center for Healthcare Leadership), destaca a importância da colaboração, mas negligencia o conhecimento do empreendedor clínico (Calhoum et al., 2008). Os critérios de reconhecimento de programas de pós-graduação exigem que os programas de administração de saúde incluam oportunidades para os estudantes participarem de atividades baseadas em equipes interprofissionais (http://www.cahme.org/Resources/Fall2013_Criteria_for_Accreditation.pdf).

Com exceção da preparação educacional, muitos administradores engajam-se em atividades que intensificam a colaboração com clínicos. A *ronda (rounding)* para questões de segurança é um exemplo, na qual administradores e clínicos conferem as unidades de atendimento de pacientes a respeito de temas que melhorarão a segurança e os processos (Campbell e Thompson, 2007). Evidentemente, a ronda pode ser uma experiência negativa para clínicos e administradores se mal conduzida. A ronda eficiente exige planejamento (dos temas que são relevantes), amostragem representativa para garantir que todas as partes da organização estejam incluídas, registro da atividade em algum formato, acompanhamento para tratar de problemas e disseminação dos resultados, tanto positivos quanto negativos.

Algum grau de transformação está registrado na literatura educacional para administração de saúde nos EUA. Em um destacado livro-texto sobre administração de saúde, por exemplo, as equipes de atendimento de pacientes e os agregados de equipes de atendimento, ou seja, linhas de serviço, constituem a característica de organização de uma entidade de saúde bem administrada (White e Griffith, 2010). As linhas de serviço são definidas em torno de condições ou tipos de pacientes em que o hospital se especializa, tais como oncologia, neurociências, serviços cardiológicos ou saúde da mulher. No mais extremo dos modelos de serviço, os clínicos empregados relatam ao diretor da linha de cuidado, em vez de ao seu departamento clínico, como fariam em uma estrutura convencional. A Figura 5-2 mostra uma versão do organograma (simplificada); esta versão preserva os departamentos clínicos convencionais junto com as linhas de serviço. As linhas

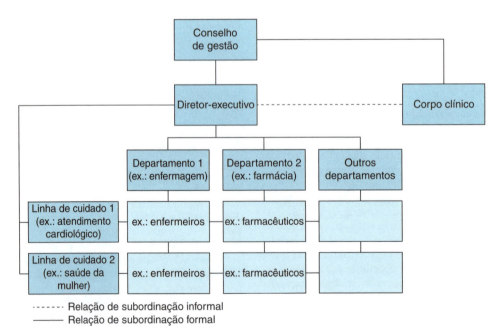

▲ **Figura 5-2** Uma versão da estrutura do organograma hospitalar (simplificada).

de serviço geralmente são administradas por enfermeiros, médicos, administradores e farmacêuticos, às vezes individualmente, mas com frequência combinados em equipe. Os conselhos de melhoria do desempenho interprofissional, que incluem clínicos e administradores, proporcionam coordenação por meio das linhas de serviço na dimensão da qualidade. As equipes de atendimento do paciente, as equipes de gestão das linhas de serviço, e o conselho de melhoria do desempenho têm desenho interprofissional. Equipes são influenciadas positivamente se os administradores forem considerados membros periféricos fundamentais.

As estruturas das linhas de serviço tornam mais fácil o atendimento baseado em equipe, porque a responsabilidade hierárquica direta é criada por profissionais clínicos que habitualmente trabalham juntos, em vez de terem responsabilidade dividida entre departamentos clínicos convencionais. Uma nova posição (um gestor de linha de cuidado) é responsável por certificar-se de que farmacêutico, enfermeiro, assistente social médico e médico, por exemplo, trabalhem juntos de maneira eficiente e efetivamente no interesse do paciente.

Um desenho inovador de organograma tem sido implementado em três hospitais em Michigan (Cowen et al., 2008). As equipes de práticas colaborativas (CPTs, do inglês *collaborative practice teams*) constituem a unidade central nos hospitais. Os autores classificam o desenho como uma "estrutura organizacional direcionada aos atributos do sistema ideal de prestação de serviço de saúde" (Cowen et al., 2008, p. 407). As CPTs devem ser entendidas como minilinhas de serviço. A intenção é ter cada paciente sob o apoio de pelo menos uma CPT. As CPTs são definidas e encarregadas por um conselho de práticas multidisciplinares. Em uma aplicação do modelo, as CPTs foram definidas para mais de 30 áreas clínicas, incluindo cirurgia, falência cardíaca, controle glicêmico, obstetrícia, pediatria, manejo da dor e síndromes coronarianas agudas. As CPTs reúnem administradores, clínicos e especialistas em sistemas de informação, melhora da qualidade, finanças ou outras áreas. O modelo de CPT para organizações reflete três princípios de manejo: (1) configuração em torno de microssistemas clínicos prestadores de atendimento, (2) uso de dados relevantes e oportunos e (3) fortes conexões entre os microssistemas e a administração. As unidades organizacionais convencionais são mantidas também com os corpos clínicos médico e de enfermagem tendo unidades separadas dedicadas aos assuntos exclusivos dessas profissões, junto com serviços convencionais de apoio clínico, tais como farmácia e laboratório. Uma versão ainda mais extrema do desenho extinguiria todas essas unidades convencionais.

É interessante que os cientistas sociais têm observado que mudanças econômicas, tecnológicas e sociais em todos os setores da sociedade estão motivando profissionais e administradores a trabalharem juntos de modo colaborativo. Sociólogos postulam que a economia dos EUA "se parece muito com um local de trabalho profissional, colaborativo, em que um prêmio é pago ao trabalho de equipe, com flexibilidade, treinamento amplo e reorganização de pessoas com diferentes competências que são reunidas em grupos que existem apenas para o cumprimento de projetos específicos (Leicht e Fennell, 2001, p. 217). Tais providências prestam serviços de maior qualidade, mais rapidamente e com melhor custo-benefício. A estrutura tradicionalmente "dividida" da prestação de atendimento de saúde não disponibilizará o valor que consumidores e pagadores demandam.

Os modelos conceituais inovadores para estruturas e culturas organizacionais baseadas em equipe estão sendo gerados em diversos estabelecimentos pelo mundo. Especialistas italianos descrevem o hospital *focado no atendimento* como uma tendência global (Lega e DePietro, 2005). O hospital focado no atendimento incorpora gestão, atividade clínica, recursos e engajamento de clínicos em atividades administrativas, sempre com o paciente no centro. Uma visão de hospital focado no atendimento agrega pacientes em unidades baseadas na intensidade do cuidado, definida como o nível variável exigido de serviços como um resultado da instabilidade clínica e complexidade do atendimento. Conforme previsto, existiriam as unidades por categorias de pacientes (frágil, atendimento intensivo, recuperação e pós-agudo), todas exigindo atendimento com múltiplas especialidades clínicas e um alto grau de atendimento baseado em equipe (Lega e Calciolari, 2012).

OPORTUNIDADES PARA CLÍNICOS

CASO 5-4

Retornando ao seu consultório após realizar uma cirurgia no Baroness Eye Center, a oftalmologista Dra. Claire Peace refletia sobre o motivo da superioridade do trabalho em equipe neste Centro em comparação com o do Capitol Eye Hospital. Ela lembrava que os administradores hospitalares no Baroness exigiram treinamento de trabalho em equipe, bem como exercícios de simulação para todo o staff do centro cirúrgico. Os administradores pareciam conhecer os integrantes do staff pelo nome e forneciam métricas regulares sobre o desempenho do centro cirúrgico. Eles estimulavam o staff a sugerir melhorias e comemoravam os sucessos. Talvez ela pudesse falar com o administrador do Capitol Eye Hospital, Jerry Jones, para fazer o mesmo neste hospital. Afinal, ele era um administrador treinado. O Sr. Jones estava relutante em intervir em outras áreas, tendendo a fazer o que os médicos queriam. Talvez ele precisasse simplesmente de algum estímulo para tornar-se mais ambicioso e contundente a respeito do atendimento baseado em equipe.

Os profissionais clínicos, muitas vezes, expressam preocupação em relação à contribuição de administradores à prestação de serviço clínico de saúde. Para que a tomada de decisões baseada em equipe avance em organizações de prestação de serviço de saúde, os profissionais clínicos podem ajudar, envidando esforços para recrutar administradores para o programa de melhoria da prestação de serviço, incluindo o atendimento baseado em equipe. Além disso, eles podem envolver-se em decisões de gestão que influenciam o atendimento clínico, indo além das atividades de melhora da qualidade – como assuntos de sistemas de informação, marketing e práticas dos recursos humanos. No Caso 5-4, a Dra. Peace parecia propensa a envolver o Sr. Jones, administrador do Capitol Eye Hospital, neste tipo de intercâmbio.

Da mesma maneira que é exigido uma "adequação de atitude" por parte de muitos administradores, o mesmo vale para os profissionais clínicos. Tais atitudes são consolidadas durante a educação profissional, que negligencia a relação da administração com o atendimento clínico. Como se pode esperar, na educação de clínicos, o foco é o desenvolvimento da excelência clínica apropriada, não a compreensão do contexto de atendimento. Todavia, não há razão para que ambas as coisas não possam ser feitas, com educação sobre administração e liderança ministrada em um nível introdutório. Os clínicos podem ser apresentados aos administradores e às funções administrativas que afetam o atendimento clínico. Tal educação alertaria novos praticantes para sua responsabilidade em buscar envolvimento em assuntos administrativos que afetam o atendimento do paciente. Estas providências para reorganização de tempo, posição organizacional e outros temas relacionados precisam ser elaboradas de uma maneira colaborativa. No local de trabalho, igualmente, a educação continuada para clínicos pode reforçar sua responsabilidade de envolvimento na tomada de decisão administrativa.

CONCLUSÃO

Os administradores de organizações de prestação de serviço de saúde estão claramente ausentes de equipes de atendimento clínico. Os administradores da organização, em todos os seus níveis, são peças fundamentais na prestação de atendimento baseado em equipe. Eles possuem informação, excelência e acesso aos recursos que auxiliam as equipes a alcançar resultados. Na posição de líderes seniores, os administradores possuem uma visão global da organização, têm relações com múltiplas equipes e ligações com agentes externos, como a mídia e as organizações filantrópicas. Estando ou não fisicamente presentes nas equipes, os administradores devem ser vistos como parceiros em cada esforço de equipe de atendimento clínico. Similarmente, clínicos (e pacientes) deveriam infundir nos desafios administrativos suas perspectivas e experiências, que são altamente específicas e importantes.

REFERÊNCIAS

Barker R. No, management is *not* a profession. *Harv Bus Rev.* 2010;88(7/8):52-60.

Begun JW, White KR. The challenge of change: inspiring leadership. In: Lindberg Claire, Nash S, Lindberg Curt, eds. *On the Edge: Nursing in the Age of Complexity.* Bordentown, NJ: Plexus Press; 2008:239-262.

Begun JW, White KR, Mosser G. Interprofessional care teams: the role of the healthcare administrator. *J Interprof Care.* 2011;25:119-123.

Calhoun JG, Dollet L, Sinioris ME, et al. Development of an interprofessional competency model for healthcare leadership. *J Healthc Manag.* 2008;53:375-389.

Campbell DA, Thompson M. Patient safety rounds: description of an inexpensive but important strategy to improve the safety culture. *Am J Med Qual.* 2007;22:26-33.

Cowen ME, Halasyamani LK, McMurtrie D, et al. Organizational structure for addressing the attributes of the ideal healthcare delivery system. *J Healthc Manag*. 2008;53:407-418.

Harris JE. The internal organization of hospitals: some economic implications. *Bell Journal of Economics*. 1977;8:467-482.

Lega F, Calciolari S. Coevolution of patients and hospitals: how changing epidemiology and technological advances create challenges and drive organizational innovation.*J Healthc Manag*. 2012; 57:17-34.

Lega F, DePietro C. Converging patterns in hospital organization: beyond the professional bureaucracy. *Health Policy*. 2005;74(3):261-281.

Leicht KT, Fennell ML. *Professional Work*. Malden, MA: Blackwell; 2001.

Mintzberg H. *The Structuring of Organizations: A Synthesis of the Research*. Englewood Cliffs, NJ: Prentice-Hall; 1979.

Reason J. Human error: models and management. *BMJ*. 2000;320:768-770.

Schwendimann R, Zimmermann N, Küng K, et al. Variation in safety culture dimensions within and between US and Swiss hospital units: an exploratory study. *BMJ Qual Saf*. 2013; 22:32-41.

Sexton JB, Makary MA, Tersigni AR, et al. Teamwork in the operating room: frontline perspectives among hospitals and operating room personnel. *Anesthesiology*. 2006; 105: 877-884.

Shewchuk R, O'Connor SJ, Fine DJ. Building an understanding of the competencies needed for health administration practice. *J Healthc Manag*. 2005;50:32-47.

Stefl ME. Common competencies for all healthcare managers: the Healthcare Leadership Alliance model. *J Healthc Manag*. 2008;53:360-373.

White KR, Griffith JR. *The Well-Managed Healthcare Organization*. 7th ed. Chicago, IL: Health Administration Press; 2010.

SEÇÃO II Trabalhando em equipes na saúde

Equipes de saúde efetivas

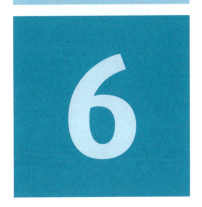

6

A Seção I (Caps. 1 a 5) estuda o conceito de uma equipe de trabalho, os diferentes tipos de equipes, os membros de equipes em profissões distintas e o papel de pacientes e administradores.

A Seção II (Caps. 6 a 12) aborda o funcionamento de equipes de saúde. Começamos este capítulo com uma consideração sobre equipes de saúde efetivas, explicando as suas características e os riscos com os quais elas devem lidar. Nos Capítulos 7 a 12, explicamos o que é necessário para que as equipes alcancem a efetividade. O Capítulo 7 cobre as competências que os membros da equipe precisam ter, e o Capítulo 8 aborda a liderança da equipe. Os Capítulos 9 a 11 ocupam-se da tomada de decisões, da criatividade e da administração de conflitos – tópicos que são importantes para todos os membros de equipes, mas que têm importância especial para os seus líderes. O Capítulo 12 trata do apoio dado pelos responsáveis gerais das equipes, incluindo o tópico fundamental sobre o seu desenho.

EQUIPES EFETIVAS

Quais são as características principais de uma equipe efetiva? Como uma pessoa consegue saber se a equipe que lidera ou a que pertence está tendo boa atuação? Em qualquer área, o principal a observar é se os propósitos estão sendo atingidos. As equipes clínicas e as equipes de gestão têm propósitos diferentes. Primeiramente, são consideradas as equipes clínicas.

▶ Equipes clínicas

O propósito de uma equipe clínica é prestar excelente atendimento de saúde aos seus pacientes. Assim, uma equipe clínica efetiva é a que presta atendimento de alta qualidade. Conforme discussão no Capítulo 4, em 2001 o Instituto de Medicina (IOM) estabeleceu seis metas para a melhoria do atendimento de saúde (Institute of Medinine, 2001, pp. 39-60), as quais são apresentadas no Quadro 6-1. Em conjunto, elas constituem uma definição de qualidade no atendimento de saúde. Uma equipe clínica efetiva é a que alcança tais metas.

Segurança

O atendimento de saúde seguro é aquele livre de erros que causam danos aos pacientes (Institute of Medicine, 2000, pp. 18-40). Uma equipe clínica é segura se realiza corretamente a administração de medicação aos pacientes, se faz diagnósticos precisos de câncer ou de outras doenças em estágio inicial, se toma previdências para evitar operar uma parte do corpo que não a indicada (erro não intencional) e assim por diante. Muitos tratamentos médicos carregam risco conhecido, como o risco de infecção após quimioterapia para cânceres de diferentes tipos. Quando o risco é justificado pelo potencial benefício para o paciente, a ocorrência de consequências indesejadas não significa que o atendimento seja inseguro. Atendimento inseguro é o que resulta em erros, ou seja, acidentes ou equívocos. O atendimento inseguro resultante de um acidente é o que inclui ações involuntárias ou aquele do qual involuntariamente são omitidos componentes, causando ou ameaçando dano. Um exemplo de atendimento inseguro devido a um acidente pode ser a cirurgia de remoção do apêndice, durante a qual o médico involuntariamente perfura a parte próxima do intestino delgado. O atendimento inseguro resultante de um equívoco é o que inclui ações intencionais, mas inadequadamente escolhidas, causando ou ameaçando dano. Um exemplo

Quadro 6-1 Seis metas para melhoria do atendimento de saúde

Segurança
Efetividade
Centrado no paciente
Oportuna
Eficiência
Equidade

Fonte: Institute of Medicine. *Crossing the Quality Chasm: A New Health System for the 21st Century.* Washington, DC: National Academy Press; 2001:41-54.

de atendimento inseguro devido a um equívoco é uma tonsilectomia feita em uma criança errada, inadequadamente identificada antes da cirurgia. O cirurgião operou intencionalmente a criança, ou seja, a remoção das amígdalas do paciente não foi um acidente, mas a identificação da criança estava errada.

Efetividade

De um atendimento de saúde efetivo pode-se esperar prevenção, cura ou alívio dos sintomas de uma doença, pois ele é conhecido pelo sucesso em atingir um ou outro desses objetivos, com base em evidência científica, demonstrando a efetividade do teste diagnóstico ou do tratamento em questão. O atendimento efetivo atinge seus objetivos anulando os efeitos nocivos da doença física ou mental ou evitando a ocorrência da doença. À primeira vista, pode parecer tautológico ou pouco informativo definir equipes clínicas efetivas como equipes que alcançam a efetividade; isto pareceria ser verdadeiro por definição. Porém, evidentemente, a palavra *efetividade* é usada aqui em um sentido especial. As equipes clínicas efetivas visam a conquistar mais do que efetividade no sentido restrito; por exemplo, elas visam alcançar a centralidade no paciente e outros objetivos mencionados abaixo. O atendimento efetivo, neste sentido restrito, é aquele que repara a máquina biológica – ou repara a máquina mental ou impede que uma delas necessite de reparos.

Centralidade no paciente

A centralidade no paciente é discutida em detalhes no Capítulo 4. O atendimento de saúde centrado no paciente é aquele focado em atingir os seus objetivos, coerente com seus valores e preferências e atento à sua impressão sobre atendimento de saúde.

Oportuno

Atendimento de saúde oportuno é aquele sem atrasos desnecessários. Esses atrasos incluem esperas para obter uma consulta com um clínico da equipe de saúde, esperas na sala de emergência, esperas para receber informação sobre resultados de exames, esperas por uma cirurgia a ser feita e assim por diante.

Eficiência

Atendimento de saúde eficiente é aquele que usa o mínimo possível de recursos para alcançar o resultado desejado, qualquer que seja ele. A essência do atendimento eficiente é a ausência de desperdício. Atendimento eficiente e atendimento de baixo custo não são sinônimos. O atendimento de baixo custo geralmente pode ser atingido aceitando um menor resultado, em outras palavras, retendo vários serviços necessários para atingir o resultado desejado. Sob essas circunstâncias, a diminuição do custo não resultaria em alta eficiência para alcançar o resultado original, porque tal resultado tem sido desconsiderado. O atendimento poderia ser eficiente em atingir o resultado menos desejável, mas isto é uma questão à parte; e esta questão geralmente não é de interesse, porque o menor resultado não é desejado.

Atendimento eficiente e atendimento de alto valor também não são sinônimos. O valor é definido como resultado relativo ao custo, como mostra a Figura 6-1 (Porter, 2010). Atendimento de saúde de alto valor é o que produz bons resultados – conforme estimativa, por exemplo, pelas seis metas do IOM – com baixo custo, de modo que o "numerador" resultado dividido pelo "denominador" custo gera um "quociente" de valor alto. Pode-se melhorar o escore do valor para um episódio de atendimento de saúde melhorando o resultado ou diminuindo o custo. Igualmente, o mesmo quociente valor poderia ser alcançado combinando um numerador de resultado alto com um denominador de custo moderado. Em outras palavras, um alto valor poderia ser atingido sacrificando a efetividade conforme definição acima, desde que o custo seja suficientemente baixo. Por esta razão, é parcial ou enganoso dizer sem rodeios que

$$V \text{ (valor)} = \frac{Q \text{ (qualidade)}}{C \text{ (custo)}}$$

▲ **Figura 6-1** Definição de valor em atendimento de saúde.

as equipes clínicas deveriam visar o atendimento de alta qualidade sem fazer considerações à parte sobre qualidade e custo. O conceito de valor abrange qualidade e custo e mescla as contribuições dos dois. A eficiência é um conceito menos ambicioso do que valor. Qualquer reivindicação de eficiência é relativa a um nível especificado de conquista de resultados. O atendimento totalmente eficiente é simplesmente isento de desperdício na conquista de qualquer que seja o resultado considerado.

Equidade

Um atendimento equitativo é prestado sem observar fatores que são irrelevantes para as necessidades da saúde, por exemplo, gênero, raça, grupo étnico ou localização urbana *versus* rural. A busca de equidade no atendimento de saúde significa procurar reduzir as disparidades em diferentes populações, definidas pelo nível de renda e outros fatores que deveriam ser irrelevantes ao atendimento prestado e à sua qualidade. Na busca da equidade, é de extrema relevância que o serviço seja prestado com o mesmo nível de qualidade a todos os indivíduos, independentemente de suas características pessoais.

Avaliando a efetividade de uma equipe clínica

Apesar de complexo, seria teoricamente possível determinar a efetividade de uma equipe clínica medindo suas atividades e resultados por meio das seis metas do IOM. As equipes clínicas variam quanto à ênfase que dão às diferentes metas do IOM, mas todas essas metas são importantes para todas as equipes. Por exemplo, uma equipe de enfermeiros e assistentes sociais do *staff* de uma ala hospitalar normalmente estará focada na centralidade no paciente, mas segurança, efetividade e oportunidade também serão partes importantes do seu objetivo. Na medição da efetividade da equipe, seriam necessários ajustes para levar em consideração o peso da doença na população assistida pela equipe avaliada. Para algumas medidas, também seria preciso considerar as circunstâncias sob as quais a equipe atua, por exemplo, se um hospital rural dispõe de equipamento para atender certas emergências raras. A execução desses ajustes não seria uma tarefa simples. Porém, sem um método operacional para efetividade, o conceito desta meta – baseado nas metas do IOM – é claro em sua aplicação a equipes clínicas. Em outras palavras, as equipes clínicas são efetivas na medida em que atingem as seis metas.

▶ Equipes de gestão

Todas as equipes clínicas são semelhantes em suas metas, mas equipes de gestão distintas têm metas diferentes. Todas as equipes clínicas buscam prestar atendimento de saúde de alta qualidade aos seus pacientes. Algumas equipes de gestão têm por objetivo conceber uma estratégia de negócios efetiva para sistemas de saúde; outras têm um objetivo específico limitado no tempo, como a implementação de um novo sistema de cobrança; outras equipes de gestão prestam consultoria para tomadores de decisão, mas elas próprias não atuam. Algumas equipes de gestão trabalham para proporcionar um bom atendimento de saúde em uma unidade operacional em particular, como uma unidade de terapia intensiva (UTI), mas a equipe operacional para uma UTI trabalha apenas com aqueles que prestam atendimento diretamente, a saber, a equipe clínica da UTI. Ao mesmo tempo em que definem o propósito da equipe clínica da UTI, as seis metas do IOM não definem o propósito da equipe operacional da UTI, considerada como um componente separado do todo. As metas do IOM não seriam proveitosas na determinação da contribuição da equipe operacional para o sucesso da unidade. Outras equipes de gestão visam objetivos mais abstratos, tais como a segurança financeira ou a reputação favorável da comunidade para um sistema de saúde integrado. Novamente, as metas do IOM não se prestam a definir seus propósitos. Para uma equipe de gestão, como para uma equipe clínica, o ponto fundamental da efetividade é realizar seu propósito. Esses propósitos podem ser especificados por equipes de gestão individuais, de uma maneira que permita a avaliação da sua efetividade, mas pouco pode ser dito sobre como especificar as metas de equipes de gestão em geral.

CARACTERÍSTICAS DE EQUIPES EFETIVAS

Uma equipe efetiva é a que alcança seus propósitos. Quando a realização do propósito pode ser medida, esta abordagem de avaliação da efetividade é superior a todas as outras. No entanto, muitas vezes é difícil obter a informação adequada para medir o propósito ou ela não pode ser obtida em um limite de tempo viável. Desse modo, é importante ter medidas adicionais de efetividade, muitas das quais, felizmente, estão disponíveis. Quando a realização do propósito não pode ser medida, pode-se avaliar a qualidade de uma equipe examinando outras características associadas. Esta abordagem é análoga à avaliação da qualidade clínica, considerando as medidas do processo em vez das medidas do produto. Ela é consistente se houver certeza de que os processos medidos contribuem para a conquista dos produtos de interesse. No caso de equipes clínicas, estes produtos são uma ou mais das seis metas do IOM. No caso de equipes de gestão, os produtos dependem dos seus propósitos.

Aqueles que chegam ao âmbito do trabalho de equipe com formação em ciência clínica, especialmente farmacêuticos e médicos, esperarão ver evidência empírica em certos atributos e processos de equipes que levam à conquista dos seus objetivos. Em medicina, farmácia e outras áreas clínicas, a melhor evidência, em geral, provém de experimentos controlados, muitas vezes aleatórios. Porém, o trabalho de equipe (incluindo o trabalho clínico) é um tópico de gestão, não um tópico clínico. Diferentemente da prática no atendimento de saúde baseada em evidência, a gestão baseada em evidência está ainda no começo. Às vezes, a evidência desejada está disponível, sendo algumas delas citadas nos Capítulos 1 e 2. Para algumas reivindicações, entretanto, a única evidência disponível provém de estudos de casos ou da experiência de gestores. Dada a habitual impossibilidade de realizar experimentos controlados, a complexidade de sistemas organizacionais e a dificuldade de generalização de um cenário para outro, jamais poderemos alcançar o nível de evidência para tomar decisões de gestão que já temos para tomar decisões clínicas (Begun, 2009). No mundo cotidiano, não há escolha a não ser avançar usando o que está disponível e pressionando por mais evidência e, às vezes, colhendo-a durante o processo.

▶ Características definidoras revisitadas da equipe de trabalho

No Capítulo 1, são discutidas as características definidoras de uma equipe de trabalho. Ao explorar a efetividade de equipes, assume-se, evidentemente, que elas sejam equipes reais, com as sete características definidoras. Algumas destas características de equipes efetivas são especialmente robustas ou versões bem desenvolvidas destas características definidoras, que estão mostradas no Quadro 1-1 do Capítulo 1. Brevemente, as características são: (1) presença de um objetivo compartilhado para a equipe, (2) responsabilidade compartilhada para atingir o objetivo, (3) sentimento de pertencimento definido de equipe, (4) posse de autoridade suficiente para atingir seu objetivo, (5) interdependência dos membros da equipe para executar suas tarefas, (6) ausência de subgrupos que operam sem responsabilidade com a equipe inteira e (7) responsabilidade da equipe para com a organização na qual ela trabalha (se houver uma organização maior).

▶ Características de equipes efetivas

Indo além destas sete características iniciais, as equipes efetivas podem ser descritas com mais riqueza considerando seus atributos sob cinco categorias: (1) estrutura da equipe, (2) foco da equipe no paciente, (3) orientação dos membros para a equipe, (4) trabalho colaborativo feito pela equipe e (5) gestão da equipe. Os diferentes tipos de equipes de saúde são discutidos no Capítulo 2. Os tipos de equipes clínicas estão listados no Quadro 2.9. As características pertencentes a cada uma das cinco categorias de efetividade aplicam-se a equipes clínicas reais e equipes clínicas-modelo. Apenas algumas destas características aplicam-se a trabalhos em equipe clínicas. Esta limitação não é surpreendente, pois os trabalhos em equipe não possuem todas as sete características definidoras de equipes de trabalho, grupos semelhantes a equipes em vez de equipes bem caracterizadas. As características sob cada uma das cinco categorias também se aplicam a equipes de gestão, ou seja, a equipes operacionais, equipes consultivas e equipes de liderança. A Figura 6-2 exibe as cinco categorias, consideradas como agrupamentos de componentes do desempenho de equipes efetivas.

Estrutura da equipe

CASO 6-1

O médico David Ziegler estava chefiando visitas na UTI cirúrgica, na manhã de quarta-feira. A UTI era parte de um hospital-escola no Estado de Washington. O Dr. Ziegler era o chefe da unidade. Com ele, trabalhavam dois residentes em cirurgia, uma farmacêutica clínica, um médico assistente e três estudantes de medicina que estavam fazendo seus estágios em atendimento intensivo cirúrgico (períodos de treinamento de seis semanas). A enfermeira-chefe às vezes participava do grupo de visitas, mas naquela manhã estava em uma reunião administrativa.

A assistente social designada para a unidade também se unia ao grupo vez ou outra, mas naquela manhã estava reunida com a família de um paciente gravemente doente. À medida que o grupo ia de paciente em paciente, a enfermeira intensivista cuidava de cada paciente trazido para discussão. Quando os clínicos observavam um paciente que poderia participar da discussão, eles o incluíam também – embora a maioria estivesse sedada ou demasiadamente doente para participar. Com frequência, o Dr. Ziegler formulava perguntas dos outros membros do grupo. Um dos dois residentes tinha responsabilidade médica primária por cada um dos pacientes; para cada paciente, o Dr. Ziegler perguntava ao residente responsável por detalhes do progresso do paciente e pelos resultados dos exames obtidos, pois o grupo fizera a visita da noite anterior. Ele formulava aos estudantes de medicina questões mais gerais sobre o problema médico do paciente ou sobre a importância dos resultados de diferentes exames. Por meio dessas interações, ficava claro que o Dr. Ziegler era o responsável. Os residentes respondiam suas perguntas rápida e respeitosamente, evitando quaisquer comentários irrelevantes. Eles expunham também seus pontos de vista livremente e não mostravam quaisquer sinais de hesitação ao colocar suas opiniões. Os estudantes respondiam além do que podiam, mas às vezes não sabiam as respostas. Eles pareciam nervosos, mas não intimidados. Quando um estudante não podia responder, o próprio Dr. Ziegler respondia ou direcionava a pergunta para um dos residentes. Ele nunca depreciava os estudantes por responderem incorretamente ou por não serem capazes de responder suas perguntas. A farmacêutica muitas vezes era solicitada para informações ou opiniões sobre medicamentos administrados; muitas vezes, ela fazia comentários voluntariamente. As enfermeiras intensivistas geralmente faziam comentários sobre o progresso do paciente, após relato feito pelo residente responsável, no qual eram resumidos os eventos mais importantes das últimas 18 horas. As enfermeiras intensivistas muitas vezes comentavam se o paciente estava agitado e se recebera visitas de familiares. A postura do Dr. Ziegler era determinada é séria. No entanto, de vez em quando ele fazia comentários descontraídos, especialmente quando falava com pacientes.

A equipe do Dr. Ziegler era uma equipe clínica bem estruturada. As características de equipes efetivas são mostradas no Quadro 6-2.

Primeiro, como todas as outras equipes efetivas, os membros não apenas tinham um objetivo compartilhado, como o compreendiam muito bem e podiam descrevê-lo claramente se questionados (Thompson, 2011, p. 76). A prioridade era proporcionar segurança e atendimento efetivo aos pacientes, visando atender também suas necessidades psicológicas e emocionais (deles e de seus familiares). Para este segundo propósito, a equipe dependia especialmente das enfermeiras e da assistente social.

Segundo, todos os membros da equipe sabiam que compartilhavam responsabilidade para atingir seu objetivo, ou seja, a prestação de excelente atendimento de saúde para seus pacientes.

Terceiro, a participação dos membros da equipe era bem definida (Hackman, 2002, pp. 44-50), e os papéis dos seus membros eram bem estabeleci-

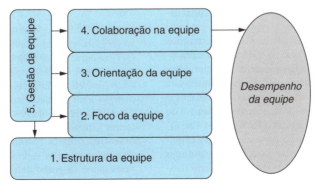

▲ **Figura 6-2** Componentes do desempenho de equipes efetivas.

Quadro 6-2 Características de equipes efetivas: estrutura da equipe

1. Um objetivo compartilhado, compreendido por todos os membros da equipe
2. Responsabilidade compartilhada entre membros da equipe para atingir o objetivo
3. Liderança bem definida para toda a equipe ou para o seu núcleo, com ou sem participação periférica definida
4. Um líder claramente definido, reconhecido por todos os membros da equipe
5. Hierarquia que permite uma tomada de decisão rápida se necessária
6. Autoridade adequada para que a equipe atue visando seu objetivo
7. Estabilidade do conjunto; quanto mais estável, melhor

dos (Thompson, 2011, p. 79; Mitchell et al., 2012, pp. 9-13). A equipe era formada pelo Dr. Ziegler, os residentes, as enfermeiras intensivistas, a enfermeira-chefe, o farmacêutico, o médico assistente, a assistente social e o coordenador da unidade de saúde (um membro do *staff* administrativo). O coordenador nunca participou de visitas, mas sim de outras funções da equipe. Os estudantes de medicina não eram membros do núcleo da equipe. Eles podem ser considerados como membros periféricos ou secundários e estavam presentes para aprender, não para realizar o atendimento dos pacientes, e todos compreendiam esta distinção. Embora fossem membros das suas respectivas equipes de atendimento, neste caso a participação dos pacientes era completamente limitada devido às suas condições clínicas. Em muitos casos, os familiares serviam como representantes na tomada de decisões a respeito do atendimento. No total, a equipe tinha de 10 a 13 membros, dependendo do número de enfermeiras intensivistas trabalhando em determinado momento. Em outras palavras, a equipe era suficientemente pequena para que cada um dos membros interagisse diretamente com todos os outros membros e houvesse conversações complexas e detalhadas quando necessárias para o bom atendimento ao paciente. No Capítulo 12, no qual é discutido o desenho das equipes, abordamos a questão do tamanho delas, especialmente as vantagens do tamanho reduzido.

Quarto, o Dr. Ziegler era o líder definido e reconhecido por todos os outros membros. A característica da equipe está subentendida pelos papéis bem definidos dos membros, mas isto merece menção especial devido à sua importância, que é bem reconhecida em equipe de saúde (Firth-Cozens e Mowbray, 2001). A liderança não precisa ser exercida por uma única pessoa. A coliderança por três pessoas geralmente reflete um compromisso político e normalmente não é funcional por um período de tempo longo – a menos que o acordo seja pela liderança rotativa e não pela coliderança real. Esta equipe de atendimento da UTI, na verdade, tinha uma liderança rotativa, pois o cirurgião atendente mudava a cada mês. O Dr. Ziegler era substituído por outro cirurgião assim que seu mês como chefe da UTI era concluído.

Esta equipe da UTI era chefiada por um médico, como normalmente acontece em equipes clínicas. O líder de uma equipe clínica deve ser sempre um médico? Muitos médicos acham que sim. Por exemplo, na declaração de princípios para casas de saúde centradas no paciente, expedida em 2007 por quatro associações médicas nacionais, o segundo princípio estabelece que uma casa de saúde é uma "prática médica dirigida por médico" (American Academy of Family Physicians et al., 2007). Muitos enfermeiros que executam procedimentos complexos não concordam. No Capítulo 8, retomamos esta discussão.

Quinto, a equipe tem uma hierarquia suficientemente rígida para atender as suas necessidades. As hierarquias de autoridade permitem que as decisões sejam tomadas rapidamente. As hierarquias também permitem que as equipes se mantenham organizadas e deem às pessoas uma compreensão de sua autoridade na equipe (Leavitt, 2003). Nesta equipe de UTI, o Dr. Ziegler tinha a autoridade da palavra final para decisões de tratamentos que exigissem ação imediata, como decisões sobre se pacientes com quadro de agravamento rápido deveriam retornar ao bloco cirúrgico para o manejo de complicações pós-operatórias (por exemplo, uma hemorragia interna no tórax). Por outro lado, o Dr. Ziegler não exigia reconhecimento de sua posição superior e acolhia informações, opiniões e sugestões do farmacêutico, de enfermeiras e de outros membros da equipe – embora provavelmente não de estudantes de medicina. Todas as equipes necessitam de alguma hierarquia de autoridade para manter a ordem; as diferenças de autoridade além do nível mínimo exigido para manter a ordem precisam ser justificadas, porque as diferenças de *status* e de autoridade nas equipes ameaçam a comunicação, conforme discutido no Capítulo 2.

Sexto, a equipe tinha uma autoridade bem definida para realizar seu trabalho (Thompson, 2011, pp. 76-77). Da equipe esperava-se a prestação de atendimento de saúde aos pacientes na UTI, sem buscar contribuição ou aprovação de ninguém, exceto de pacientes e familiares, considerados membros da equipe. Fundamentalmente, a UTI, representada pelo Dr. Ziegler, a enfermeira-chefe e o administrador da unidade, era obrigada a prestar contas à liderança sênior do hospital (o diretor médico, o diretor de enfermagem e o diretor-executivo), mas esta responsabilidade não implica a necessidade de qualquer ação dos líderes seniores no atendimento individual de pacientes.

Sétimo, a equipe tinha algum grau de estabilidade do quadro de pessoal. Como em todos os hospitais-escola, havia rotatividade na equipe, de acordo com um calendário, conhecido de todos bem antes de quaisquer alterações. O Dr. Ziegler era o cirurgião responsável do mês, mas havia cinco outros cirurgiões que também atuavam como responsáveis, revezando-se a cada mês. Os residentes mudavam a cada dois meses. Enquanto isso, a enfermeira-chefe, as outras enfermeiras intensivistas, o farmacêutico, a assistente social e o coordenador da unidade de saúde raramente mudavam. Conforme discutido no Capítulo 2, a estabilidade do conjunto de membros da equipe conduz a um bom desempenho. Por isso mesmo, a estabilidade maior provavelmente tornará a equipe mais efetiva. No entanto, os médicos responsáveis também tinham outras obrigações para cumprir, e os residentes estavam em treinamento, precisando adquirir experiência em áreas cirúrgicas além da UTI. As mudanças a cada 1 ou 2 meses são preferíveis às mudanças a cada semana. A equipe era tão estável quanto possível, dadas as outras responsabilidades dos cirurgiões. Ela não era uma equipe real como a equipe de atenção primária no Capítulo 1 ou a equipe de colonoscopia no Capítulo 2, mas tampouco era uma equipe *template* com mudança rápida, como as equipes da sala de emergência descritas no Capítulo 2. Ela estava em uma posição intermediária, chamada de *equipe template com rotatividade lenta* (*slow-turnover template team*).

O valor da estabilidade do quadro de pessoal em uma equipe é bem reconhecido na atenção primária em saúde (Willard e Bodenheimer, 2012), mas ela é relevante para qualquer equipe, por razões detalhadas no Capítulo 2. Isto tem implicações importantes para a escala de médicos, enfermeiros e outros clínicos em equipes *template*. Especificamente, é preferível escalar equipes inteiras a escalar membros individualmente, porque a escalação de indivíduos em separado pode resultar em um quadro de pessoal em constante mudança (Hackman, 2002, pp. 54-59). Existem muitos fatores que substituem a maneira de escalar equipes completas no atendimento de saúde; estes fatores não são únicos para o atendimento de saúde: tradição, contratos sindicais, desejos dos médicos de estabelecer suas próprias escalas e preocupações sobre custos – embora a experiência em algumas outras indústrias indique que os custos são muitas vezes reduzidos pela escala de equipes inteiras (Hackman, 2002, pp. 58-59). Se as instituições continuam a preferir a escala de indivíduos, elas deveriam ao menos reconhecer que esta prática é a segunda melhor e que o mais adequado é manter as equipes *template* intactas sempre que possível.

A Figura 6-2 mostra que uma estrutura consistente é a base que permite o bom funcionamento de uma equipe nas quatro áreas a serem discutidas a seguir. Se as peças da base forem perdidas, a equipe será impedida de funcionar. Por exemplo, se o seu quadro de pessoal não estiver bem definido, a equipe terá dificuldade em tomar decisões que perdurem. E se uma equipe não for estável, será difícil para ela desenvolver um sentido de identidade.

Foco da equipe

CASO 6-2

O diretor-executivo (CEO, do inglês chief executive officer*), o diretor de enfermagem (CNO, do inglês* chief nursing officer*), o diretor médico (CMO, do inglês* chief medical officer*), o diretor da farmácia, o consultor jurídico do hospital e a médica Theresa Fournier estavam reunidos na manhã de uma quarta-feira de 1992 para discutir o atendimento de Bobby Harrington, um menino de 5 anos com leucemia linfoblástica aguda (LLA). A Dra. Fournier era oncologista pediátrica em um hospital da criança na Carolina do Norte. Ela e sua equipe estavam tratando do Bobby.*

Mais ou menos seis semanas antes, Bobby desenvolvera fadiga e hemorragias nasais severas. A investigação revelou rapidamente que ele tinha LLA. Naquele momento, o total de leucócitos era extremamente alto, expondo-o a um risco de morte mais alto do que o de outras crianças de idade similar e com LLA. O Sr. e a Sra. Harrington queriam compreender tudo que pudessem a respeito da doença e das opções de tratamento disponíveis para Bobby. O tratamento inicial era baseado em evidências e bem estabelecido. Ele consistia de quimioterapia programada para conseguir o controle (remissão) da doença em curto prazo, seguida por outro tratamento visando a cura em longo prazo. Assumindo que o controle fosse conseguido, a próxima etapa no tratamento do Bobby podia incluir a erradicação da doença na medula óssea, seguida de transplante de medula óssea (infusão) sem a doença. Esta etapa, que implica risco considerável, merecia sérias considerações porque o total de leucócitos do Bobby na ocasião revelava a ocorrência de LLA. Em outras palavras, o alto risco de morte indicava a necessidade de tratamento agressivo no início da doença para evitar que ela se repetisse de uma forma resistente a um tratamento posterior. O Sr. e a Sra. Harrington ficavam muitas horas lendo e conversando com membros da equipe: uma das enfermeiras da oncologia pediátrica, a Dra. Fournier, um farmacêutico clínico e um radioterapeuta oncológico (que deveria participar do transplante de medula, se este fosse o caminho de tratamento escolhido). Os pais de Bobby antecipam a deliberação com a Dra. Fournier e outros membros da equipe quanto à realização de um transplante de medula. A decisão seria tomada depois de conhecida a resposta de Bobby ao tratamento inicial. Enquanto isso, a equipe de oncologia pediátrica estava empenhada em apoiar Bobby e seus pais para lidar com a doença.

O regime do tratamento inicial de Bobby incluía vincristina intravenosa (VI), um medicamento anticâncer potente. Três semanas antes da reunião do CEO com outros membros, o garoto recebeu uma dose de vincristina 10 vezes maior do que a planejada. O erro foi originado na farmácia, onde a medicação foi misturada 10 vezes com fluido de VI na bolsa plástica usada na sua administração. Não ficara claro como o erro tinha ocorrido. A bolsa foi transferida para o atendimento do paciente com a quantidade da medicação indicada no seu rótulo. A enfermeira oncológica que estava tratando do paciente naquele dia administrou a vincristina apesar de o rótulo indicar a dose alta.

Durante as três semanas seguintes, Bobby perdeu a sensibilidade nos pés e desenvolveu alguma dificuldade para caminhar em função da debilidade nas pernas e incapacidade de levantar os pés normalmente. Os sintomas evoluíram gradualmente e se tornaram bem evidentes apenas dois dias antes da reunião de quarta-feira. A perda de sensibilidade foi descoberta só após a debilidade muscular ter sido observada pelos seus pais. Por ter apenas 5 anos de idade, Bobby não revelou que estava com dormência nos pés.

A questão tratada na reunião de quarta-feira era o que dizer aos pais de Bobby. O advogado levantou a possibilidade de não dizer nada e esperar pelos sintomas, que provavelmente desapareceriam completamente com o tempo. O CEO, que era um administrador sem formação clínica, respondeu energicamente que esconder o erro estava fora de questão. Ele contou uma breve história ocorrida há 15 anos, quando um advogado o aconselhou a não divulgar aos pais que seu filho tinha morrido devido a um erro cirúrgico. Após conversar com os pais sem reconhecer o erro, ele ponderou o que tinha acontecido e prometeu que nunca mais enganaria familiares no que se refere a erro de atendimento causador de dano. A questão, disse o CEO, era simplesmente como e quando contar aos pais de Bobby o que tinha causado os sintomas do seu filho.

A reunião foi breve. A Dra. Fournier ofereceu-se para falar com os pais de Bobby. Ela e o CEO reuniram-se com os pais naquela manhã e explicaram em detalhe o que havia ocorrido. A Dra. Fournier tomou a iniciativa na discussão. Ela contou aos pais de Bobby o que o futuro poderia reservar para o menino, reconhecendo que nenhuma predição poderia ser feita com certeza. Ela assegurou que o hospital faria o possível para evitar que erros voltassem a acontecer – no atendimento do Bobby ou de qualquer outro paciente. O CEO, por sua vez, manifestou aos pais que o hospital assumia a responsabilidade pelo erro e, junto com a Dra. Fournier, arcaria com as consequências. Ele pediu desculpas em nome do hospital. Os pais de Bobby expressaram sua irritação diante do que aconteceu, mas enfatizaram a sua gratidão por terem divulgado pronta e abertamente a causa do problema. Eles perguntaram o que estava sendo feito para garantir que o erro não se repetisse, manifestando, ao mesmo tempo, sua confiança na Dra. Fournier e nos outros membros da equipe de oncologia pediátrica que estavam atendendo o Bobby.

Esta equipe de oncologia pediátrica estava enfaticamente focada nos interesses de Bobby Harrington e seus pais. Na verdade, havia duas equipes trabalhando no caso: uma equipe clínica e uma equipe de gestão. Ambas eram efetivas na interação com Bobby e seus pais. As características de equipes focadas nos pacientes e familiares estão listadas no Quadro 6-3.

A despeito do grave erro na medicação, a Dra. Fournier e sua equipe clínica foram capazes de manter um bom relacionamento com Bobby e seus pais. A equipe de liderança sênior do hospital, que era uma equipe de gestão, também tinha um bom relacionamento com a família. O CEO estava diretamente envolvido, não deixando a condução desse problema grave ao CNO ou CMO. O que justifica o fato de as equipes serem capazes de manter boas relações mesmo em uma situação extremamente delicada?

Primeiro, todas as pessoas envolvidas no atendimento – incluindo o advogado, que, por alguns instantes sentiu-se obrigado a exercer o papel de "advogado do diabo" – respeitaram Bobby e seus familiares como pessoas, colocando seus interesses à frente dos interesses do hospital e de todos que participaram do atendimento. Os médicos e administradores procuraram entender não apenas os anseios dos pais e do paciente, mas também a experiência dos pais no atendimento do filho. Eles procuraram atender os desejos dos pais sempre que solicitados. Antes do erro na medicação, eles respondiam sem reserva às demandas dos pais para informação e discussão das opções de tratamento disponíveis. Após o erro, sua dedicação aos interesses dos pais e do filho tornou-se ainda mais evidente. Conforme manifestação do CEO na reunião da manhã da quarta-feira, o interesse do hospital era menos importante do que a atenção aos pais, ou seja, a verdade sobre o que havia acontecido. Esta forma de lidar com um dano médico está se tornando universalmente comum, embora ainda existam obstáculos e pessoas céticas (Iedema et al., 2011). Em 1992, a prestação de esclarecimento completo e imediato era incomum e até corajosa. Naquela época, o medo de litígio e de dano à reputação geralmente levava administradores e clínicos a colocarem seus próprios interesses e os interesses da sua organização à frente dos interesses dos pacientes e familiares. A Dra. Fournier e seus colegas, ao contrário, priorizaram os interesses do paciente e dos familiares.

Segundo, a equipe de oncologia conseguiu conquistar a confiança do paciente e de seus pais. As equipes clínicas encaram este desafio a cada novo paciente (as equipes de gestão não são chamadas com frequência para conquistar a confiança de pacientes específicos e seus familiares, embora ocasionalmente elas necessitem fazê-lo, como neste caso). Se a confiança na equipe não existisse antes do erro de medicação, é improvável que as boas relações pudessem ter prevalecido depois de revelado o ocorrido. Durante o processo de diagnóstico, planejamento e início do tratamento, a equipe tinha gerado nos pais de Bobby a crença de que tinha *competência* e *integridade*. Estes dois componentes de confiança são separados e necessários. Uma equipe de atendimento de saúde deve levar o paciente a acreditar que ela é competente, mas propensa a ocultar defeitos ou até a mentir para evitar culpa. Naquele caso, a equipe não teria conseguido gerar a confiança total que é alcançada por uma equipe eficaz. Por outro lado, uma equipe pode gerar no paciente a crença de que tem alta integridade, mas não gerar a crença de que pode desempenhar suas tarefas técnicas de forma confiável. Naquele caso, a confiança total também não estaria presente. Se os pais do Bobby tivessem dúvidas sobre a integridade da equipe, provavelmente não aceitariam a explicação do erro como verdadeira e completa. Se os pais tivessem dúvidas sobre a competência da equipe, eles teriam tido dificuldade em aceitar a promessa da Dra. Fournier de que o erro não seria repetido. De qualquer modo, o atendimento em andamento para o paciente e seus pais teria sido comprometido.

A confiança em questão é a depositada na equipe inteira. Evidentemente, o comportamento dos indivíduos define se a confiança é alcançada, mas o comportamento impecável da maioria dos membros normalmente não compensará o desempenho falho de 1 ou 2 deles. Alguns pacientes e familiares distinguirão os membros da equipe, mas a maioria não e provavelmente não o *faria* por duas razões. Primeiro, os membros da equipe atuam independentemente, de modo que o desempenho

---

Quadro 6-3 Características de equipes efetivas: foco da equipe

1. Respeito pelos interesses de pacientes e familiares acima de todos os outros interesses
2. Geração de confiança em pacientes e familiares
3. Apoio de pacientes como parceiros no seu atendimento ou gestores do seu próprio atendimento (se eles quiserem ser parceiros ou responsáveis)

insatisfatório de 1 ou 2 dois afeta os resultados conquistados pela equipe toda. Segundo, como os pacientes com conhecimento de comportamento em organizações saberão, o desempenho de alguns ou de todos os membros de uma equipe é fortemente influenciado pelos sistemas ou contexto em que trabalham. Por isso, o desempenho insatisfatório de algum membro pode certamente indicar uma imperfeição nas forças que afetam a equipe inteira. No caso do Bobby, o erro inicial fora cometido por um farmacêutico ou técnico em farmácia. Isto pode ter sido uma questão de desempenho individual insatisfatório ou pode ter resultado de um defeito no sistema dentro da farmácia. De qualquer modo, outros participaram do atendimento do paciente e não evitaram o dano. O erro é atribuído à equipe inteira, incluindo seu sistema ou processos de realização do trabalho. A interrogação sobre as opiniões do Sr. e da Sra. Harrington é se eles podem confiar na equipe inteira.

Terceiro, a equipe de oncologia demonstrou comprometimento ao atender os interesses dos pais, permitindo-lhes serem parceiros no atendimento do filho. Assim que foi constatado que o Bobby tinha LLA, seus pais expressaram o desejo de aprender tanto quanto possível sobre a doença. Eles não queriam ser responsáveis (como o advogado com meningite coccidioidal no Cap. 4), mas queriam estar ativamente envolvidos na tomada de decisão sobre o transplante de medula e quaisquer outras decisões que tivessem pela frente. A equipe mostrou que compreendia o ponto de vista dos pais, respeitava-o e estava disposta e era capaz de apoiar o Sr. e a Sra. Harrington em seu papel de escolha no atendimento do Bobby.

Em outras situações, o apoio aos pacientes como parceiros incluiria a prestação de assistência para a autogestão, conforme discutido no Capítulo 4. Os pacientes com doenças crônicas, tal como a artrite reumatoide, necessitam mais do que informação para que possam cuidar de suas próprias doenças no dia a dia. Eles necessitam de habilidades na identificação e na solução de problemas. Para capacitar os pacientes com tais necessidades, as equipes efetivas oferecem atividades adicionais, tais como entrevista motivacional e encaminhamentos a programas que prestam educação para a autogestão.

O propósito máximo de qualquer equipe de saúde – seja uma equipe clínica ou uma equipe de gestão – é proteger e restabelecer a saúde das pessoas que são assistidas ou, se a prevenção ou a cura não seja possível, minimizar os sintomas e diminuir o sofrimento. Dizer que as equipes estão focadas no paciente é simplesmente dizer que elas estão focadas no propósito do atendimento de saúde, sem distração ou compromisso com objetivos secundários. Como mostra a Figura 6-2, o foco da equipe é o segundo elemento necessário para que ela seja efetiva. O foco proporciona o alvo para o resto das atividades da equipe. A seguir, voltamos a examinar como as equipes efetivas funcionam para conquistar o objeto do seu foco.

Orientação da equipe

CASO 6-3

O Dr. Kimpell, a Dra. Gomez, a enfermeira registrada (RN, do inglês registered nurse) Penny Mills e seus colegas prestam atendimento primário a aproximadamente 9 mil pessoas em uma clínica grande em Dakota do Norte. Eles foram introduzidos no Capítulo 1 como membros de um dos quatro grupos de atenção primária em sua clínica. Existem 11 membros da equipe, incluindo médicos, um enfermeiro clínico (NP, do inglês nurse practitioner), uma enfermeira registrada, assistentes médicos e recepcionistas. Eles são conhecidos pelo grupo médico como Red Family Medicine ou a Equipe Vermelha (Red Team).

A Red Family Medicine reúne-se uma vez por mês, com a finalidade principal de resolver assuntos operacionais e manter os avanços dos projetos de melhoria que se processam na equipe. O Dr. Kimpell sempre quer que todos da equipe compareçam às reuniões. A única exceção é que uma das duas recepcionistas precisa estar na recepção para atender ao telefone e receber os pacientes que chegam inesperadamente. As duas recepcionistas se alternam nesta função a cada dois meses. O comparecimento às reuniões mensais é importante para o Dr. Kimpell e para os demais membros da equipe, pois o sucesso no atendimento ao paciente depende da participação de todos.

Ao longo dos anos, a equipe desenvolveu uma mecânica padronizada de trabalho. Por exemplo, as chamadas telefônicas de pacientes buscando orientação de atendimento geralmente são dirigidas à Sra. Mills. No entanto, qualquer paciente que queira falar com um médico é colocado em contato com ele ou, mais frequentemente, informado que receberá um retorno em *até quatro horas. Igualmente, os exames de laboratório são revisados primeiramente pelo médico ou enfermeiro que ordenou o exame. No período anterior ao prontuário eletrônico, primeiramente os assistentes médicos revisavam os resultados de todos os exames e passavam aos clínicos apenas aqueles resultados considerados anormais. Esta rotina atrasava a ação sobre os resultados anormais, mas economizava tempo para os clínicos no trato da papelada de resultados normais. Esta mesma sequência foi usada por um período breve após a automatização dos registros, mas logo ficou evidente que, com o registro eletrônico, esta rotina economizava pouco tempo para os clínicos. Os atrasos na ação sobre resultados anormais poderiam ser eliminados sem qualquer ineficiência significativa para os clínicos.*

Nas conversas internas ou externas da equipe, seus membros identificam-se como integrantes da Red Family Medicine. Eles podem expressar facilmente o que é próprio do grupo e como eles se ajustam ao todo maior. O fato de serem membros da equipe define em grande parte suas linhas de trabalho e suas posições na organização maior. Em uma terça-feira do ano passado, uma assistente médica chegou ao serviço usando um cachecol vermelho. Ela sugeriu que toda terça-feira fosse o dia do rubi e que todos usassem alguma coisa vermelha para celebrar a equipe. Os outros assistentes médicos, a Sra. Mills (a enfermeira registrada) e as recepcionistas prontamente participaram, assim como a Dra. Gomez. Os outros médicos e o enfermeiro clínico ficaram um pouco constrangidos, mas o Dr. Kimpell usou gravata vermelha toda terça-feira por algum tempo. Por fim, a ideia não perdurou, exceto pela presença do vermelho em suéter ou gravata.

O Dr. Kimpell é o líder da equipe. Ele é muito atento ao que chama de moral da equipe. Outros chamam isso de ambiente social. Todo verão, ele convida os membros da equipe e seus familiares para irem à sua casa, que está localizada a oeste da cidade. Ele e sua esposa organizam um piquenique e, no fim da tarde, os membros trocam presentes divertidos. Em uma das vezes, a Dra. Gomez, conhecida por ficar agitada quando as coisas não estão bem na clínica, recebeu um medicamento para controlar a ansiedade, do tamanho de um disco de hóquei pintado de branco. Ela e os demais se divertiram com a brincadeira. Os membros da equipe raramente deixam de comparecer a esses piqueniques. Eles apreciam a diversão e a contribuição que a interação social traz ao funcionamento da equipe.

A Red Family Medicine apresenta comportamentos que muitas vezes surpreendem outros médicos e enfermeiros que eventualmente visitam a unidade. Os membros da equipe alertam uns aos outros sobre omissões e equívocos. Por exemplo, em uma tarde, após o encerramento da sessão clínica, Carrie Tanaka, CMA, uma das assistentes médicas, viu o Dr. Lewis afastando-se dela e dirigindo-se ao saguão com sobretudo e pasta na mão. Ela rapidamente pediu um minuto de sua atenção e o lembrou de que, mais cedo naquele dia, ele dissera que telefonaria para uma paciente para informar que seu teste de papanicolau estava ligeiramente anormal e precisaria ser repetido. A Sra. Tanaka e o Dr. Lewis conheciam bem a paciente e sabiam que ela ficaria nervosa com a notícia, embora fosse muito improvável que a anormalidade indicasse qualquer coisa grave. Eles sabiam também que a paciente estaria mais à vontade em ouvir a explicação do resultado diretamente do Dr. Lewis, pois ela tinha uma relação especialmente forte com ele. Demonstrando agradecimento à Sra. Tanaka, o Dr. Lewis seguiu direto ao telefone. Em outra ocasião, o Dr. Pearson estava se preparando para injetar uma medicação anti-inflamatória (metilprednisolona) na articulação do joelho de um paciente com artrite grave. April Simpkins, CMA, uma assistente médica, estava trabalhando com o Dr. Pearson e tinha recém-voltado da sala de procedimentos com uma nova ampola da medicação. A Sra. Simpkins observou que o Dr. Pearson tinha colocado uma caixa de hastes flexíveis de iodo (Betadine) sobre a estante de instrumentos. As hastes flexíveis eram para ser usados para limpar o joelho do paciente antes de inserir a agulha. Confusa, a Sra. Simpkins não conseguiu pensar em nada, a não ser em pedir ao Dr. Pearson que viesse atender um telefonema urgente. No saguão, a Sra. Simpkins esclareceu que não havia telefonema. Ela lembrou ao Dr. Pearson que, no ano passado, o paciente sofrera severa uma reação alérgica ao iodo quando se submeteu a uma cirurgia no hospital, fato conhecido do Dr. Pearson, mas desconsiderado neste dia atribulado de trabalho. O Dr. Pearson agradeceu à Sra. Simpkins, por evitar um erro que poderia ter sido bem grave. Uma solução antisséptica diferente foi empregada para fazer a injeção no joelho.

Os membros da *Red Family Medicine* estão orientados para serem participantes de uma equipe. Eles pensam continuamente na *performance* da equipe como um todo e na sua capacidade de trabalhar bem. Eles sabem que apenas executar bem as suas tarefas individuais não é o suficiente para satisfazer as necessidades e desejos dos pacientes. O Quadro 6-4 apresenta características de equipes cujos membros estão efetivamente orientados para constituírem uma equipe.

Primeiro, os membros da equipe concordam em valores comuns. O comparecimento de todos às reuniões mensais simboliza um importante valor da equipe. Os membros valorizam as contribuições de todos os outros, incluindo as contribuições das recepcionistas, que são seus participantes menos graduados. Todos são importantes para o sucesso da equipe; ninguém é considerado executor de tarefas não qualificadas e sem valor. O serviço ao paciente é também um valor importante. O atraso do Dr. Lewis para ir para casa reflete o fato de que a equipe considera o serviço ao paciente como mais importante do que a conveniência de médicos e outros da equipe. Estes valores e muitos outros são acordados por todos. Na maioria das equipes eficazes, estes valores raramente são verbalizados. Eles se desenvolvem com a equipe, mas precisam ser cultivados e protegidos por todos, especialmente pelos participantes seniores – neste caso, a enfermeira, os médicos e a enfermeira registrada. A insistência do Dr. Kimpell para que todos participem das reuniões mensais é um exemplo do valor que se dá às contribuições de todos no atendimento aos pacientes.

Segundo, a equipe chegou ao acordo sobre os processos necessários para executar seu trabalho. Alguns especialistas consideram esta característica como suficientemente importante para que seja incluída entre as definidoras de uma equipe (Katzenbach e Smith, 2006, pp. 56-59; Scholtes et al., 2003, pp. 1-2). Nesta equipe de atenção primária, é possível afirmar que os diferentes membros têm seus próprios papéis e que haverá reuniões mensais e outras específicas (*ad hoc*) para tratar de assuntos que necessitem de uma solução rápida. Algumas dessas regras ("*rules of the road*") foram estabelecidas explicitamente pelos membros seniores da equipe e outras pelo grupo nas reuniões mensais (por exemplo, a regra segundo a qual os pacientes devem ser tratados pelo último nome, a menos que eles solicitem de outra maneira). Outro comportamento foi adquirido há muito tempo no curso de formação e treinamento dos membros da equipe, na faculdade de enfermagem, na faculdade de medicina e em outras instituições educacionais. A padronização de rotinas durante o treinamento profissional é típica de burocracias profissionais, discutidas no Capítulo 5 (Mintzberg, 1979, pp. 348-379).

Terceiro, os membros identificam-se com a equipe, o que fica evidente na própria denominação *Red Family Medicine*. Eles sentem prazer em celebrar sua equipe, como mostraram as terças-feiras do rubi, embora o uso de uma roupa vermelha nesses dias não tenha perdurado. Alguns autores consideram um grupo de trabalho como uma equipe somente se os membros se identificarem com ela e seus propósitos (Reeves et al., 2010, pp. 40-41). Em outras palavras, eles consideram a identificação com a equipe uma característica definidora de equipes de trabalho. Especialistas em comportamento organizacional fazem a distinção entre o que chamam de *entitatividade** *de grupo* e *identidade de grupo* (Thompson, 2011, p. 99). Na entitatividade de grupo, as pessoas acreditam que de fato estão em um grupo ou equipe. É difícil imaginar como uma equipe poderia funcionar sem entitatividade. Para trabalharem juntos de maneira interdependente, os membros de uma equipe devem reconhecer que constituem um grupo que tem um propósito comum e alguns métodos de colaboração estabelecidos. Ao contrário da entitatividade, a identidade de grupo é a crença das pessoas de que o pertencimento a um grupo é parte importante na definição de quem elas são. As equipes podem funcionar sem a identidade de grupo, mas aquelas que a possuem se beneficiam dessa condição. Quando os membros da equipe identificam-se com ela, há

Quadro 6-4 Características de equipes efetivas: orientação da equipe

1. Concordância com valores comuns
2. Concordância com um conjunto de processos a serem usados na execução do trabalho da equipe
3. Identidade da equipe
4. Atenção ao clima social da equipe
5. Responsabilidade mútua para conquistar o objetivo da equipe
6. Investimento de tempo em atividades que formem e mantenham a equipe

---

* N. de R.T. O conceito de entitatividade se refere à percepção de que grupos humanos sejam percebidos como entidades e não como um conjunto de indivíduos, dadas a semelhança e a proximidade entre seus membros, objetivos e finalidades comuns.

maiores chances de encararem o objetivo da equipe com seriedade e trabalharem no seu potencial pleno. Na medida em que acreditam que sua participação na equipe define quem eles são, sua autoestima está em jogo. Poucos motivadores são tão poderosos quanto o desejo de preservar e fortalecer a autoestima. A identidade de equipe também contribui para a coesão do grupo, que é uma atração emocional entre seus membros que ajuda a uni-los (Thompson, 2011, pp. 106-109). Equipes coesas são menos propensas à alta rotatividade e mais produtivas no desempenho de tarefas diversas do que aquelas sem esta característica.

Ao mesmo tempo, nem todas as equipes de saúde podem alcançar a identidade de grupo – ainda que tenham entitatividade. Muitas equipes *template* de saúde não persistem o suficiente para que os membros desenvolvam algum senso de identificação com elas. Por exemplo, uma enfermeira de uma equipe do código azul (atendimento de urgência), que atua ao lado de outras enfermeiras, médicos e farmacêuticos que ela não conhece, não verá coletividade nesta equipe como definidora da sua identidade no local de trabalho, pois a equipe tem vida demasiadamente curta. Da mesma forma, um administrador que trabalha por duas semanas em uma equipe que elabora um orçamento provavelmente não se identificará com a equipe, ainda que assuma seriamente a tarefa e ofereça o seu melhor. Quando os membros da equipe consideram a coletividade como parte da sua identidade pessoal, a equipe se beneficia e provavelmente será mais eficiente.

Quarto, os membros da *Red Team* estão atentos também às suas relações sociais e interpessoais. O Dr. Kimpell compreende muito bem que o ambiente social da equipe afeta sua capacidade de prestar um bom atendimento de saúde aos seus pacientes, e ele não é o único entre os membros a ter esta compreensão. A assistente-médica, que começou as terças-feiras do rubi, pode ter usado vermelho e promovido a ideia porque achava isso divertido e queria expressar seu orgulho em fazer parte de uma equipe de saúde de primeira. Por outro lado, ela pode ter entendido que as terças-feiras do rubi contribuiriam em alguma medida ao atendimento ao paciente, pelo fortalecimento da identidade da equipe e reforço das ligações entre seus membros. Os membros da equipe, na maioria, comparecem regularmente aos piqueniques de verão do Dr. Kimpell, em parte porque entendem que esses eventos fomentam a coesão social que foi conquistada na clínica. E todos responderam às intervenções ocasionais do Dr. Kimpell para resolver conflitos de relações. Eles sabem que tais conflitos devem ser resolvidos para o bem da efetividade da equipe.

As equipes que ignoram o lado social da sua atividade assim procedem por sua conta e risco – e, em equipes clínicas, por conta e risco dos pacientes. Os clínicos cujo treinamento enfatiza as ciências biológicas, especialmente farmacêuticos e médicos, estão muitas vezes focados na tarefa de prestar atendimento ao paciente e negligenciam as relações com os colegas, esperando que todos "façam apenas seus trabalhos". Felizmente, enfermeiras e assistentes sociais são em geral mais atentos às relações interpessoais e podem contrabalançar as inclinações dos membros da equipe mais orientados às tarefas. Os administradores têm maior variação: alguns são mais familiarizados com interações sociais, e outros são profundamente orientados à tarefa.

Michael West, um psicólogo organizacional, concebeu um valioso modelo para compreender como a atenção da equipe à tarefa interage com a atenção ao ambiente social na moldagem da eficiência da equipe, sua estabilidade ao longo do tempo e outros aspectos do seu desempenho (West, 2012, pp. 6-10). A Figura 6-3 mostra uma interpretação simplificada do modelo de West.

A maioria das equipes clínicas que incluem médicos corre o risco de ter uma forte orientação à tarefa, sem orientação adequada ao ambiente social. Essas equipes (quadrante superior, à esquerda, na Figura 6-3) podem ser chamadas de *equipes friamente eficientes*.

Elas têm alta efetividade para tarefa, ao menos a curto prazo, mas sua desatenção à questão do ambiente social provoca efeitos adversos. Por exemplo, um ambiente social insatisfatório resulta em membros da equipe indiferentes ou distantes. Estas equipes têm "viabilidade por curto prazo," para usar a expressão de West. Em outras palavras, elas são instáveis ao longo do tempo. Igualmente, estas equipes comumente têm alguns membros que não estão totalmente engajados, especialmente os juniores. Os membros seniores muitas vezes não valorizam as contribuições dos membros juniores ou o seu reconhecimento não é expresso. Como consequência, os membros juniores tornam-se relutantes em oferecer novas ideias, pois temem ser criticados. Desse modo, a efetividade para tarefa de equipes friamente eficientes é geralmente mais baixa do que poderia ser.

As equipes altamente atentas ao ambiente social, mas desatentas à tarefa podem ser chamadas

Orientação ao ambiente social

	Baixa	Alta
Orientação à tarefa — Alta	*Equipe friamente eficiente* Alta eficiência para tarefa de curto prazo Ambiente social insatisfatório Instável ao longo do tempo	*Equipe funcional* Alta efetividade para tarefa Ambiente social bom Estável ao longo do tempo
Orientação à tarefa — Baixa	*Equipe disfuncional* Baixa efetividade para tarefa Ambiente social insatisfatório Muito instável ao longo do tempo	*Equipe confortável* Baixa efetividade para tarefa Ambiente social médio Instável ao longo do tempo

▲ **Figura 6-3** Orientação à tarefa e ao ambiente social em equipes. (West, MA. *Effective Teamwork: Practical Lessons from Organizational Research.* 3rd ed. Chichester, UK: John Willey & Sons, Ltd.; 2012:6-10.)

de *equipes confortáveis* (quadrante inferior, à direita, na Fig. 6-3). Não surpreende que elas tenham efetividade insatisfatória para tarefa. Além disso, a despeito de sua atenção às relações sociais e interpessoais, a equipes confortáveis alcançam um ambiente social apenas mediano, porque seus membros, ao final, tornam-se frustrados e insatisfeitos devido à ineficiência da equipe. Por esta razão, as equipes confortáveis, assim como as equipes friamente eficientes, são instáveis ao longo do tempo. Entre as equipes clínicas, as equipes confortáveis são raras, aparecendo com mais frequência nas equipes de gestão, mas ainda assim incomuns.

As equipes disfuncionais (quadrante inferior, à esquerda, na Fig. 6-3) são aquelas que não atendem adequadamente a tarefa e o ambiente social. Obviamente, é para ser evitada. Essas equipes mostram baixa eficiência para tarefa e são as mais instáveis dos quatro tipos representados na Figura 6-3. Trabalhar nessas equipes é desagradável.

Por fim, as *equipes funcionais* (quadrante superior, à direita, na Figura 6-3) atendem bem tanto a tarefa quanto o ambiente social. Elas exibem alta efetividade para tarefa. Seu bom ambiente social reforça sua efetividade. Além disso, são estáveis a longo prazo.

West postula cinco componentes de eficiência geral de equipes: efetividade para tarefa, bem-estar dos membros da equipe (refletindo o ambiente social e as oportunidades de crescimento individual), viabilidade da equipe, inovação da equipe e cooperação interequipes (West, 2012, p. 7). West entende por *viabilidade* a capacidade da equipe de manter-se intacta e eficiente do longo do tempo. A expressão *cooperação interequipes* significa a capacidade da equipe de trabalhar efetivamente com outras equipes para atingir seus propósitos. West entende cada um desses cinco componentes como um fim em si mesmo. Todos eles estão incluídos no modelo completo de West. Nós vemos o bem-estar dos membros, a viabilidade, a inovação e a cooperação interequipes como importantes porque eles são fundamentais para a equipe desempenhar com eficiência sua tarefa. Em outras palavras, acreditamos que eles sejam meios muito importantes para o fim da efetividade, mas não fins em si mesmos.

As atitudes dos membros em relação ao ambiente social são essenciais para a equipe conseguir formar uma unidade e ter um bom desempenho. O líder tem papel primordial na concepção dessas atitudes, como o Dr. Kimpell demonstra no Caso 6-3. Existem também métodos organizados para formar equipes, conforme discussão no Capítulo 15.

Quinto, a *Red Family Medicine* exibe responsabilidade mútua. A responsabilidade mútua, discutida no Capítulo 2, é a responsabilidade compartilhada levada a um plano mais alto. Em uma equipe com responsabilidade mútua, os membros agem buscando fazer o necessário para que a equipe seja efetiva. No Caso 6-3, Carrie Tanaka, uma assistente médica, atribuiu responsabilidade ao médico Allen Lewis de telefonar a uma paciente. April Simpkins, também assistente médica, alertou o Dr. Pearson quanto à alergia ao iodo de um paciente. Em ambos os casos, os médicos agradeceram à assistente médica por sua intervenção. O mais notável é que as duas assistentes médicas não hesitaram em intervir. A Sra. Simpkins, por um breve momento, não teve certeza do que fazer, mas isso aconteceu apenas porque ela quis evitar tanto uma situação embaraçosa com o médico quanto trazer prejuízos para a sua imagem junto ao paciente. Para evitar estes efeitos indesejáveis, ela então inventou o telefonema, de modo que o Dr. Pearson fosse até o saguão, onde poderiam conversar a sós. As duas histórias evidenciam as excelentes relações de trabalho na *Red Family Medicine*.

Alguns autores consideram a responsabilidade mútua como uma característica definidora de equipes de trabalho e não considerariam um grupo de trabalho como uma equipe se os membros não mantivessem uns aos outros responsáveis (Katzenbach e Smith, 2006, pp. 60-61). Em muitas equipes de atendimento de saúde, falta a responsabilidade mútua. Algumas equipes *template* são constituídas de membros que trabalham juntos com tão pouca frequência que nunca se sentem confortáveis para falar sobre responsabilidade mútua. Em algumas equipes, a diferença de *status* entre os membros seniores e juniores é suficientemente grande para inibi-los a falar qualquer coisa que possa ser interpretada como impertinente ou que possa gerar retaliação. Contudo, a responsabilidade mútua é desejável; em muitas equipes de saúde, o grau de responsabilidade mútua é mais baixo do que poderia e deveria ser. Quando esse grau pode ser alcançado, a responsabilidade mútua torna a efetividade da equipe mais segura, pois é mais provável que as tarefas sejam cumpridas corretamente, e o risco de ociosidade social é diminuído.

Por fim, os membros da *Red Family Medicine* dedicam uma parte do seu tempo de trabalho a atividades que constroem e mantêm a equipe. No caso 6-3, os dois exemplos são da participação regular deles nas reuniões mensais e nos piqueniques de verão promovidos pelo Dr. Kimpell. Existem muitos outros exemplos evidentes em equipes de saúde: entrevistas de candidatos a membros da equipe quando há rotatividade, orientação de clínicos e *staff* recém-contratados, participação em projetos de melhoria do desempenho e assim por diante.

Os membros de uma equipe efetiva estão cientes de que constituem uma equipe; conscientemente, eles contribuem para a capacidade de funcionamento efetivo da equipe. Eles compreendem que o trabalho individual centrado no paciente pelos clínicos e gestores não é suficiente para garantir que a equipe seja bem-sucedida. Eles sabem que devem também realizar o trabalho que é centrado no paciente. Conforme mostra a Figura 6-2, a orientação da equipe é acrescentada à sua estrutura e ao seu foco para permitir que seus membros colaborem de maneira eficiente. A seguir, voltamos à colaboração.

Colaboração na equipe

CASO 6-4

A enfermeira Jane Ryan, RN, colocou um retrator (instrumento cirúrgico) na mão enluvada da médica Leann Wang. A Dra. Wang realizava uma colecistectomia aberta (remoção da vesícula biliar) em uma mulher de meia-idade que estava saudável, excetuando os cálculos biliares. Durante o procedimento, a Dra. Wang exigia instrumentos diversos, dizendo o nome de cada um deles e colocando a mão para frente com a palma para cima. A Sra. Ryan, instrumentadora da equipe, colocava o instrumento na mão da Dra. Wang e repetia o seu nome. Durante os 40 minutos do procedimento, pouco foi dito. Em um momento, a Dra. Wang questionou a enfermeira anestesista quanto à leitura da pressão sanguínea da paciente. Em outro, a enfermeira circulante pôs a Dra. Wang a par de alguns detalhes do seu próximo caso. A Dra. Wang tinha uma agenda intensa naquele dia.

A Sra. Ryan estava preocupada com o modo como o procedimento tinha iniciado. Durante a "preleção" ("time-out"), imediatamente antes do procedimento, a Dra. Wang, como era de costume, pronunciou o nome do paciente, afirmou que seria feita uma colecistectomia e perguntou se alguém no centro cirúrgico (CC) tinha perguntas ou colocações a fazer. Ela fez isso muito rapidamente, sem tirar os olhos da paciente anestesiada e sem questionar os indivíduos um a um. Feita a preleção, ela levou apenas três segundos para fazer a incisão que iniciaria a cirurgia. Além de não cumprir o protocolo exigido para o procedimento, esta atitude da Dra. Wang não combina com o espírito pretendido. Ao falar rapidamente sem consultar os profissionais presentes, a Dra. Wang sinalizava que não estava disposta a tolerar um atraso decorrente de questionamentos (se esta era a paciente certa, se uma colecistectomia era realmente o procedimento planejado, se as inúmeras alergias da paciente às medicações foram devidamente observadas, etc.).

Após a conclusão da cirurgia, a Sra. Ryan procurou a Dra. Wang e disse-lhe que estava preocupada com a maneira como a preleção havia sido conduzida. Se esta maneira fosse usada regularmente, disse a Sra. Ryan, o paciente poderia algum dia ser exposto ao perigo, porque a equipe cirúrgica não conseguiria evitar um procedimento em local errado ou algum outro erro. A colecistectomia feita naquela manhã foi bem simples, e todos no CC sabiam que uma preleção mal-feita não representava risco. Contudo, a Sra. Ryan estava preocupada com o precedente.

Alguns poderiam pensar que os comentários da Sra. Ryan eram desrespeitosos à Dra. Wang, mas ambas os consideravam normais e apropriados. A Dra. Wang respondeu: "Sim, você tem razão. Eu deveria fazer isso direito. Isso toma apenas um minuto ou dois". E reconheceu que a agenda lotada naquela manhã a deixara um pouco mais acelerada. Ela agradeceu à Sra. Ryan por ter chamado a atenção sobre sua atitude, e a Sra. Ryan agradeceu à Dra. Wang pelo profissionalismo.

Esta equipe *template* do CC exemplifica muitas características de colaboração em equipes efetivas. Estas características estão listadas no Quadro 6-5.

Primeiro, os membros da equipe cirúrgica se respeitaram mutuamente. O tipo de interação não chamou a atenção durante a cirurgia, pois não aconteceu nada que testasse se os membros da equipe respeitavam uns aos outros. No entanto, após a cirurgia, o respeito mútuo ficou aparente no diálogo entre a Sra. Ryan e a Dra. Wang. Alguns cirurgiões teriam reagido diferente, irritando-se ou respondendo com menosprezo. A resposta da Dra. Wang mostrou que ela valorizava a Sra. Ryan e seu ponto de vista. A Sra. Ryan demonstrou respeito à Dra. Wang, ao propor o diálogo em particular, de modo que a Dra. Wang não se sentiu atacada nem ridicularizada perante toda a equipe cirúrgica.

Quadro 6-5 Características de equipes efetivas: colaboração na equipe

1. Respeito mútuo por todos os membros da equipe e pelo paciente
2. Confiança
3. Interdependência ativa
4. Uso de evidências científicas na tomada de decisões sobre assuntos clínicos e processos de trabalho
5. Comunicação eficiente
6. Prevenção e administração de conflitos de relacionamento

Segundo, os membros da equipe cirúrgica confiaram uns nos outros. Conforme observado anteriormente no Caso 6-2, sobre o erro de medicação no tratamento do Bobby Harrington, existem dois componentes para confiança: confiança na competência e confiança na integridade. Em uma equipe eficiente, todos os membros da equipe confiam uns nos outros em ambos os aspectos. Resumidamente, esta é a *confiança rápida*, mencionada no Capítulo 2. A confiança imediata é uma característica de equipes *template*, mesmo se elas forem constituídas por membros que nunca se encontraram antes (Meyerson et al., 1996). As equipes que se reúnem com um propósito claro e papéis bem definidos podem estabelecer muito rapidamente uma confiança mútua. Isto acontece desde que cada membro saiba que todos os outros se tornaram participantes da equipe como consequência de um processo confiável que atende à adequação deles à equipe. A confiança rápida persiste desde que os membros da equipe atuem em suas funções designadas. Se eles desviarem de suas funções e executarem tarefas outras, então os demais membros podem duvidar de sua competência. Além disso, a confiança rápida pode ser perdida se um membro comportar-se de maneira a colocar seus interesses acima do interesse da equipe para atingir seu objetivo – pois este comportamento sugeriria falta de integridade. Na equipe *template* cirúrgica do Caso 6-4, a confiança era baseada em mais do que confiar nos processos institucionais que agregam os membros da equipe para o desempenho de funções bem definidas. A Sra. Ryan e a Dra. Wang conheciam-se, pois trabalharam juntas muitas vezes antes, e o conhecimento mútuo contribuiu para o estabelecimento da confiança. O questionamento discreto da Sra. Ryan sobre o comportamento da Dra. Wang não era parte da função costumeira de uma instrumentadora. Contudo, a Dra. Wang confiou que a Sra. Ryan estava procedendo com competência. A Dra. Wang igualmente confiou que a Sra. Ryan não estava agindo por algum outro motivo, ou seja, que ela estava agindo com integridade. A confiança é geralmente citada como uma característica de atendimento de saúde baseado em equipe, sendo muitas vezes dito que os membros de equipes eficientes adquirem confiança uns nos outros (Mitchell et al., 2012, pp. 14-16). Isto é verdadeiro para equipes reais e outras equipes cujos membros trabalharam juntos por períodos suficientemente longos para terem oportunidade de adquirir confiança uns nos outros. Algumas equipes *template* são formadas por membros sem experiência no trabalho conjunto. Não obstante, essas equipes geralmente também têm confiança, a saber, confiança rápida.

Terceiro, os membros da equipe eram ativamente interdependentes. Em outras palavras, eles requisitavam uns aos outros para agir visando o objetivo da equipe. No CC, esta interdependência é bem comum, porque as funções dos diversos membros da equipe exigem deles ações variadas no momento certo; por exemplo, a enfermeira anestesista monitorar a pressão sanguínea do paciente ou estar preparada para relatá-la imediatamente quando questionada. Em outras situações, o contato com membros da equipe não é tão rotineiro e pode ser necessário convocá-los a participar de uma determinada atividade usando o conhecimento que lhes é próprio. Por exemplo, em um ambiente de atenção primária, um médico de meia-idade pode sentir que uma paciente de 20 anos de idade está sendo abusada fisicamente pelo seu namorado. Ao mesmo tempo, ele pode sentir que a distância social entre ele e a paciente criaria dificuldades para uma eventual conversa sobre o assunto. O médico, então, poderia pensar em convidar sua colega enfermeira, de 30 anos, para vir à sala de exame e substituí-lo na entrevista com a paciente. Falaremos mais sobre interdependência ao discutir as competências dos membros de equipes no Capítulo 7.

Quarto, as equipes efetivas utilizam a evidência científica, quando disponível, para definir seus processos de trabalho e, em geral, para informar sua colaboração. No Caso 6-4, sobre a Sra. Ryan e a Dra. Wang, esta característica de equipes efetivas não foi ilustrada, embora ela pudesse ter vindo à tona, caso houvesse qualquer desacordo entre ambas sobre a efetividade da rotina da lista de verificação (*checklist*) na "preleção". Não há evidência de que tais listas diminuam complicações cirúrgicas (de Vries et al., 2010); e, se a Dra. Wang tivesse dúvidas sobre o valor da "preleção", teria sido apropriado que a Sra. Ryan trouxesse a evidência para o diálogo.

Quinto, a equipe exibiu excelente comunicação. Durante o procedimento cirúrgico, por exemplo, a Sra. Ryan usou uma técnica de comunicação padrão denominada *dupla checagem* (*check-back*) (Agency for Healthcare Research and Quality, 2006). Ou seja, ela repetia claramente o nome do instrumento solicitado pela Dra. Wang assim que o colocava sobre a mão da cirurgiã. Essa dupla checagem mostrava à Dra. Wang que sua solicitação tinha sido escutada corretamente e que a Sra. Ryan estava alcançando o instrumento desejado.

Os membros da equipe também falavam entre si respeitosamente e não mostravam quaisquer sinais de conflito de opinião. Os Capítulos 7 e 14 também discutirão a comunicação.

Por fim, a colaboração em equipes efetivas abrange a prevenção e a administração de conflitos de relacionamento pelos seus próprios membros. A Sra. Ryan agiu prontamente para evitar um conflito. Em vez de observar a Dra. Wang conduzindo preleções superficiais repetidas vezes, até o ponto de ficar irritada e ressentida, a Sra. Ryan tratou do assunto assim que percebeu o problema. Ações preventivas deste tipo vão além da atenção ao ambiente social descrito na discussão da *Red Family Medicine*. Na história sobre aquela equipe, os membros foram descritos como respondendo às solicitações do Dr. Kimpell para solução de conflitos. A Sra. Ryan encarou o problema antes que ele tomasse proporções maiores. Claramente, a Sra. Ryan e a Dra. Wang tinham uma boa relação de trabalho, facilitando a providência tomada pela Sra. Ryan. Se os membros da equipe não impedem conflitos ou não tentam resolvê-los em etapas (ou de outra maneira), então alguém na condição de autoridade precisa intervir, ou seja, o assunto torna-se uma questão administrativa.

A colaboração na equipe é o componente operacional de trabalho. Conforme mostra a Figura 6-2, esta é a fonte mais próxima ou imediata de benefício para os pacientes. Ela exige muito mais do que a coordenação das ações dos membros, que seria atingida com a simples certificação de que suas atividades não conflitam ou interfiram umas com as outras. A colaboração requer uma interação produtiva de todos os membros, cada um usando as capacidades dos outros, de modo que possam alcançar juntos o que nenhum membro conseguiria sozinho. Para que os membros colaborem efetivamente – e mantenham a estrutura, foco e orientação coletiva necessários – a equipe e seus membros precisam ser bem administrados. A seguir, voltamos à gestão da equipe.

Gestão da equipe

CASO 6-5

O Serviço de Pediatria, parte do Cypress Medical Group, estava tendo sua reunião mensal. A chefe do Serviço é a médica Sandy Malinin, mas a reunião estava sendo presidida por Joan Tschida, BSN, CPNP. Há tempo, a Dra. Malinin deu-se conta de que não era eficiente na presidência das reuniões porque tendia a negligenciar o tempo e a estimular as pessoas a falar detalhadamente sobre os tópicos de interesse. A Sra. Tschida, ao contrário, conduzia muito bem as reuniões, de modo que a Dra. Malinin solicitou que ela exercesse esse papel. O Serviço era constituído por 12 pessoas: três pediatras, duas enfermeiras pediátricas, cinco assistentes médicos e duas auxiliares de recepção. Com algumas exceções, todos compareciam às reuniões mensais.

Nesta reunião, o tópico principal em discussão era como melhorar o agendamento de pacientes para consultar pediatras ou enfermeiras. Alguns pacientes com dor de ouvido estavam sendo agendados para médicos pediatras, quando poderiam ser atendidos por enfermeiras. Alguns pacientes com febre alta e letargia estavam sendo agendados com enfermeiras, quando deveriam ser examinados por pediatras. As auxiliares de recepção e os assistentes médicos tinham dificuldade, ao telefone, de fazer o encaminhamento correto.

A Dra. Malinin sugeriu que cada integrante elaborasse uma ou duas ideias para resolver o problema e depois as relatasse em voz alta para o grupo. Todos contribuíram com ideias e, muito rapidamente, o quadro branco foi preenchido com 17 possibilidades de como poderia ser feito um agendamento mais eficiente. A seguir, discutiram-se os prós e os contras das diversas soluções sugeridas. Neste ponto, quase todos participaram da discussão. No entanto, um dos assistentes médicos e as auxiliares de recepção falaram muito pouco. Mesmo assim, eles não pareceram estar intimidados ou desvinculados dos demais. A maior parte das soluções sugeridas incluiu algum tipo de treinamento, buscando capacitar os assistentes médicos e as auxiliares de recepção a usarem algoritmos na determinação do profissional mais indicado para cada tipo de tratamento. Dois dos assistentes médicos observaram que necessitariam de tempo para treinamento e que isso seria um tanto difícil de agendar, embora fosse possível se todos se dispusessem a trabalhar um pouco mais para cobrir as horas dos que se ausentassem para tal fim.

Finalmente, a equipe decidiu, em comum acordo, nomear um subgrupo de três pessoas – um auxiliar de recepção, um assistente médico e uma enfermeira – para examinar as ideias e trazer uma proposta ao grupo no próximo mês.

Este Serviço de Pediatria era bem administrado. As características de equipes bem administradas são apresentadas no Quadro 6-6. Observe que, embora as pessoas do Caso 6-5 fossem todas prestadoras de atendimento, quando elas se reuniam para seus encontros mensais acabavam constituindo uma equipe de gestão, especificamente uma equipe operacional – mesmo sem um administrador presente. Vale dizer que um administrador teria sido proveitoso, mas o grupo médico não teria como ter um especialista em gestão apenas para reuniões em nível departamental. A gestão segura da equipe é vista em muitas características aparentes no Caso 6-5.

Primeiro, a equipe tinha unidade de propósito e unidade de estrutura. A unidade de propósito é uma das características principais de uma equipe efetiva (Quadro 6-2), mas ela surge novamente na discussão sobre gestão, porque a preservação dessa unidade requer atenção e manutenção. Por exemplo, na discussão do problema do agendamento, a conveniência de um ou outro subgrupo da equipe podia ter sido afirmada como uma razão para adotar uma das soluções propostas. Se a conveniência suplanta os interesses dos pacientes aos olhos de um subgrupo, então a unidade de propósito foi perdida. Como líder, a Dra. Malinin tinha necessidade de lembrar a todos do propósito da equipe, a menos que alguém fizesse a observação antes. A equipe tinha também unidade de estrutura organizacional. Não havia subgrupos separados operando sem responsabilidade para com a equipe. O episódio do agendamento foi visto como um problema de equipe, a ser resolvido com a contri-

Quadro 6-6 Características de equipes efetivas: gestão da equipe

1. Unidade de propósito e de estrutura (sem subgrupos operando independentemente do todo)
2. Ambiente social favorável
3. Prazer de trabalhar pelos membros do grupo
4. Formação efetiva da equipe
5. Operações efetivas em nível de equipe
6. Administração de conflitos de relacionamento sem solução
7. Treinamento efetivo e oportuno
8. Melhora sistemática do desempenho
9. Apoio efetivo do responsável geral da equipe
10. Apoio da organização maior

buição e a participação de todos. Ele não foi visto como um problema a ser solucionado exclusivamente pelos pediatras ou pelas enfermeiras, sem a participação dos assistentes médicos e das auxiliares de recepção.

Segundo, fica também evidente que a equipe tinha um ambiente social favorável – pelo menos até onde pode ser constatado a partir desta reunião. Todos os pediatras estavam confortáveis com uma enfermeira presidindo a reunião. E todos apresentaram sugestões na sessão de confronto de ideias. Durante a discussão aberta das sugestões, alguns dos membros juniores permaneceram quietos, mas isto é esperado em qualquer grupo que tenha gradientes de autoridade e de prestígio. Não é necessário ou realista que todos os membros de uma equipe de saúde tenham igual influência e reputação. Um ambiente social favorável raramente surge sem uma ação deliberada, conforme o exemplo no Caso 6-3, dos piqueniques do Dr. Kimpell para a *Red Family Medicine*. O ambiente social requer gestão.

Um componente especialmente importante do ambiente social é a atmosfera de segurança psicológica (West, 2012, pp. 131-133). Em outras palavras, era importante que os membros da equipe de pediatria acreditassem que poderiam propor sugestões e formular perguntas, sem risco de resposta ríspida, humilhação ou punição. Uma atmosfera segura não é a mesma coisa que uma atmosfera confortável. Uma atmosfera segura é altamente desejável, mas uma atmosfera confortável pode interferir no bom desempenho se os membros da equipe tornam-se complacentes e acham aceitável um esforço menor do que o melhor. Os participantes da reunião do Serviço de Pediatria não se sentiam confortáveis, no sentido de apatia; eles estavam cientes de que era necessário um esforço genuíno. Por outro lado, eles sentiam-se seguros em falar abertamente. Eles não estavam preocupados em ser penalizados caso fizessem observações consideradas descabidas, mal-informadas ou incorretas.

Terceiro, os membros de uma equipe efetiva gostam do seu trabalho e sentem-se gratificados nele. No Caso 6-5, esta característica de efetividade da equipe não era óbvia, exceto talvez pelos níveis elevados de participação na discussão. O prazer dos membros da equipe em relação ao seu trabalho muitas vezes não é óbvio, mas a falta de prazer pode ser muito óbvia, como será visto no Caso 6-6. Se o trabalho de alguém é gratificante, trata-se de uma questão individual, que pode ou não ser discutido entre os colegas da equipe. Porém, este senso de satisfação é fundamental para o sucesso da equipe. Sem sentir prazer no que fazem, provavelmente os membros da equipe passem a se esforçar menos ou a procurar um trabalho que lhes ofereça satisfação. As equipes de saúde não existem para atender os interesses psicológicos dos seus membros, mas eles devem perceber que obtêm satisfação das atividades da equipe ou que a equipe não será capaz de atingir seus fins. Para equipes clínicas, o fim é servir aos pacientes. Para equipes de gestão, o fim é atingir o propósito, seja ele qual for, no apoio ao atendimento do paciente. Como no ambiente social, assegurar que os membros da equipe sintam seu trabalho prazeroso requer administração – do ambiente social, do conteúdo de diferentes atribuições de trabalho dos membros, do treinamento e, quando necessário, dos conflitos de relações.

Quarto, o quadro de pessoal da equipe precisa ser cuidadosamente construído e mantido ao longo do tempo. Assim, a composição de diferentes profissionais e de pessoal administrativo, as práticas de contratação e a orientação e a integração de novas pessoas à equipe merecem especial atenção. Geralmente, essas atividades são rigorosamente supervisionadas pelo líder da equipe ou realizadas diretamente pelo líder, embora, à medida que o tamanho da equipe aumenta, algumas atividades vão sendo delegadas. A formação da equipe é fundamental para o líder, conforme será discutido no Capítulo 8. No entanto, todos os membros da equipe deveriam participar, por exemplo, das entrevistas de candidatos e da orientação deles. Essa participação distribui a carga de trabalho e garante que todos os membros tenham a percepção de como a equipe está crescendo ou se renovando. Para formar a equipe, podem ser usadas também intervenções específicas, conforme será apresentado no Capítulo 15.

Quinto, todas as equipes realizam operações em nível coletivo que se distinguem do serviço direto aos pacientes. Essas operações precisam ser bem administradas. No Serviço de Pediatria, existem reuniões operacionais mensais, as quais necessitam ser bem conduzidas. Ao nomear a Sra. Tschida para presidir as reuniões, a Dra. Malinin oportunizou reuniões mais efetivas e mostrou seu entendimento de que o líder não tem de ser um super-herói. Na reunião descrita, a equipe empenhou-se em um exercício estruturado para gerar soluções criativas para o problema do agendamento. No Capítulo 10, falaremos mais a respeito da criatividade da equipe. A resolução do problema do agendamento exigirá finalmente uma decisão sobre qual solução perseguir. A tomada de decisões da equipe também precisa ser administrada, conforme será discutido no Capítulo 9. Todas estas atividades da equipe – solução de problemas, tomada de decisões, planejamento criativo e assim por diante – requerem administração.

Sexto, os conflitos que não são resolvidos pelos próprios membros envolvidos necessitarão de intervenção externa. Ocasionalmente, os conflitos entre os membros não serão evitados tão facilmente como ocorreu com a instrumentadora e a cirurgiã no Caso 6-4, nem os verdadeiros conflitos serão sempre prontamente resolvidos pelas partes envolvidas. Se os conflitos ocorrerem e não forem rapidamente resolvidos pelas partes conflitantes, alguém da equipe precisa intervir com conselho ou, como último recurso, impondo uma solução. Esta solução geralmente é protagonizada pelo líder, mas outros podem igualmente assumir esse papel. No Capítulo 11, nós tratamos da administração de conflitos.

Sétimo, equipes efetivas usam o treinamento quando ele é apropriado. O tipo de treinamento necessário varia muito, conforme observado no Capítulo 2. As equipes *template*, como a equipe do Caso 6-4, necessita de treinamento, especialmente na definição de papéis, nas rotinas de comunicação e no manejo de situações de emergência. As equipes reais, como as equipes de atenção primária na *Red Family Medicine* e do Serviço de Pediatria da Dra. Malinin, não têm a mesma necessidade de papéis padronizados, bem compreendidos, ou de rotinas-padrão de comunicação. Os membros dessas equipes beneficiam-se do treinamento para as tarefas que rotineiramente executam e do treinamento cruzado entre suas tarefas e as geralmente realizadas por outros membros da equipe (Bodenheimer, 2007). Por exemplo, o Serviço de Pediatria estava considerando a solução dos seus problemas de agenda por meio do uso de algoritmos pelos assistentes médicos e funcionários administrativos quando atendiam telefonemas para agendar consultas. Se esta estratégia for escolhida, os assistentes médicos e funcionários administrativos necessitarão de treinamento para poderem desempenhar esta nova tarefa. No Capitulo 14, trataremos do treinamento da equipe com mais ênfase. No momento, o ponto é que a oferta de treinamento para uma equipe precisa ser administrada. As necessidades de treinamento deveriam ser com frequência avaliadas. Algum treinamento precisa ser prestado diretamente por alguns membros da equipe para outros membros. Outro treinamento precisa ser obtido fora da equipe. Em organizações muito pequenas, a maior parte do treinamento de fora da equipe é conseguida externamente. Em organizações maiores, o treinamento geralmente é proporcionado por uma fonte organizada internamente, embora ele também possa ser terceirizado.

Oitavo, equipes bem-administradas comprometem-se com a melhoria sistemática de desempenho. Em primeiro lugar, uma equipe eficiente periodicamente identifica de que forma o seu desempenho pode ser melhorado. Nessa investigação dos possíveis pontos a serem melhorados (ou defeitos a serem sanados), a equipe deve considerar se está cumprindo seus objetivos e funcionando bem. Uma equipe clínica efetiva também examinará se os processos de atendimento ao paciente vão ao encontro dos padrões estabelecidos; uma equipe de gestão efetiva igualmente examinará se os métodos administrativos são consistentes (p. ex., suas técnicas de gestão de projetos). A equipe então prioriza as questões, escolhe nas quais focar, estabelece objetivos e prossegue com as melhorias usando diferentes meios. Esses meios abrangem treinamento, formação da equipe, melhoria de processos e uma ampla variedade de outras ações de gestão. A melhoria dos processos refere-se à melhoria das sequências de eventos que constituem as operações de uma equipe. O acompanhamento de projetos de melhoria de processos foi mencionado no Caso 6-3, sobre a *Red Family Medicine*, como um dos propósitos de suas reuniões mensais. O projeto para melhoria do agendamento no Serviço de Pediatria da Dra. Malinin é outro exemplo de um projeto de melhoria de processos. Existem vários métodos para implementar a melhoria de processos, incluindo planejar-fazer-verificar-atuar (PDSA, do inglês *plan-do-study-act*), Lean Production e Six Sigma. A melhoria de processos será discutida no Capítulo 16.

Nono, como outras equipes bem administradas, o Serviço de Pediatria faz parte do *Cypress Medical Group*, cujo apoio do responsável geral é efetivo. A Dra. Malinin presta contas ao diretor médico, um cirurgião. Há anos, ela criou o Serviço de Pediatria, no segundo ano de atuação como chefe. Conforme observado no Capítulo 1, nós chamamos o diretor médico de *responsável geral* da equipe pediátrica, ou seja, a pessoa a quem o líder da equipe presta contas. Às vezes, o responsável geral não é uma única pessoa, mas um comitê. O diretor médico proporciona um *feedback* à Dra. Malinin sobre o desempenho do Serviço, orienta e coloca-se à disposição para ajudá-la na solução de problemas quando necessário. Os responsáveis gerais têm também outras funções, as quais serão discutidas no Capítulo 12.

Finalmente, o *Cypress Medical Group* também apoia o Serviço de Pediatria de diversas outras maneiras – disponibilizando recursos financeiros para os salários, prestando treinamento de liderança para a Dra. Malinin, além de outros tipos de treinamento para os demais membros do Serviço, mantendo uma cultura organizacional e um sistema de recompensa que estimula o trabalho em equipe e assim por diante. Este amplo papel de apoio, que é configurado e dirigido pelos líderes seniores da organização, será explicado no Capítulo 18.

A equipe de gestão, conforme mostrada na Figura 6-2, mantém os outros componentes de desempenho efetivo (estrutura da equipe, foco da equipe, orientação da equipe e colaboração na equipe), funcionando bem e harmoniosamente. Uma boa equipe de gestão exige ação do seu líder, mas também dos diversos outros membros que são designados para tarefas administrativas especiais. Ela demanda um responsável geral para executar diferentes funções e os líderes seniores da organização para exercer sua autoridade e habilidade no apoio às equipes.

RISCOS PARA AS EQUIPES

Os Quadros 6-2 a 6-6 e a Figura 6-2 resumem a estrutura e os atributos operacionais de uma equipe efetiva. A imagem de uma equipe efetiva pode ser obtida mais nitidamente comparando-a com algumas alternativas indesejáveis. Estas alternativas ilustram riscos que são especialmente comuns. As equipes devem evitar ou administrar esses riscos para terem um bom desempenho. Os riscos geralmente encontrados estão listados no Quadro 6-7.

Quadro 6-7 Riscos para as equipes

Falta de reunião
Trabalhar como uma equipe completamente virtual
Marginalização de membros juniores da equipe
Geração de medo que reprime a discordância e a expressão de ideias originais
Alcançar o consenso prematuramente

▶ Falta de reuniões

CASO 6-6

O Atendimento Digestivo Montgomery é um grupo médico de especialidade única, constituído por seis gastrenterologistas e dois enfermeiros clínicos (NPs), localizado em uma cidade de porte médio em Indiana, EUA. O grupo está organizado legalmente como uma empresa em que cinco médicos são sócios. O próximo sócio será eleito após completar mais um ano de trabalho. Os sócios reúnem-se todo mês, durante o jantar. Eles revisam relatórios financeiros recentes com seus gestores de negócios e discutem assuntos de contratos pendentes com companhias de seguros e organizações de manutenção de saúde. Aluguéis dos espaços, problemas pessoais com o staff administrativo e outras pautas de negócios são ocasionalmente discutidas.

Diariamente, os médicos e os NPs visitam seus pacientes nas três clínicas e nos dois hospitais. Questões de procedimento administrativo muitas vezes surgem; por exemplo, por quanto tempo agendar diferentes tipos de consultas de pacientes e como atender as mensagens telefônicas e por e-mail. Os médicos, NPs e o staff administrativo encaminham essas questões à medida que elas surgem, e geralmente os Serviços funcionam tranquilamente. No entanto, nos últimos meses têm ocorrido alguns problemas relativos ao tempo de espera dos pacientes para agendar consultas e, em alguns casos, atrasos na transmissão dos resultados de exames importantes. Os médicos tentaram adicionar esses assuntos à pauta das reuniões bimensais, mas os tópicos ficam sempre por último e raramente recebem uma consideração cuidadosa. Como consequência, os problemas continuam.

O Atendimento Digestivo Montgomery pode prestar bem o atendimento gastrenterológico de primeira ordem, mas a gestão do trabalho é insatisfatória. Os médicos consideram-se muito atarefados com o trabalho clínico, e de fato o são, e em função disso eles ficam muito relutantes em discutir operações e gestão da clínica. Eles nunca realizam reuniões com NPs, enfermeiros, técnicos e administradores que são empregados do grupo. Eles lidam – ou tentam lidar – com as necessidades inevitáveis de solução de problemas e planejamento, usando conversas de corredor e similares. O resultado é que eles tornaram-se desorganizados e começaram a acumular ressentimentos devido aos conflitos de papéis, imprecisão nos procedimentos e outras necessidades não tratadas. Quando o consultório consistia de dois médicos e *staff* administrativo associado, todos trabalhavam bem, o que não acontece mais.

O trabalho de equipes de saúde não pode ser administrado sem que as pessoas envolvidas participem das reuniões. Não há substituto. A maioria dos profissionais clínicos tem aversão a reuniões, pois elas tomam um tempo que eles poderiam usar para consultas ou procedimentos. Uma hora gasta por um gastrenterologista em uma consulta significa menos 2 a 3 colonoscopias realizadas. A falta de reuniões operacionais é comum. Em um estudo realizado com seis clínicas gerais na Inglaterra, apenas uma reserva tempo para reuniões regulares (Field e West, 1995). O mesmo vale para muitos grupos médicos nos EUA, especialmente grupos menores. Em um grupo médico, esta falha em manter reuniões resulta em uma equipe de trabalho desorganizada, se não caótica. E, presumindo que as decisões operacionais sejam tomadas por médicos atuando sozinhos (como geralmente são), enfermeiros, assistentes médicos e outros do *staff* tornam-se desengajados e, às vezes, alienados. Para funcionar bem, as equipes devem se reunir.

▶ **Trabalhar como uma equipe completamente virtual**

Pelo menos algumas das reuniões precisam ser presenciais. O advento do e-mail e da videoconferência (além da tecnologia mais antiga da conferência por telefone) sugeriu para algumas pessoas que as reuniões presenciais não seriam mais necessárias. Quando os grupos de trabalho, incluindo equipes de saúde, estão geograficamente distantes, é muito forte a tentação de eliminar reuniões presenciais e usar equipes integralmente virtuais. Porém, não é prudente fazê-lo (Hackman, 2002, pp. 130-132; West, 2012, pp. 125, 235-238). Mesmo quando se reúnem pessoalmente, os membros enfrentam um desafio grande ao tentar atingir um propósito comum, um conjunto de valores acordados e rotinas de trabalho, além um ambiente social favorável e confiável. Sem interações presenciais, que favoreçam o engajamento, essas tarefas coletivas ficam ainda mais desafiadoras. Tem havido avaliação pouco rigorosa do uso de reuniões presenciais para suplementar a comunicação eletrônica (ou de métodos de reuniões virtuais em geral), mas há evidência de que as reuniões presenciais introdutórias melhoram o desempenho de estudantes de administração na formulação *online* de estratégias de negócios (Hill et al., 2009). Parece plausível que a constatação se aplique para equipes em geral, mas há necessidade de mais pesquisas. As equipes cujos membros estão geograficamente dispersos precisam se encontrar, ao menos na fase em que estão se formando, e, após, periodicamente, talvez uma vez ao ano. No atendimento de saúde, as equipes de gestão têm sido maioria entre as equipes virtuais. Contudo, com o advento da telemedicina, para atendimento cardiológico intensivo usando cardiologistas conectados por videoconferência a UTIs cardiológicas, por exemplo, as equipes virtuais brevemente irão se tornar igualmente comuns no atendimento clínico. Será necessário o investimento em intercâmbio para essas equipes para assegurar que elas funcionem bem.

▶ **Marginalização de membros juniores da equipe**

CASO 6-7

A médica Jeannine Revere era uma cardiologista que trabalhava com 16 outros cardiologistas em um grupo médico de especialidade única, a Clínica do Coração Riverside (Riverside Heart Clinic). O grupo mantinha dois Serviços, um do lado leste da cidade e o outro do lado oeste. Os cardiologistas hospitalizavam pacientes e realizavam procedimentos cardíacos nos dois hospitais. Em cada um dos Serviços, eles empregavam assistentes médicos, 2 a 3 NPs e diversos funcionários administrativos, a maioria dos quais interagia diretamente com os pacientes, nas recepções e nos setores de agendamento. Os assistentes médicos e os funcionários administrativos em cada um dos Serviços eram supervisionados pelos respectivos gestores. Ambos os gestores tinham longa experiência em atendimento de saúde, mas não tinham conhecimentos clínicos.

Em um dos Serviços, médicos, NPs e gestora reuniam-se na terceira quarta-feira de cada mês para tratar de assuntos clínicos operacionais. A Dra. Revere tinha pacientes neste Serviço e rotineiramente presidia as reuniões. A maioria dos outros médicos comparecia às reuniões, embora dois nunca tivessem comparecido; muitas vezes, um ou mais médicos não participavam, pois estavam atarefados no hospital. Separadamente, os 11 médicos sócios do grupo reuniam-se a cada mês com seu gestor contratado para tratar de negócios.

Os assistentes médicos e os funcionários administrativos nunca compareciam às reuniões operacionais porque eles não eram convidados a participar. Muitas vezes, eram tomadas decisões sobre suas funções, sobre os procedimentos que eles deveriam seguir e até mesmo sobre o número de membros da equipe (se seria aumentado ou diminuído em função de algum eventual atrito). Às vezes, a gestora falava abertamente, quando antecipava que mudanças propostas deveriam sobrecarregar o staff *administrativo, mas na maior parte – com 5 a 8 médicos e dois NPs na sala – ela dizia muito pouco. As mudanças nas funções e procedimentos para os assistentes médicos e funcionários administrativos eram comunicadas a eles pela gestora.*

Já há algum tempo, a Dra. Revere e outros colegas vinham observando que muitos assistentes médicos e funcionários administrativos estavam silenciosos e taciturnos, embora sempre realizassem seu trabalho. Todos os dias, eles retiravam-se do serviço prontamente às 17 horas. Raramente faziam qualquer coisa voluntariamente, além das suas obrigações regulares. Se a Dra. Revere os tivesse questionado sobre seus comportamentos desanimados, ela poderia ter conhecido a causa, mas não encontrava uma brecha para ter uma conversa franca com eles.

A Dra. Revere e seus colegas impeliram os assistentes médicos e os funcionários administrativos para a periferia da atividade do hospital. Essas pessoas foram excluídas das reuniões operacionais – diferentemente do *staff* da Red Family Medicine e do Serviço de Pediatria da Dra. Malinin, em casos anteriores. Sua única linha de comunicação com os médicos e NPs era através da gestora, que era moderadamente intimidada pelos clínicos. Na maior parte, ninguém pedia opiniões do *staff* ou mesmo prestava alguma atenção a eles, exceto quando isso era exigido no atendimento ao paciente. A exclusão do *staff* do papel maior no hospital não era deliberada. Eles eram simplesmente consentidos e geralmente ignorados, exceto quando deles era esperado o cumprimento de suas obrigações. Ninguém se beneficiava de suas percepções e ideias, incluindo os pacientes. Eles faziam seus deveres de acordo com o que estava descrito, com pouca ou nenhuma criatividade ou sentimento positivo. Eles eram levados a crer que suas funções não eram importantes. O trabalho não era gratificante ou prazeroso para eles. E a rotatividade entre assistentes médicos e funcionários administrativos era alta.

Algumas equipes de saúde alienam seus membros juniores por negligência. O efeito adverso dessa alienação é principalmente a perda de contribuições dos membros; ocasionalmente ocorrem também acessos de irritação causados por frustração ou desvalorização. Na verdade, nesta situação o *staff* júnior pode ser involuntariamente perigosa, ainda mais se eles acreditarem que o seu trabalho não faz diferença real no atendimento do paciente. A impressão do paciente e até a sua segurança podem ser postas em risco. A falta de contribuições do *staff* geralmente não é óbvia e, desse modo, a alienação pode evoluir lentamente, sem ser observada por aqueles que a causam. As equipes precisam estar alertas para este perigo, que é um assunto que diz respeito às equipes de gestão e às equipes clínicas.

▶ Geração de medo que reprime a discordância e a expressão de ideias originais

Em algumas equipes, ocorre uma variante mais série deste problema. Suponha que a Dra. Revere fosse arrogante e ríspida, e que de vez em quando, na presença de outras pessoas, criticasse duramente a gestora, os assistentes médicos e os funcionários administrativos por suas deficiências. O efeito deste comportamento geraria medo e reprimiria quase toda a discordância. E se ela ou outros médicos ou NPs ridicularizassem a gestora ou outras pessoas por fazerem sugestões originais de melhoria, então até a expressão de novas ideias seria reprimida. As equipes que convivem em meio a esta atmosfera claramente não têm segurança psicológica. Uma situação semelhante, mas menos opressiva, pode surgir em hospitais e grupos médicos onde os médicos têm um *status* claramente mais alto do que qualquer outra pessoa. Nessas circunstâncias, as outras pessoas geralmente ficarão submetidas à vontade dos médicos e só manifestarão ideias originais se souberem antecipadamente que elas serão bem-vindas pelos superiores.

Infelizmente, essas situações de relacionamentos não são raras. Uma atmosfera desmoralizada motivada pelo medo ou repressão da divergência é outro risco para as equipes, tanto as clínicas, quanto as de gestão. Evitar ou corrigir este problema é, parcialmente, responsabilidade do líder da equipe, mas a maior parte da responsabilidade recai sobre os líderes seniores da organização. Eles são responsáveis pela cultura da organização, incluindo seus valores e normas de comportamento. O estabelecimento de uma cultura de incentivo é um desafio, e a mudança de uma cultura disfuncional pode ser muito difícil, mas pode ser implementada. Mais adiante, no Capítulo 18, tratamos deste tópico.

▶ **Alcançar o consenso prematuramente**

CASO 6-8

O médico Mark Weldon era considerado por todos no Hospital St. Margaret como uma reencarnação do Dr. Marcus Welby, da TV norte-americana – e não exatamente por causa do seu nome. O Dr. Weldon era estudioso, gentil, corajoso e muito hábil nas relações interpessoais. Ele tinha 58 anos de idade, cabelos grisalhos e vestia-se com elegância e discrição, usando geralmente tons de azul ou cinza.

O Dr. Weldon era muitas vezes escolhido pelo Comitê Executivo do Corpo Clínico e pelo CEO do hospital para dirigir forças-tarefa e outros comitês. Ele gostava de estimular doutores e enfermeiros a estabelecerem relações mais amistosas. Ele presidia as reuniões com pleno comando. As reuniões que ele presidia frequentemente eram marcadas por profundas controvérsias. O Dr. Weldon sempre garantia que toda pessoa que quisesse falar tinha voz. Às vezes, ele se confundia sobre alguma consideração relevante ao comitê e outros membros o corrigiam. Ao ser corrigido, ele aceitava com elegância. Ocasionalmente, ao lidar com um enfermeiro ou médico arrogante, ele ficava irritado, mas sua irritação somente era percebida ao se observar seus músculos faciais. Ele nunca deixava a irritação apoderar-se dele.

Há dois anos, o Dr. Weldon presidia o Comitê de Credenciamentos e Privilégios do Corpo Clínico. O médico Harrison Simms, um cirurgião recém-chegado à comunidade, inscreveu-se para tornar-se membro do staff do hospital. Na inscrição, ele solicitou autorização para realizar procedimentos cirúrgicos comuns e alguns procedimentos avançados, incluindo tireoidectomia (remoção de parte ou totalidade da glândula tireoide). Cirurgiões que desejam realizar tireoidectomias devem apresentar, no ato de inscrição, uma declaração de treinamento para execução do procedimento. O Dr. Simms declarou sua residência em cirurgia geral, completada há 22 anos. O Dr. Weldon observou que este treinamento sozinho não era considerado suficiente pelo Comitê para a realização de tireoidectomias. Todos os membros do Comitê e o staff do hospital concordaram que esta era a política. Havia um amplo precedente exigindo mais do que treinamento cirúrgico geral básico para a realização de tireoidectomias. O Dr. Weldon disse que encaminharia uma moção de aprovação da candidatura, mas não para conceder credenciamento para realizar tireoidectomias. Neste momento, dois dos membros do Comitê pensaram que seria um equívoco proceder assim sobre a candidatura do Dr. Simms. Eles concordavam que o treinamento básico na residência era insuficiente para credenciar o Dr. Simms para realizar tireoidectomias, mas talvez houvesse mais a ser considerado que fosse relevante para a sua candidatura. Talvez ele tenha sido orientado na residência por um eminente cirurgião em tireoide e tenha realizado o procedimento inúmeras vezes por ano, durante 22 anos, com um recorde grandioso. Apesar das suas considerações pessoais, os dois membros do Comitê não disseram nada e votaram a favor da moção. O respeito que tinham pelo Dr. Weldon era tão grande que os dois membros não queriam ser uma opinião discordante, especialmente quando ele propusera enfaticamente a aprovação da candidatura, exceto para credenciamentos de tireoidectomia.

Conforme se confirmou, o Dr. Simms era realmente muito experiente em procedimentos de tireoidectomias e tinha uma trajetória exemplar de sucesso. Ele era também muito orgulhoso de sua habilidade em executar o procedimento, que é tecnicamente difícil e cheio de detalhes. Ele sentiu-se insultado pela posição do Comitê e furioso porque não houve uma discussão prévia com ele. Seis semanas depois, por meio de uma ação judicial, o hospital foi intimado a pagar 4 milhões de dólares por danos morais ao Dr. Simms. Ele alegou recusa ilegítima de credenciamento e dano à sua reputação profissional.

O consenso prematuro é outro risco para as equipes. O Comitê de Credenciamentos e Privilégios foi palco de uma unanimidade demasiada. O Dr. Weldon desfrutava de um prestígio tão grande por parte do Comitê que ninguém queria contestar sua decisão. Muitas vezes, no passado, os membros do Comitê discordaram dele acerca de motivos factuais, assim como poderiam ter discordado no encaminhamento da candidatura do Dr. Simms. Porém, o assunto desta vez era uma questão de julgamento, que não estava bem definida; desse modo, eles permaneceram em silêncio. O consenso também pode ocorrer quando as pessoas da equipe têm a mesma formação, a mesma experiência anterior ou a mesma bagagem étnica. Na presença destas semelhanças, as possibilidades de ação ficam mais reduzidas, sobretudo porque ninguém quer se arriscar com opiniões que possam ser consideradas inconvenientes ou excêntricas. As equipes também podem chegar ao acordo rapidamente quando elas escolhem uma linha de ação que é coerente com o hábito há muito aceito. Às vezes, as equipes chegam ao acordo tão rapidamente porque são impacientes e escolhem a primeira solução que parece ser minimamente adequada. Este risco é denominado *satisfação* (West, 2012, p. 129). Finalmente, em quase todas as equipes existe certo grau de pressão com o qual lidar.

A lista de riscos para equipes do Quadro 6-7 cobre cinco situações especialmente comuns em equipe de trabalho de saúde. A lista está longe de ser completa; muitos outros riscos poderiam ser adicionados. O Capítulo 8 aborda riscos da discussão da liderança da equipe; o Capítulo 9, discussão sobre tomada de decisões; e o Capítulo 12, discussão sobre o apoio do responsável geral.

CONCLUSÃO

As equipes efetivas são aquelas que atingem seus objetivos. Para as equipes clínicas, esses objetivos podem ser compreendidos como as seis metas do Instituto de Medicina (IOM, do inglês Institute of Medicine) para a melhoria do atendimento de saúde. Para as equipes de gestão, os objetivos são variáveis e precisam ser especificados equipe por equipe. Na trajetória para atingir seus objetivos, as equipes de gestão exibem muitas características que são similares para equipes clínicas e de gestão. As características de equipes efetivas podem ser resumidas em cinco categorias: estrutura, foco nos pacientes, orientação dos membros da equipe para a equipe, trabalho colaborativo e gestão da equipe (Fig. 6-2). Cinco riscos são de especial importância para equipes de saúde: falta de reuniões como parte da rotina de trabalho, dependência excessiva de comunicação remota, tal como videoconferência, marginalização de membros juniores da equipe, geração de medo que reprime opiniões inovadoras e divergentes e consenso prematuro de causas diversas.

Tendo descrito como as equipes efetivas estão estruturadas e funcionam, estamos agora preparados para começar a examinar como os membros das equipes, líderes, responsáveis gerais e líderes seniores podem contribuir com a efetividade delas. No próximo capítulo, tratamos das competências necessárias para todos os membros da equipe.

REFERÊNCIAS

Agency for Healthcare Research and Quality. *TeamSTEPPS Fundamentals Source: Module 6.* Washington, DC: Agency for Healthcare Research and Quality; 2006. http://www.ahrq.gov/teamsteppstools/instructor/fundamentals/-module6/sl-communication.htm. Accessed May 6, 2012.

American Academy of Family Physicians, American Academy of Pediatrics, American College of Physicians, American Osteopathic Association. *Joint Principles of the Patient--Centered Medical Home.* Leawood, KS: American Academy of Family Physicians; 2007. http://www.medicalhomeinfo.org/-downloads/pdfs/jointstatement.pdf. Accessed June 9, 2012.

Begun JW. Realistic evidence-based management. *Health Care Manage Rev.* 2009;34:214-215.

Bodenheimer T. *Building Teams in Primary Care: Lessons Learned.* Oakland, CA: California HealthCare Foun-dation; 2007. http://www.chcf.org/~/media/MEDIA%20LIBRARY%20Files/PDF/B/PDF%20BuildingTeamsInPrimaryCareLessons.pdf. Accessed June 10, 2012.

de Vries EN, Prins HA, Crolla RMPH, et al. Effect of a comprehensive surgical safety system on patient outcomes. *N Engl J Med.* 2010;363:1928-1937.

Field R, West M. Perspectives on teamwork from general practices. *J Interprof Care.* 1995;9:123-150.

Firth-Cozens J, Mowbray D. Leadership and the quality of care. *Qual Health Care.* 2001;10(Suppl 2):3-7.

Hackman JR. *Leading Teams: Setting the Stage for Great Performances.* Boston, MA: Harvard Business School Press; 2002.

Hill NS, Bartol KM, Tesluk PE, et al. Organizational context and face-to-face interaction: influence on the development of trust and collaborative behaviors in computer-mediated groups. *Organ Behav Hum Decis Process.* 2009;108:187-201.

Iedema R, Allen S, Sorensen R, et al. What prevents incident disclosure, and what can be done to promote it? *Jt Comm J Qual Patient Saf.* 2011;37:409-417.

Institute of Medicine. *To Err Is Human: Building a Safer Health System.* Washington, DC: National Academy Press; 2000.

Institute of Medicine. *Crossing the Quality Chasm: A New Health System for the 21st Century.* Washington, DC: National Academy Press; 2001.

Katzenbach JR, Smith DK. *The Wisdom of Teams: Creating the High-Performance Organization.* Collins Business Essentials ed. New York, NY: HarperCollins Publishers; 2006.

Leavitt HJ. Why hierarchies thrive. *Harv Bus Rev.* 2003;81(3):96-102.

Meyerson D, Weick KE, Kramer RM. Swift trust and temporary groups. In: Kramer RM, Tyler TR, eds. *Trust in Organizations: Frontiers of Theory and Research.* Thousand Oaks, CA: Sage Publicatons, Inc.; 1996:166-195.

Mintzberg H. *The Structuring of Organizations: A Synthesis of the Research.* Englewood Cliffs, NJ: Prentice Hall; 1979.

Mitchell P, Wynia M, Golden R, et al. *Core Principles & Values of Effective Team-Based Health Care.* Discussion paper. Washington, DC: Institute of Medicine; 2012.

Porter ME. What is value in health care? *N Engl J Med.* 2010;363:2477-2481.

Reeves S, Simon L, Espin S, et al. *Interprofessional Teamwork for Health and Social Care.* Chichester, UK: John Wiley & Sons, Ltd.; 2010.

Scholtes PR, Joiner BL, Streibel BJ. *The Team Handbook.* 3rd ed. Madison, WI: Oriel Incorporated; 2003.

Thompson LL. *Making the Team: A Guide for Managers.* 4th ed. Upper Saddle River, NJ: Prentice Hall; 2011.

West MA. *Effective Teamwork: Practical Lessons from Organizational Research.* 3rd ed. Chichester, UK: John Wiley & Sons, Ltd.; 2012.

Willard R, Bodenheimer T. *The Building Blocks of High--Performing Primary Care.* Oakland, CA: California HealthCare Foundation; 2012. http://www.chcf.org/-publications/2012/04/building-blocks-primary-care. Accessed May 3, 2012.

Competências dos membros de equipes de saúde

Conforme o indicado no Capítulo 1, o trabalho em equipe tem por competência a combinação de valores, conhecimentos e habilidades de que os membros das equipes necessitam para trabalhar efetivamente em conjunto. Nos últimos anos, profissionais de saúde dos EUA e Canadá têm desenvolvido listas de competências para a prática de atendimento interprofissional ou colaborativo. Estas competências se aplicam igualmente a enfermeiros, médicos, administradores, psicólogos, assistentes sociais e outros que trabalham como membros de uma equipe de saúde. O Capítulo 6 delineou as características de equipes efetivas. Neste capítulo, abordamos as competências adicionais específicas para líderes de equipes (Cap. 8), responsáveis gerais de equipes (Cap. 12) e líderes seniores de organizações nas quais as equipes funcionam (Cap. 18).

QUADRO-CONCEITUAL DE COMPETÊNCIAS DO TRABALHO EM EQUIPE

Nas últimas duas décadas, uma variedade de grupos e pesquisadores tem se concentrado no desenvolvimento de competências para a prática de atendimento de saúde interprofissional, significando que os quadros-conceituais de competências baseadas no consenso para a prática interprofissional são relativamente atuais. Em 2011, seis associações profissionais nos EUA – Associação Americana de Faculdades de Enfermagem, Associação de Faculdades de Medicina Americanas, Associação Americana de Faculdades de Medicina Osteopática, Associação Americana de Faculdades de Farmácia, Associação de Educação Dentária Americana e Associação de Escolas de Saúde Pública – expediram uma declaração conjunta de competências centrais para a prática colaborativa interprofissional (Interprofessional Education Collaborative Expert Panel [IECEP], 2011). As competências interprofissionais são definidas como "uma representação integrada de conhecimento, habilidades e valores/atitudes que definem o trabalho conjunto por meio de profissões, com outros profissionais de saúde, pacientes, familiares e comunidades, como apropriada para melhorar resultados de saúde em contextos de atendimento específicos" (IECEP, 2011, p. 2). O quadro-conceitual separa 38 competências em quatro domínios: valores/ética (10 competências), funções/responsabilidades (9 competências), comunicação (8 competências) e trabalho em equipe (11 competências).

O estudo da colaboração interprofissional tem uma história mais extensa no Reino no Unido, Europa e Canadá do que nos Estados Unidos. Aqueles países têm uma experiência mais longa e mais profunda com atendimento colaborativo, provavelmente devido aos seus sistemas públicos mais sólidos e aos níveis mais baixos de fragmentação em seus sistemas de financiamento e de prestação de atendimento de saúde. Um grupo canadense, o Consórcio Canadense para o Interprofissionalismo em Saúde (CIHC, do inglês Canadian Interprofessional Health Collaborative), emitiu, em 2010, um Quadro-Conceitual Nacional de Competências interprofissionais (National Interprofessional Competency Framework), após dois anos de trabalho que abrangeu uma revisão da literatura e as redes de competências existentes (CIHC, 2010). O Consórcio Canadense definiu competência como "um 'ato de saber' complexo que abrange o desenvolvimento atual de um conjunto integrado de conhecimentos, habilidades, atitudes e julgamentos, possibilitando a execução eficiente de atividades exigidas em uma determinada ocupação ou função para os padrões esperados em saber-fazer em ambientes e situações variados e complexos." As competências são personalizadas em torno da colaboração interprofissional, que é definida como "uma parceria entre uma equipe de prestadores de saúde e um cliente em uma abordagem participativa, colaborativa e coordenada, visando à tomada de decisões compartilhada em saúde e temas sociais" (CIHC, 2010, p. 24). Seis domínios ou agrupamentos de competências são identificados no quadro-conceitual canadense, com um total de 39 competências: funcionamento de equipes (7 competências), esclarecimento de funções (7 competências), solução de conflitos interprofissionais (8 competências), liderança colaborativa (8 competências), atendimento centrado em paciente/cliente e família/comunidade (4 competências) e comunicação interprofissional (5 competências).

Os quadros-conceituais norte-americano e canadense são bem parecidos. Ambos os grupos definem competências de uma maneira altamente abstrata, com o grupo norte-americano usando a expressão "integrada representação" e o grupo canadense usando a expressão "ato de saber complexo." Esta abstração reflete a abrangência do termo "competência" e o fato de ser difícil especificar exatamente o que constitui um proficiente comportamento no local de trabalho.

As duas definições referem-se a conjuntos integrados de conhecimento, habilidades e "valores/atitudes" (norte-americano) ou "atitudes e julgamentos" (canadense). Isto é coerente com o delineamento feito por especialistas em competências do trabalho em equipe, consistindo de conhecimento, habilidades e atitudes (Cannon-Bowers et al., 1995, pp. 336-337). Nossa definição de competências como *conjuntos integrados de conhecimento, valores e habilidades* chega a este consenso e evita o nível mais alto de abstração de "representação" ou "ato de saber." Nós preferimos o termo "valores" a "atitudes" porque ele propicia um embasamento melhor, no sentido de valores subjacentes ao estímulo de atitudes.

Em termos de classificação de tipos de competências interprofissionais no trabalho em equipe, a diferença mais notável entre a conceituação canadense e norte-americana é que a primeira separa competências da liderança (como fazemos no Cap. 8) e competências centradas no paciente. Em geral, os dois quadros-conceituais são extremamente similares no escopo e nas competências específicas, o que permite concluir que existe uma concordância sobre competências genéricas. Nós recorremos aos dois quadros-conceituais para garantir que nossa lista seja abrangente.

As competências estão aqui organizadas em quatro categorias: foco no paciente, orientação da equipe, colaboração e gestão da equipe. As categorias são as mesmas empregadas no Capítulo 6 (utilizadas para explicar características de equipes efetivas), com exceção da categoria *estrutura da equipe*, a qual está além da esfera de competências dos membros individuais (exceto o líder, cujas competências são tratadas no Cap. 8). Nossa intenção é comparar as características de equipes efetivas com as expectativas específicas de cada um dos seus membros em produzir tais características, de modo que há alguma sobreposição nos tópicos cobertos neste capítulo e no capítulo anterior.

Conforme observado acima, as competências são combinações de três componentes: valores, conhecimento e habilidades. A seguir, definimos mais detalhadamente estes três termos.

Algumas competências enfatizam nitidamente o componente valores porque eles são fundamentais para o desempenho efetivo em equipes. Por exemplo, "respeitar os outros membros da equipe" é uma competência formulada para enfatizar a compreensão e a aceitação do valor "respeito." *Valores* são preferências amplas referentes a linhas de ação ou resultados úteis, respeitáveis e importantes. Os valores também podem refletir preferências a respeito do que é considerado "excelente" em áreas importantes da vida, tais como relações de trabalho ou familiares. Como tal, os valores refletem uma noção de certo e errado, assim como o que é "dever". Os valores são profundamente arraigados e difíceis de mudar, porque eles vão sendo internalizados desde muito cedo nos meios familiar, espiritual e cultural. O processo de socialização ao longo da vida, que inclui, por exemplo, a adoção de uma nova religião, um casamento, uma mudança de país ou uma mudança de profissão, tem o potencial de alterar valores já mantidos e de criar novos. O período de socialização em uma nova profissão de saúde proporciona oportunidades para o indivíduo desenvolver novos valores junto ao trabalho em equipe com outras profissões.

Várias competências para trabalho em equipe exigem uma base sólida de conhecimento. Para ser competente, o *conhecimento* inclui informação técnica e contextual fundamentais, teorias e conceitos. Por exemplo, nós enfatizamos a necessidade de os profissionais terem conhecimento das potenciais contribuições de outras profissões para a equipe. A administração de conflitos, discutida abaixo como uma competência, beneficia-se do conhecimento das opções para tratar construtivamente de conflitos. Dos três componentes de competências, o conhecimento é o mais fácil de obter. O conhecimento pode ser obtido por leitura, estudo e aprendizagem. O conhecimento sobre trabalho em equipe pode ser transmitido aos profissionais de saúde em sua formação e educação continuada.

Muitas competências são expressas de modo a enfatizar o seu terceiro componente, isto é, as habilidades. *Habilidades* são as práticas comportamentais específicas necessárias à proficiência no local de trabalho. Por exemplo, a "comunicação efetiva" é expressa como uma habilidade, embora aqueles que exibem uma comunicação eficiente no contexto do trabalho em equipe interprofissional provavelmente se beneficiam de conhecimento e de valores subjacentes, tais como práticas eficientes de comunicação e respeito pelos colegas de equipe. As habilidades são difíceis de aprender por meio de leitura e estudo; o desenvolvimento de habilidades exige prática em circunstâncias realistas. A aplicação da aprendizagem de habilidades é um componente significativo do treinamento de todos os profissionais de saúde, incluindo os administradores. As habilidades para o trabalho em equipe podem ser aprendidas praticando-as em estabelecimentos "seguros", tais como salas de aula, laboratórios de simulação e projetos de trabalho de campo; a prática em estabelecimentos "reais" deve vir na sequência, sob a orientação de mentores e preceptores. Na prática, valores, conhecimento e habilidades representam contribuições que são sintetizadas ou integradas aos comportamentos no local de trabalho.

COMPETÊNCIAS DO TRABALHO EM EQUIPE

▶ Foco no paciente

Em relação ao foco no paciente, três competências são exigidas dos membros de equipes. Elas estão apresentadas no Quadro 7-1, começando com o respeito pelos interesses dos pacientes e familiares. *Respeito* é um valor que tem importantes implicações comportamentais, detalhadas nas duas outras competências de foco no paciente. A importância do respeito em todas as relações efetivas tem alicerces profundos na história da humanidade (DeLellis, 2000). O respeito é uma maneira de considerar outra pessoa especificamente, tratando-a com atenção ou porque ela apresenta alguma virtude em especial ou simplesmente porque ela é uma pessoa.

Quadro 7-1 Competências dos membros de equipes: foco no paciente

1. Respeitar os interesses de pacientes e familiares, conforme definidos por eles
2. Solicitar e integrar ativamente a contribuição de pacientes e familiares ao desenho, implementação e avaliação de serviços
3. Executar as funções profissionais de modo a respeitar as diferentes culturas de pacientes e familiares

Conforme argumentado no Capítulo 4, os interesses dos pacientes são fundamentais ao atendimento clínico baseado em equipe; eles são igualmente fundamentais para a missão de organização de prestação de atendimento de saúde e para equipes de gestão nessas organizações. Se os membros não forem incentivados a respeitar o papel de pacientes e familiares na equipe, eles poderão enfraquecer o propósito subjacente de trabalho em equipe compartilhado.

O respeito é manifestado no comportamento e nas intenções. Os indicadores comportamentais de respeito incluem escutar e buscar conselho dos outros usando linguagem e formas apropriadas (DeLellis e Sauer, 2004). Na demonstração de respeito pelos pacientes, enfatizamos especialmente dois comportamentos dos membros individuais: solicitação de contribuição de pacientes e familiares e cumprimento de papéis de uma maneira culturalmente sensível.

Os membros de equipes que respeitam os pacientes escutam-nos e incorporam seus objetivos (Competência 2 no Quadro 7-1). Os pacientes são "especialistas em suas próprias experiências e críticos na configuração de planos de atendimento" (CIHC, 2010, p. 13). Para equipes clínicas que prestam atendimento por episódios definidos, muitas vezes é importante uma reunião da equipe com o paciente e seus familiares, no início do processo de planejamento do atendimento, quando isso for factível (Mitchell et al., 2012, p. 7). Ouvir respeitosamente o paciente e seus familiares, em vez de transmitir informação dos profissionais para o paciente, é o propósito principal da reunião. Para pacientes com doença crônica que quiserem administrar seu próprio atendimento, o apoio à autogestão está subentendido por respeito aos objetivos dos pacientes. Para equipes de gestão, a inclusão de pacientes em equipes também é importante. Os membros que se reúnem de forma privada com o paciente podem compartilhar sua aprendizagem com a equipe se o paciente não for um membro ativo. Para solicitar contribuição de pacientes e familiares, os profissionais de saúde devem, muitas vezes, transmitir informação técnica a eles. É importante que os membros da equipe façam a comunicação de uma maneira compreensível, sem jargão. Este comportamento é discutido mais adiante, no contexto de uma competência para comunicação efetiva.

O envolvimento efetivo de pacientes em equipes de saúde também requer sensibilidade às diferenças culturais (Competência 3 no Quadro 7-1). O quadro-conceitual canadense de competências identifica uma habilidade separada na sensibilidade cultural (os profissionais "executam seus próprios papéis de uma maneira culturalmente respeitosa" [CIHC, 2010, p. II]); o quadro-conceitual norte-americano de competências "abrange a diversidade cultural e as diferenças individuais que caracterizam pacientes, populações e equipe de atendimento de saúde" (IECEP, 2011, p. 19). A sensibilidade cultural é fundamental para a comunicação efetiva, sobretudo quando a cultura do paciente difere da dos membros da equipe de saúde. Em especial, a sensibilidade cultural inclui colaboração para superar desafios linguísticos e de alfabetização (Expert Panel on Cultural Competence Education for Students in Medicine and Public Health, 2012, p. 8). Pacientes e familiares com proficiência limitada em inglês constituem um componente significativo da população que dispõe de muitos consultórios clínicos e organizações de prestação de atendimento de saúde.

Mencionamos também a necessidade de envolver pacientes e familiares na *avaliação* de resultados da equipe, conforme mencionado explicitamente na definição da Competência 3 no Quadro 7-1; os membros da equipe podem auxiliar para que isso aconteça. Este assunto é discutido no Capítulo 12, sobre avaliação de equipes e membros de equipes.

A diversidade cultural nada mais é que uma dimensão da diversidade humana. As diferenças entre *status* social, posição econômica, orientação sexual e outras características de pacientes e familiares desafiam os profissionais de saúde a tratar a todos com equidade, preocupando-se unicamente com a saúde. Conforme explicado antes no Capítulo 6, a equidade na prestação de serviços é um resultado desejado por todas as equipes clínicas. Ela requer sensibilidade para uma ampla gama de diferenças potenciais entre pacientes e membros de equipes.

"A geração de confiança em pacientes e familiares" foi observada no Capítulo 6 como uma característica de equipes efetivas no atendimento de saúde. A confiança resultará da demonstração de cada membro quanto às três competências de respeito ao foco no paciente: envolvimento no desenho do serviço, implementação e avaliação e sensibilidade cultural.

▶ Orientação da equipe

No Capítulo 6, o exemplo da *Red Family Medicine*, uma equipe de atenção primária formada por 11 membros, foi usado para ilustrar a orientação ao trabalho em uma equipe. Os membros individuais contribuem para os objetivos da equipe, assim como para seus próprios. Cinco competências, delineadas no Quadro 7-2, são exigidas dos indivíduos para demonstrar uma orientação da equipe. Primeiro, os membros devem participar ativamente do estabelecimento dos alicerces do trabalho em equipe bem-sucedido – acordo sobre valores, objetivos e processos básicos. Em especial, os membros da equipe devem compartilhar sentimentos sobre princípios éticos, tais como confidencialidade e transparência em relação ao paciente. O quadro-conceitual norte-americano de competências para Educação Interprofissional Colaborativa (Interprofessional Education Collaborative) especifica a seguinte competência: "Desenvolver consenso sobre os princípios éticos para orientar todos os aspectos do atendimento do paciente e do trabalho em equipe" (IECEP, 2011, p. 25).

Quadro 7-2 Competências dos membros de equipes: orientação da equipe

1. Contribuir ativamente para a formação de valores, objetivos e processos geralmente acordados para realizar o trabalho da equipe
2. Contribuir ativamente para a construção da identidade da equipe e de um ambiente social positivo
3. Reconhecer a responsabilidade compartilhada para os resultados produzidos e manter outros membros da equipe responsáveis por suas contribuições (de uma maneira respeitosa)
4. Conhecer as características de equipes eficientes e alguns riscos comuns
5. Entender as competências de membros de equipes efetivas, seus pontos fortes e vulnerabilidades em relação às competências

COMPETÊNCIAS DOS MEMBROS DE EQUIPES DE SAÚDE — CAPÍTULO 7

CASO 7-1

Kerri Janus, MSW, LICSW, é uma assistente social da área de saúde mental em um programa que dirige uma linha de emergência de prevenção de suicídios. Após chegar para a reunião semanal da sua equipe, em uma manhã de segunda-feira, ela deu uma olhada na sala e expressou um ar de desaprovação. A reunião já tinha começado há 5 minutos e Naomi Granville, RN, CNS, enfermeira clínica especialista em saúde mental/psiquiatria, não tinha sido vista em nenhum lugar. Os outros membros da equipe já estavam presentes: uma assistente social também especialista em saúde mental, um representante de paciente/família, um farmacêutico e um psiquiatra. A Sra. Granville não só chegava costumeiramente atrasada às reuniões, como também faltava a elas com frequência, sem qualquer aviso prévio. Ela compareceu à reunião, mas perdeu discussões importantes sobre o objetivo da equipe e as intervenções dos membros a respeito do valor do atendimento preventivo e da ética de intervenção. Quando comparecia, a Sra. Granville ficava feliz em expressar sua opinião, mas nunca se envolvia realmente nas discussões da equipe. Ela não parecia preocupar-se com o que os outros membros tinham a oferecer. A equipe teria de simplesmente "se virar" sem ela.

Na equipe de prevenção de suicídios do Caso 7-1, um membro, a Sra. Granville, estava relativamente alheio aos estágios iniciais da formação da equipe, demonstrando uma ausência de orientação de equipe. Um ponto adicional importante, no entanto, é que o comparecimento às reuniões não é suficiente. Por meio da participação ativa, os membros devem demonstrar investimento na equipe. Não é suficiente deixar que os outros formem a equipe ou deleguem a sua participação a outro membro. A participação garante comprometimento com o produto final.

A Competência 2 no agrupamento de orientação da equipe é aquela em que os membros investem na construção da identidade da equipe e de um ambiente social positivo. É importante abordar esta competência separadamente, pois ela tende a ser negligenciada por equipes de saúde que estão prontas para começar a trabalhar. Como ficará evidente no Caso 7-5 deste capítulo, os membros de equipes de saúde às vezes são impacientes com o investimento de tempo nesta importante etapa de embasamento da construção.

É válido lembrar que as equipes eficientes exibem responsabilidade mútua para atingir seu objetivo (Cap. 6, Quadro 6-4). A colocação da Competência 3 no Quadro 7-2 mostra que os membros devem ser capazes de "reconhecer a responsabilidade compartilhada para os resultados produzidos." Este reconhecimento está implícito, ou seja, subentendido no comportamento, e não declarado abertamente, embora uma discussão explícita do conceito pela equipe possa ser útil. Os membros precisam renunciar a qualquer desejo de assumir sozinho a responsabilidade única pelo resultado. Isto pode ser difícil para profissionais acostumados à prática individual e à autonomia, especialmente aqueles com altos níveis de poder. Para o diretor-executivo (CEO, do inglês *chief executive officer*) de uma organização, por exemplo, pode ser difícil participar em igualdade de condições com os demais membros da equipe. A responsabilidade mútua também inclui a expectativa de que os membros se mantenham responsáveis por suas contribuições. Para alguns, o reconhecimento da responsabilidade compartilhada termina ao contribuírem com a equipe. Idealmente, entretanto, esta competência abrange a manutenção de outros membros responsáveis por suas contribuições, de uma maneira respeitosa. Ao mesmo tempo em que o líder é formalmente responsável pela preparação da equipe, encaminhando *feedback* e avaliação dos seus membros, cada membro pode contribuir de forma construtiva, ajudando seus colegas a apresentar um melhor desempenho.

A competência de oferecer um *feedback* sobre o desempenho dos outros, respeitosamente, não é facilmente atingida ou implementada por causa da relutância de muitos profissionais em criticar uns aos outros e da natural postura defensiva dos indivíduos em relação à crítica. Algumas dicas para dar retorno a outros membros da equipe são dadas no Capítulo 13 sobre avaliação. No Caso 7-1, os colegas do membro "ausente", a Sra. Granville, poderiam questioná-la sobre sua presença com comentários como: "Nós realmente sentimos falta da sua contribuição na reunião". Neste caso, a intervenção efetiva do líder da equipe é igualmente necessária.

Por fim, nós apontamos duas competências para demonstrar uma orientação da equipe que requer uma base de conhecimentos sobre trabalho em equipe. As Competências 4 e 5 no Quadro 7-2 convocam todos os membros a entender as características das equipes efetivas, os riscos existentes e as competências dos membros das equipes efetivas. Também orienta os membros a ter discernimento sobre seu próprio nível de competência. Em outras palavras, os integrantes das equipes precisam compreender como elas trabalham. As características de equipes efetivas são discutidas no Capítulo 6. Aqui, a competência correspondente para membros individuais é que eles compreendam essas características e conheçam seus predicados para contribuir (ou não) com a eficiência da equipe. O conhecimento compartilhado capacita seus membros a exercer seus próprios papéis para efetividade máxima e aplicar suas expectativas comuns. Os profissionais de saúde precisam agregar conhecimento e compreensão de competências do trabalho em equipe à base de conhecimento de suas próprias profissões.

CASO 7-2

O doutor em farmácia Dick Singletary se sentia bem. Ele tinha há pouco "ensinado" à sua equipe de atendimento geriátrico os benefícios e os riscos das várias formas de terapia antiplaquetária (diluição moderada do sangue) para pacientes idosos com uma história de acidente vascular cerebral. Embora sua explicação tenha ficado mais longa do que o esperado, ele achava que era importante demonstrar credibilidade aos outros membros da equipe, nenhum dos quais realmente valorizava a profundidade do seu conhecimento. Contudo, a enfermeira Sully Cowpen, RN, NP, não estava tão segura sobre a contribuição do Dr. Singletary para a equipe. Ele parecia conhecer o assunto, mas nunca deixava tempo para questionamentos e raramente ouvia contribuições à sua experiência. O entusiasmo do Dr. Singletary era grande, mas a Sra. Cowpen desejava que ele controlasse suas contribuições e se tornasse mais um "jogador da equipe."

Uma orientação da equipe avança quando os seus membros se desafiam para melhorar. A melhoria só é possível se os membros conhecem seus pontos fortes e debilidades em relação às outras competências. O autoconhecimento requer reflexão pessoal sobre maneiras de melhorar sua contribuição à equipe. O farmacêutico Dick Singletary, no Caso 7-2, parece não ter autoconhecimento. Se tivesse, ele seria capaz de superar suas vulnerabilidade e evitar os efeitos prejudiciais do seu comportamento. Ele perceberia melhor a reação não entusiástica dos seus colegas de equipe. A autorreflexão e *feedback* realista dos outros são importantes para o desenvolvimento desta competência. Alguns profissionais destinam pouco tempo para desenvolver uma compreensão de suas habilidades para o trabalho em equipe. Em especial, eles não tiram vantagem do *feedback* que podem obter de outros membros da equipe.

▶ Colaboração

As outras oito competências individuais enquadram-se na categoria de *colaboração*. Elas estão listadas no Quadro 7-3. A primeira competência para colaboração requer respeito pelos colegas de equipe e pessoas adjacentes (p. ex., pessoal da recepção). Em atividades altamente individualizadas, uma pessoa desrespeitosa ainda pode ser capaz de produzir. Por exemplo, um técnico altamente especializado, que é desrespeitoso nas suas interações, pode ser produtivo se ficar sozinho (afastado do atendimento direto ao paciente) para analisar

---

Quadro 7-3 Competências dos membros da equipe: colaboração

1. Respeitar outros membros da equipe e pessoas adjacentes a ela (p. ex., pessoal da recepção)
2. Valorizar a contribuição de pessoas de diferentes profissões e estar constantemente atento para o modo como elas podem contribuir com o atendimento do paciente e outros objetivos da equipe
3. Ser capaz de explicar sua própria formação, valores profissionais, função e responsabilidades na equipe
4. Compreender a formação, os valores profissionais, as funções e as responsabilidades de todos os outros membros da equipe
5. Trabalhar de maneira interdependente com outros membros da equipe
6. Comunicar-se (para fins operacionais) efetivamente com outros membros da equipe
7. Evitar comportamentos inibidores que podem prejudicar a comunicação e o desempenho efetivo dos outros na equipe
8. Aplicar os princípios e os métodos da prática baseada em evidência

materiais (como imagens, amostras de sangue ou amostras de tecidos). Para o trabalho independente ter sucesso, no entanto, o respeito ao outro é um pressuposto essencial. Nós já discutimos a importância do respeito aos pacientes e familiares. A expressão "outros membros da equipe" na declaração da Competência 1 no Quadro 7-3 deveria ser entendida com a inclusão de indivíduos de apoio à equipe, tal como o *staff* da recepção, da secretaria e do pessoal da segurança. O respeito pelos outros membros da equipe e pelos trabalhadores de apoio estimula-os a contribuir integralmente para os objetivos da equipe.

Ainda em relação ao respeito por outros membros da equipe, um exemplo de ação é envolver outros profissionais, identificando o valor de cada um para o objetivo da equipe. A Competência 2 no Quadro 7-3 exige que os membros da equipe "estejam constantemente atentos ao quanto as pessoas de outras profissões podem contribuir". Os membros da equipe que não acreditam que outros profissionais possam fazer contribuições importantes ao atendimento do paciente provavelmente não atuam efetivamente em equipes interprofissionais. Idealmente, a dedicação à prática interprofissional se expressa de maneira proativa, de tal modo que a contribuição de outros profissionais não apenas é apreciada, mas é altamente solicitada. Os membros que valorizam o atendimento interprofissional buscarão conselho de outros profissionais, estarão respaldados pelas suas contribuições e expressarão reconhecimento. A procura proativa por contribuições dos outros é um sinal de comportamento colaborativo, e não de dependência.

A Competência 3 na categoria colaboração estabelece que os membros devem ser capazes de explicar suas próprias funções, formação, valores profissionais e responsabilidade na equipe. Uma amostragem de tal conhecimento é apresentada no Capítulo 3. Embora essa competência possa parecer simples e trivial para alguns profissionais, os membros que não têm de explicar seus conhecimentos aos outros podem ter problema, especialmente no modo como se comunicam além dos limites profissionais. Observe que os membros individuais precisam ser claros quanto às suas funções na equipe. A explicação de responsabilidades reduz o risco de outros membros fazerem suposições infundadas ou estereotipadas a respeito da função individual. A explicação de papéis também abre oportunidades para os membros da equipe expandirem o uso do conhecimento especializado de outros membros.

CASO 7-3

No começo da manhã de segunda-feira, Joanna James, secretária da médica Regina Knotts, uma cirurgiã-cardíaca, fez uma chamada ao assistente social Gabriel Ibanez, MSW. A Dra. Knotts frequentemente trabalhava com o Sr. Ibanez, buscando obter colocação para os seus pacientes após a permanência deles no hospital. Como consequência, a Dra. Knotts considerava o Sr. Ibanez parte da "equipe de atendimento ao paciente" em muitos casos. A Dra. Knotts pediu à Sra. James para falar com o Sr. Ibanez a respeito do paciente Thor Springer, que estava se recuperando de uma cirurgia cardíaca feita na última semana e, além disso, enfrentando alguns problemas familiares. A Dra. Knotts gostaria que o Sr. Ibanez conseguisse um leito para o paciente em uma casa de saúde. Ela pediu à Sra. James que alertasse o Sr. Ibanez quanto a uma situação aparentemente delicada, uma vez que a família do Sr. Springer estava dividida sobre a transferência dele para a casa de saúde. A Sra. James contou ao Sr. Ibanez que o Sr. Springer estava passivo sobre esse assunto.

O Sr. Ibanez visitou o Sr. Springer no hospital e perguntou para onde ele preferia ir após receber alta. O Sr. Springer revelou que gostaria de fazer "o que a doutora e a família achassem melhor." Com a permissão do Sr. Springer, o Sr. Ibanez reuniu-se com os familiares e ajudou-os a encaminhar os assuntos relacionados à alta iminente do paciente. Os familiares, uma vez informados das necessidades do Sr. Springer, concordaram que ele deveria dirigir-se a uma casa de saúde para um período de convalescença. Alguns familiares achavam que esta solução significava que ele jamais voltaria para casa. Outros entendiam que os familiares deveriam cuidar do Sr. Springer em casa, mas após a discussão compreenderam que ele necessitava de atendimento de enfermagem especializado que ninguém da família poderia oferecer.

Mais adiante, naquela semana, o Sr. Ibanez teve a oportunidade de informar à Dra. Knotts sobre a reunião com a família e seu resultado. Ele acrescentou que ajudar a resolver desacordos familiares fazia parte do seu trabalho como assistente social e que a Dra. Knotts poderia sentir-se livre para pedir que ele administrasse desacordos familiares no futuro.

Outra competência da colaboração (Competência 4 no Quadro 7-3) é que os membros da equipe deveriam compreender os papéis, a formação, os valores profissionais e a responsabilidades de todos os outros membros. No Caso 7-3, a Dra. Knotts não previu o alcance da contribuição do assistente social, Sr. Ibanez. Se questionada sobre a função do assistente social, a Dra. Knotts provavelmente teria dito: "Os assistentes sociais providenciam colocações pós-hospitalares apropriadas para os pacientes". Uma descrição mais aprofundada do papel do assistente social seria que "os assistentes sociais trabalham junto com pacientes e familiares captando recursos da comunidade para apoiá-los". Esta competência pode ser atingida por meio de tempo e esforço para compreender, comunicar e esclarecer papéis na interação com outros membros da equipe.

A quinta competência da colaboração é trabalhar de maneira interdependente com outros membros da equipe. Este comportamento emerge do respeito e do conhecimento das capacidades de outros membros da equipe. O trabalho interdependente exige ajustar seu próprio comportamento ou atitude em função do comportamento ou atitudes dos outros. Isto significa entregar o controle de um processo a um grupo maior, o que é difícil para muitos profissionais autônomos. Significa também ter capacidade de agir para evitar conflitos de relacionamentos e, se possível, resolvê-los.

CASO 7-4

Benjamin Bodeen, médico de família, recostou-se e conteve um gemido. Ele participava de outra reunião da equipe de melhoria da qualidade, organizada pela administração clínica, para discutir as longas esperas enfrentadas pelos pacientes para serem atendidos. Uma das suas colegas de equipe, a administradora Samantha Jones, MBA, participava outra vez da reunião: "Ontem eu estava falando com o diretor financeiro, e nossos indicadores trimestrais comparativos estão mal organizados. Nós estamos no percentil setenta dos equivalentes a tempo integral (FTEs, do inglês full-time equivalent) por visita do paciente ajustada anualmente, embora nossos ACGs não sejam diferentes do que em qualquer outro lugar. E nossos escores de CAHPS igualmente estão caindo". O Dr. Bodeen estava cansado de pedir à Sra. Jones para falar com clareza ou, pelo menos, traduzir todos os acrônimos administrativos ou modismos bastante presentes em sua apresentação. A Sra. Jones era uma administradora de saúde e sentia orgulho do seu título de mestre em administração de negócios (MBA, do inglês master of business administration). Ao Dr. Bodeen parecia que a Sra. Jones estava mais interessada em impressionar a equipe com seu conhecimento hermético do que em realmente comunicar a informação. Ele decidiu simplesmente esquecer esse assunto.

Sexto, os membros da equipe deveriam ser capazes de comunicar-se (para fins operacionais) efetivamente com outros membros, diferente da Sra. Jones no Caso 7-4. Tanto no quadro-conceitual norte-americano quanto no canadense, a comunicação é desdobrada em várias competências separadas, refletindo a importância do tema para o trabalho em equipe de saúde. Resultados de pesquisa têm mostrado o reconhecimento geral de problemas de comunicação entre profissionais em estabelecimentos de prestação de atendimento de saúde, por exemplo, entre enfermeiros e médicos e entre administradores de saúde e médicos (Mannahan, 2010; McCaffrey et al., 2011; Smith, 2003). A comunicação eficiente abrange: (1) usar terminologia que seja compreensível pelas outras partes e, quando possível, evitar terminologia específica de disciplinas; (2) usar linguagem respeitosa. Os métodos de comunicações padronizadas entre profissionais de saúde em certos tipos de equipes são explorados no Capítulo 14, ao tratar do treinamento de equipes. A comunicação eficiente também requer (3) escutar ativamente, ou seja, concentrar-se no orador e estar seguro sobre o que ele está tentando comunicar (DeVany, 2010, pp. 38-45; Sapienza, 2004, pp. 117-121); (4) compartilhar a informação. Tal compartilhamento no atendimento de saúde é complicado por normas éticas e legais que protegem a confidencialidade da informação do paciente. As normas éticas variam entre grupos profissionais; por exemplo, os profissionais do serviço de saúde mental, muitas vezes, são menos dispostos a compartilhar a informação do paciente do que os enfermeiros e os médicos da atenção primária (Seaburn et al., 1996, pp. 60-61). Essas normas deveriam ser discutidas inicialmente no processo de desenvolvimento da equipe. Por fim, a comunicação efetiva requer (5) que a comunicação entre os membros da equipe seja facilitada. A troca de energia entre os membros é um preditivo do desempenho da equipe, sendo a comunicação presencial a forma mais valiosa, e as comunicações virtuais e por mensagens de texto as formas menos valiosas (Pentland, 2012). A participação igualitária entre os membros também intensifica a eficiência.

Os quadros-conceituais norte-americanos e canadense igualmente mencionam a importância do uso de sistemas de informação e tecnologias de comunicação para facilitar discussões e interações que melhorem o funcionamento de equipes, sendo confiáveis para incluir pacientes nos processos de comunicação. Esses sistemas de informação muitas vezes são de responsabilidade da organização nas quais as equipes funcionam, conforme a discussão sobre líderes seniores no Capítulo 18.

Entre as 21 competências dos membros de equipe, a competência a seguir (Competência 7 no Quadro 7-3) é a única especificada de uma forma negativa (ou seja, é algo que os membros não deveriam fazer): os membros deveriam "evitar comportamentos inibidores que podem prejudicar a comunicação e o desempenho eficiente de outros na equipe." Enquanto esse poderia ser considerado um aspecto de comunicação efetiva (Competência 6), a ele é dada atenção separada por ser tão importante e tão frequentemente violado devido às diferenças de poder inerentes a muitas equipes interprofissionais. A necessidade de evitar comportamento ofensivo emerge das competências de respeito aos outros membros e da compreensão dos seus próprios pontos fortes e debilidades ao comportar-se de modo apropriado. Os membros de equipes efetivas são automonitores efetivos – "eles pensam antes de falar e agir", a fim de evitar palavras e comportamentos que podem humilhar outras pessoas ou desestimulá-las a contribuir. Muitas vezes, a pessoa que ofende não procede assim de maneira intencional ou consciente. Em tais casos, é apropriada uma advertência respeitosa à pessoa que ofendeu por parte do líder da equipe ou do ofendido.

A confiança é uma das características de colaboração em equipes efetivas mencionadas no Capítulo 6. A confiança imediata de equipes clínicas modelo é baseada na definição de funções e processos confiáveis de montagem de equipes e não no exercício de qualquer competência por membros individuais. A confiança mais ampla que pode ser desfrutada por equipes clínicas reais e equipes de gestão resulta do exercício das primeiras sete competências listadas no Quadro 7-3.

A última competência de colaboração (Competência 8 no Quadro 7-3) é o conhecimento e a aplicação dos princípios e métodos da prática baseada em evidência (a incorporação da evidência de pesquisa científica disponível às decisões). Esta competência confere às equipes de saúde uma linguagem comum e um critério para o consenso na tomada de decisões. O atendimento clínico baseado na evidência tem sido um padrão por várias décadas em grande parte do setor de serviços de saúde, e a abordagem expandiu-se também para a área de gestão de saúde (Kovner et al., 2009; Straus et al., 2011). A inclusão da tomada de decisões baseada em evidência para trabalhar em atividades de equipe alicerça-se no conhecimento compartilhado dos membros fundamentado em métodos de pesquisa científica. Evidentemente, a avaliação da evidência não resolve todo problema, à medida que, muitas vezes, a evidência inexiste, e os membros da equipe podem variar na sua perspectiva sobre o que constitui evidência e se ela é relevante para o caso em questão (Begun, 2009). Esta diferença em perspectiva é especialmente provável entre profissões com uma base em ciências sociais (p. ex., administração de saúde) em comparação àquelas com uma base em ciências naturais (p. ex., farmácia). No entanto, uma suposição compartilhada de que a evidência de pesquisa é relevante na tomada de decisões fornece uma base importante para a participação individual nos processos colaborativos nas equipes.

▶ **Gestão da equipe**

Outra obrigação dos integrantes da equipe é a participação ativa na sua gestão. Os membros da equipe devem ser capazes de fazer contribuições nesta atividade, e aqueles que confiam a saúde operacional e social da equipe a outros estão se omitindo de suas responsabilidades. A participação em cinco atividades de gestão é enfatizada nesta categoria final de competências. Elas estão listadas no Quadro 7-4.

Primeiro, os membros devem ser capazes de participar da seleção e da orientação de novos integrantes, pois eles têm uma ideia mais realista das necessidades da equipe. Embora os líderes (ou responsáveis gerais) detenham a responsabilidade máxima pela composição da equipe, os membros geralmente podem oferecer contribuição valiosa, ou o líder pode delegar a autoridade de contratação a um membro da equipe ou a um subgrupo de membros (com a contratação do candidato sujeita à aprovação do líder). Além de garantir que o novo membro seja a melhor escolha para as necessidades da equipe, o envolvimento dos membros no pro-

Quadro 7-4 Competências dos membros da equipe: gestão da equipe

1. Contribuir ativamente para a seleção e orientação de novos membros da equipe
2. Contribuir ativamente para a eficiência operacional e a saúde social da equipe
3. Participar ativamente na avaliação e na melhoria do desempenho da equipe
4. Participar ativamente no treinamento, na formação da equipe e nas atividades de melhoria do processo
5. Contribuir ativamente para a prevenção e administração de conflitos na equipe

cesso de seleção aumenta seu comprometimento e as chances de a contratação ser bem-sucedida. Se os membros forem escolhidos externamente (designados por um responsável geral de equipe, p. ex.) ou predeterminados (todos os prestadores em um grupo clínico são da equipe, p. ex.), então os já participantes da equipe podem ajudar na orientação dos novatos, o que também é extremamente importante. O novo membro provavelmente irá se sentir como um "estranho" ao se incorporar à equipe. Os membros existentes devem ajudar os novos a se sentirem confortáveis, especialmente em uma equipe com forte identidade e confiança entre seus membros.

CASO 7-5

Kerry Hilton, um especialista em autismo com doutorado em educação (EdD, do inglês doctor of education*) e ênfase em educação especial, estava ansioso para que começasse a reunião mensal da equipe de educação de liderança sobre deficiências de neurodesenvolvimento. Vários membros da equipe estavam envolvidos em um bate-papo quando a reunião deveria estar começando. Sua pressão sanguínea aumentava, ainda mais quando a líder da equipe, a médica Margo Atler, começara a reunião sugerindo que cada pessoa na sala contasse o que tinha feito nas últimas férias. Kerry se pergunta: "Quem tem tempo para diversão? Não podemos entrar logo no assunto?".*

Uma segunda competência de membros de equipe de gestão, Competência 2 no Quadro 7-4, é que eles contribuam para a efetividade operacional e a saúde social da equipe. As equipes efetivas exigem ambas, conforme argumentado no Capítulo 6. Os membros podem ajudar a garantir que esta característica de equipes efetivas seja alcançada. No Caso 7-5, a líder da equipe, Dra. Atler, está cuidando da saúde social da equipe, mas o Dr. Hilton não está investindo nela. Muitos profissionais de saúde atarefados precisam abandonar sua mentalidade "imediatista" ("*get-it-done-now*"), a fim de dedicar tempo para estabelecer ligações necessárias ao trabalho em equipe efetiva. Por outro lado, a atenção demasiada ao ambiente social atrapalha a conclusão de tarefas. Por sorte, a Dra. Atler está ciente da necessidade de equilibrar a atenção para as demandas sociais e funcionais.

A contribuição para a efetividade operacional da equipe é uma tarefa difícil, cobrindo uma ampla gama de comportamentos. Um deles merece menção especial: os membros deveriam ter o cuidado de não sabotar a gestão da equipe mediante formação de subgrupos que operam de modo autônomo em relação ao grupo maior. Os subgrupos muitas vezes são necessários para realizar o trabalho da equipe, mas, a menos que sejam aprovados pelo líder e façam parte da hierarquia (relatando à equipe como um todo), eles podem subverter a efetividade operacional da equipe.

As três competências subsequentes tratam de três importantes aspectos da contribuição para a efetividade operacional. Nenhuma equipe trabalha para a perfeição, e as equipes efetivas aprendem "durante o trabalho". Os membros deveriam esperar que suas equipes cresçam e aprendam. Isto requer que os membros individualmente participem da avaliação e da melhoria do desempenho da equipe (Competência 3 no Quadro 7-4). O Capítulo 13 discute os métodos de avaliação de equipes. O Capítulo 16 trata da melhoria do desempenho em geral e, especificamente, da melhoria do processo. Uma competência adicional esperada de todos os membros de equipes é a participação ativa na melhoria do processo, bem como no treinamento e formação da equipe (Competência 4 no Quadro 7-4). Os métodos de treinamento e formação de equipes são explicados em detalhes nos Capítulos 14 e 15.

O conflito entre membros da equipe não só é esperado, como muitas vezes é valioso no esclarecimento das funções e responsabilidades e na produção de decisões da equipe. A administração de conflitos é uma ampla e importante competência (quinta competência) da gestão da equipe, com a qual cada membro deveriam contribuir ativamente. Os membros de equipes eficientes resolvem conflitos com outros membros da equipe e cooperam na resolução de conflitos facilitados pelo líder ou outros membros. No quadro-conceitual de competências do Consórcio Canadense, mencionado anteriormente, a resolução de conflitos interprofissionais é destacada como um dos seis agrupamentos de competências, com oito competências no agrupamento de resolução de conflitos: valorizar a natureza de conflito potencialmente positiva; tomar etapas construtivas para tratar de conflitos; conhecer estratégias para lidar com conflitos; estabelecer protocolos para tratar de conflitos; trabalhar para resolver discordâncias; criar um ambiente seguro para opiniões diferentes; permitir que todos os membros sintam que seus pontos de vista têm sido ouvidos (CIHC, 2010, pp. II a IV). Muitas das competências aplicam-se aos membros individualmente, assim como aos líderes de equipes. No Capítulo 11, são apresentados aspectos mais detalhados da administração de conflitos.

entre si, valorizem as contribuições das várias profissões e compreendam seus próprios papéis, assim como o *background* e o papel de cada um dos outros participantes. O envolvimento com o trabalho interdependente é outra competência de membros de equipes colaborativas, como é a comunicação efetiva com outros membros. Para se comunicar de maneira efetiva, os membros da equipe não devem humilhar ou intimidar seus colegas. O uso da prática baseada em evidência proporciona o embasamento para a comunicação efetiva e a tomada de decisões. Por fim, os membros são responsáveis por contribuir ativamente para a gestão da equipe participando da seleção de novos membros e da construção da sua saúde social e operacional. A participação em atividades da equipe, como formação, treinamento, processo de melhoria, avaliação e administração de conflito, é esperada de membros efetivos.

CONCLUSÃO

Para produzir as características de equipes efetivas delineadas no capítulo anterior, os seus membros deveriam ser competentes em 21 áreas. As competências de membros da equipe pertencem às categorias de foco no paciente (três competências), orientação da equipe (cinco competências), colaboração (oito competências) e contribuição para a gestão da equipe (cinco competências).

O efetivo foco no paciente é criado pelos membros da equipe, respeitando pacientes e familiares, solicitando e integrando a contribuição dos pacientes e exercendo suas funções com respeito às questões culturais. A orientação da equipe é criada pelos membros, contribuindo para o desenvolvimento de valores compartilhados, objetivos, processos e identidade da equipe e reconhecendo a responsabilidade compartilhada pelos resultados da equipe. A orientação da equipe requer uma compreensão do trabalho em equipe pelos seus membros, incluindo as características de equipes efetivas e as competências de membros efetivos; também é necessário que cada membro conheça seus pontos fortes e debilidades de suas competências. A colaboração na equipe requer que os membros se respeitem

REFERÊNCIAS

Begun JW. Commentary: realistic evidence-based management. *Health Care Manage Rev.* 2009;34:214-215.

Canadian Interprofessional Health Collaborative (CIHC). *A National Interprofessional Competency Framework.* Vancouver, BC, Canada: Canadian Interprofessional Health Collaborative; 2010. http://www.cihc.ca/files/CIHC_IPCompetencies_Feb1210.pdf. Accessed September 20, 2012.

Cannon-Bowers JA, Tannenbaum SI, Salas E, et al. Defining competencies and establishing team training requirements. In: Guzzo RA, Salas E, eds. *Team Effectiveness and Decision Making in Organizations.* San Francisco, CA: Jossey-Bass; 1995:333-380.

DeLellis AJ. Clarifying the concept of respect: implications for leadership. *Journal of Leadership Studies.* 2000;7(2):35-49.

DeLellis AJ, Sauer RL. Respect as ethical foundation for communication in employee relations. *Lab Med.* 2004;35:262-266.

DeVany C. *90 Days to a High-Performance Team: A Complete Problem-Solving Strategy to Help Your Team Thrive in Any Environment.* New York, NY: McGraw-Hill; 2010.

Expert Panel on Cultural Competence Education for -Students in Medicine and Public Health. *Cultural Competence Education for Students in Medicine and Public Health: Report of an Expert Panel.* Washington, DC: Association of American Medical Colleges and Association of Schools of Public

Health; 2012. http://www.asph.org/competency. Accessed February 9, 2013.

Interprofessional Education Collaborative Expert Panel (IECEP). *Core Competencies for Interprofessional Collaborative Practice: Report of an Expert Panel*. Washington, DC: Interprofessional Education Collaborative; 2011. http://www.aacn.nche.edu/education-resources/IPECReport.pdf. Accessed January 29, 2012.

Kovner AR, Fine DJ, D'Aquila R. *Evidence-Based Management in Health Care*. Chicago, IL: Health Administration Press; 2009.

Mannahan CA. Different worlds: a cultural perspective on nurse-physician communication. *Nur Clin North Am*. 2010;45:71-79.

McCaffrey R, Hayes RM, Cassell A, et al. The effect of an educational programme on attitudes of nurses and medical residents towards the benefits of positive communication and collaboration. *J Adv Nurs*. 2011;68:293-301.

Mitchell P, Wynia M, Golden R, et al. *Core Principles & Values of Effective Team-Based Health Care*. Discussion paper. Washington, DC: Institute of Medicine; 2012.

Pentland AS. The new science of building great teams. *Harv Bus Rev*. 2012;90(4):60-70.

Sapienza AM. *Managing Scientists: Leadership Strategies in Scientific Research*. 2nd ed. Hoboken, NJ: Wiley-Liss; 2004.

Seaburn DB, Lorenz AD, Gunn WB Jr, et al. *Models of Collaboration: A Guide for Mental Health Professionals Working with Health Care Practitioners*. New York, NY: Basic Books; 1996.

Smith R. What doctors and managers can learn from each other: a lot. *BMJ*. 2003;326:610-611.

Straus SE, Richardson WS, Glasziou P, et al. *Evidence-Based Medicine: How to Practice and Teach It*. 4th ed. Edinburgh, UK: Churchill Livingstone; 2011.

Chefiando equipes de saúde

Nos Capítulos 6 e 7, examinamos as características de equipes eficientes e as competências de que os membros necessitam para tornar efetivas suas equipes. Neste capítulo, explicamos a liderança de equipes, incluindo os métodos empregados para a escolha dos líderes, o papel do líder e as competências de que necessitam. Os três capítulos subsequentes fornecem mais detalhes sobre as funções das equipes que são importantes para todos os seus membros, mas especialmente para os líderes, porque eles supervisionam essas funções ou as controlam diretamente. O Capítulo 8 descreve a tomada de decisões nas equipes; o Capítulo 10 trata do estímulo à criatividade; e o Capítulo 11 aborda a administração de conflitos.

COMO SÃO ESCOLHIDOS OS LÍDERES DAS EQUIPES?

Os membros das equipes tornam-se líderes por diferentes caminhos. Os mais comuns são ilustrados pelos três casos a seguir.

CASO 8-1

A enfermeira Petronela Jarak, RN, MSN, começou sua carreira profissional no Hospital Central Valley logo após concluir o curso de bacharelado em enfermagem (BSH, do inglês Bachelor of Science In Nursing). Ela trabalhou primeiro no andar cirúrgico e depois no andar da oncologia. Após seis anos na oncologia, ela tornou-se enfermeira-chefe no turno da noite. Em outras palavras, ela era a responsável pela unidade oncológica durante um terço do dia. Em dois anos, ela se tornou enfermeira-chefe dos serviços de oncologia do hospital, incluindo os serviços prestados em todos os turnos e em alguns programas externos com pacientes. Durante seus anos no Central Valley, a Sra. Jarak muitas vezes era convidada para atuar em forças-tarefa e comitês. Ela adquiriu experiência em resolver problemas de pequenos grupos e finalmente na presidência de comitês. Paralelamente, ela continuou sua formação, obtendo o título de mestre em enfermagem (MSN, Master of Science in Nursing) com ênfase em administração em enfermagem, em uma universidade de uma cidade próxima. Durante quatro anos, ela cursou algumas das disciplinas à distância e outras à noite e nos fins de semana.

No último ano, a diretora de enfermagem (CNO, do inglês Chief Nursing Officer) do hospital aposentou-se. Foi feita uma consulta para substituí-la. A diretora-executiva (CEO, do inglês Chief Executive Officer) tomou a decisão da contratação com a contribuição do diretor médico (CMO, do inglês Chief Medical Officer) e muitos outros. Ela indicou a Sra. Jarak como a nova CNO e sua nomeação foi confirmada pelo conselho.

CASO 8-2

O Centro Médico Frances Painter é um sistema de saúde integrado no Oregon. Ele foi fundado em 1920 por vários médicos de diferentes especialidades – medicina interna, pediatria, cirurgia geral, ortopedia, entre outras. Por 35 anos, ele funcionou como uma prática de múltiplas especialidades; com a aquisição do hospital que era utilizado pelos médicos desde que o grupo fora fundado, criou-se um sistema integrado de saúde. Em 2010, o Centro Médico tinha crescido, contando com 425 médicos, 52 enfermeiros clínicos (NPs, do inglês nurse practitioners), cerca de 500 enfermeiros registrados (RNs, do inglês registered nurse) e muitos outros profissionais. Todos aqueles que trabalhavam no Frances Painter eram empregados da organização. A despeito da expansão da organização ao longo dos anos, muitas das políticas operacionais e procedimentos originais persistiam.

Entre os procedimentos consagrados estava a eleição dos chefes de departamento. A médica Archana Gupta era chefe do Atendimento de Atenção Primária em Medicina Interna no centro principal em Beaverton. Há dois anos, ela tinha sido eleita para este posto para um mandato de cinco anos. Os votantes na eleição eram os 23 clínicos gerais do centro principal. NPs, RNs e outros que trabalhavam nesta unidade de atenção primária não votavam.

No momento, a eleição por médicos ainda é o método utilizado para escolher os chefes de departamento. Contudo, fala-se em mudança para um novo método. Um problema recorrente com a adoção de eleição tem sido que alguns chefes de departamento entram em conflito com o Diretor Médico da organização, que é nomeado pelo CEO da organização. Alguns entendem que o diretor médico deveria nomear os chefes de departamento; com tal método, provavelmente haveria menos conflitos entre o diretor médico e os chefes de departamento. Também a exclusão dos NPs do processo de votação está se tornando um ponto de discórdia entre eles e os médicos.

CASO 8-3

O Grupo Médico Mountain Lake foi formado em 1997 por dois médicos de família, Rodney Schreiber, MD, e David Hunt, DO. Nos 15 anos seguintes, ele cresceu gradualmente. Em 2012, ele tinha nove médicos (oito médicos de família e um cirurgião) e três NPs. O grupo está organizado como uma corporação profissional pertencente aos médicos que foram admitidos na "sociedade". Tecnicamente, esses médicos são diretores da corporação, não sócios, mas todos se referem a eles como sócios. A cada ano, os sete sócios elegem um presidente da corporação. Os sócios revezam-se na presidência, com um ano de mandato para cada um.

O líder do grupo, entretanto, não é o presidente. O líder é o Dr. Schreiber, que recrutou o Dr. Hunt para trabalhar com ele na formação do grupo. Os interesses do Dr. Schreiber vão além da prática da medicina; ele está interessado na organização e seu desenvolvimento. Ele é hábil nas relações interpessoais e reconhecidamente entendido em assuntos de medicina. Competente e honesto, ele tem a confiança de todos que trabalham no Mountain Lake. Alguns acham que ele é dominador e outros que rotineiramente desafiam suas propostas. Contudo, todos acreditam que ele é e deveria ser o líder.

Algumas pessoas, como a Sra. Jarak, tornam-se líderes de equipes por nomeação. Outras, como a Dra. Gupta, são eleitas. E, às vezes, um líder emerge da história da equipe, sem nunca ter sido formalmente designado como tal, como o Dr. Screiber. Todos estes métodos para escolha de um líder podem ser bem-sucedidos. O importante para a eficiência da equipe é que haja transparência na escolha do líder e que o método seja legitimado pelos membros da equipe.

Conforme descrito acima, a Sra. Jarak, por nomeação, tornou-se chefe da equipe de liderança da enfermagem do Hospital Central Valley. Não há dúvida de que ela é a líder da equipe, e que todos os enfermeiros da unidade e outros membros da equipe consideram sua nomeação legítima, embora alguns gostariam de ter sido nomeados e outros achem seu estilo de gestão ultrapassado. A Sra. Jarak presta contas à CEO que a nomeou. A CEO é também responsável geral da equipe e deve formas de assistência a ela, conforme discutido no Capítulo 12.

O posto da Dra. Gupta como chefe do seu departamento no Centro Médico Frances Painter está também definido. Ela presta contas ao diretor médico do Centro, mas, rigorosamente falando, não fica claro se é subordinada a ele. Por ter sido eleita, ela é vista pela maioria dos membros da sua equipe como a sua principal liderança responsável. Também não fica claro se o diretor médico é o responsável geral da equipe ou se ela mesma possui um responsável geral. Por enquanto, as eleições para chefes de departamento no Centro Médico são vistas como recursos legítimos, mas estão começando a surgir discordâncias. À medida que as organizações se tornam maiores, uma mudança da eleição para a nomeação dos líderes é comum. Uma razão surge a partir da maneira como os subgrupos se desenvolvem e entram em conflito à medida que a organização cresce. Estes subgrupos – medicina de família, cirurgia, equipes baseadas na comunidade (*site-based teams*) e assim por diante – são as equipes de trabalho genuínas da organização, integradas por uma estrutura sênior de liderança. Um líder eleito por uma equipe tende a tornar-se um representante dela, exceto para proteger seus interesses nas interações com a organização maior. Isto muitas vezes provoca conflitos entre líderes das equipes e os responsáveis pela integração de equipes múltiplas. Por fim, a disfunção resulta em uma mudança para a nomeação de cima para baixo dos líderes de equipes. Se as desconfianças sobre as eleições no Centro Médico se agravarem nos próximos anos, o sucessor eleito da Dra. Gupta poderá ser reconhecido como o novo líder, mas sem a aprovação de muitos membros da equipe, especialmente os NPs, que não têm permissão para votar. Neste caso, o sucessor terá dificuldade de atuar como líder.

O Dr. Schreiber, do Grupo Médico Mountain Lake, não foi nomeado nem eleito. Ele é o líder porque tem trabalhado na instituição desde o seu início, sempre neste cargo. A base da liderança pode também ser bem-sucedida – desde que todos aceitem o resultado. Em algum momento no futuro do grupo, provavelmente surja uma discórdia política, que pode tornar-se uma crise. É provável que, nessa situação, o grupo adote novos mecanismos para definição do líder. O papel do presidente talvez passe a ser mais do que o de assinar documentos e contratos como um símbolo pessoal do grupo. Talvez a pessoa escolhida pelo conselho para ser o presidente seja o verdadeiro líder, em vez do Dr. Schreiber.

O PAPEL DO LÍDER DE EQUIPE

▶ O que fazem os líderes de equipes eficientes?

Uma resposta simples, mas incorreta, para esta pergunta é que os líderes de equipes eficientes tomam decisões e dizem aos outros membros da equipe o que fazer. Esta é a noção do líder como comandante. O equívoco desta resposta pode ser percebido a partir da natureza do trabalho em equipe no atendimento de saúde. A maioria das equipes de atendimento de saúde é interprofissional, e um profissional dificilmente terá conhecimento suficiente para dirigir adequadamente pessoas de outras profissões. Os médicos, por exemplo, com raras exceções, conhecem pouco a respeito de serviço social e não podem instruir assistentes sociais sobre intervenções neste campo de atividade. No entanto, eles podem solicitar aos assistentes sociais que empreguem conhecimentos e habilidades para contribuir no atendimento de pacientes; geralmente, é assim que os médicos procedem quando lideram equipes de atendimento de saúde. Enfermeiros e outros membros da equipe interagem com assistentes sociais da mesma maneira. A noção de que os líderes determinam às outras pessoas o que fazer origina-se de uma imagem de organização em que há uma nítida hierarquia, e as ordens são estabelecidas de cima para baixo por um líder altamente capacitado. Esta visão do papel do líder não é sustentável. Primeiro, ela é baseada em um modelo militar de trabalho em equipe demasiadamente simplificado. Na verdade, é de se duvidar que os militares utilizem esse modelo. O militar compreende muito bem que uma rígida abordagem de cima para baixo não é efetiva para a liderança da equipe (Marine Corps, 1996). Segundo, todas as equipes de saúde efetivas têm membros interdependentes, que induzem uns aos outros a agir, cada um empregando suas habilidades especializadas. Aqueles que provocam a ação de outros ajustam suas próprias atividades em resposta àquela ação. Se os membros estiverem agindo somente com base nas ordens do líder, eles não estarão sendo interdependentes, pois cada um seria dependente apenas do líder. Uma equipe que funciona desta maneira é de fato disfuncional, conforme discutido mais adiante neste capítulo.

Se o que os líderes de equipes eficientes fazem não é expedir ordens, então o que eles fazem na verdade? O papel do líder pode ser resumido em três tarefas (Hackman, 2002; West, 2012, pp. 61-63). Os líderes (1) criam e mantêm as condições que permitem o funcionamento eficiente da equipe, (2) mantêm a capacidade da equipe de realizar seu trabalho e (3) preparam a equipe para otimizar seu desempenho ou delegam o treinamento para outros. Estas tarefas são apresentadas no Quadro 8-1.

Criar as condições necessárias para a eficiência significa permitir o funcionamento da equipe em um nível mínimo de proficiência. O líder não cria a equipe ou estabelece seu objetivo. Tais ações

> **Quadro 8-1** Tarefas de líderes de equipes
>
> 1. Criar condições que permitem o funcionamento da equipe
> 2. Capacitar a equipe para realizar seu trabalho
> 3. Preparar a equipe para otimizar seu desempenho

são assumidas pelo responsável geral de equipe, conforme discutido no Capítulo 12. As únicas exceções são as equipes que constituem a organização toda, por exemplo, o Grupo Médico Mountain Lake, descrito no Caso 8-3. Nele, o líder e o responsável geral de equipe eram a mesma pessoa. Em todas as outras equipes, o papel do líder não abrange a criação da equipe ou a definição do objetivo. Considerando que a equipe tenha sido criada e que seu objetivo tenha sido definido, a primeira tarefa do líder é estabelecer e manter as condições necessárias para que ela exista e funcione. É de extrema importância que todos os membros compreendam o objetivo da equipe, formem um conjunto bem definido e assim por diante, conforme detalhamento a seguir. O líder deve certificar-se que todas estas condições estejam presentes. Em outras palavras, ele deve assegurar que a equipe tenha todas as características definidoras de uma equipe de trabalho, conforme discutido no Capítulo 1 e listado no Quadro1-1.

Formar uma equipe significa adicionar novos membros para aumentar os conhecimentos e as habilidades nela disponíveis. Significa também fomentar o desenvolvimento dos valores compartilhados pela equipe, garantindo-lhe adequadas condições de trabalho, entre outras coisas. O líder não exercita essas capacidades por si próprio – pelo menos não mais do que ocasionalmente –, mas certifica-se de que a equipe tenha as capacidades necessárias.

Treinar a equipe significa observar atentamente como ela está funcionando, avaliando seu desempenho e prestando aconselhamento e apoio aos seus membros e para ela como um todo. Muitos líderes de equipes oferecem treinamento diretamente, mas alguns delegam a tarefa.

COMPETÊNCIAS DE LÍDERES DE EQUIPES

As três tarefas que definem o papel dos líderes de equipes servem certamente para categorizar as competências necessárias para eles. Os líderes precisam ser capazes de desempenhar as três tarefas, e o desempenho de cada tarefa requer certas competências.

▶ **Capacitando a equipe**

CASO 8-4

O Centro Médico Breslo é um sistema de saúde integrado que emprega 325 médicos, 825 enfermeiros registrados e 52 enfermeiros clínicos. O Centro Médico integra 12 clínicas e dois hospitais. As clínicas estão espalhadas ao longo de uma área metropolitana de dois milhões de pessoas. Os clínicos estão separados em uma Divisão de Atenção Primária e uma Divisão de Atendimento Especializado. As duas divisões são chefiadas por uma dupla ou díade de médico-administrador.

A Equipe de Liderança de Atendimento Especializado reúne-se mensalmente para tratar de assuntos estratégicos e operacionais na divisão. Os membros da equipe são o médico Thomas Steward e o mestre em administração de saúde (MHA, do inglês master of health administration) Cari Rebold (a dupla que dirige a divisão inteira), além das duplas de médico-administrador para as especialidades cirúrgicas e os grandes serviços de subespecialidades, tais como cirurgia geral e cardiologia. No entanto, os médicos dessas diferentes díades raramente compareçam, com exceção do Dr. Steward e os diretores médicos da cirurgia e especialidades médicas.

Em uma terça-feira à tarde, a reunião foi presidida pelo Sra. Rebold, como de costume. O tópico da discussão era como aumentar a proporção de consultas da atenção primária para especialistas empregados pelo Centro Médico Breslo. Por muitos anos, cerca de 30% das consultas eram disponibilizadas para especialistas externos – por causa 1) das longas distâncias entre alguns dos locais de atenção primária do Breslo e os dois centros especializados e 2) dos padrões de encaminhamentos que haviam sido estabelecidos por certos serviços especializados antes da contratação de especialistas pelo Breslo nessas áreas. Breslo estava tentando manter seu negócio de consultas dentro dos seus próprios muros. Linda Lawson, administradora de espe-

cialidades médicas, propusera que os médicos e os enfermeiros clínicos de atenção primária simplesmente tivessem permissão para atender pacientes externos do grupo, ou seja, que os procedimentos fossem estabelecidos para garantir que todas as consultas encaminhadas permanecessem dentro do grupo, permitindo exceções apenas quando o Breslo não pudesse prestar o serviço especializado necessário. A Sra. Rebold perguntou se seriam permitidas outras exceções, por exemplo, para pacientes com dificuldades de deslocamento até um especialista do Breslo ou para pacientes que tivessem relacionamentos de longa data com especialistas externos. A Sra. Lawson respondeu dizendo que o Breslo estava com dificuldades financeiras e que, embora as conveniências sugeridas pela Sra. Rebold devessem realmente ser tratadas como exceções, no momento, o Breslo não poderia atendê-las. A Sra. Rebold respondeu dizendo que as considerações que mencionara não eram meramente uma questão de conveniência para os pacientes. Ela disse que insistir em longos deslocamentos ou interromper a relação de confiança com especialistas pioraria a experiência do paciente com seu atendimento de saúde. O Dr. Steward acrescentou que os especialistas do Breslo precisavam encontrar mecanismos de apelar aos clínicos do atendimento de saúde e aos pacientes, de modo a aumentar o número de consultas. Em seguida, ele conduziu uma discussão sobre como o Atendimento Especializado poderia atrair mais consultas da Atenção Primária e encerrou a reunião dizendo que ele e a Sra. Rebold tratariam do assunto com seus superiores – o administrador dos Serviços Clínicos e o diretor médico do Breslo – e examinariam com eles como atingir o objetivo.

Nesta equipe, a Sra. Rebold e o Dr. Steward exercitaram uma genuína coliderança. Embora a coliderança funcional seja difícil de ser alcançada, o emprego de díades formadas por médicos e administradores está cada vez mais comum em grupos médicos maiores e sistemas de saúde integrados (Baldwin et al., 2011; Zismer e Brueggemann, 2010). No Centro Médico Breslo, a díade da Sra. Rebold e da Dr. Steward criou e manteve as condições que capacitaram sua equipe para atingir seus objetivos. No Quadro 8-2 são apresentadas as competências de que os líderes necessitam para que suas equipes sejam efetivas.

Quadro 8-2 Competências de líderes de equipes: capacitando a equipe

1. Estabelecer uma compreensão comum e clara do objetivo da equipe
2. Estabelecer responsabilidade compartilhada para atingir o objetivo ou, melhor ainda, responsabilidade mútua para atingir o objetivo
3. Assegurar que a equipe tenha autoridade suficiente para realizar seu trabalho
4. Estabelecer a interdependência dos membros
5. Assegurar um quadro definido de membros para a equipe
6. Manter a equipe unificada, isto é, assegurar que não existam subgrupos atuando independentemente do todo
7. Relacionar-se efetivamente como o responsável geral da equipe e com a instituição

Na reunião descrita no Caso 8-4, a Sra. Rebold, apoiada pelo Dr. Steward, auxiliava a equipe a chegar a um consenso. A equipe tinha uma visão de futuro, ou seja, um cenário para o atendimento prestado pela Divisão Especializada, quando esta estivesse funcionando tão bem quanto possível. Na reunião, a Sra. Rebold respondeu à Sra. Lawson que a centralidade no paciente deveria ser comprometida para que se pudesse se atender aos interesses financeiros momentâneos do centro médico. Sua resposta lembrou a todos que o objetivo da equipe era atender aos interesses dos pacientes, conforme definido por eles. Como o Dr. Steward afirmou, tendo tornado os interesses dos pacientes como prioridade, a equipe precisava buscar mecanismos para aumentar as consultas em casa, sem coagi-los. (Os médicos de atenção primária poderiam ter sido coagidos se as condições financeiras da organização exigissem que os encaminhamentos fossem direcionados para a própria instituição e se os pacientes não fossem adversamente afetados. Este é um assunto diferente. Os interesses dos provedores clínicos têm menor prioridade do que os dos pacientes. A coerção dos provedores de atenção primária não teria sido uma opção atrativa, mas não teria sido incoerente com o objetivo de serviço ao paciente do Breslo.) Os líderes da equipe devem ser capazes de lembrar aos seus membros do objetivo da equipe, esclarecê-lo quando necessário e superar eventuais obstáculos ao objetivo. Na melhor das hipóteses, todas essas necessidades devem ser cumpridas sem qualquer situação de ofensa e, se possível, de uma maneira inspiradora.

Embora não ilustrado no Caso 8.4, o líder da equipe deve ser capaz de apoiar um senso de responsabilidade compartilhada para que os diferentes membros se ajudem mutuamente em busca do objetivo. Por exemplo, na Equipe de Liderança do Atendimento Especializado, um senso de responsabilidade compartilhada poderia induzir um administrador a ajudar o outro na estimativa de custos para o orçamento. Ou um médico líder de um dos serviços especializados poderia ajudar outro médico líder a examinar como resolver um conflito entre uma enfermeira e um médico cujo comportamento disfuncional está prejudicando a harmonia das atividades. Idealmente, o líder da equipe cria um senso de responsabilidade mútua no grupo, conforme discutido no Capítulo 6. A Equipe de Liderança do Atendimento Especializado é estável por períodos longos de tempo, e a responsabilidade mútua deveria ser alcançável. Valeria a pena para a Sra. Rebold e o Dr. Steward dedicar-se a este propósito.

O líder também deve ser capaz de garantir à equipe autoridade suficiente para executar seu trabalho, sem necessidade de solicitar sempre aprovação ou orientação externa. A equipe precisa ter autoridade para determinar como alcançar seu objetivo e ser confiante em relação à manutenção dessa autoridade. No Centro Médico Breslo, ameaças a esta condição de efetividade poderiam tomar a forma de instruções rígidas do administrador de Serviços Clínicos e diretor médico (aos quais a Sra. Rebold e o Dr. Steward prestam contas) sobre assuntos como a periodicidade de reuniões departamentais e métodos de marcação de consultas de pacientes. Os colíderes do Atendimento Especializado devem ser capazes de proteger a equipe de tais instruções, enquanto permanecem sensíveis às necessidades da organização inteira e continuam a trabalhar com setores externos ao Atendimento Especializado, para satisfazer as exigências do Centro Médico Breslo. Eles devem ser capazes de equilibrar sua responsabilidade em relação à equipe com sua responsabilidade em relação à toda organização.

A interpendência dos membros é uma característica definidora de equipes de trabalho. Sem isso, não há vantagem no trabalho conjunto e desfaz-se a flexibilidade de trabalhar de maneira interdependente. Para ser uma equipe, o líder deve ser capaz de criar e sustentar a interdependência. Isto é feito principalmente por meio do desenho do trabalho, para que os membros absorvam conhecimento e habilidades dos outros membros e pelo estímulo aos membros em usar melhor a contribuição dos outros. No caso da Equipe de Liderança do Atendimento Especializado, a Sra. Rebold e o Dr. Steward poderiam formar parcerias (díades) com os gestores do departamento para que as rotinas de agendamento da cardiologia e da cirurgia cardíaca fossem estabelecidas conjuntamente ou que os procedimentos de manuseio de amostras cirúrgicas fossem estabelecidos pelos Serviços de Patologia e de Cirurgia.

Uma equipe também precisa ter clareza sobre quem é seu membro e quem não é. Neste ponto, a Equipe de Liderança do Atendimento Especializado pode ter um problema. A maioria dos chefes médicos dos serviços especializados não comparece regularmente às reuniões. Eles são membros da equipe ou não? Eles provavelmente pensam que sim e que podem comparecer a alguma reunião e participar da tomada de decisões. Contudo, os outros membros da equipe podem ressentir-se e opor-se às participações esporádicas, porque isso deixaria os colegas mal-informados sobre os métodos de atuação da equipe ou seu histórico no processo decisório, ou seja, os precedentes que interferem nas decisões do grupo. A Sra. Rebold e o Dr. Steward precisam esclarecer se os médicos chefes que raramente vêm às reuniões são membros da equipe ou não e, caso não sejam, esclarecer a eles que eles não precisam comparecer às reuniões. Uma solução seria tornar a presença nas reuniões uma condição de membro da equipe.

O líder também precisa manter a equipe unificada, isto é, manter todos responsáveis pela equipe inteira, por ações que afetam o trabalho dos colegas. Por exemplo, a díade de médico-administrador no comando dos Serviços Gastrenterológicos do Centro Médico Breslo não deveria tomar decisões que afetem as atividades do Serviço de Cirurgia Geral sem a participação e a concordância dos responsáveis por este serviço. O líder deve ser capaz de reconhecer quando os subgrupos estão funcionando com independência inapropriada e trazê-los de volta para colaborar com a equipe toda.

Por fim, o Dr. Steward e a Sra. Rebold devem ser capazes de se relacionar de maneira eficiente com a organização maior. A discussão na reunião tocou neste assunto. O desafio em questão era como aumentar os encaminhamentos de pacientes a partir dos recursos próprios da organização. O Dr. Steward falou em buscar ajuda para enfrentar este desafio consultando os líderes seniores do empreendimento clínico. Também estava pressuposto o desejo de evitar provocar de conflitos com a Divisão de Atenção Primária do Breslo. Outro aspecto importante sobre a organização maior não surgiu na reunião, a saber, a obtenção de recursos para a Divisão de Atendimento Especializado, por exemplo, alocação orçamentária anual e capital para compras dos equipamentos principais. Os líderes devem ser capazes de obter fundos e outras formas de auxílios externos à equipe. Eles também precisam assegurar o trabalho harmonioso da equipe com outras partes da organização e obter uma avaliação construtiva do seu desempenho, especialmente do responsável da equipe, conforme discutido no Capítulo 12.

O exercício destas sete competências de liderança, agrupadas sob o título de *capacitando a equipe*, estabelece a possibilidade de desempenho efetivo. No entanto, para ir da eficiência possível para a real, a equipe deve estar desenvolvida e treinada. A seguir, retornamos ao desenvolvimento da equipe.

▶ Desenvolvendo a equipe

CASO 8-5

O médico George Mather era diretor médico do Grupo Médico Cypress. Em 2002, ele e outros líderes decidiram criar um Serviço de Saúde Mental. Antes disso, os 63 clínicos do grupo encaminhavam pacientes para outros lugares para tratamentos de depressão, esquizofrenia e outros transtornos mentais e comportamentais. O Dr. Mather contratou William Chin, mestre em serviço social (MSW, do inglês Master of Social Work*), para chefiar o Serviço. O Sr. Chin era terapeuta em saúde mental, com muitos anos de experiência como terapeuta e líder de equipes de saúde mental.*

O Sr. Chin passou seu primeiro mês no Cypress conversando com médicos de família, enfermeiros clínicos pediátricos e outros clínicos do grupo a respeito de suas percepções sobre as necessidades de serviços de saúde mental e os mecanismos que poderiam ser usados para coordenar esses serviços com os serviços médicos gerais. Em seguida, ele começou a contratar. Inicialmente, ele contratou dois psiquiatras, uma psicóloga clínica com doutorado (PhD), um RN e mais dois terapeutas com mestrado em serviço social (MSW). Ele contratou também dois funcionários para a recepção. Nos dois anos seguintes, foram acrescentados mais membros para o quadro clínico. Desde o princípio, a equipe tinha o auxílio de uma administradora de operações sênior do Grupo Médico Cypress. Ela era especialista em questões de agendamento de consultas, uso do sistema de telefonia e outros aspectos rotineiros das atividades diárias do departamento. Porém, ela não era considerada um membro da equipe, pelo menos não um membro da equipe-núcleo.

À medida que novas pessoas eram recrutadas pelo Serviço, o Sr. Chin fazia questão de incluí-las na unidade da equipe. No começo, ocorreram discussões sobre valores e filosofia operacional, mas, com o tempo, os esforços foram canalizados para o estabelecimento dos procedimentos operacionais e comportamentais. Esses esforços foram acompanhados de alguma competição por posição e poder dentro da equipe. Em um dado momento, a psicóloga tentou usar suas credenciais para impor autoridade sobre as práticas de psicoterapia. Os psiquiatras não objetaram de imediato, pois estavam interessados prioritariamente no diagnóstico e no emprego de medicações. Os assistentes sociais, porém, rejeitaram a investida da psicóloga. Felizmente, o episódio foi breve e não houve efeitos prejudiciais. Em 8 a 9 meses, o grupo tornou-se uma equipe altamente funcional e colaborativa, promovendo reuniões regulares para estudos de casos e frequentes consultas informais no seu âmbito.

O Sr. Chin conduzia as reuniões mensais de operações com a presença de todos do serviço, incluindo o pessoal da recepção. Inicialmente, o Sr. Chin presidia as reuniões, mas após alguns meses ele passou essa responsabilidade ao Dr. Green (um dos psiquiatras), extremamente eficiente para esta função.

*Nos primeiros dois anos, o corpo clínico dos Serviços de Saúde Mental se reunia duas vezes por ano, um dia inteiro, fora da sede, para revisar o que estava bem e os problemas que vinham ocorrendo na prestação de serviço. O produto de cada uma dessas reuniões externas era um plano de ação para o próximo ano, a ser revisto em seis meses. Como parte do planejamento, a equipe empregou 2 ou 3 métodos de tempestade de ideias (*brainstorming*), quando eles precisavam resolver problemas especialmente difíceis. Os conflitos também mereceram atenção. Uma vez o RN e os assistentes sociais tiveram uma divergência sobre a função do RN* *na medicação complementar. A divergência foi trabalhada por meio de uma discussão em grupo bem planejada envolvendo todos os clínicos.*

Durante o primeiro ano, o Sr. Chin se reunia mensalmente com o Dr. Mather, o responsável geral da equipe. Eles discutiram a capacidade crescente da equipe de receber novos pacientes. Alguns procuravam atendimento diretamente, e outros eram encaminhados de outros serviços existentes no Grupo Médico Cypress. O Dr. Mather sentia-se frustrado porque a capacidade do Serviço de Saúde Mental não estava crescendo suficientemente rápido. O Sr. Chin fez o seu melhor para acelerar o desenvolvimento das atividades de atendimento dos pacientes, dependendo, para alguns assuntos, do administrador sênior disponibilizado ao Serviço. O Dr. Mather e o Sr. Chin também discutiram o andamento de novos acréscimos ao corpo clínico e começaram o planejamento para remodelar os consultórios do Serviço, tornando-os mais adequados para psicoterapia. Anteriormente, os consultórios tinham sido usados para exames de atendimento médico geral.

Considerando todos os aspectos e conforme o julgamento do Dr. Mather e do Sr. Chin, no seu segundo ano, o empreendimento alcançara o sucesso. O Sr. Chin reuniu e formou uma ótima equipe, e todos faziam suas próprias contribuições ao desenvolvimento da equipe. O Dr. Mather proporcionou um excelente apoio como responsável geral.

Quadro 8-3 Competências dos líderes de equipes: desenvolvendo a equipe

1. Supervisionar o recrutamento, a orientação e a formação da equipe
2. Estabelecer os valores e as normas comportamentais da equipe
3. Garantir uma compreensão comum da proposta da equipe para executar seu trabalho
4. Manter a hierarquia suficiente para a equipe conquistar seu objetivo – e nada mais
5. Fomentar a identidade da equipe
6. Garantir um ambiente social favorável, incluindo segurança psicológica
7. Garantir que a equipe realize de maneira eficiente suas atividades

---

Os líderes devem ser capazes de desenvolver suas equipes por meio das competências individuais que estão listadas no Quadro 8-3. O modelo de desenvolvimento do Sr. Chin para o Serviço de Saúde Mental ilustra a maioria destas competências.

A definição do número de pessoas que irá compor uma equipe é uma tarefa geralmente realizada conjuntamente pelo responsável geral e pelo líder, conforme discutido no Capítulo 12. Às vezes, o responsável geral também tem o papel de determinar a combinação de profissões na equipe. Deste ponto em diante, o líder deve recrutar os membros, garantir sua orientação e supervisionar a combinação dos integrantes em uma equipe unificada. O Sr. Chin mostrou sua competência nestas funções à medida que determinou quais profissionais deveriam constituir a equipe, contratou-os diretamente e organizou uma série de eventos para agrupá-los em uma equipe. A incorporação de novos membros a uma equipe permanece uma responsabilidade central do líder durante a evolução da mesma. Em equipes de 12 ou menos pessoas, o líder geralmente faria a contratação diretamente, para garantir que cada novo membro assuma o objetivo da equipe, compartilhe os valores centrais e se integre aos colegas. Em equipes maiores – que são raras e arriscadas, conforme discutido no Capítulo 12 –, parte do processo de contratação pode ser delegada a outros, mas mesmo assim a contratação precisa ser minuciosamente supervisionada pelo líder. Em qualquer caso, outros membros da equipe participariam das entrevistas que fazem parte do processo de contratação, especialmente os membros que exercem a mesma profissão da pessoa a ser contratada. À medida que a equipe cresce, a clareza precisa ser mantida: quem é membro do núcleo da equipe? E quem está associado a ela? Trata-se de um membro da equipe ou de um recurso para ela? À medida que montava o Serviço de Saúde Mental, o Sr. Chin entendia claramente que a administradora sênior de operações do Grupo Médico Cypress era um recurso, ao invés de um membro da equipe. Ela não participava das reuniões fora da sede e, na reunião mensal sobre atividades, era considerada uma assessora respeitada e não um participante direto na tomada de decisões.

O processo de formação da equipe é algo que o líder deve conhecer bem e ser capaz de guiar. Embora para os membros da equipe também seja importante entender o processo, geralmente em equipes clínicas eles o desconhecem, o que raramente faz diferença. As equipes progridem por meio de uma sequência de estágios, à medida que elas se tornam competentes como unidades integradas. Essa sequência tem sido caracterizada em diferentes modelos propostos por vários estudiosos do comportamento organizacional. O modelo utilizado com mais frequência é o concebido por Bruce Tuckman, apresentado na Figura 8-1. Seus estágios são denominados *formação*, *disputa*, *normatização* e *execução* (Tuckman, 1965; Tuckman e Jensen, 1977; West, 2012, pp. 89-91).

Durante o estágio de formação, os membros aprendem o objetivo da equipe e o que será esperado deles como indivíduos. Eles conhecem também o líder e os outros membros da equipe. Durante este estágio, o Sr. Chin promoveu um encontro fora da sede, 2 a 3 reuniões de atividades e 2 a 3 reuniões de estudos de casos. Evidentemente, houve inúmeros diálogos, envolvendo muitas duplas diferentes de membros da equipe. Durante o estágio de formação, os membros determinam para si próprios se irão se comprometer inteiramente com a equipe. Geralmente, os membros não chegam a uma decisão firme sobre este assunto antes de integrar a equipe, porque não dispõem de informação adequada. Se um membro verifica que não se ajusta bem à equipe, ele pode afastar-se ou hesitar psicologicamente, talvez por um longo período. Parte da tarefa do líder durante o estágio de formação é convencer os membros da equipe que o objeto dela é respeitável e que pode ser alcançado.

Durante o estágio de disputa, os membros da equipe testam hipóteses, podendo se envolver em conflito direto. O líder é testado quanto à sua concepção de objetivo e quanto à sua competência. Vários membros questionam os papéis designados a eles e aos outros. Os membros disputam entre si (de uma maneira sadia, espera-se) para definir quem tem quais conhecimentos e habilidades e quem terá autoridade à medida que a equipe evoluir. No Caso 8-5, a tentativa da psicóloga de impor sua autoridade na nova equipe de saúde mental foi característica deste estágio. Os assistentes sociais poderiam, de certa forma, ter concordado, mas eles refutaram a ideia e insistiram em sua própria independência como profissionais.

No estágio de normatização, os membros da equipe estabelecem a base funcional de execução do trabalho da equipe. As normas de comportamento são determinadas em geral por meio de discussão em grupo, e as pessoas começam a exercer seus papéis. Neste momento, o líder precisa recuar e deixar que os outros membros da equipe resolvam questões sobre rotinas e sobre comunicação e normas comportamentais.

À medida que a equipe começa a trabalhar regularmente, ela entra no estágio da execução. A compreensão coletiva do objetivo da equipe, o refinamento dos papéis, as normas de comportamento e outros resultados dos estágios anteriores são direcionados ao trabalho, conforme a equipe torna-se uma unidade funcional e produtiva. A direção do líder dos membros reduz-se até um nível muito baixo daí em diante, aumentando novamente só em certos eventos, como em ações individuais que se afastam dos valores da equipe ou em crises na equipe ou de apoio financeiro.

Embora não incluído originalmente no modelo, Tuckman, em resposta ao trabalho de outros pesquisadores, acrescentou um quinto estágio,

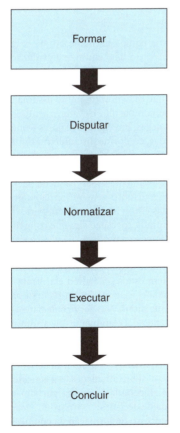

▲ **Figura 8-1** Modelo de Tuckman de desenvolvimento da equipe (Tuckman BW. Developmental sequence in small groups. *PsycholBull*. 1965; 63:384-399. Tuckman BW, Jensen MAC. Stages of small-group development revisited. *Group and Orbanizational Studies*. 1977; 2:410-427.)

que ele denominou *conclusão* (*adjourning*) (Tuckman e Jensen, 1977). Neste estágio, a equipe completa seu trabalho e pode comemorar conquistas ou reunir lições aprendidas. Os membros da equipe reconhecem as contribuições de cada um dos outros e se despedem. Este estágio é especialmente importante para equipes que incluem membros que trabalharão juntos novamente em alguma outra equipe ou de alguma outra maneira na organização. Para sustentar a perspectiva de uma atmosfera positiva de trabalho no futuro, os membros da equipe devem concluir suas tarefas e despedir-se mantendo boas relações, às vezes expressando seu sentimento de perda se a equipe foi especialmente importante para eles. O Serviço de Saúde Mental, evidentemente, não chegou a este estágio, pois era uma equipe em andamento. Todavia, as equipes de projetos de gestão e as equipes consultivas limitadas no tempo rotineiramente chegam a este estágio e precisam administrá-lo bem. (Estas e outros tipos de equipes são discutidos no Capítulo 2.) As equipes *template* clínicas geralmente não apresentam este estágio, mas algumas provavelmente tirariam benefício disso; por exemplo, as equipes cirúrgicas que realizam procedimentos extensos e complexos (como procedimentos de várias horas para remover certos cânceres). Muitos trabalhos clínicos em grupo também teriam benefício com a conclusão deliberada, mas a oportunidade de concluir um trabalho em grupo é muito rara.

A progressão por meio dos estágios de Tuckman não é uma trajetória previsível, invariável de equipe para equipe. Na verdade, Drinka e Clark (2000, pp. 18-27) sustentam que o desenvolvimento da equipe no atendimento de saúde geralmente tem uma sequência diferente de estágios. Os estágios no modelo de Drinka-Clak são: *formação, normatização, confronto, execução* e *cessação* (Fig. 8-2). A formação e a execução são os mesmos estágios neste modelo e no de Tuckman; o estágio de cessação é equivalente ao estágio de conclusão de Tuckman. A diferença entre este modelo e o de Tuckman está no segundo e no terceiro estágios. Nos dois modelos, a normatização é um estágio de esclarecimento das funções, procedimentos da equipe e normas comportamentais, mas as discussões são perseguidas no modelo de Drinka-Clark sem o benefício de um estágio de disputa. No modelo de Drinka-Clark, o estágio de disputa é tangenciado na esperança de evitar qualquer conflito. A razão alegada para este comportamento é que "os praticantes do atendi-

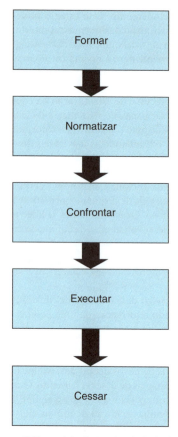

▲ **Figura 8-2** Modelo de Drinka-Clark de desenvolvimento da equipe. (Drinka TJK, Clark PG. *Health Care Teamwork: Interdisciplinary Practice and Teaching*. Westport, CT: Auburn House; 2000: 18-27.)

mento de saúde não gostam de conflito e usam muitas desculpas para ignorá-lo" (Drinka e Clark, 2000, p. 260). Porém, evidentemente, as rivalidades pessoais, as dúvidas sobre a visão do líder no comando da equipe e outras fontes de divergência ou conflito não desaparecem. Com o tempo, os membros da equipe desafiam uns aos outros e discordam sobre objetivos, papéis e autoridade individual nas atividades diárias. No modelo de Drinka-Clark, o termo para este estágio é *confronto*, ao invés de *disputa*. A palavra *confronto* é adequada porque sugere que a divergência muitas vezes é mais pessoal quando ela é expressa abertamente, após ter sido reprimida por um tempo. Em ambos os modelos, ocorre um estágio de conflito e negociação. Tal estágio deve existir para que a equipe se desenvolva em uma unidade com bom funcionamento. Este estágio pode ocorrer antes da definição das normas, como no modelo de Tuckman; se a equipe evitar este estágio e partir diretamente para a normatização, mais tarde, inevitavelmente, será necessário voltar a ele. Nenhum dos estágios pode ser ignorado.

No processo de estruturação da equipe, o líder deve ser capaz de reconhecer os estágios de formação, disputa (ou confronto), normatização e execução, estimulando as inevitáveis discussões e negociações ao invés de reprimi-las. A estruturação da equipe do Serviço de Saúde Mental seguiu o modelo de Tuckman, mas houve certa indefinição dos estágios de disputa e normatização – sem efeito danoso. Ocasionalmente, o líder precisará dirigir o desenvolvimento da equipe de modo que os conflitos interpessoais não se tornem prejudiciais; eventualmente, ocorrerão retrocessos, apesar dos melhores esforços, e haverá necessidade de reparos.

O Serviço de Saúde Mental ilustra de modo simplificado a formação de uma equipe, pois era uma equipe nova e todos os membros foram admitidos na mesma época. Equipes mais consolidadas precisam conviver com a saída de antigos membros e a chegada de novos depois de a equipe ter passado pelos estágios de desenvolvimento. Quando novos membros passam a integrar a equipe, há quase sempre alguma repetição de um ou mais estágios de sua estruturação, incluindo a disputa. O líder precisa ser capaz de reconhecer quais estágios estão sendo repetidos e administrá-los.

O Sr. Chin também mostrou sua competência ao definir os valores e as normas comportamentais da equipe. Em primeiro lugar, ele promoveu reuniões em que os tópicos principais de discussão foram os valores da equipe e a filosofia operacional. Que grau de importância os membros da equipe deveriam atribuir à presteza? Quando um paciente é examinado por um terapeuta e depois encaminhado para outro, o segundo terapeuta deve notificar o primeiro? Perguntas como esta foram sendo respondidas em comum acordo à medida que a equipe se desenvolvia, e muitas das questões seriam revisitadas no futuro.

O líder também precisa garantir que a equipe chegue a um acordo sobre uma proposta de execução do seu trabalho, conforme discutido no Capítulo 6, na conexão com a *Red Family Medicine*, uma equipe de atenção primária. No caso do Serviço de Saúde Mental Cypress, o Sr. Chin certificou-se de que a equipe discutiria com profundidade as diferentes funções profissionais, o ingresso de novos pacientes, as visitas de grupos e outros inúmeros aspectos das operações de rotina. Não era necessário ou mesmo desejável padronizar todos os aspectos do atendimento terapêutico de pacientes. Por exemplo, alguns terapeutas prefeririam abordagens cognitivo-comportamentais, enquanto outros prefeririam abordagens psicodinâmicas. Todavia, era necessário que todos os membros concordassem sobre as estruturas conceituais em uso e sobre os procedimentos de avaliação das necessidades dos pacientes, combinando pacientes com clínicos e prestando terapia, tratamento com medicamentos ou ambos. E a compreensão coletiva das operações de rotina necessitava enfatizar a interdependência dos membros da equipe, uma característica definidora do Serviço como uma equipe.

Uma competência especialmente desafiadora para os líderes é manter uma hierarquia na equipe e, ao mesmo tempo, não estabelecer ou tolerar uma hierarquia que reprima divergências ou pensamento inovador. No caso do Serviço de Saúde Mental, era especialmente importante para o Sr. Chin manter sua autoridade quando o Serviço estivesse formado. Ao mesmo tempo, ele precisava de transparência e criatividade por parte dos membros, nas muitas reuniões previstas para a instalação do Serviço. Encontrar um ponto de equilíbrio entre estas duas necessidades requer substancial e rara habilidade interpessoal, e o Sr. Chin a possuía. Principalmente por este motivo, o Dr. Mather o contratou.

Um líder de equipe efetiva também deve ser capaz de fomentar a identidade da equipe. O Sr. Chin não usava logotipos, crachás e outros dispositivos visuais na camisa para fomentar a identidade da equipe, como era feito na *Red Family Medicine*, no Capítulo 6. Ele imaginava que os membros da sua equipe desaprovariam essa conduta. Ao invés disso, ele recorria principalmente ao uso de reuniões externas (*off-site*). Essas reuniões eram realizadas longe do local de trabalho habitual e geralmente duravam o dia todo ou mesmo mais tempo. As reuniões longas sem a interrupção de um dia de trabalho normal permitem que os membros da equipe se conheçam pessoalmente. A maneira de se tornar mais bem informado é a discussão de assuntos de trabalho, sem qualquer pressão para que informações pessoais sejam reveladas a contragosto. A segunda reunião externa durante o primeiro ano durou um dia e meio e foi realizada em um centro de retiro. Ela começou em uma quinta-feira à tarde, incluiu uma atividade à noite e continuou por toda a sexta-feira. Para este encontro, o Sr.

Chin contratou um consultor em desenvolvimento organizacional, que o ajudou a planejar a reunião e a facilitar sua realização; desse modo, o Sr. Chin teve oportunidade de participar da reunião, sem necessidade de presidir as discussões. Uma reunião externa durante a noite é um mecanismo especialmente poderoso para gerar conexões interpessoais e identidade da equipe.

A manutenção de um ambiente social favorável é também uma competência necessária para os líderes de equipes. Em um Serviço de Saúde Mental – por razões óbvias – não é difícil persuadir os membros da equipe a desviar a atenção das tarefas imediatas para cuidar do ambiente social. Contudo, manter um ambiente social favorável em um Serviço de Saúde Mental pode ser desafiador. Os profissionais da saúde mental trazem para o seu trabalho mais habilidade interpessoal do que a maioria dos clínicos e gestores possui. Em outras palavras, se rivalidades e conflitos de relacionamento evoluírem, eles podem rapidamente se tornar graves, porque a maior parte dos profissionais da saúde mental tem a capacidade de usar suas habilidades interpessoais de modo eficiente em busca dos seus objetivos pessoais. Por esta razão, o Sr. Chin demonstrou sabedoria ao fomentar rapidamente ligações interpessoais na equipe e estabelecer normas de colaboração e transparência reconhecidas e acordadas, usando discussões em grupo e reuniões externas. Ele não precisou intervir para mediar quaisquer disputas; porém, ele estava atento à possibilidade de intervir se necessário e acostumado ao teor de todas as interações interpessoais na equipe. Nas discussões, por exemplo, ele estava atento à presença ou ausência de segurança psicológica, um componente especialmente importante em um ambiente social de equipe, discutido no Capítulo 6.

Por fim, o líder deve ser capaz de desenvolver as capacidades de grupo para realizar de maneira eficiente as operações em equipe. As equipes devem ser capazes de executar várias tarefas como um grupo e, para tanto, precisam estar fortalecidas. Por exemplo, elas precisam ser capazes de conduzir reuniões eficientes, nas quais são tomadas as decisões. Isto requer um chefe eficiente. O Sr. Chin se considerava um chefe adequado, mas sem soberba. Ele também preferia participar das discussões sem ter de manter a neutralidade exigida de um chefe. Ele presidiu as primeiras reuniões operacionais, mas esperava que alguém pudesse assumir esta função dali em diante. E foi assim que nomeou o Dr. Green. Uma equipe necessita também de capacidades para tomar decisões duráveis, planejar criativamente, administrar conflitos, encontrar recursos em outro lugar da organização, treinar novos membros e assim por diante. O líder deve certificar-se de que a equipe tem todas estas capacidades operacionais. O líder não precisa ser o ator principal em nenhuma das operações. Muitos líderes de equipes no atendimento de saúde cometem o equívoco de tomar para si a responsabilidade de presidir reuniões, realocar recursos, mediar disputas e executar muitas outras tarefas. Eles pensam que todas estas funções são próprias do cargo de líder. Felizmente, para muitos líderes, estas funções podem ser cumpridas por outros membros da equipe, embora qualquer líder possa querer realizar algumas delas.

Na definição da capacidade operacional de uma equipe, os líderes podem ser auxiliados consultando a obra de Meredith Belbin (Belbin, 2010, pp. 19-31; West, 2012, pp. 45-48). Belbin distingue nove papéis que precisam ser cumpridos por quase todas as equipes. Por exemplo, um *coordenador* esclarece os objetivos e promove a tomada de decisões na equipe. Um *formador* (*shaper*) é uma pessoa dinâmica e decidida que desafia outros e sente prazer em remover barreiras encontradas pela equipe. Um *completador-finalizador* (*completer finisher*) é alguém que busca o desempenho sem erro para a equipe e cumpre rigorosamente os prazos. Existem mais seis papéis na lista de Belbin (Quadro 8-4). Nem todas as equipes precisam cumprir os nove papéis, mas a maior parte deles é relevante para a maioria das equipes. O líder pode usar a lista como um *checklist* para o desenvolvimento da equipe, decidindo se cada papel é necessário e, caso sim, se ele está contemplado. Às vezes, 2 ou 3 papéis podem ser cumpridos pela mesma pessoa.

A lista de papéis de Belbin também proporciona ajuda a líderes, mostrando a eles quantas das suas responsabilidades realmente podem ser delegadas. Com exceção do papel de *especialista*, todos os demais podem ser vistos por alguns líderes como uma parte de suas responsabilidades. No entanto, todos estes oito papéis podem ser delegados, deixando o líder livre para capacitar, desenvolver e treinar. A maioria dos líderes assume o papel de coordenador, de formador, ou ambos – pelo menos de vez em quando. Entretanto, mesmo estes papéis podem ser delegados. Por exemplo, em uma ala pós-operatória de cirurgia cardíaca de um hospital de atendimento terciário, a pessoa que dirige as visitas matinais é uma enfermeira clínica especia-

Quadro 8-4 Papéis da equipe segundo Belbin

Nome do papel	Função na equipe
Inovador	Serve como fonte de novas ideias, inovação, abordagens não ortodoxas; solucionador de problemas; às vezes, provocativo
Captador de recursos	Procura por pessoas e materiais que possam ser úteis para a equipe; faz contatos; conecta a equipe às fontes externas de auxílio
Coordenador	Esclarece os objetivos da equipe; procura coordenar diferentes componentes do trabalho da equipe; muitas vezes, preside reuniões
Formador	Conduz a equipe para níveis mais altos de conquista; agrega coragem e determinação ao trabalho da equipe; às vezes, incita as pessoas de modo demasiadamente ríspido
Avaliador-monitor	Serve como um crítico do desempenho da equipe; proporciona discernimento (*insight*) e bom julgamento; mantém ampla perspectiva; às vezes, muito negativo
Trabalhador em equipe	Traz uma abordagem de coleguismo e cooperação para o trabalho da equipe; escuta com atenção; diplomático; tem uma maneira que desestimula os conflitos de relacionamento
Implementador	Senso prático; agrega disciplina, confiabilidade e eficiência; orientado para a ação concreta; habitualmente traz uma abordagem tradicional para o trabalho da equipe
Completador-finalizador	Propicia avaliação minuciosa dos serviços ou produtos do trabalho da equipe; procura garantir que o trabalho seja realizado a contento; insiste na presteza das reuniões
Especialista	Agrega conhecimento ou habilidade especial à equipe; focado em um componente específico do trabalho da equipe; dedicado; toma iniciativa

Fonte: Nomes de papéis e definições baseados em Belbin RM. *Team Roles at Work.* 2nd ed. Burlington, MA: Butterworth-Heinemann; 2010: 19-31.

lista, atuando no papel de coordenadora. Ela aciona o grupo para passar de paciente em paciente, certificando-se de que todos os tópicos necessários estão cobertos e todas as decisões necessárias são tomadas. Um cardiologista participa e, às vezes, também os cirurgiões cardíacos. Todavia, eles não administram as visitas. Alguém poderia ser tentado a dizer que a especialista em enfermagem clínica é líder da equipe, mas na verdade ela apenas coordena a discussão nas visitas. O líder da equipe é um cardiologista, que delegou a coordenação das visitas à enfermeira.

No Caso 8-5, as atividades de desenvolvimento do Sr. Chin estavam focadas em uma equipe nova. Ao final, uma equipe em formação tornou-se uma equipe estabelecida, mas persistia a necessidade de desenvolvimento continuado. O líder deve continuar a exercer as competências listadas no Quadro 8-3. Para que os membros individualmente e a equipe como um todo funcionem bem ao longo do tempo, o líder também precisa preparar a equipe ou providenciar a preparação; sobre isso, falamos a seguir.

Treinamento para a equipe

CASO 8-6

Diana Laguardia, RN, era diretora da Cirurgia no Hospital Memorial Rothesay, um hospital beneficente em uma cidade grande do nordeste dos EUA. Ela comandava 10 centros cirúrgicos (CCs) e a equipe que trabalhava neles e próximo a eles. Ela era a líder das enfermeiras dos CCs, dos técnicos cirúrgicos, dos responsáveis pela escala e outros que trabalhavam no centro cirúrgico. Os cirurgiões e os anestesistas eram membros do corpo clínico, ou seja, eles tinham credenciais para atender pacientes, mas não eram empregados do hospital. A maioria dos cirurgiões operava também em outros hospitais. Os anestesistas trabalhavam em apenas um outro hospital, intimamente associado ao Rothesay.

A Sra. Laguardia tentava utilizar cerca de um terço do seu tempo no bloco cirúrgico, conversando com outras enfermeiras e membros da equipe e observando a execução do trabalho, incluindo atividades nos centros cirúrgicos. Muitas vezes, os cirurgiões queriam vê-la e fazer sugestões sobre as operações do bloco ou solicitações sobre equacionamento de problemas. No seu tempo no centro cirúrgico, frequentemente ela observava um excelente trabalho em equipe. Ela também observava déficits na comunicação, comportamento que sugeria confusão de papéis, sinais de conflito de relacionamento e outras dificuldades.

A Sra. Laguardia convocava uma breve reunião todas as manhãs, para todas as enfermeiras do CC e outros da equipe. Nessas reuniões, muitas vezes ela falava a respeito de exemplos inovadores de trabalho em equipe que tinha observado recentemente no centro cirúrgico. Ao fazer esses comentários, ela reforçava o bom trabalho que tinha visto e estendia a palavra sobre inovações aos outros. Quando constatava alguma falta de clareza sobre quem deveria desempenhar determinadas tarefas, ela inquiria o grupo para confirmar sua impressão e, após, pedia a 2 a 3 pessoas envolvidas para pensar no assunto fora da reunião e trazer uma proposta de solução do problema. Às vezes, se juntava a esse pequeno grupo para fazer sugestões. Em geral, esta etapa era seguida pela apresentação da proposta na reunião matinal, para confirmação informal pelo grupo todo ou para partilhar dificuldades, que retornavam então aos que conceberam a proposta, de modo que eles pudessem revisá-la. Às vezes, em horários convenientes durante o dia, a Sra. Laguardia conversava com certas pessoas em particular e fazia sugestões sobre como elas poderiam tratar de problemas com os quais se ocupavam, por exemplo, conflitos entre enfermeiras ou conflitos com cirurgiões.

A Sra. Laguardia era uma líder capaz, de um grupo de pessoas integrantes de uma série de equipes *template*, a saber, equipes dos centros cirúrgicos, que funcionavam por períodos variáveis muitas vezes por dia e com constituição sempre mutável. Felizmente, todas as pessoas deste grupo se conheciam e trabalhavam juntas diretamente, pelo menos de vez em quando. A Sra. Laguardia considerava o grupo todo como sua equipe, mas, empregando os conceitos explicados nos Capítulos 1 e 2, os indivíduos eram demasiadamente numerosos para formar uma equipe de trabalho; em vez disso, essas pessoas (com acréscimo de cirurgiões e anestesistas) constituíam o contingente de profissionais do qual eram requisitados indivíduos para compor equipes *template* de CC que realizavam cirurgias no Rothesay.

A Sra. Laguardia gostava de treinar a equipe, o que fazia com frequência. Suas competências são mencionadas no Quadro 8-5. A maior parte do seu treinamento era focada em temas do trabalho em equipe, tal como definição dos papéis, mas ela também treinava indivíduos sobre as relações interpessoais no trabalho (Thompson, 2011, pp. 276-278; West, 2012, pp. 72-76). O treinamento requer coleta cuidadosa de informações sobre o desempenho de indivíduos e equipes, incluindo escuta genuína e observação atenta da atividade da equipe, muitas vezes considerando não só o que seus membros dizem, mas também o tom de voz usado, expressões faciais e postura corporal ou linguagem corporal. Usando essas informações, o treinador então avalia o desempenho observado, cotejado com expectativas de bom desempenho de indivíduos e da equipe. Estas expectativas para indivíduos representam o exercício das competências dos membros de equipes discutidas no Capítulo 7. Para equipes, as expectativas são as características de equipes efetivas discutidas no Capítulo 6. Baseado nas suas avaliações, o treinador então encaminha um *feedback* e aconselhamento ou orientação.

Às vezes, o treinador auxilia os indivíduos a reconhecerem sentimentos, de modo que eles não interfiram na solução de problemas. Por exemplo, a Sra. Laguardia, uma vez, instruiu uma instrumentadora a respeito de como lidar com uma enfermeira circulante que, por ser tão formal e abrupta em sua maneira, era interpretada como agressiva pelos cirurgiões, que se recusavam a trabalhar com ela; muitas vezes, a recusa era comunicada com uma pequena antecedência, acarretando atrasos enquanto as enfermeiras alternativas eram contata-

Quadro 8-5 Competências dos líderes de equipes: treinamento para a equipe

1. Colher informações sobre o desempenho da equipe e de cada um de seus membros
2. Avaliar o desempenho
3. Encaminhar retorno e aconselhamento

das. A instrumentadora estava tão enfurecida pelo comportamento da enfermeira circulante que não podia pensar claramente sobre a situação e achar uma maneira de lidar com o problema. Na verdade, a enfermeira mal tinha consciência da sua raiva e, portanto, não via isto como um obstáculo. Ao formular uma série de perguntas, a Sra. Laguardia conseguiu fazer a instrumentadora expressar sua raiva e superar isto para focar no problema. Ao mesmo tempo, a Sra. Laguardia teve o cuidado de não deixar que o treinamento individual desviasse para a área da psicoterapia; ela se distanciou de quaisquer problemas pessoais ou conflitos internos que a instrumentadora pudesse ter.

Ao atuar como treinadores, os líderes também aconselham as equipes inteiras. Por exemplo, a Sra. Rebold, a gestora da Equipe de Liderança de Atendimento Especializado do Caso 8-4, foi treinadora da equipe toda quando, em uma reunião, advertiu um dos membros a não deixar que as considerações sobre desempenho financeiro ofuscassem a compreensão do objetivo da equipe, a saber, servir aos interesses aos pacientes.

Um treinamento eficiente é difícil e, muitas vezes, consome tempo. Ele é geralmente informal, de modo que os métodos de *checklists* e passo a passo habitualmente não são de utilidade. A escolha do momento certo é fundamental, bem como das palavras e do tom de voz usados. Por reconhecerem suas limitações como preparadores ou por não terem tempo para uma preparação eficiente, alguns líderes de equipes solicitam que outras pessoas cumpram esta tarefa. Uma opção é delegar aos membros que são bons treinadores. Um líder pode requisitar membros da equipe para trabalharem juntos sobre um assunto, dizendo simplesmente que um deles está em uma boa posição para auxiliar o outro. Outra opção é conseguir treinamento de fora da equipe. Os departamentos de recursos humanos de grandes organizações de atendimento de saúde dispõem de treinadores para ajudar no trabalho em equipe. O treinamento também pode ser contratado a partir de recursos externos. O nível de excelência é com frequência muito alto, mas esta abordagem está limitada por sua inflexibilidade. Uma vez que treinadores externos não estão prontamente disponíveis para um treinamento de última hora, eles são geralmente requisitados para projetos específicos e bem definidos, tais como as reuniões externas de planejamento e facilitação – do mesmo modo como o Sr. Chin utilizou um consultor no Serviço de Saúde Mental descrito na seção anterior.

▶ **O líder da equipe como facilitador, empreendedor e orientador**

O retrato que emerge desta revisão das competências do líder de equipe não é a imagem de uma pessoa autoritária, um capataz ou um ditador. Na verdade, os líderes eficientes distanciam-se de suas equipes e as deixam realizar seu trabalho. Eles proporcionam a base (fatores favoráveis), desenvolvem a capacidade da equipe de funcionar bem e oferecem treinamento. Espera-se que este quadro sepulte o conceito de líder como comandante, isto é, a ideia de que líderes de equipes eficientes tomam decisões sozinhos e mandam ordens para os outros membros.

▶ **Líderes de equipes *template***

Como talvez seja óbvio, o papel do líder de uma equipe *template* clínica não está bem caracterizado pela explicação de liderança neste capítulo. Os líderes de equipes *template* poderiam ser considerados como exceções entre os líderes de equipes. Contudo, é mais correto dizer que eles têm um papel diferente. As equipes *template* são, em geral, de curta duração; por exemplo, as equipes de CCs, equipes de resgate, de auxílio de emergência e equipes de partos por cesariana. O tempo não permite que o líder capacite, desenvolva ou treine a equipe. O líder de uma equipe *template* clínica tem a responsabilidade de conservar um sentido de propósito comum na equipe e manter seus membros focados na conquista do objetivo, mas ele não pode exercer as outras competências listadas nos Quadros 8-2, 8-3 e 8-5 porque o tempo não lhe permite assumir essas atividades. Uma equipe *template* depende profundamente de providências institucionais que são estabelecidas antes de ela ser formada e começar a funcionar. Essas providências constituem o trabalho do responsável geral da equipe, que muitas vezes é um comitê. O papel do responsável geral é discutido no Capítulo 12.

O líder de uma equipe *template* é um gestor operacional, em vez de um verdadeiro líder. A distinção entre líderes e gestores aparece com frequência na literatura sobre liderança e é especialmente bem caracterizada por John Kotter (1996, pp. 25-30). A liderança está envolvida com previsão, definição de objetivos, manutenção do alinhamento das pessoas trabalhando em direção aos objetivos e motivação ou inspiração. A gestão diz respeito à sustentação do trabalho realizado no dia a dia, ou seja, execução, controle e solução de problemas.

As equipes *template* necessitam de gestores, não líderes do tipo exigido para chefiar serviços clínicos ou organizações inteiras. Um cirurgião dirigindo uma equipe de CC, por exemplo, está envolvido muito mais com gestão do que com liderança. Algumas equipes *template* clínicas precisam ter um líder médico para dirigir as operações. Outras equipes *template* clínicas necessitam de uma líder enfermeira ou de um líder dentista, ou de um líder farmacêutico e assim por diante, dependendo da natureza do trabalho realizado pela respectiva equipe.

O LÍDER DE UMA EQUIPE CLÍNICA DEVE SER UM MÉDICO?

Nos Casos 8-2 e 8-3, são descritas equipes clínicas reais. Ambas são chefiadas por médicos, a Dra. Gupta e o Dr. Schreiber. (A equipe no Caso 8-1 é uma equipe de gestão, chefiada pela Sra. Jarak, uma enfermeira.) O líder de uma equipe clínica real deve ser sempre um médico? A resposta é "não", e isso pode surpreender alguns médicos e talvez outros clínicos e gestores. A resposta merece uma explicação.

Primeiro, deve ser observado que no atendimento de saúde não há uma opinião generalizada de que o líder de uma equipe de gestão precisa ser um médico – ou uma enfermeira, um farmacêutico ou qualquer outro clínico. Os CEOs de hospitais e sistemas de saúde integrados são regularmente pessoas treinadas em gestão e não têm treinamento ou experiência em clínica. Existem, evidentemente, CEOs enfermeiros e CEOs médicos, mas eles são incomuns. Os administradores atuam bem como CEOs porque se envolvem com atividades administrativas e contam com enfermeiros para prestar atendimento em enfermagem, médicos para praticar medicina e assim por diante. O diretor de enfermagem (CNO) e o diretor médico (CMO) de um hospital prestam contas ao CEO, mas isto não significa que ele dirija a atividade de enfermagem do CNO ou a atividade médica do CMO. O papel do CEO está limitado ao monitoramento do trabalho do CNO e do CMO para garantir que eles executem bem os seus papéis. Em geral, para realizar esse monitoramento adequadamente, um CEO conta com avaliações que ele solicita de enfermeiras sobre o CNO e de médicos sobre o CMO. Da mesma maneira, o CEO de uma grande corporação, com operações técnicas altamente complexas, não precisa ser alguém com treinamento nessas áreas técnicas. O CEO da Shell Oil Company, por exemplo, não precisa ser um geólogo ou um engenheiro especializado em petróleo. E o CEO da Shell não instrui o geólogo-chefe ou o engenheiro-chefe na tomada de decisões sobre geologia ou engenharia do petróleo.

Segundo, existem muitas equipes reais interprofissionais chefiadas por enfermeiros, farmacêuticos, assistentes sociais, psicólogos ou outros que não são médicos. As clínicas administradas por enfermeiras são constituídas por enfermeiras especializadas, além de outros profissionais, e são dirigidas por enfermeiras. Os programas de administração de medicação são dirigidos por farmacêuticos e às vezes incluem enfermeiras. As clínicas de saúde mental que prestam aconselhamento e psicoterapia são dirigidas por assistentes sociais, em alguns casos, e por psicólogos, em outros. Existem vários exemplos de equipes em que não há médico, razão pela qual o líder não é um médico.

Terceiro, por muitos anos, equipes interprofissionais com membros médicos funcionaram com líderes cujas profissões não eram medicina. A situação do Serviço de Saúde Mental Cypress, descrita no Caso 8-5, é um caso real (mas disfarçado). Aquele Serviço incluía médicos e, mesmo assim, o líder era uma assistente social. Em alguns grupos médicos, optometristas e oftalmologistas atuam sob a liderança de um optometrista. Alguns serviços de reabilitação empregam médicos de atenção primária ou psiquiatras que trabalham em unidades dirigidas por enfermeiros.

A ideia de que o líder de qualquer equipe clínica deve ser um médico origina-se de um conceito comum (mas supersimplificado) do papel do líder, a saber, o conceito de líder como comandante, discutido acima na explicação sobre o que os líderes fazem. Associada a este conceito, está a ideia de que o líder da equipe corretamente tem a última palavra sobre qualquer questão que poderia surgir e que de vez em quando ele exercita esta autoridade. Conforme aplicado a equipes clínicas, o líder da equipe deve ser um médico (1) porque somente os médicos têm conhecimento suficiente para tomar decisões sobre qualquer questão que possa surgir; (2) porque qualquer outro profissional no papel de líder poderia desautorizar decisões de atendimento de pacientes tomadas por outros profissionais (incluindo médicos), às vezes causando danos aos pacientes; e (3) porque somente os médicos têm o conhecimento e visão para definir o futuro e dirigir a equipe.

Este conceito do líder é uma ficção. Mesmo os CEOs tirânicos e chefes militares não possuem conhecimento suficiente para exercer poder de maneira eficiente nessa escala. O mesmo vale para os médicos. Em primeiro lugar, os médicos não possuem conhecimento suficiente para decidir sobre toda questão que possa surgir na prática clínica. Eles contam com enfermeiros, farmacêuticos, fisioterapeutas e muitos outros profissionais para aplicar seu conhecimento no atendimento de pacientes; e os médicos frequentemente não estão em posição de questionar os outros profissionais – como eles geralmente reconhecem. Na maioria dos estados norte-americanos, por exemplo, a lei exige médicos para autorizar serviços que eles não compreendem. Qualquer médico de atenção primária pode relatar situações de trabalho conjunto com um fisioterapeuta, sobretudo quando são necessárias terapias ao paciente. Segundo, mesmo que fosse verdade que o líder da equipe pudesse desautorizar qualquer decisão de atendimento de paciente tomada por outro profissional – pela expedição de uma ordem revogando a decisão ou retirando o profissional da equipe – a probabilidade de um líder fazer isto é desprezível ou nula. Circunstâncias muitos raras poderiam determinar que um líder demitisse um membro da equipe – por exemplo, porque o indivíduo é incompetente ou tem capacidade mental reduzida – mas havendo este tipo de razão para demissão, ela é determinada pela deficiência e não pela divergência sobre qualquer decisão especial que o indivíduo tenha cometido. Os CEOs de companhias petrolíferas não desautorizam os julgamentos de geólogos sobre onde encontrar petróleo, e os CEOs de hospitais não dizem aos cardiologistas (sejam empregados do hospital ou não) como realizar cateterismos. Evidentemente, é concebível que um líder de equipe clínica possa expedir ordens além da sua competência profissional, porque o subalterno tornou-se corrupto ou mentalmente incapacitado ou passou a apresentar delírios. Uma pessoa ordenada a agir contrariamente ao seu julgamento profissional teria toda a razão para opor-se ao líder da equipe e agir para a sua destituição. Terceiro, embora os médicos geralmente tenham mais anos de estudos e treinamento do que outros profissionais de saúde, seu conhecimento apresenta limites. Eles também possuem seus próprios valores e perspectiva sobre atendimento de saúde, como os têm os enfermeiros, farmacêuticos e profissionais em qualquer outra área de atendimento (ver Cap. 3). Eles não são os únicos em condições de fazer previsões a respeito do atendimento de saúde. Na verdade, alguns dos que tiveram as visões mais inovadoras e duradouras para o futuro do atendimento de saúde não eram médicos, por exemplo, William Beveridge, no Reino Unido (arquiteto do Serviço Nacional de Saúde) e Henry J. Kaiser (do consórcio Kaiser Permanente nos EUA).

Alguns autores sobre equipes de atendimento de saúde têm mencionado a predominância duradoura da medicina no atendimento de saúde e têm argumentado que esta predominância não é mais justificada no estágio atual de profissionais altamente especializados, muitos dos quais empregam conhecimento e habilidades que não se enquadram no escopo da medicina. A solução às vezes proposta é mudar a liderança em uma equipe de atendimento de saúde de um profissional para um outro, à medida que as necessidades do paciente mudam, não havendo mais, portanto, um único líder (Reeves et al., 2010). Esta proposta é uma tentativa de contornar o problema e baseia-se também em um equívoco sobre o que os líderes eficientes fazem. Toda equipe precisa de um líder (ou dois colíderes), conforme discutido no Capítulo 6. Sem um líder, as necessidades organizacionais da equipe não podem ser satisfeitas. Mudar o líder porque as necessidades dos pacientes mudaram é algo que não se justifica e convida à ambiguidade e à frustração. Evidentemente, as necessidades dos pacientes deveriam ser satisfeitas pelos profissionais que podem melhor atendê-las. Um paciente que tem apendicite precisa de um cirurgião. Se mais tarde o paciente precisar de orientação sobre onde ficar durante o período de convalescença, esta necessidade deverá ser satisfeita por uma assistente social. Porém, está completamente fora de questão mudar os líderes organizacionais de cirurgião para assistente social e, posteriormente, para um terceiro profissional que possa satisfazer alguma outra necessidade do paciente. Além disso, uma equipe de atendimento de saúde, muitas vezes, ocupa-se com vários pacientes simultaneamente. Quais necessidades dos pacientes determinariam quem é o líder? Esta abordagem para definir a liderança da equipe não tem argumento defensável porque uma pessoa não presta atendimento de saúde na condição de líder. O líder é a pessoa que mantém as condições para a eficiência da equipe e oferece o desenvolvimento e o treinamento; esta pessoa deveria permanecer constante durante as mudanças nas necessidades dos pacientes. A determinação da liderança da equipe não depende dos serviços necessários para cada um dos pacientes em um dado momento.

Nos EUA, a liderança tradicional da medicina no atendimento de saúde frequentemente é desafiada pela profissão de enfermagem. A tensão entre as duas áreas tem uma história longa (Stein, 1967; Stein et al., 1990). Embora já existam algumas equipes clínicas interprofissionais que incluem médicos e são dirigidas por alguém de outra profissão, essas providências são incomuns e geralmente ocorrem em áreas relativamente pequenas de atendimento de saúde, não em áreas centrais (core) de atenção primária, atendimento médico especializado e atendimento cirúrgico. Muitos enfermeiros buscam igualdade de status com médicos. No entanto, atualmente, se uma equipe clínica em uma dessas áreas centrais incluir médicos, então o líder da equipe será um médico. As exceções a esta regra são raras. Nos EUA, existem algumas clínicas administradas por enfermeiros que empregam médicos, mas elas são incomuns (Hansen-Turton et al., 2010). Nós (os autores) não conseguimos identificar uma clínica em que médicos e enfermeiros se revezem na liderança. Na verdade, existem barreiras substanciais para estabelecer uma clínica de saúde que trate sua liderança desta maneira. As leis estaduais e as práticas de pagamento das companhias de seguro geralmente reforçam a exigência de se ter médicos na direção das clínicas de saúde.

As exigências educacionais para a profissão de enfermagem estão aumentando, o que amplia as oportunidades para seus profissionais, inclusive no campo da liderança no atendimento de saúde. A enfermagem está procurando melhorar o seu atendimento e a reputação de seus profissionais em relação aos médicos. Em 2011, o Instituto de Medicina publicou O Futuro da Enfermagem (The Future of Nursing) (Institute of Medicine, 2011). O relatório recomendou que o Congresso e os governos estaduais removessem barreiras das oportunidades de prática, de modo que os enfermeiros especializados tenham permissão "de explorar integralmente seus conhecimentos e treinamento" e que se tornem "fortes parceiros de médicos e outros profissionais de saúde, no redesenho do atendimento de saúde nos EUA" (Institute of Medicine, 2011, pp. 7, 9). A resposta da Associação Médica Americana (AMA, do inglês American Medical Association) foi rápida e negativa. A porta-voz da AMA disse que os EUA precisam de uma "equipe dirigida por médico no sistema de atendimento" e prosseguiu:

> Os enfermeiros são fundamentais para a equipe de saúde, mas não há comparação quanto à formação e ao treinamento. Os médicos têm sete anos ou mais de formação e mais de 10 mil horas de experiência clínica. A maioria dos enfermeiros clínicos tem somente 2 a 3 anos de formação e menos experiência clínica do que é obtida no primeiro ano de uma residência médica de três anos. Estes anos adicionais de formação e treinamento médicos são vitais para otimizar o atendimento do paciente, especialmente no caso de uma complicação ou emergência médica (O' Reilly, 2010).

Esta declaração reflete o equívoco explicado acima, de que o papel do líder em uma equipe clínica é o de supervisionar os clínicos e dar instruções que ele considera as melhores. O papel do líder não é clínico, mas sim organizacional. O líder capacita, desenvolve e treina a equipe. Este papel pode ser executado por um médico, um enfermeiro, uma assistente social ou qualquer outro profissional da saúde. O que importa é a competência da pessoa no exercício das funções de líder, não a profissão de saúde da pessoa.

Conforme explicado anteriormente, o líder de uma equipe *template* clínica tem um papel limitado e é um gestor operacional, ao invés de um verdadeiro líder de equipe. Os líderes de equipes *template* não as capacitam, desenvolvem ou treinam. Em vez disso, eles administram os acontecimentos minuto a minuto. Algumas equipes *template* precisam ser administradas por médicos, no sentido de que elas necessitam de permanente supervisão médica. Talvez a porta-voz da AMA estivesse pensando em certas equipes *template*, mas as necessidades dessas equipes – equipes de CCs, por exemplo – não justificam a generalização.

Os líderes de equipes clínicas reais não precisam ser médicos. Entretanto, caso sejam médicos, enfermeiros, farmacêuticos ou outros clínicos, eles necessitam ser líderes efetivos, se suas equipes desejam servir bem os pacientes.

RISCOS PARA OS LÍDERES DE EQUIPES

Para reforçar a importância das competências de líderes de equipes, é relevante considerar os riscos que eles devem reconhecer e evitar (West, 2012, pp. 77-79). Evidentemente, existem muitos riscos. Aqui, nós tratamos de apenas quatro, escolhidos porquê, muitas vezes, não são reconhecidos no exercício da atividade.

O primeiro erro a evitar é o de administrar indivíduos na equipe, ao invés da equipe inteira. Este é provavelmente o erro mais comum entre líderes de equipes clínicas, embora ele não seja tão frequente entre os líderes de equipes de gestão. Mesmo um líder que compreende que deveria focar no funcionamento da equipe pode cometer o deslize de administrar indivíduos, pois sempre há algum vestígio do conceito de líder como comandante. O erro se manifesta em reuniões feitas com membros individualmente e em reuniões da equipe em que o líder direciona quase todos os seus comentários para determinados indivíduos e não para o grupo. Para dirigir uma equipe eficiente, o líder deveria limitar o número de membros com os quais se reúne individualmente, bem como a frequência de reuniões com algum membro. O líder deveria também estimular duplas ou trios de membros a enfocar e resolver assuntos processuais ao invés de resolvê-los por intervenção direta. Por exemplo, ao desenvolver os procedimentos de fluxo de pacientes do novo Serviço de Saúde Mental descrito no caso 8-5, o Sr. Chin poderia ter se reunido individualmente com os terapeutas mestres em serviço social (MSW) e solicitado a cada um que tratasse de alguma parte do planejamento. Isto teria sido menos eficiente no longo prazo do que a escolha que ele fez de dirigir discussões nas reuniões operacionais mensais, nas quais ele solicitava a duplas ou trios de membros a elaboração de propostas a serem trazidas para a consideração do grupo. Esta abordagem satisfez as necessidades de estabelecer procedimentos e propiciar aos membros a prática de trabalho conjunto. Esta prática trouxe benefícios para o futuro da equipe. O Sr. Chin também tinha a equipe envolvida em vários processos de grupos nas reuniões mensais e nas reuniões externas como, por exemplo, confronto de ideias, negociação explícita de papéis e controvérsia construtiva (discutida no Cap. 9). A controvérsia construtiva é um método utilizado para garantir que diversas posições sobre um tema controverso sejam exploradas por um grupo (Tjosvold, 1998). Novamente, essas designações para a equipe inteira alimentavam as suas capacidades.

Segundo, o líder não deve presumir que os membros são competentes como membros de uma equipe. Os líderes reconhecem que precisam dar direção aos indivíduos apenas moderadamente, mas ainda ignoram o fato de que a capacidade de sucesso da equipe é limitada porque os indivíduos desconhecem o funcionamento dela. Aos olhos de muitos líderes de equipes eficazes, as competências para trabalho em equipe parecem ser questões de senso comum, mas muitos clínicos e alguns gestores não têm competências intuitivas para este tipo de trabalho e precisam ser ensinados. Felizmente, essas competências podem ser ensinadas, conforme explicado no Capítulo 14. No Caso 8-6, a Sra. Laguardia, diretora de Cirurgia no Memorial Rothesay, investia muito do seu tempo desenvolvendo habilidades em enfermeiros e técnicos do CC para a prática do trabalho em grupo. Ao longo do tempo, os membros da equipe adquiriram as habilidades para lidar com o ambiente social, para comunicar informações fundamentais de forma confiável e para exercitar várias outras competências de membros de equipes as quais foram discutidas no Capítulo 7.

Terceiro, o líder precisa abster-se de fornecer – à equipe ou aos indivíduos – instruções detalhadas sobre como atingir o objetivo da equipe. A responsabilidade principal do líder é esclarecer e reforçar seu objetivo, mas o meio para atingi-lo, tanto quanto possível, deveria ser deixado com a equipe (Hackman, 2002, pp. 73-83). Se os membros da equipe conceberem o meio para atingir o objetivo, provavelmente eles serão capazes de usar mais integralmente as habilidades e o conhecimento uns dos outros, pois se conhecem melhor do que o líder os conhece. Eles estarão também mais envolvidos na tarefa e é provável que assumam os métodos, uma vez que terão propriedade psicológica deles. Considere o Caso 8-4, do Centro Especializado Breslo, em que a Equipe de Liderança estava tentando aumentar o número de atendimentos por especialistas do Centro. A Sra. Rebold e o Dr. Steward estariam bem assessorados para criar uma força-tarefa com as pessoas do Atendimento Especializado e da Atenção Primária. A força-tarefa seria encarregada de conceber uma proposta para alcançar o objetivo. No final do Caso 8-4, o Dr. Steward disse que ele e a Sra. Rebold levariam o assunto para a equipe de liderança do grupo médico, sugerindo que esperavam elaborar uma solução na equipe de liderança sênior superior e retornar com a solução para a Equipe de Liderança do Atendimento Especializado para implementação. Esta abordagem seria menos promissora do que pedir uma proposta para aqueles que, no final, terão a tarefa de executá-la.

Quarto, o líder pode cometer um equívoco ao não buscar apoio organizacional para a equipe. Se não possuírem os recursos necessários para suas tarefas, as equipes não terão sucesso. Às vezes, os líderes esclarecem e reforçam o objetivo muito bem, mas depois simplesmente aceitam as restrições de recursos do local – muitas vezes, porque querem evitar conflito com seus superiores na organização. A elaboração de um orçamento, até certo ponto, envolve competição, e os líderes devem estar preparados para representar suas equipes neste processo. O líder deve também proteger a equipe de interferência externa, seja de pessoas hierarquicamente superiores na organização, seja de outras equipes que procuram estender seus interesses. Às vezes, as políticas institucionais afetam adversamente a equipe, como políticas de compensação e exceções, que o líder precisa identificar quando elas são necessárias para o funcionamento eficiente da equipe. O líder é o agente da equipe no trato com a organização maior. Ele deve gerenciar as relações hierárquicas como parte da direção da equipe.

EQUIPES DE AUTOGESTÃO

Às vezes, as equipes de saúde são descritas como de autogestão. A expressão *equipe de autogestão* sugere que ela não tem um líder, mas este não é o caso. A diferença entre equipes de autogestão e as equipes descritas neste capítulo está no fato de que o líder de uma equipe de autogestão afasta-se muito dela e não funciona como um membro regular (Wageman, 2001). Ele define o objetivo, estabelece o tamanho e a composição da equipe, além de autorizá-la a avaliar seu próprio trabalho e fazer alterações com base na consideração sistemática do seu progresso. O líder, em geral, não participa de reuniões da equipe, mas recebe relatórios regularmente e pode intervir. A equipe escolhe alguém que não o líder para coordenar as atividades, monitorar seu progresso, alocar recursos a serem utilizados por ela e assim por diante. Em outras palavras, ela normalmente procura contemplar todos os papéis de Belbin. Às vezes, a pessoa escolhida para coordenar as atividades da equipe é identificada como líder, mas este líder secundário, na verdade, funciona como um gestor e não exerce todas as competências listadas nos Quadros 8-2, 8-3 e 8-5. Essas competências são exercidas pelo verdadeiro líder sem interferência (*hands-off*) ou são distribuídas pela equipe. Por exemplo, pode-se esperar que a equipe como um todo crie sua identidade e garanta uma compreensão comum da sua abordagem para realizar seu trabalho.

As equipes de saúde bem dirigidas são similares às equipes de autogestão no sentido de que o líder esforça-se para fomentar a capacidade da equipe de desenhar processos de trabalho, toma decisões, resolve problemas e assim por diante. Equipes de autogestão plenas e equipes com forte liderança de cima para baixo podem ser consideradas como os dois extremos de um espectro. As equipes de saúde bem dirigidas estão em uma posição intermediária.

É muito raro que equipes clínicas consigam ser verdadeiramente equipes de autogestão. O líder quase sempre participa da equipe, mesmo se evita dirigir indivíduos ou usurpar as funções que seriam exercidas pelos membros trabalhando de maneira interdependente. As equipes de autogestão são mais comuns, mas ainda pouco frequentes, entre as equipes de gestão de saúde. Em especial, as equipes de projetos com objetivos definidos e uma clara linha do tempo são, às vezes, de autogestão.

CONCLUSÃO

Os líderes de equipes podem ser nomeados ou eleitos. As pessoas podem também se tornar líderes como parte do desenvolvimento histórico de um grupo ou organização. Os líderes eficientes não são autocratas de cima para baixo. Em vez disso, eles capacitam a equipe atendendo às suas necessidades básicas, desenvolvem-na pelo acréscimo de membros mediante critério justo e treinam-na. Cada uma destas três tarefas exige certas competências do líder. A escolha do líder não deveria depender da sua profissão, porque a direção eficiente de uma equipe demanda o uso de habilidade organizacional, não o exercício de habilidade clínica ou o uso de conhecimento clínico. Os riscos comuns para os líderes de equipes são administrar indivíduos em vez de equipe, assumindo que os membros tenham competências para trabalho em equipe quando não têm; prestar orientação demasiada à equipe; não conseguir procurar apoio organizacional. Nas equipes de autogestão, o líder guarda certa distância da equipe e estimula-a a gerir a maior parte das suas atividades.

Tendo estabelecido o papel e as competências dos líderes de equipes, a seguir tratamos com mais detalhes as três áreas de que uma equipe necessita para se desenvolver sob a orientação do líder: tomada de decisões, criatividade e administração de conflitos.

REFERÊNCIAS

Baldwin KS, Dimunation N, Alexander J. Health care leadership and the dyad model. *Physician Exec.* 2011;37(4):66-70.

Belbin RM. *Team Roles at Work*. 2nd ed. Burlington, MA: Butterworth-Heinemann; 2010.

Drinka TJK, Clark PG. *Health Care Teamwork: Interdisciplinary Practice and Teaching.* Westport, CT: Auburn House; 2000.

Hackman JR. *Leading Teams: Setting the Stage for Great Performances.* Boston, MA: Harvard Business School Press; 2002.

Hansen-Turton T, Bailey DN, Torres N, et al. Nurse-managed health centers. *Am J Nurs.* 2010;110:23-26.

Institute of Medicine. *The Future of Nursing: Leading Change, Advancing Health.* Washington, DC: National Academies Press; 2011.

Kotter JP. *Leading Change.* Boston, MA: Harvard Business School Press; 1996.

Marine Corps. *Command and Control.* Washington, DC: Department of the Navy; 1996. http://navsci.berkeley.edu/ma20/MCDP%20Books/MCDP%206,Command%20and%20Control.pdf. Accessed March 4, 2013.

O'Reilly KB. IOM urges greater role for advanced-practice nurses. *Am Med News.* October 20, 2010. http://www.ama-assn.org/amednews/2010/10/18/prsd1020.htm. Accessed June 30, 2012.

Reeves S, Macmillan K, Van Soeren M. Leadership of interprofessional health and social care teams: a socio-historical analysis. *J Nurs Manag.* 2010;18:258-264.

Stein LI. The doctor-nurse game. *Arch Gen Psychiatry.* 1967;16:699-703.

Stein LI, Watts DT, Howell T. The doctor-nurse game -revisited. *N Engl J Med.* 1990;322:546-549.

Thompson LL. *Making the Team: A Guide for Managers.* 4th ed. Upper Saddle River, NJ: Prentice Hall; 2011.

Tjosvold D. Cooperative and competitive goal approach to conflict: accomplishments and challenges. *Appl Psychol.* 1998;47:285-342.

Tuckman BW. Developmental sequence in small groups. *Psychol Bull.* 1965;63:384-399.

Tuckman BW, Jensen MAC. Stages of small-group development revisited. *Group and Organizational Studies.* 1977;2:410-427.

Wageman R. How leaders foster self-managing team effectiveness: design choices versus hands-on-coaching. *Organization Science.* 2001;12:559-577.

West MA. *Effective Teamwork: Practical Lessons from Organizational Research.* 3rd ed. Chichester, UK: John Wiley & Sons, Ltd.; 2012.

Zismer DK, Brueggemann J. Examining the "dyad" as a management model in integrated health systems. *Physician Exec.* 2010;36(1):14-19.

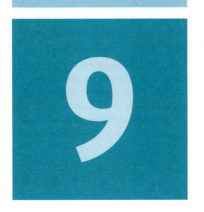

Tomada de decisões em equipes de saúde

Nos Capítulos 8 a 11, discorremos sobre a liderança de equipes. O Capítulo 8 descreve a escolha, o papel e as competências de líderes de equipes. Os Capítulos 9 a 11 tratam de maneira mais completa de tópicos com importância especial para os outros membros. Este capítulo examina a tomada de decisões nas equipes, o Capítulo 10 aborda o fomento da criatividade e o Capítulo 11 lida com a administração de conflitos.

QUE DECISÕES AS EQUIPES E OS SEUS MEMBROS TOMAM?

Os casos 9-1 a 9.3 ilustram várias decisões que são tomadas em equipes de saúde.

CASO 9-1

O médico Robert Jarna, HD, atuava em uma clínica com oito médicos e três enfermeiras clínicas (NPs, do inglês nurse practitioner). Ele acompanhou Michael Penine por 11 anos, fazendo atendimento clínico geral. Nos últimos 18 meses, a pressão sanguínea do Sr. Penine tornara-se constantemente alta, com três registros elevados nos últimos quatro meses. Antes do tratamento, o Dr. Jarna ouviu o histórico do paciente e examinou-o fisicamente. O Sr. Penine relatou que ocasionalmente tinha episódios de aceleração dos batimentos cardíacos sem qualquer motivo aparente. Não havia quaisquer outros sintomas associados. O Dr. Jarna solicitou vários exames para detectar disfunção renal e outras possíveis causas subjacentes da alta pressão sanguínea (hipertensão). Devido aos episódios de aceleração dos batimentos cardíacos, ele decidiu incluir uma coleta de urina por 24 horas para verificar possível presença de feocromocitoma, um raro tumor secretor de hormônios que provoca aumento da pressão sanguínea em 0,1% das pessoas hipertensas.

CASO 9-2

Mary Thiessen, 74 anos, era uma paciente da unidade de atendimento transitório (cuidados intermediários) de um centro de saúde que prestava uma ampla gama de serviços a pessoas idosas e a pessoas mais jovens incapacitadas. Os serviços incluíam atendimento domiciliar de longo prazo, atendimento-dia e muitos outros. A Sra. Thiessen fora admitida para a unidade transitória após hospitalização por um acidente vascular cerebral. A finalidade da sua permanência na unidade transitória era determinar se necessitaria de cuidados de enfermagem e outro atendimento por um prazo mais longo. O staff profissional da unidade transitória consistia de várias enfermeiras registradas (RNs, do inglês registered nurse), duas assistentes sociais, um farmacêutico clínico e um médico geriatra. A Sra. Thiessen permaneceu na unidade por mais de 10 dias; suas necessidades foram avaliadas por uma enfermeira, uma assistente social, um farmacêutico e um médico. As opções para o seu atendimento de longo prazo foram discutidas amplamente com a Sra. Thiessen e sua família. Ela participou de uma reunião com a presen-

ça de todos os profissionais que avaliaram suas necessidades. A Sra. Thiessen foi convidada a participar da discussão. A reunião foi presidida pela enfermeira-chefe da unidade, e todos os profissionais contribuíram para a discussão, como o fez a filha da Sra. Thiessen e o fisioterapeuta que foi solicitado a participar do planejamento. No final, a equipe chegou ao consenso de que a Sra. Thiessen seria mais bem assistida indo para a residência da sua filha, onde ambas seriam visitadas duas vezes por semana por um assistente de atendimento domiciliar. Uma vez por semana, a Sra. Thiessen seria levada por sua filha até o centro de atendimento para uma sessão de fisioterapia; em casa, ela faria diariamente exercícios de fortalecimento e de alongamento, com a ajuda da filha. A curto prazo, a Sra. Thiessen seria examinada pelo médico da atenção primária; seu médico, que não trabalhava no centro de saúde, estava de acordo com o plano. A Sra. Thiessen achou o plano ótimo.

CASO 9-3

O médico Peter Lee trabalhava em San Bernardino, Califórnia, com outros quatro médicos de família e cinco assistentes médicos. Há alguns anos, Ann Morrison, uma das assistentes médicas, observou que estavam ocorrendo atrasos frequentes e desnecessários, após os pacientes passarem por visitas de atendimento preventivo, porque o médico ordenara uma imunização, geralmente uma vacina de tétano-difteria (Td) ou uma vacina contra a gripe. Os pacientes tinham de esperar até que o assistente médico estivesse disponível para administrar a imunização. Em geral, a espera era de apenas alguns minutos, mas, às vezes, os pacientes esperavam 30 ou 40 minutos. A Sra. Morrison e o Dr. Lee propuseram à equipe a expedição de uma ordem de serviço para que um assistente médico pudesse determinar a necessidade de imunização do paciente e administrá-la antes que o médico o examinasse. Em uma das reuniões mensais da equipe, esta proposta foi discutida e acordada. Uma ordem de serviço formal foi redigida e adicionada ao manual de práticas de políticas e procedimentos.

Essas três histórias ilustram três tipos diferentes de decisões tomadas em equipes de saúde. Na primeira história, sobre o Dr. Jarna e o Sr. Penine, a decisão destacada é examinar ou não a urina do paciente, para verificar compostos bioquímicos produzidos por um tipo de tumor. Esta foi uma *decisão clínica individual*. Embora o Dr. Jarna trabalhasse em uma equipe, a decisão de fazer o exame de urina não foi da equipe. Era adequado que essa decisão fosse tomada pelo Dr. Jarna sozinho, com base no seu conhecimento médico e na sua avaliação dos sintomas do paciente. O Dr. Jarna pode ter envolvido o Sr. Penine para a tomada de decisão, pelo menos perguntar-lhe se gostaria de coletar a urina por 24 horas. Existe uma vasta literatura sobre tomada de decisão individual no atendimento de saúde, incluindo métodos de raciocínio e perigos psicológicos (Alfaro-LeFevre, 2013; Groopman, 2007; Kassirer et al., 2010). As decisões deste tipo, no entanto, não são de equipe e tampouco são tratadas neste capítulo, que examina como as decisões são tomadas em equipes e que riscos elas originam.

Na segunda história, foi tomada uma *decisão clínica em equipe* no atendimento da Sra. Thiessen. A decisão a respeito do plano recomendado à Sra. Thiessen exigiu a colaboração de pessoas de diferentes profissões, assim como da filha da paciente. Era também necessário – ou pelo menos altamente desejável – que os profissionais e a filha concordassem sobre a decisão, pois a apresentação de uma decisão sem consenso provavelmente teria angustiado a Sra. Thiessen e sua filha e deixado-as desorientadas. Ninguém estava em condições de "ordenar" a Sra. Thiessen ou a sua filha para assumir uma determinada linha de ação, mas ambas esperavam orientação da equipe. A tomada de decisões por equipe clínica é abordada neste capítulo.

As outras decisões examinadas neste capítulo são as *decisões de gestão de equipes*. O Caso 9-3, sobre a Sra. Morrison, o Dr. Lee e sua equipe, ilustra este tipo de decisão. A decisão de ordens de serviço sobre imunizações de rotina necessitou da colaboração de médicos e de assistentes médicos, para garantir que o novo processo funcionasse tranquilamente e que todos estivessem confortáveis com a mudança no papel dos assistentes médicos. Por exemplo, a equipe precisaria tratar de quaisquer assuntos legais entre os membros da equipe. No entanto, a decisão não se relacionava a um paciente em especial, razão pela qual ela não era identificada como uma *decisão clínica*. Em vez disso, ela era uma decisão sobre como a equipe conduziria seu trabalho. Neste caso, a decisão de gestão foi tomada por um grupo de clínicos funcionando como uma equipe de gestão. Evidentemente, as equipes de gestão constituídas unicamente de gestores tomam decisões similares sobre processos que utilizam em seu trabalho. As decisões de gestão de equipes podem ser sobre processos, tal como o processo de imunização, ou sobre outros assuntos de gestão, incluindo gastos de capital ou estratégia competitiva para uma organização de saúde como um todo.

Quadro 9-1 Modelos de tomada de decisões em equipes

Autoridade central forte
Votação
Acordo unânime
Consenso

MÉTODOS DE TOMADA DE DECISÕES EM EQUIPES

As quatro escolhas básicas de tomada de decisões em equipes são apresentadas no Quadro 9-1. O método empregado por uma equipe na tomada de decisões é um elemento fundamental no desenho da equipe, conforme explicado no Capítulo 12. A questão é central na especificação do papel e autoridade do líder da equipe. As quatro opções estão ilustradas nos Casos 9-4 a 9.7.

▶ Autoridade central forte

CASO 9-4

John Smith foi levado por uma ambulância para o Serviço de Emergência do Hospital Geral Regional, um Centro do Trauma de Nível I. Ele havia sofrido vários tiros no tórax, tendo sido rapidamente encaminhado à Sala de Trauma #1 e examinado pelo Dr. Roy Chapman, um cirurgião de trauma e chefe da equipe naquela noite. Uma enfermeira mediu a pressão sanguínea e as pulsações do Sr. Smith. Um técnico instalou eletrodos eletrocardiográficos no tórax do paciente. A pressão sanguínea dele estava baixa, e as pulsações estavam aceleradas. Um exame físico rápido revelou que ele estava inconsciente e sangrando em dois ferimentos causados pelos tiros, um no centro do tórax e outro no lado esquerdo. Em três minutos, o Dr. Chapman ordenou a administração de soro intravenoso em taxa rápida, bem como uma transfusão de glóbulos vermelhos, plasma fresco congelado e plaquetas para controlar a hemorragia. O Dr. Chapman suspeitava que a aorta do Sr. Smith estivesse perfurada por uma bala. Em mais alguns minutos, o Sr. Smith foi levado para a sala cirúrgica.

O Caso 9-4 ilustra a tomada de decisão por *autoridade central forte*. Embora a colaboração de diferentes profissionais fosse relevante para a decisão, o tempo não permitia uma decisão baseada na deliberação da equipe. A estrutura da equipe do trauma sustentou a autoridade forte na pessoa do líder, que na noite em questão era o Dr. Chapman. Se o líder está bem informado e faz um bom diagnóstico, a ação transcorre de maneira rápida e eficiente. Esta abordagem para tomada de decisões em equipes é muitas vezes descrita como *autocrática* ou *militar*, sendo apropriada para situações de alto risco em que é exigida uma ação rápida para conseguir resultados desejáveis ou para evitar graves resultados adversos. No atendimento de saúde, o uso deste modelo não é comum. O número de decisões por equipes de emergência extrema é uma pequena parte das decisões tomadas diariamente em contextos clínicos. Embora os casos referentes à tomada de decisões por autoridade central forte sejam facilmente compreendidos e muitas vezes citados como exemplos de admirável liderança de equipe, eles, na verdade, são raros. A tomada de decisões por autoridade central forte não serve bem como um paradigma do atendimento de saúde, ainda que seja inteiramente apropriada em algumas situações.

Algumas equipes eficientes utilizam a autoridade central forte para tomar decisões, mesmo que o tempo pudesse permitir a discussão e a tomada de decisões conjunta pelos membros da equipe. As decisões consideradas triviais pelos membros da equipe podem ser conduzidas de maneira eficiente pela autoridade central, sem consulta. Por exemplo, a decisão sobre a cor de um novo carpete raramente é um assunto que demanda a contribuição de todos os membros da equipe. Em outros casos, o líder pode consultar um ou vários membros antes de tomar uma decisão usando sua própria autoridade. Muitas equipes de liderança administrativa de atendimento de saúde funcionam desta maneira.

Votação

CASO 9-5

A Clínica do Coração Riverside foi introduzida no Capítulo 6. Doze cardiologistas e cinco enfermeiras clínicas (NPs) atuavam nesta Clínica. Há aproximadamente quatro anos, quase todos eles reconheceram que tinham um problema com a escala de férias. Embora os cardiologistas e as NPs estivessem dispostos a dar cobertura aos seus colegas ausentes na clínica e em dois hospitais onde trabalhavam, às vezes havia poucos cardiologistas e NPs na cidade para examinar todos os pacientes que necessitavam de atendimento. Nessas ocasiões, os cardiologistas e NPs tinham agendamento de três pacientes para a mesma hora. Os pacientes, muitas vezes, esperavam 2 a 3 horas para serem atendidos. Os cardiologistas deslocavam-se de um local a outro, cumprindo uma agenda apertada para realizar cateterismos em diferentes hospitais.

O grupo convocou uma reunião especial de todos os 22 profissionais, que foi presidida pelo médico Sam Lawrence, o cardiologista sênior. Dezenove compareceram. Não houve necessidade de esclarecer o problema, pois todos compreendiam o assunto. O Dr. Lawrence explicou que ele e dois outros colegas se encontraram anteriormente e elaboraram três possíveis soluções, que agora seriam levadas para a consideração do grupo: (1) limitar separadamente o número de cardiologistas e NPs que poderiam sair a qualquer momento, e todos teriam de se respeitar um cronograma, no qual vale o critério da ordem de chegada (first-come-first-serve); (2) definir uma data para solicitações de férias, a ser submetida para o próximo ano e, em seguida, estabelecer grupos para aquelas semanas solicitadas por um número maior de pessoas do que o número permitido; (3) a adoção da solução 1, no entanto, desconsiderava o período de Natal e Ano Novo e possivelmente outras ocasiões especialmente populares, que poderiam ser tratadas com uma rotatividade de ciclos de 3 anos, em vez de adotar o método da ordem de chegada. O Dr. Lawrence não estava manipulando a situação. Ele desejava sinceramente uma solução para um problema que tinha se tornado motivo de aflição para muitas pessoas na clínica.

O Dr. Lawrence convidou todos para uma reunião para propor opções adicionais visando à solução do problema. Contudo, nada foi proposto, e isto não surpreendeu, pois, com exceção do Dr. Lawrence, ninguém ali sabia da pauta da reunião, pois ela não fora previamente comunicada. O Dr. Lawrence disse a todos que teriam bastante tempo para discutir as opções e, após, votariam, a menos que chegassem a um acordo geral durante a discussão. Seguiu-se uma discussão acalorada de 90 minutos das três alternativas, incluindo muitas sugestões de modificações. Finalmente, ficou claro ao Dr. Lawrence – e a todos os outros – que o acordo não seria possível. Ele, então, encaminhou a votação. Houve nove votos para a opção 1, seis para a opção 2 e quatro para a opção 3. Desejando uma decisão majoritária, o Dr. Lawrence excluiu então a opção 3 e solicitou que o grupo votasse novamente. Treze pessoas votaram na opção 1 e 6 votaram na opção 2. O Dr. Lawrence anunciou o resultado e disse que a escala de férias seria elaborada de acordo com a opção 1, assim que outros detalhes fossem resolvidos por ele e dois gestores administrativos da Clínica.

Os seis membros do grupo que votaram na opção 2 deixaram a sala irritados. Além disso, cinco dos 13 que votaram na opção 1 saíram zangados, porque preferiam outra variante da opção 1.

A votação é uma alternativa para a tomada de decisões por autoridade central forte. Às vezes, este modelo funciona bem, mas, com frequência, não. No caso da decisão tomada pela Clínica do Coração, a maioria da equipe deixou a sala insatisfeita; isto não é um bom sinal para a implementação do processo de escala de férias.

Existem muitas regras diferentes que podem ser usadas para chegar a uma decisão por votação (Thompson, 2011, pp. 157-158). Por exemplo, cada votante pode ser solicitado a classificar cada opção em uma escala, digamos, de 1 a 10. Após, calcula-se a média das classificações de todos os eleitores, e a opção com a classificação média mais alta é declarada vencedora. Ou a opção com a classificação mediana mais alta pode ser declarada vencedora. Mais comumente, os votantes são solicitados a votar em uma opção que preferem, sem considerar as demais, e a opção que recebe uma pluralidade de votos é declarada vencedora. A pluralidade de votos é o total mais alto, independentemente se este número é uma maioria do conjunto de votos, ou seja, se este número é mais do que a metade dos votos. A regra da pluralidade é usada em quase todas as eleições nos EUA e é, muitas vezes, adotada por equipes. Na reunião da Clínica do Coração, o Dr. Lawrence estipulou que o grupo usaria a regra da maioria em vez da regra da pluralidade, excluindo, portanto, a opção com menos votos na primeira votação; o grupo votou novamente, assegurando, assim, que uma das opções recebesse a maioria dos votos. Esta regra também é usada quando as equipes votam. A regra da maioria e a regra da pluralidade geralmente funcionam bem para chegar a decisões que mais tarde podem ser estimadas em comparação a algum padrão objetivo, por exemplo, quando grupos escolhem entre soluções propostas para problemas, e aquelas soluções são mais tarde testadas para definir se foram bem-sucedidas (Hastie e Kameda, 2005). Evidentemente, nem todas as decisões de grupo podem ser avaliadas desta maneira, pois algumas delas dizem respeito a assuntos de preferência pessoal. Contudo, em votação, não há necessidade de usar regras de decisão, que são mais complicadas que a regra da pluralidade e a regra da maioria, exceto em situações muito raras.

A despeito dos seus pontos fortes, a regra da maioria e a regra da pluralidade têm várias desvantagens na tomada de decisões em equipes. Por exemplo, nenhum procedimento leva em consideração a força da convicção entre aqueles que estão votando. Um voto com paixão tem o mesmo valor de um voto de alguém que é praticamente indiferente em relação às alternativas. Portanto, essa maioria pode consistir de pessoas que se preocupam pouco com a escolha, enquanto a minoria preocupa-se profundamente. Um resultado deste tipo pode causar ressentimento e dificuldades mais tarde. A votação tende a polarizar a equipe e interferir na negociação para alcançar um meio-termo que possa gerar uma solução aceitável para um número maior de pessoas do que uma pluralidade ou maioria simples. Na reunião da Clínica do Coração, a equipe poderia ter sido capaz de trabalhar com variações nas opções 1 a 3 e chegar a uma solução com apoio mais amplo, se não achasse que elas estavam direcionadas para um voto no final da discussão. Igualmente, uma vez que não estimula a interação colaborativa para construir novas opções, a votação não promove o apoio para a decisão que finalmente é tomada. A votação pode propiciar um caminho rápido para a decisão, mas a longo prazo, muitas vezes, ela tem efeitos desfavoráveis significativos.

Por outro lado, a votação tem um papel muito útil na tomada de decisões em equipes. Ela é um método rápido e simples para decidir assuntos com que ninguém na equipe está seriamente envolvido. Por exemplo, a escolha do restaurante para uma reunião com colegas é um assunto sobre o qual os membros da equipe gostam de opinar, embora geralmente ninguém esteja seriamente comprometido com qualquer resultado em especial. Neste tipo de situação, as três opções podem ser apresentadas e colocadas para uma votação rápida.

Eventualmente, a votação tem um papel central e valioso em grupos que não são equipes, especificamente em grupos constituídos de competidores, por exemplo, os diretores-executivos (CEOs) de hospitais reunidos em um encontro da associação hospitalar. Neste tipo de ambiente, a tomada de decisões por comum acordo é frequentemente muito mais lenta do que a tomada de decisões por votação, e o esforço para chegar a um acordo acaba gerando conflito interpessoal e frustração em vez de apoio para a tomada de decisões (Tjosvold e Field, 1983). Em situações em que os participantes não compartilham um objetivo comum, mas compartilham alguns interesses, a votação é geralmente superior aos outros métodos de tomada de decisões em grupo.

▶ **Acordo unânime**

Em vez de orientar os cardiologistas e NPs da Clínica do Coração para um voto majoritário, o Dr. Lawrence poderia ter estabelecido no princípio que o grupo tomaria suas decisões por meio de um acordo entre todos os presentes, ou seja, por acordo unânime. Este é um terceiro modelo para tomada de decisões em equipes.

O uso do acordo unânime para a escolha da equipe força seus membros a dialogar e examinar várias alternativas. Este processo tende a produzir uma decisão que é amplamente aprovada, enquanto simultaneamente constrói o apoio para a implementação da decisão.

A desvantagem em requerer o acordo unânime para decisões, evidentemente, é que a equipe pode não ser capaz de tomar uma decisão. Suponha-se, por exemplo, que o Dr. Lawrence exigisse do grupo chegar a um acordo unânime sobre a escala de férias. Neste cenário, um ou mais membros do grupo que não festejam o Natal poderiam ter objetado o tratamento diferente dado a esta época do ano. E, similarmente, os membros que festejam a data poderiam ter defendido que todas as pessoas interessadas em ter férias nesse período teriam direito a isso, pelo menos a cada 3 ou 4 anos. Nessas circunstâncias, a unanimidade não teria sido alcançada. Exigir que cada membro da equipe afirme positivamente a decisão final é uma regra muito rígida para a tomada de decisões e, facilmente, pode resultar em negociações muito demoradas ou em impasses. Contudo, quando um forte apoio para uma decisão for necessário para garantir o comprometimento para sua implementação, a exigência de apoio unânime pode ser inteiramente apropriada.

▶ Consenso

Os perigos da votação e da decisão por unanimidade podem ser evitados relaxando só um pouco o critério de acordo unânime. Em vez de exigir que todos os membros da equipe afirmem positivamente a escolha feita, pode-se solicitar que cada membro disponha-se a aceitar a escolha feita ou "conviver com ela". Nós empregamos o termo consenso para acordo alcançado por aceitação geral, em vez de por afirmação positiva, e fazemos a distinção entre decisão por consenso e decisão por acordo unânime.

Por exemplo, suponha-se que o Dr. Lawrence tivesse proposto aos clínicos da Clínica do Coração negociar a escala de férias com base em decisão por consenso, conforme definido aqui. À medida que a reunião fosse avançando nos 90 minutos destinados a ela, algum membro interessado em garantir uma semana de férias no Natal, pelo menos a cada três anos, poderia ter proposto a rotatividade de pessoas dispostas a tirar férias nesta época. Neste momento, ele poderia ser contestado por alguém sem interesse especial nesta semana, mas que gostaria de ausentar-se para o Rosh Hashaná sempre que possível (ou alguém que gostaria de ausentar-se no final do Ramadan). Diante dessa situação, alguém no grupo poderia propor que cada pessoa indicasse um desses períodos especialmente populares como seu "principal período de férias". Todos aqueles que escolhessem a semana do Natal participariam de uma rotatividade; os que escolhessem o Rosh Hashaná participariam de uma rotatividade separada e assim por diante – independentemente da sua religião, falta de religião ou qualquer outro critério de escolha de um período especial para as férias. Este acordo subentenderia que os que escolhessem a semana do Natal jamais poderiam faltar no Rosh Hashaná; aqueles que escolhessem o Rosh Hashaná jamais poderiam faltar na semana do Natal e assim por diante. Todos ganhariam alguma coisa com este acordo, mas todos perderiam também em flexibilidade. Alguns membros poderiam ficar descontentes com a perda de flexibilidade, mas possivelmente aceitariam o acordo, pois teriam a garantia de férias durante o período desejado, pelo menos a cada 3 ou 4 anos. Nessas circunstâncias, é possível que algumas pessoas não afirmem positivamente a proposta, ainda que possam aceitá-la. Assim, se o Dr. Lawrence testasse o consenso perguntando se todos poderiam "conviver com isto", ele poderia perceber o acordo presente na sala, ainda que sem muito entusiasmo. O consenso pode permitir que a equipe tome uma decisão e avance quando a exigência de acordo unânime resulta em um impasse.

Um motivo importante de o consenso ser mais fácil de ser obtido do que a unanimidade é que ele permite aos membros dizer que se opõem à escolha, embora também digam que desejam aceitá-la. Pode haver muitas razões para um membro da equipe aquiescer desta maneira, por exemplo, um desejo de apoiar o grupo para se chegar a uma decisão, em vez de ficar preso a uma expectativa de consideração futura diante de alguma outra dificuldade de escolha, ou um desejo de retribuir o tratamento atencioso da equipe em situações passadas.

O uso do consenso muitas vezes requer alguma preparação antes que a equipe tenha de tomar uma decisão. No caso da Clínica do Coração, teria sido relevante para um grupo pequeno, digamos de 4 a 5 pessoas, discutir opções e descobrir quais conflitos e compromissos poderiam ser previstos. Em seguida, 2 a 4 opções bem examinadas seriam apresentadas ao grupo.

▶ Escolhendo um método para a tomada de decisões

Situações diferentes exigem métodos diferentes de tomada de decisões em equipes. Situações de extrema urgência e alto risco, por exemplo, exigem uma decisão de autoridade central forte, como no caso da equipe de emergência com uma vítima de disparo com arma de fogo. A votação é adequada quando as alternativas são mais ou menos aceitáveis por todos os membros da equipe.

Contudo, a maioria das equipes de saúde usa os mesmos métodos para a maioria das suas decisões. As equipes de salas de emergência e outras equipes *template* clínicas usam a tomada de decisões por autoridade central forte, porque elas funcionam sob circunstâncias de urgência moderada a alta. Na sala cirúrgica, os cirurgiões exercem autoridade central na tomada de decisões – embora certas decisões sejam transferidas ao anestesista. Em situações de alta urgência em assuntos de relações públicas, o CEO de um hospital pode exercer autoridade similar. Por outro lado, a maioria das equipes reais prefere tomar decisões por consenso, frequentemente evitando a votação. Esta escolha é baseada no desejo de evitar conflitos e gerar amplo apoio para as decisões, ainda que este desejo geralmente não seja declarado de forma explícita e ou mesmo consciente entre os membros e líderes da equipe.

As decisões em trabalhos clínicos em grupos (ver Cap. 2) podem ser problemáticas por duas razões. Primeiro, muitas vezes não está claro se os membros de um trabalho em grupo estão funcionando como uma equipe ou não. O médico de referência, o oncologista e o oncologista radiológico tratando um paciente com câncer de pâncreas podem se considerar como uma equipe ou podem se considerar como médicos exercendo individualmente suas especialidades. Nesta segunda situação, eles interpretarão todas as decisões a serem tomadas como decisões clínicas individuais e não pensarão como as decisões seriam tomadas por equipes clínicas. Se alguns membros do trabalho em grupo concebem este trabalho como o de uma equipe, eles verão outros membros que atuam autonomamente apossando-se da autoridade da equipe e provocando conflitos. Segundo, mesmo que os membros se considerem uma equipe, a questão de como as decisões serão tomadas muitas vezes não é levantada. Às vezes, um dos membros da equipe (p. ex., o oncologista) assume que tem autoridade para tomar todas as decisões, exceto aquelas que exigem conhecimento de fora do seu campo de atividade, como decisões sobre a dose e o tempo de aplicação da radioterapia. Ao mesmo tempo, o médico de referência de família pode ter a mesma concepção (não afirmada), resultando em conflitos e comunicação inadequada do ponto de vista dele e do oncologista. A melhor maneira de evitar essas dificuldades é definir se há uma equipe em atividade e, se positivo, como a comunicação e a tomada de decisões serão tratadas. Infelizmente, é comum que médicos e outros clínicos não estejam familiarizados com os conceitos de trabalho em equipe, gerando dificuldades para tratar dessas questões.

Às vezes, uma equipe muda o seu método habitual de tomada de decisões para um método diferente. A equipe que geralmente adota o consenso pode necessitar trocar para o acordo unânime. Esta mudança é apropriada quando os efeitos negativos ou o alto risco para alguns membros da equipe resultarão de uma ou mais das escolhas em consideração. No Caso 9-5, sobre a Clínica do Coração, o Dr. Lawrence estava tentando orientar a equipe em seu método de tomada de decisões, embora ele não estivesse conseguindo plenamente. A equipe muitas vezes usava a votação com regra de pluralidade para a tomada de decisões. À medida que a votação avançava, ele mudava a base de tomada de decisões da regra de pluralidade para a regra da maioria. Provavelmente, a equipe seria mais bem sucedida usando o consenso.

Um exemplo histórico interessante de uma mudança do extremo de decisão pela autoridade central para o extremo oposto de decisão por acordo unânime ocorreu quando Hernán Cortés e seus capitães cogitaram incendiar seus navios na costa leste do México, no início da conquista do Império Asteca, em 1519. A queima dos navios eliminava a retirada como uma opção da armada de Cortés, estimulando, portanto, os soldados. Por outro lado, o risco para todos no grupo crescia drasticamente. Cortés estava acostumado a tomar decisões pela força da sua própria autoridade, com ou sem confabular com capitães de confiança. No encaminhamento do assunto do incêndio dos navios, no entanto, ele usou sua autoridade para transferir a decisão inteiramente para seus capitães (Díaz, 1963, p. 130). Esta ação foi adequada nas circunstâncias e propiciou um recurso brilhante de garantia do apoio dos seus capitães para o incêndio dos navios. Evidentemente, ele correu um risco, pois os capitães poderiam ter decidido não incendiá-los.

O método usado para a tomada de decisões em uma equipe de saúde muitas vezes é baseado em expectativas geradas durante a aculturação profissional por ocasião do treinamento ou em um precedente estabelecido por muito tempo em uma determinada equipe. Os médicos geralmente tomam decisões, por consenso ou por votação, em grupos formados por seus pares, porque a cultura dos médicos é individualista e igualitária. As enfermeiras trabalhando em hospitais ou outras instituições geralmente tomam decisões por autoridade central, mas somente após consulta no âmbito da equipe. A cultura da enfermagem é hierárquica e colegiada. As equipes administrativas de saúde geralmente buscam consenso, mas estão preparadas para utilizar a autoridade central se o consenso não for conseguido rapidamente. A cultura da administração de saúde é hierárquica. Independentemente do efeito da cultura profissional, o método empregado em qualquer equipe em particular quase sempre varia em resposta à natureza do assunto a ser decidido e do contexto.

Uma das responsabilidades do líder é prestar atenção em como as decisões estão sendo tomadas e avaliar se o método usado para uma determinada decisão satisfaz as necessidades da equipe para atingir seu objetivo e para o desenvolvimento e a manutenção da capacidade de bom funcionamento da equipe ao longo do tempo. Os líderes com autoridade forte podem alterar o método de tomada de decisões, conforme vimos no caso de Cortés e seus capitães. Similarmente, o Dr. Lawrence, da Clínica do Coração, não sendo um autocrata, também tinha reputação suficiente no grupo para especificar como a decisão sobre a escala de férias seria feita. No entanto, se uma equipe está acostumada a tomar decisões por consenso há muito tempo, uma mudança para a autoridade central forte ou a votação não pode simplesmente ser estipulada pelo líder. Na prática, ele precisará buscar ampla aprovação do grupo para promover a mudança. Nesses casos, o líder geralmente propõe a mudança e então observa, para ver se há objeções, buscando raramente ação formal explícita para confirmar a mudança proposta. A mudança da tomada de decisões por consenso para o uso de acordo unânime é conseguida mais facilmente, porque os métodos são similares.

PERIGOS DA TOMADA DE DECISÕES E SUAS SOLUÇÕES

Alguns perigos na tomada de decisões em grupo são discutidos no Capítulo 6, sob o título mais geral Riscos para as equipes. Naquele capítulo, supressão de divergência e ideias originais são discutidas, assim como a chegada prematura ao consenso, por exemplo, devido à influência dominadora de uma pessoa no grupo. Neste capítulo, nós consideramos perigos adicionais para a tomada de decisões em equipes. Uma lista de perigos é apresentada no Quadro 9-2.

Quadro 9-2 Perigos na tomada de decisões em equipes

Permitir que fatores de personalidade, *status* ou hierarquia interfiram na deliberação
Bloqueio da produção
Perfil oculto
Polarização do grupo
Rotinas defensivas
Pensamento de grupo

▶ **Permitir que fatores de personalidade, *status* ou hierarquia interfiram na deliberação**

CASO 9-6

O Serviço de Medicina Adulta na Clínica Médica Marina estava tendo sua reunião-almoço mensal. O Serviço consistia de 10 médicos e cinco NPs. As reuniões sempre começavam com a discussão de um caso clínico interessante e em seguida eram considerados os temas operacionais. Às 12h20min, a discussão clínica tinha terminado. Naquele momento, a Dra. Bernadette Morin, chefe do Serviço, voltou para a lista de três temas operacionais que circularam por e-mail no dia anterior. Ela perguntou se alguém tinha assuntos adicionais para considerar. Mary Snyder, NP, que estava com o grupo há dois anos, disse que gostaria de discutir a distribuição de amostras farmacêuticas, fornecidas por representantes de laboratórios, aos pacientes. A Dra. Morin respondeu dizendo que considerava este assunto mais importante do que os outros da pauta e que deveria ser abordado primeiro. Vários médicos e NPs manifestaram-se a favor da proposta da Sra. Snyder, para que o Serviço parasse de distribuir medicamentos do "armário de amostras". Eles mencionaram os riscos de fornecer medicamentos errados, da orientação apressada e incompleta dada aos pacientes a respeito dos medicamentos e de outros problemas potenciais. Três médicos levantaram dúvidas, dizendo que a distribuição de amostras era muito conveniente para alguns pacientes. O médico Dayrl Teasdale, um clínico geral que estava com o grupo há 18 anos, manifestou-se contrário à proposta. Considerado um excelente clínico no Serviço, ele disse que o fornecimento de amostras de medicamentos para pacientes idosos foi conveniente para eles e os ajudou a economizar dinheiro. Ele falou alto e ironicamente sobre os comentários feitos pela Sra. Snyder e por um jovem médico que apoiara a proposta. O Dr. Teasdale prosseguiu dizendo que a Sra. Snyder e o médico eram típicos clínicos jovens que favoreciam o uso de burocracia, em vez de basear-se em médicos e enfermeiros para fazer seu julgamento profissional. Ficou *evidente que ele estava zangado. Pelo tempo que o Dr. Teasdale falou, o tempo dedicado à reunião praticamente se esgotou. A Dra. Morin interrompeu a discussão, concluindo que o grupo precisaria voltar ao assunto em algum momento posterior. Eles não voltaram ao assunto por nove meses.*

O assunto colocado em discussão pelo Serviço de Medicina Adulta era a cessação da distribuição de amostras de remédios aos pacientes. A deliberação foi rejeitada por uma pessoa, o Dr. Teasdale. Sua capacidade para terminar a discussão baseou-se na sua personalidade e no seu *status* no grupo. Ele certamente era alguém a quem a Dra. Morin chamaria de uma "pessoa difícil", se ela fosse sincera. A tática inicial do Dr. Teasdale era fazer um ataque pessoal aos clínicos mais jovens que queriam mudar a política que ele tentava preservar. Sua posição foi provavelmente reforçada pelo seu gênero e talvez por sua idade. Falando precisamente, ele não tinha qualquer autoridade institucional, ou seja, nenhum posto de sênior em qualquer estrutura organizacional. Contudo, sua longevidade na Clínica e seu prestígio como um excelente clínico conferiam-lhe autoridade similar ou maior do que a da chefe do Serviço, Dra. Morin.

A tomada de decisões em equipes, às vezes, é distorcida por fatores de personalidade, *status*, hierarquia e obediência costumeira à autoridade. Essas distorções apresentam desafios substanciais aos líderes e outros membros da equipe. Às vezes, elas não podem ser superadas. Neste caso, a Dra. Morin poderia ter confrontado a atitude e o insulto do Dr. Teasdale, suscitando respostas de outros membros da equipe aos motivos dele para opor-se à proposta – não respostas à relevância e ao tom dos seus comentários pessoais. Mas o tempo se esgotava. Ela deveria ter falado com ele particularmente, em algum momento após a reunião, sobre sua atitude depreciativa e intimidadora, preparando, desse modo, o caminho para uma nova discussão do tópico na próxima reunião mensal. Ela não o interpelou; ela afastou-se. Ela deveria ter indicado outro médico, de reputação similar no grupo, para falar com o Dr. Teasdale. Ela poderia ter solicitado ao diretor do grupo médico para, junto a ela, notificar o Dr. Teasdale quanto ao seu comportamento. A abordagem para administrar o comportamento de pessoas como o Dr. Teasdale é necessariamente pessoal. Isto é difícil, e não existem receitas. Isto requer coragem e alguma habilidade. Ação preventiva é preferível à espera. Uma vez que um modelo de comportamento abusivo foi tacitamente aprovado e aceito, torna-se extremamente difícil alterá-lo depois. A administração de membros difíceis de equipes é discutida no Capítulo 17.

▶ Bloqueio da produção

A tomada de decisões em equipes também pode ser inibida pelo fenômeno conhecido como *bloqueio da produção*, que é considerado brevemente no Capítulo 1 (Diehl e Stroebe, 1987). À medida que discutem as decisões a serem tomadas, os membros da equipe estão gerando novas ideias e ouvindo os outros membros da equipe. As ideias emergentes precisam de algum tempo para serem desenvolvidas e expressas coerentemente. O desenvolvimento silencioso, muitas vezes, ocupa não mais do que alguns segundos, mas ele não é instantâneo. Durante o dar-e-receber da discussão em grupo, algumas das ideias nascentes são manifestadas, mas outras jamais chegam a este ponto, porque os membros da equipe não podem formular suas novas ideias suficientemente bem para serem capazes de expressá-las. Em outras palavras, a escuta interfere na geração de novas considerações. Além disso, algumas ideias embrionárias são simplesmente esquecidas à medida que os membros da equipe aguardam sua vez de falar. Este problema pode ser superado com certos procedimentos formais que são apresentados no Capítulo 10. A finalidade desses procedimentos é propiciar tempo para os indivíduos formularem ideias novas.

▶ Fator oculto

A qualidade da tomada de decisões em equipes, às vezes, é prejudicada pelo fenômeno denominado *fator oculto* (Thomson, 2011, pp. 130-131). Na tomada de decisões face a face, mais atenção é dedicada à informação que já está amplamente compartilhada no grupo, antes que ele comece sua discussão. Suponha-se que 1 ou 2 pessoas conheçam as características de uma possível solução ao problema que será levantado, mas o restante do grupo não tenha este conhecimento antes do início da discussão. Por exemplo, uma equipe interprofissional está considerando as opções de tratamento para um paciente idoso com doença de Parkinson e dano cognitivo brando. O fonoaudiólogo e o terapeuta ocupacional conhecem um estudo bem conduzido mostrando que certos exercícios melhoram a performance cognitiva de pacientes com a doença de Parkinson (París et al., 2011). A enfermeira, o médico e outros membros da equipe não conhecem esta opção e somente tomarão conhecimento quando ela for relatada pelo fonoaudiólogo. Em outras palavras, o "fator oculto" representado por este possível tratamento – isto é, a descrição do tratamento e seus efeitos – é desconhecido pela maioria do grupo, até que o fonoaudiólogo o revele. Nessas circunstâncias, o fator oculto é provavelmente negligenciado ou visto como não merecedor de consideração séria. Tem sido demonstrado que o fenômeno do fator oculto interfere na elaboração de diagnósticos corretos em um ambiente experimental envolvendo estudantes de medicina, internos e residentes trabalhando em equipes de três membros. A informação diagnóstica na posse de apenas um dos membros da equipe e relatada aos outros dois tendeu a ser ignorada por eles, levando a diagnósticos incorretos em muitas das equipes (Christensen et al., 2000).

A solução para o problema do fator oculto é, idealmente, compartilhar a informação desconhecida com todos antes da discussão do grupo. Se isto não for possível, então o presidente da reunião tem a responsabilidade de direcionar a atenção do grupo para a informação recém-trazida. O presidente deve despersonalizar a discussão para que isto não seja entendido como uma competição entre os membros da equipe para ofuscar um ao outro com nova informação, mas, ao invés disso, considerar com uma oportunidade para resolver o problema.

▶ **Polarização do grupo**

A polarização do grupo é outro perigo para a tomada de decisões em equipes. Os grupos tendem a tomar decisões que são mais extremas do que as que seriam tomadas pelos seus membros individualmente (Main e Walker, 1973). A discussão em grupo muitas vezes intensifica os pontos de vista individuais, provocando uma mudança, seja para assumir mais risco ou para se ter mais cautela. Esses efeitos são muito difíceis de serem combatidos, e às vezes o grupo não está sequer ciente do efeito das opiniões dos membros da equipe. Em ambientes de atendimento de saúde, os efeitos podem ser bastante perigosos. Por exemplo, farmacêuticos individualmente inclinados a usar uma dose moderadamente alta de um antibiótico, em um paciente com risco de efeitos colaterais do medicamento, podem descobrir que suas inclinações são reforçadas em uma discussão em grupo, e eles podem sair da discussão decididos a usar uma dose ainda mais alta. Não existem meio confiáveis de evitar a polarização do grupo, exceto se os membros da equipe (especialmente o líder) estiverem cientes do fenômeno e revisarem toda decisão que parecer extrema a qualquer pessoa, isto é, se revisarem sistematicamente as considerações a favor e contra a decisão.

▶ **Rotinas defensivas**

Muitas equipes também têm *rotinas defensivas* que interferem na tomada de decisões para resolver problemas e inovar (Argyris, 1990). Rotinas defensivas são hábitos de pensamento e discussão que servem para proteger a autoestima de membros da equipe e o *status quo* em uma equipe ou organização. Por exemplo, cirurgiões e enfermeiras interpelados sobre a contínua ocorrência de infecções pós-operatórias podem responder dizendo que a taxa dessas infecções nunca pode ser reduzida a zero. Esta resposta oferece a sensação de que a equipe está prestando um bom atendimento cirúrgico e proporciona uma base racional de que não há o que fazer para reduzir a taxa de infecções. Uma rotina defensiva particularmente comum é aquela que atribui a culpa de um problema a alguma outra equipe ou a circunstâncias inalteráveis. Por exemplo, os prestadores de atenção primária podem culpar os especialistas pelos longos tempos de espera impostos aos pacientes que necessitam consultar os especialistas. Ao mesmo tempo, os especialistas podem culpar os prestadores de atenção primária, dizendo que estes encaminham pacientes que não necessitam de atendimento especializado e dão informações inadequadas, de modo que o atendimento toma mais tempo. É difícil superar as rotinas defensivas; às vezes é difícil até reconhecê-las, porque os argumentos oferecidos parecem muito bem fundamentados e são bastante familiares. As equipes podem evitar este perigo, questionando continuamente *o que* está indo errado em vez de *onde* está errado, procurando aprender mais sobre as causas das dificuldades, mesmo que estas pareçam insolúveis em um primeiro momento. Igualmente, o uso repetido do mesmo motivo para não agir deve alertar os líderes e os membros da equipe para a possibilidade de uma rotina defensiva estar bloqueando o progresso.

▶ **Pensamento de grupo**

Um obstáculo especialmente interessante à boa tomada de decisões é denominado *pensamento de grupo*. Às vezes, esta expressão é usada livremente para se referir a qualquer instância de opinião similar em uma equipe, independentemente da causa. A opinião homogênea em uma equipe pode ocorrer por muitas razões, incluindo a dominância da equipe por uma pessoa ditatorial, falta de diversidade educacional e assim por diante. Em um sentido mais restrito e mais útil, o *pensamento de grupo* se refere ao acordo que ocorre porque a equipe valoriza muito mais o consenso do que uma boa decisão (West, 2012, pp. 128, 136-138). O estudo de caso original de pensamento de grupo feito por Irving Janis enfocou o presidente John Kennedy e um conjunto de oficiais seniores da Casa Branca, à medida que eles se ocupavam do apoio americano à invasão da Baía dos Porcos em Cuba, em 1961 (Janis, 1972). A equipe do presidente Kennedy tomou uma série de decisões desastrosas face à forte evidência de que a invasão anti-Castro fracassaria e prejudicaria as relações exteriores norte-americanas. A invasão fracassou, e muitas vidas foram perdidas. Janis atribuiu as decisões insatisfatórias da equipe a um desejo claramente reconhecido da parte do círculo interno do presidente Kennedy de manter a mentalidade de unanimidade fechada, independentemente de quais decisões tomassem. Desde o estudo de Janis, muitos outros estudos investigaram a ocorrência de pensamento de grupo em outros ambientes (Thomson, 2011, pp. 157-165). Vários fatores podem contribuir para este fenômeno. Os fatores de risco que parecem ser mais relevantes para sua ocorrência em estabelecimentos de saúde são a pressão do tempo, a fidelidade exagerada a um líder decisivo, a rejeição intencional de informação e pontos de vista de origem externa à equipe, o medo que conflitos se desenvolvam dentro da equipe e um sentimento de vulnerabilidade ao medo de críticas por pessoas externas à equipe. Tanto as equipes de gestão quanto as equipes clínicas correm risco de pensamento de grupo.

A chave para evitar o pensamento de grupo é reconhecer que a equipe está ameaçada devido à presença de um ou mais fatores de risco. Uma vez reconhecido o problema, o líder e outros membros da equipe precisam adotar estratégias que foram identificadas para combater o pensamento de grupo, por exemplo, manter a equipe pequena, solicitar a apresentação de pontos de vista desiguais e indicar um "advogado do diabo" para desafiar o surgimento de decisões da equipe (Thompson, 2011, pp. 161-165).

MÉTODOS ADICIONAIS PARA MELHORAR A TOMADA DE DECISÕES EM EQUIPES

Cada um dos riscos discutidos na seção anterior tem suas soluções correspondentes, permitindo a superação deles para que boas decisões possam ser tomadas – embora alguns dos riscos sejam persistentes. Além dessas soluções, existem várias outras técnicas disponíveis para aumentar a probabilidade de as decisões atenderem bem aos objetivos das equipes e resistirem ao teste do tempo. Estas técnicas adicionais estão apresentadas no Quadro 9-3.

▶ Usando evidências

Conforme discutido nos Capítulos 6 e 7, as equipes efetivas e os membros de equipes usam evidências científicas, quando disponíveis, na tomada de decisões. Na tomada de decisões clínicas, o interesse no uso de evidências data de, ao menos, 1972, quando A. L. Cochrane publicou *Effectiveness and Efficiency* (*Efetividade e Eficiência*). Esta obra explica o uso de experimentos aleatórios e controlados para determinar o valor de tratamentos e outras intervenções clínicas. Este interesse evoluiu para uma abordagem para a prática médica denominada *medicina baseada em evidências* (Straus et al., 2011), que foi generalizada para enfermagem baseada em evidências (Dicenso et al., 2005), atendimento de saúde baseado em evidências (Gray, 2001) e prática clínica em geral baseada em evidências. Mais recentemente, os métodos de prática baseada em evidências têm sido defendidos para gestão (Kovner et al., 2009), embora, neste momento, o volume de evidências disponíveis para a tomada de decisões pela liderança ou gestão seja pequeno.

A discussão do desenvolvimento e dos métodos de prática baseada em evidências vai além do escopo deste livro. O tema, altamente técnico, está

Quadro 9-3 Técnicas adicionais para melhorar a tomada de decisões em equipes

Usando evidências
Controvérsia construtiva
"Advogado do diabo"
Estímulo dos pontos de vista minoritários
Brainstorming negativo

entrelaçado com o desenvolvimento da epidemiologia de doenças crônicas e métodos estatísticos nos últimos 60 anos.

De qualquer maneira, a evidência a partir de observações sistemáticas em estudos científicos será usada sempre que estiver disponível para a tomada de decisões em qualquer área clínica. A evidência proporciona uma orientação para a prática clínica, bem como uma base comum para clínicos em diferentes profissões. Além dos experimentos aleatórios e controlados, os estudos com diversos outros desenhos de investigação são usados para coletar evidências; a força da evidência proporcionada por diversos desenhos apresenta diferenças. Os clínicos, às vezes, discordam sobre se existe evidência adequada para apoiar o emprego de um determinado tratamento com medicamento, procedimento de enfermagem, teste diagnóstico ou outra intervenção no atendimento. E, às vezes, há divergência sobre se certos tipos de informação têm importância como evidência (p. ex., relatos de casos sobre novos tratamentos). Evidentemente, às vezes, não existem achados de pesquisa disponíveis para responder uma pergunta em especial. Nessas situações (que são comuns), os clínicos devem utilizar a melhor evidência disponível. Essa evidência pode ser tão fraca quanto a experiência de profissionais que, muitas vezes, ocupam-se de perto com o assunto clínico. À medida que os anos passam, acumulam-se achados de pesquisa, e o testemunho do especialista é substituído por observação científica sólida.

Quando estiver disponível para questões de gestão (e frequentemente não está), a evidência deverá também ser usada. Na área de gestão, há mais divergência sobre o tipo de informação que tem importância como evidência e se a mesma, disponível, é suficiente para responder perguntas tais como qual ação seria melhor em circunstâncias específicas.

▶ Controvérsia construtiva

CASO 9-7

O Atendimento de Saúde Sturges, um grande e urbano sistema de atendimento integrado, foi engajado em uma revisão da sua estratégia de negócios para os próximos 3 a 5 anos. A organização estava localizada em uma cidade de 1,5 milhão de habitantes. O sistema de prestação de serviço de atendimento incluía um hospital, localizado no sul da cidade, 12 clínicas e 425 médicos empregados, NPs e parteiras.

Outro sistema integrado, Sistema de Saúde Marquette, localizado na parte noroeste da cidade, era um forte competidor. O Sturges tinha estabelecido duas clínicas neste quadrante da cidade, mas sem atrair muitos pacientes. Além disso, os pacientes examinados nessas duas clínicas eram, com frequência, resistentes ao uso do hospital do Sturges, na parte sul da cidade. Eles geralmente queriam ser hospitalizados no hospital do Marquete, a noroeste da cidade, mais perto das duas clínicas do Sturges e das residências da maioria dos pacientes usuários dessas clínicas.

As discussões da Força Tarefa de Estratégia foram conduzidas pelo CEO do Sturges. Os participantes eram os executivos que prestavam conta diretamente ao CEO, mais cinco outros que possuíam conhecimento especial de mercado ou que tinham destaque na organização, incluindo dois clínicos altamente influentes que não tinham posições na gestão. Após duas reuniões da Força Tarefa, foram identificadas três opções principais: (1) redobrar esforços para atrair pacientes para as duas clínicas no quadrante noroeste da cidade e continuar usando apenas o hospital do Sturges; (2) continuar a atrair pacientes para as duas clínicas do quadrante noroeste e combinar com outro hospital naquela área (exceto o hospital do Marquete), para ser usado por pacientes que não desejam deslocar-se até o hospital do Sturges; (3) reduzir o tamanho das duas clínicas de acordo com o número de pacientes usuários – até mesmo ao ponto de fechá-las – e usar somente o hospital do Sturges, deixando o quadrante noroeste para o competidor (Marquete) e concentrando, em vez de aumentar, o compartilhamento de mercado por todo o restante da cidade.

A Força Tarefa era constituída de 13 pessoas. O CEO formou três subgrupos de 4 a 5 pessoas, um subgrupo para cada uma das três opções. Cada subgrupo era solicitado a formular o caso para a opção atribuída a ele. Ao mesmo tempo, a cada subgrupo era destinada uma segunda opção para crítica. Os subgrupos reuniram-se separadamente duas vezes; em seguida, a Força Tarefa reuniu-se para ouvir as apresentações de prós e contras para cada uma

> *das três opções. Naquele momento, havia uma concordância geral para eliminar a opção 1. O CEO então formou outro grupo pequeno, a fim de verificar se elementos das opções 2 e 3 poderiam ser combinados para formar uma estratégia ainda mais promissora. Por fim, a Força Tarefa alcançou o consenso sobre uma variante da opção 3.*

Esta equipe de liderança utilizou um método de tomada de decisões conhecido com *controvérsia construtiva* (Tjosvold, 1998). A marca distintiva deste método é que a discussão das opções é deliberadamente desenhada para cobrir todas as opções conhecidas, para focar nos temas, em vez de focar nas rivalidades pessoais ou na competição entre os participantes, e para estimular fortemente a formação de consenso. Este método procura evitar consideração desigual de opções e construir escolhas criativas que combinem os melhores elementos de múltiplas possibilidades.

▶ "Advogado do diabo"

Outra técnica para aumentar a probabilidade que as opções sejam avaliadas criticamente é a nomeação de um "advogado do diabo" para criticar um ponto de vista específico ou todos os pontos de vista sobre um tópico. Na verdade, não é esperado que este crítico acredite que a opinião a que ele se opõe seja infundada. A advocacia negativa esperada é artificial, mas cabal e explícita. A técnica pode ser usada em equipes de gestão e em equipes clínicas que estão planejando a administração de complexos problemas de doenças que exigem várias modalidades de tratamento. Contudo, não é aconselhável designar alguém como o "advogado do diabo" regular para todos os assuntos considerados por uma determinada equipe. Nesta situação, seus comentários, com o tempo, tendem a ser desconsiderados, à medida que os outros membros da equipe começam a vê-lo como alguém que está simplesmente exercendo um papel sem qualquer convicção (West, 2012, p. 145). Uma alternativa para designação de um "advogado do diabo" para um determinado ponto de vista ou tópico é estimular todos os membros da equipe a exercerem esse papel sempre que observem uma desvantagem para qualquer opção considerada. A abordagem estimula o pensamento crítico e proporciona um modo de conversação que capacita os membros a criticarem com pequeno risco de ataque pessoal.

Se alguém inicia seus comentários dizendo "Deixe-me ser 'advogado do diabo' por um momento", ele está comunicando que a crítica apresentada não necessariamente reflete aquilo em que acredita. Além disso, para diminuir o risco das críticas, esta abordagem permite aos membros da equipe expressarem-se criticamente de uma maneira que evite o recuo que poderia ser provocado se sua postura fosse entendida como ataque pessoal a outros membros com opiniões contrárias.

▶ Estímulo dos pontos de vista minoritários

Um hábito especialmente importante para os líderes de equipes cultivarem é o *estímulo de pontos de vista minoritários*. Muitos dos obstáculos para uma boa tomada de decisões surgem porque os membros da equipe não falam ou falam com pouca convicção sobre suas ideias, sobretudo quando elas não estão totalmente completas ou moldadas. Este problema ocorre com a supressão de ideias originais por medo, com o fenômeno do fator oculto e, às vezes, com pensamento de grupo. Os responsáveis efetivos pela reunião, ou os líderes de equipe ou outros membros atuando na presidência dos trabalhos deveriam estar sempre cientes dos pontos de vista minoritários e atentos aos sinais de que alguém na equipe tem algo a acrescentar, mas está relutante a fazê-lo – tais sinais podem estar presentes nas expressões faciais ou na postura corporal. Às vezes, é apropriado que o presidente observe as pistas de um ponto de vista não expresso e então, após a reunião, encontre-se com a pessoa em uma situação mais confortável para discutir suas opiniões. Estimular os membros da equipe que são mais relutantes em manifestar suas opiniões fomenta a criatividade na equipe toda e evita ímpetos para a tomada de decisões prematura.

▶ *Brainstorming* negativo

Finalmente, o *brainstorming negativo* é um procedimento para propiciar um controle final sobre a qualidade de uma decisão em particular. O procedimento exige que a equipe, tendo selecionado uma opção de ação, envolva-se em um confronto de ideias formal para aflorar todos os motivos possíveis para *não* tomar o curso desta ação, incluindo efeitos involuntários e indesejáveis. Este exercício é totalmente hipotético, ou seja, os membros da equipe não esperavam limitar suas objeções. Em vez disso, espera-se que eles apresentem alguns ou todos inconvenientes que podem imaginar. A lista de potenciais objeções à ação contemplada é então discutida na equipe, a fim de alcançar um acordo sobre se algumas delas são suficientemente substanciais para justificar a modificação ou a exclusão da escolha da equipe. O *brainstorming* negativo é discutido também no Capítulo 10, sobre criatividade.

CONCLUSÃO

Muitas decisões em equipes de atendimento de saúde são apropriadamente tomadas por indivíduos, sem qualquer referência a outros membros da equipe. Essas decisões não são de equipe. O propósito deste capítulo é explicar a tomada de decisões em equipes, ou seja, tomada de decisões pela equipe toda ou uma parte dela. As decisões clínicas são tomadas por equipes clínicas. As decisões de gestão são tomadas por equipes de gestão e por equipes clínicas funcionando como equipes de gestão.

Existem quatro métodos básicos para tomada de decisões em equipes: (1) decisão tomada por meio de autoridade central forte, (2) votação, (3) acordo unânime e (4) consenso. Alguns desses métodos incluem subtipos, por exemplo, a votação inclui a regra da pluralidade e a regra da maioria. A diferença entre acordo unânime e consenso é que o primeiro requer afirmação positiva da decisão por todos na equipe, enquanto o consenso requer apenas que cada um na equipe aceite a decisão, mesmo não concordando com ela.

A tomada de decisões em equipes é um tema de muitos perigos, como distorções causadas por características da personalidade e por diferenças de *status* dentro da equipe. Inúmeros fenômenos psicológicos de grupo podem interferir na tomada de decisões, incluindo o fenômeno do fator oculto, a polarização do grupo e o pensamento de grupo. A maioria desses problemas tem soluções efetivas, embora alguns possam ser muito difíceis de serem detectados e corrigidos.

Além das soluções de perigos comuns, existem vários outros métodos disponíveis para otimizar a tomada de decisões em equipes. Esses métodos incluem o uso de evidência, controvérsia construtiva, "advogado do diabo", estímulo dos pontos de vista minoritários e confronto negativo de ideias.

Tendo coberto este importante tópico para líderes e outros membros de equipes, estamos preparados para examinar um segundo e especialmente importante componente da liderança, a saber, a promoção da criatividade dentro da equipe.

REFERÊNCIAS

Alfaro-Lefevre R. *Critical Thinking, Clinical Reasoning, and Clinical Judgment: A Practical Approach.* 5th ed. St. Louis, MO: Elsevier Saunders; 2013.

Argyris C. *Overcoming Organizational Defenses: Facilitating Organizational Learning.* Boston, MA: Allyn and Bacon; 1990.

Christensen C, Larson JR, Abbott A, et al. Decision making of clinical teams: communication patterns and diagnostic error. *Med Decis Making.* 2000;20:45-50.

Cochrane AL. *Effectiveness and Efficiency: Random Reflections on Health Services.* London, UK: The Nuffield Provincial Hospitals Trust; 1972.

Díaz B. *The Conquest of New Spain.* Baltimore, MD: Penguin Books; 1963.

Dicenso A, Guyatt G, Ciliska D. *Evidence-Based Nursing: A Guide to Clinical Practice.* St. Louis, MO: Mosby, Inc.; 2005.

Diehl M, Stroebe W. Productivity loss in brainstorming groups: toward the solution of a riddle. *J Pers Social Psychol.* 1987;53:497-509.

Gray JAM. *Evidence-Based Healthcare: How to Make Health Policy and Management Decisions.* 2nd ed. Edinburgh, UK: Churchill Livingstone; 2001.

Groopman J. *How Doctors Think.* New York, NY: Houghton Mifflin Company; 2007.

Hastie R, Kameda T. The robust beauty of majority rules in group decisions. *Psychol Rev.* 2005;112:494-508.

Janis IL. *Victims of Groupthink.* Boston, MA: Houghton-Mifflin Company; 1972.

Kassirer JP, Wong J, Kopelman R. *Learning Clinical Reasoning.* Baltimore, MD: Lippincott Williams & Wilkins; 2010.

Kovner AR, Fine DJ, D'Aquila R. *Evidence-Based Management in Health Care.* Chicago, IL: Health Administration Press; 2009.

Main EC, Walker TG. Choice shifts and extreme behavior: judicial review in the federal courts. *J Soc Psychol.* 1973;91:215-221.

París AP, Saleta HG, de la Cruz Crespo Maraver M, et al. Blind randomized controlled study of the efficacy of cognitive training in Parkinson's disease. *Mov Disord.* 2011;26:1251-1258.

Straus SE, Richardson WS, Glasziou P, et al. *Evidence-Based Medicine: How to Practice and Teach It.* 4th ed. Edinburgh, UK: Churchill Livingstone; 2011.

Thompson LL. *Making the Team: A Guide for Managers.* 4th ed. Upper Saddle River, NJ: Prentice Hall; 2011.

Tjosvold D. Cooperative and competitive goal approach to conflict: accomplishments and challenges. *Appl Psychol.* 1998;47:285-342.

Tjosvold D, Feld RHG. Effects of social context on consensus and majority decision making. *Acad Manage J.* 1983;26:500-506.

West MA. *Effective Teamwork: Practical Lessons from Organizational Research.* 3rd ed. Chichester, UK: John Wiley & Sons, Ltd.; 2012.

Promovendo a criatividade em equipes de saúde

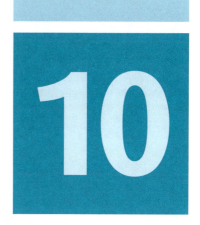

Os Capítulos 9 a 11 tratam de processos fundamentais no trabalho em equipe do atendimento de saúde. Estes processos são importantes para todos os membros, mas especialmente para o líder, que orienta seu desenvolvimento na equipe. O Capítulo 9 aborda a tomada de decisões, e o presente capítulo examina o processo de fomento da criatividade em equipes. O Capítulo 11 ocupa-se da administração de conflitos.

Criatividade é a geração de ideias originais, planos e soluções para problemas. Um conceito relacionado, inovação, geralmente é usado para fazer referência à aplicação de criatividade em forma de um novo produto ou serviço. Com algumas exceções (Mitchell et al., 2012, p. 5), a criatividade, em geral, não é listada como uma característica requerida por equipes e membros de equipes no atendimento por equipes interprofissionais (Canadian Interprofessional Health Collaborative, 2010; Interprofessional Education Collaborative Expert Panel, 2011). Isto é problemático, dado que a criatividade pode adicionar valor a quase toda equipe de saúde. As exceções poderiam incluir equipes *template*, nas quais os membros interdependem para desempenhar com segurança papéis pré-definidos sem discordância, e o tempo não permite que a equipe planeje novas abordagens criativas ao seu trabalho. Porém, mesmo em equipes *template*, as respostas a surpresas, erros e desafios imprevistos exigem certa criatividade. Igualmente, as equipes *template* são muitas vezes compostas por profissionais recrutados de um contingente (*pool*), como um contingente de enfermeiras e técnicos em um centro cirúrgico. Esses contingentes podem ser organizados para realizar trabalho criativo.

A necessidade de criatividade é particularmente destacada para equipes de solução de problemas, incluindo praticamente todas as equipes de gestão de projetos e equipes de liderança, bem como equipes clínicas que lutam com tratamentos personalizados prestados a pacientes que diferem em formas que afetam suas necessidades clínicas. As equipes de projetos de melhoria da qualidade, em especial, muitas vezes são encarregadas de maneiras criativas de planejamento para melhorar os resultados ou economizar recursos. Para tais equipes, existe um forte argumento para que a criatividade seja uma competência exigida.

A criatividade em equipes de atendimento de saúde também pode ajudar a evitar alguns riscos comuns, enumerados nos Capítulos 6 e 9. O consenso prematuro e o pensamento de grupo, dois riscos comuns, são menos prováveis em ambientes criativos. O medo que reprime a expressão de ideias originais é outro risco que, por definição, pode ser evitado em equipes que estimulam a criatividade.

A criatividade é uma misteriosa aptidão, até certo ponto. Contudo, os estudiosos de inovação e criatividade têm introduzido muitos conceitos úteis que aguçam a percepção de processos importantes para que a estrutura, a cultura e os processos da equipe possam ser configurados visando a mais apoio à criatividade. Além disso, existe uma ampla gama de ferramentas formais para ajudar a gerar a criatividade da equipe. Estes conceitos e ferramentas são examinados neste capítulo.

TEMAS E CONCEITOS FUNDAMENTAIS

CASO 10-1

O enfermeiro clínico pediátrico Shawn Jackson, MSN, PNP, estava especialmente entusiasmado com a reunião da equipe de projeto de melho-

ria da qualidade, na quarta-feira. O Sr. Jackson trabalhava em uma clínica intimamente associada a uma comunidade hospitalar.

O objetivo da equipe de melhoria da qualidade era planejar uma nova abordagem para educação de pacientes adolescentes (e educação para a família) com diabetes do tipo 1, com a meta definitiva de melhorar o controle da glicose no sangue dos pacientes na clínica. Os membros da equipe eram Jerry Pierce, médico (que atuava como presidente), o Sr. Jackson, Anna Zasky, MSN, PNP (outra enfermeira clínica), um educador de saúde do Centro de Educação do Paciente do hospital, uma enfermeira pediátrica e a mãe de um paciente adolescente com diabetes. A equipe estava procurando um paciente adolescente diabético para participar, mas até agora não tinha encontrado um disposto a participar.

O Sr. Jackson estava muito interessado na educação de pacientes adolescentes diabéticos. Ele lera bastante sobre o assunto e havia se inscrito em várias listas de e-mails e seguia blogs nos quais eram discutidos os novos avanços nesta área. Ele estava particularmente interessado na educação para automanejo de adolescentes com diabetes e outras doenças crônicas, uma área do conhecimento em rápida expansão. A educação para automanejo capacita pacientes diabéticos a ajustarem suas doses diárias de insulina, níveis de exercício e dieta de acordo com suas próprias observações e julgamento.

Quando a reunião da equipe começou, a Sra. Zasky foi direto ao ponto. Ela disse que tinha revisado os materiais educacionais disponíveis de quatro programas de educação para diabéticos com renome nacional. Os materiais do Centro de Diabetes Martin Drew, na Califórnia, segundo ela, eram soberbos. Ela relatou que os materiais eram inovadores, visualmente agradáveis e bem adequados aos adolescentes. Por vários anos, a Sra. Zasky tinha sido a líder informal da clínica para as atividades educacionais sobre diabetes. Ela estava segura do seu conhecimento e habilidade nesta área. De fato, ela tinha capacitado a clínica para oferecer a melhor educação para diabéticos. Ao falar sobre os materiais do Centro Martin Drew, ela disse que esperava que a equipe aprovasse o seu uso, porque eles eram os melhores da região. A continuidade dos materiais atualmente em uso, ela disse, identificaria a clínica como antiquada.

O Dr. Pierce disse que também tinha revisado os materiais do Martin Drew e que apoiava fortemente a proposta da Sra. Zasky. Ele estimulou outros comentários sobre a proposta.

O Sr. Jackson estava familiarizado com o Centro Martin Drew, que desenvolvia um programa de educação convencional de educação para diabéticos provendo informação e habilidades técnicas aos pacientes, tais como a punção na polpa digital para medir a glicose no sangue e a administração de insulina por injeção. O programa não tinha qualquer componente da educação para automanejo. O Sr. Jackson não tinha dúvida de que os materiais didáticos do Martin Drew eram excelentes. Todavia, o programa de educação global no Martin Drew não era inovador. O Sr. Jackson gostaria que a equipe considerasse uma abordagem de ponta para a educação de diabéticos, mas não disse nada.

▶ Criatividade de equipe *versus* criatividade individual

Criatividade de equipe é diferente de criatividade individual. Por exemplo, uma equipe de indivíduos criativos pode não ser uma equipe criativa se a criatividade individual for sufocada pelos processos de solução de problemas e mecanismos de tomada de decisões. O mesmo ponto se aplica a líderes de equipes criativas: ter um líder criativo não assegura uma equipe criativa, a menos que o líder implante processos que apoiem a criatividade da equipe. O Caso 10-1 ilustra o dilema de muitos indivíduos criativos em ambientes de trabalho em equipe. A criatividade individual do Sr. Jackson foi reprimida por processos da equipe que não estimulam a participação e o compartilhamento geral de ideias. O Dr. Pierce, líder da equipe, antecipou-se a sugestões criativas ao anunciar que apoiava fortemente a preferência da Sra. Zasky. Na verdade, o Dr. Pierce pode ser uma pessoa bastante criativa mas, mesmo assim, sua criatividade não foi suficiente para provocar um nível elevado da criatividade da equipe.

As equipes que se beneficiariam da maior criatividade deveriam lutar para melhorar a criatividade nos indivíduos e nos processos da equipe. Em um estudo de equipes de liderança hospitalar, os pesquisadores constataram que indivíduos e processos de equipe inovadores foram fatores preditores do nível global de inovação na equipe, demonstrando que a *qualidade* da inovação (radicalidade, magnitude e originalidade) está mais relacionada às características dos membros individuais, enquanto o *nível* global de inovação está mais relacionado a processos da equipe, tais como participação e comprometimento com os objetivos da equipe (West e Anderson, 1996). A criatividade individual e de equipe são importantes. Uma equipe com processos "criativos amigáveis" ainda depende de indivíduos para aparecer com ideias que, então, são processadas pela equipe. E, como o Caso 10-1 ilustra, as equipes com indivíduos criativos necessitam de apoio por meio de liderança apropriada, processos da equipe e normas.

▶ **Potencial de criatividade em indivíduos e equipes**

Todos os indivíduos (e equipes) têm potencial para a criatividade e a inovação. Ideias originais e úteis não são a esfera de competência de poucos e seletos indivíduos ou equipes. Este reconhecimento é importante no estímulo da criatividade, pois alguns indivíduos se autorrotulam como não criativos e comportam-se de acordo com essa profecia autogratificante. Alguns autores vão mais longe quando sugerem que há somente uma diferença principal entre pessoas que exibem tendências criativas e aquelas que não as exibem: as pessoas com comportamentos criativos consideram-se como criativas (Quinn et al., 2011, p. 289).

Existem algumas características da personalidade que tornam o pensamento criativo mais provável ou mais natural. Por exemplo, estar aberto a experiências – uma característica da personalidade – tem sido vinculado à criatividade (King et al., 1996). Estar aberto a mudanças é um indicador de imaginação, originalidade, sensibilidade estética, atenção às sensações íntimas, preferência por variedade e curiosidade intelectual (McCrae e John, 1992). Porém, independentemente da personalidade, os comportamentos que realçam a criatividade podem ser estimulados, aprendidos e intensificados. Entre esses comportamentos individuais estão o questionamento, a observação dos outros, a experimentação e o estabelecimento de uma rede de contatos. Todos esses comportamentos estimulam os indivíduos a ampliar seus horizontes e fazer conexões entre questões, problemas ou ideias aparentemente sem relação. As associações entre ideias aparentemente não relacionadas são a base da criatividade (Dyer et al., 2009). Outros especialistas incentivam os indivíduos a buscarem interesses externos ao trabalho, e isso os ajudaria a encontrar novas maneiras de solucionar os problemas, a praticar a criatividade e a ser adaptável – dispondo-se a excluir ideias programadas e atrair novas (Boynton et al., 2011). Novamente, a questão é que a criatividade é uma competência que pode ser aprendida pelos indivíduos. A criatividade individual requer trabalho árduo e uma forte base de conhecimento; ela não acontece por sorte ou acaso. A evidência empírica conclui que, para os indivíduos apresentarem contribuições criativas, eles precisam dominar o conhecimento e as habilidades relevantes no decorrer de um longo período preparatório (Ericsson e Lehmann, 1999, p. 706).

▶ **Realismo criativo**

Raramente as equipes necessitam buscar a criatividade apenas para o seu bem. A originalidade que deriva do inconformismo, da falta de disciplina, da rejeição cega ao que já existe e do "deixar-se levar" tem sido referida como *pseudocriatividade* ou *quasicriatividade* (Cropley, 2006, p. 392). Conforme observado anteriormente, a criatividade está vinculada à inovação, sendo esta a implementação da criatividade sob forma de novos produtos ou serviços úteis. Equipes e indivíduos criativos podem gerar centenas de ideias para resolver um problema, ao passo que apenas uma (ou nenhuma) pode emergir como uma inovação. A maioria das organizações estabelece limites na expressão da criatividade – às vezes, abertamente e, às vezes, por consequência. Sem esses limites, a criatividade pode ser um fardo em vez de agregar valor ao desempenho da equipe. Se estiverem completamente desconectadas da realidade e dos conhecimentos atuais, as ideias não são implementáveis. Thompson (2003, p. 97) e outros descrevem o nível ótimo de criatividade como *realismo criativo*. As equipes deveriam lutar pela criatividade que gera ideias originais e realistas. Por outro lado, o idealismo criativo é a geração de ideais altamente originais, mas altamente irrealistas.

▶ **Tipos de pensamento**

Três comparações na maneira como pessoas e grupos de pessoas processam a informação são importantes para compreender a natureza da criatividade: pensamento crítico *versus* pensamento criativo, pensamento divergente *versus* pensamento convergente e exploração *versus* aproveitamento.

Pensamento crítico *versus* pensamento criativo

O pensamento crítico é a busca cognitiva por uma resposta a um problema através do pensamento lógico e dos processos matemáticos. Ele é tradicionalmente enfatizado nas culturas ocidentais e ancora a maioria das ciências que fundamentam as disciplinas de saúde. O pensamento criativo começa com o mesmo problema, mas gera numerosas soluções possíveis (de Bono, 1970).

A maioria dos profissionais de saúde exibe uma forte capacidade de pensamento crítico. Ao longo do seu processo educacional, eles se valem muito mais do pensamento crítico do que do pensamento criativo.

A solução de problemas por equipes exige os dois tipos de pensamento, e o pensamento criativo tende a ser menos enfatizado. Em equipes interprofissionais de saúde, o pensamento criativo, muitas vezes, precisa ser expandido em comparação ao pensamento crítico.

Pensamento convergente *versus* pensamento divergente

A comparação entre pensamentos convergente e divergente expressa mensagens similares. O pensamento convergente significa uma redução rápida e lógica de alternativas na busca por uma resposta ou solução correta (Cropley, 2006). Assume-se que exista uma resposta ou solução correta. O pensamento convergente leva a uma única melhor resposta, com pouca ou nenhuma ambiguidade.

O pensamento divergente envolve a produção de respostas múltiplas ou alternativas. Ele pressupõe a elaboração de combinações inesperadas, reconhecendo ligações entre ideias e temas remotos e transformando informações em formas inesperadas. O pensamento convergente gera ortodoxia, enquanto o pensamento divergente gera variabilidade (Cropley, 2006).

Os pesquisadores têm constatado que os indivíduos são melhores do que as equipes no pensamento divergente, ao passo que as equipes são melhores do que os indivíduos no pensamento convergente. O achado é contraintuitivo para muitos indivíduos (Thompson, 2003). As equipes trabalham pior no pensamento divergente por causa das pressões sociais por conformidade – os membros querem ser aprovados pelos outros membros. Os indivíduos são mais poupados da pressão por concordar quando são deixados sozinhos. Por isso, um conjunto de indivíduos separados pode gerar uma quantidade maior de ideias criativas do que uma equipe dos mesmos indivíduos. (Além disso, muitos outros processos sociais depreciam a produtividade da equipe na dimensão da criatividade, conforme discutido adiante com relação à tempestade de ideias [*brainstorming*]). No entanto, as equipes trabalham melhor no pensamento convergente do que os indivíduos porque mais mentes estão focadas na busca e lógica requeridas para encontrar uma resposta.

Os especialistas afirmam que as equipes necessitam do pensamento divergente e do pensamento convergente, tipicamente nesta ordem. O pensamento convergente é exigido para tornar as ideias geradas pelo pensamento divergente com mais base em fatos e na realidade. O pensamento convergente ajuda as equipes a reconhecer soluções promissoras, perceber limites, ser consciente das fraquezas e pesar a factibilidade das ideias.

Exploração *versus* aproveitamento

Exploração *versus* aproveitamento propicia outra importante dicotomia no pensamento sobre a criatividade individual e a de equipe. A exploração envolve a busca de novas possibilidades por meio de experimentação, descoberta e inovação. O aproveitamento envolve o aprimoramento e a ampliação de produtos e serviços existentes. A exploração, portanto, requer mais criatividade.

O cientista organizacional James March observou que nas organizações, em geral, há uma tendência de focar o aproveitamento de alternativas conhecidas, ao invés de explorar as desconhecidas. Tais organizações aumentam a confiabilidade do desempenho organizacional mais do que o nível médio de desempenho (March, 1991, p. 85). As organizações que focam demais no aproveitamento provavelmente encontram-se "nas armadilhas de equilíbrios estáveis subótimos" (March, 1991, p. 71). Os equilíbrios são subótimos se o ambiente da organização (p. ex., sua base de clientes, tecnologias ou competição) está mudando de modo a exigir dela a produção de bens e serviços diferentes ao invés de tornar-se mais confiável na produção de bens e serviços existentes. O dilema pode ser resumido como a necessidade de equilibrar a eficiência a curto prazo com a efetividade a longo prazo em um ambiente em transformação.

Como as organizações, muitas equipes focam no aproveitamento, porque seus retornos são positivos, próximos e previsíveis, enquanto a exploração é arriscada, com retornos muitas vezes negativos. Considere a tendência ao atendimento centrado no paciente praticado nas últimas duas décadas, aproximadamente. As equipes e organizações de saúde enfrentam decisões sobre se continuam fazendo negócios conforme o habitual ou introduzem inovações, como a comunicação com pacientes por e-mail. A exploração do novo espaço de atendimento centrado no paciente cria aprendizagem da equipe, positiva e negativa. Em estabelecimentos onde competição, tecnologia e expectativas dos pacientes estão governando a mudança para o atendimento centrado no paciente, tal aprendizagem por meio da exploração é crítica para o sucesso de longo prazo de equipes e organizações de saúde. Uma implicação interessante da tendência de aproveitar ao invés de explorar, observada por March (1991, p. 86), é que a socialização rápida de novos membros pode prejudicar a equipe, como o desenvolvimento do conhecimento pode depender da manutenção de um afluxo de ingênuos e ignorantes. Com o propósito de aprendizagem em equipe, é preferível a socialização relativamente lenta de novos membros do que uma rotatividade moderada no quadro de profissionais.

Em resumo, existem argumentos para melhorar a exploração, o pensamento divergente e o pensamento criativo em praticamente todas as equipes. Todos são caminhos para a melhoria da criatividade. Porém, em demasia, a exploração, o pensamento divergente e o pensamento criativo apresentam riscos próprios, de modo que deve ser mantido um equilíbrio.

Existem práticas específicas que podem ser empregadas pelas equipes para melhorar a criatividade no seu trabalho. Nós as classificamos em (1) práticas que incorporam criatividade à cultura da equipe e (2) ferramentas que melhoram a criatividade da equipe.

CONSTRUINDO UMA CULTURA DE CRIATIVIDADE NA EQUIPE

CASO 10-2

O Hospital de Reabilitação Elk Valley é líder na sua região em medidas de qualidade e serviço. Isso só passou a acontecer, porém, depois que o hospital melhorou drasticamente a satisfação dos pacientes e os tempos de tratamento (depois de equívocos e erros) nas últimas décadas.

O Conselho de Qualidade do hospital foi o principal motivo para a melhoria na qualidade dos resultados. O Conselho originou e implantou a ideia do atendimento baseado em equipe, por exemplo. Nem todas as ideias do Conselho foram aplicadas, mas muitas delas sim, como o atendimento baseado em equipe.

As reuniões do Conselho de Qualidade eram rápidas e atraentes. O presidente do Conselho, o psiquiatra Gary Kopek, realmente gostava de levantar a bandeira da inovação. Ele sempre trazia uma lâmpada (dentro de um cubo plástico) para as reuniões, como símbolo do seu comprometimento com a inovação.

Hoje o Conselho estava recebendo um novo membro: Casey Wilhoit, MHA (do inglês Master of Health Administration). A Sra. Wilhoit era administradora da unidade de cuidados intermediários, que ela transformou de uma ala inexpressiva e deprimente com um staff desmoralizado em uma referência nacional. O Conselho expandiu seu quadro de membros para dar espaço à Sra. Wilhoit. O Dr. Kopek a recebeu calorosamente, observando que "A Sra. foi selecionada porque não tem medo de tentar novas ideias. Nós esperamos que a Sra. mantenha este espírito, usando ou não suas ideias. Nós acreditamos que somos um grupo realmente criativo e responsável pela excelente qualidade dos resultados que o Elk Valley tem apresentado. Nós trabalhamos arduamente para aprender o que fazer e o que não fazer. Se a Sra. achar que este não é o caso, informe-nos."

O tópico de hoje era "que aprendizado podemos tirar da mudança da nossa unidade de cuidados intermediários". A Sra. Wilhoit esperava ansiosamente compartilhar seu conhecimento e contribuir com novas ideias para outras áreas do Hospital de Reabilitação Elk Valley.

Como incorporar a criatividade à cultura de uma equipe? Ou melhor, como embutir criatividade na maneira como fazemos as coisas, como aparentemente aconteceu no Conselho de Qualidade do Hospital de Reabilitação Elk Valley? Michael West (2012, p. 168), psicólogo organizacional, propõe uma série de etapas concretas para as equipes, começando pela definição de um objetivo de criatividade e selecionando a combinação correta de membros. As etapas seguintes testam a seriedade do comprometimento com a criatividade, mediante trabalho árduo de mudança dos processos e normas da equipe para apoiar a criatividade. As etapas estão apresentadas no Quadro 10-1, com alguma modificação e suplementação.

▶ **Especificar a criatividade realista como um objetivo da equipe**

Contrariar a profecia de que "nós não somos criativos" é tão importante em nível de equipe quanto em nível do membro individualmente. Conquistar a criatividade como uma característica de equipe requer um comprometimento consciente, bem como normas e políticas para apoiar esta criatividade. Os líderes de equipes são especialmente importantes nesta etapa. É também importante lembrar que não é fácil alcançar a criatividade e que ela tem limites – ela tem de ser realista. No Caso 10-2, o líder do Conselho de Qualidade, Dr. Kopek, destaca o comprometimento da equipe para manter a excelente qualidade dos resultados e apela que ela seja criativa e trabalhe arduamente. Ele liga a criatividade da equipe aos resultados mensuráveis, completamente coerentes com a conquista da criatividade realista como um resultado da equipe.

▶ **Selecionar e estimular a criatividade**

A diversidade de perspectivas é uma chave para a criatividade da equipe. Certamente, esta é uma razão pela qual o atendimento interprofissional é efetivo – por definição, perspectivas diferentes povoam qualquer equipe interprofissional. No estágio de seleção dos membros da equipe, este é um assunto importantíssimo para o desenho de equipes que precisam de criatividade para ter um bom desempenho. A pesquisa constata que as equipes com membros diferentes em termos de *background* e perspectiva suplantam equipes com membros homogêneos quando as equipes executam tarefas que requerem solução criativa de problemas e inovação. Elas geram mais argumentos, aplicam mais estratégias, detectam mais soluções originais e integram perspectivas múltiplas (Thompson, 2003, p. 102). A oportunidade de designar membros com perspectivas e estilos criativos diferentes geralmente recai sobre os responsáveis pelas equipes e líderes, embora os líderes e membros da equipe também possam pressionar por criatividade como um critério para novos membros. Os responsáveis por equipes em organizações que procuram por inovação em processos clínicos têm bons resultados quando buscam participantes mais criativos como seus líderes e membros. No Caso 10-2, do Conselho de Qualidade, o líder da equipe, Dr. Kopek, buscou insistentemente a Sra. Wilhoit como novo membro por causa da sua reputação como inovadora.

Anteriormente, mencionamos o argumento de que a socialização mais lenta de novos membros e níveis moderados de rotatividade ajudam a reforçar a criatividade em equipes. Thompson (2003, p. 105) refere-se à "artrite cognitiva" como algo que se desenvolve em equipes que permanecem inalteradas por muito tempo. Os pesquisadores têm encontrado uma correlação negativa entre

Quadro 10-1 Etapas para construir a cultura de criatividade na equipe

Especificar a criatividade realista como um objetivo da equipe
• Criatividade não é fácil de alcançar
• Ideias criativas precisam ser realistas
Selecionar a criatividade e estimulá-la
• Nomear membros com perspectivas diversas e estilos criativos
• Em equipes permanentes, lutar por níveis moderados de rotatividade
• Retardar a socialização de novos membros
Construir apoio para criatividade em atividades e processos da equipe
• Construir participação como uma norma da equipe
• Exibir uma atitude positiva voltada para a solução de problemas
• Dizer "sim e ..." ao invés de "sim, mas ..."
• Revisar e refletir sobre processos
Aumentar a base de conhecimento relevante
• Estudar as melhores práticas
• Encontrar *alternativas positivas*
Desafiar a equipe
• Divulgar padrões de alto desempenho
• Preparar membros para o fato de que muitas vezes as ideias não serão usadas ou implementadas
Parar trabalhando
• Equilibrar aproveitamento, pensamento crítico e pensamento convergente com seus contrários
• Usar humor e diversão
• Empregar ferramentas formais para construir criatividade

Fonte: Baseado em West MA. *Effective Teamwork: Practical Lessons from Organizational Research.* 3rd ed. Chichester, UK: John Wiley & Sons, Ltd.; 2012:168.

colaboração repetida e criatividade (Thompson, 2011, p. 225). Quanto mais os membros da equipe executam juntos a mesma tarefa, mais rotineiro o desempenho da equipe se torna. Isto explica por que a baixa rotatividade pode melhorar o desempenho de uma equipe – ela tem menos erros. As equipes altamente estáveis provavelmente são mais confiáveis na execução de suas tarefas regulares, mas menos criativas. Os novos membros abalam a rotina de uma equipe. Quando ingressam em uma equipe, os novos membros não apenas trazem uma nova perspectiva, mas motivam também os membros existentes a reverem suas próprias ideias e comportamentos. No Caso 10-2, o Dr. Kopek espera que a Sra. Wilhoit acrescente sangue novo à equipe, talvez para evitar a possibilidade de artrite cognitiva.

▶ Construir apoio para criatividade em atividades e processos da equipe

Após definir a criatividade como um objetivo da equipe e sua composição apropriada de indivíduos, começa o trabalho de manutenção das atividades e processos. A participação como uma norma da equipe é especialmente importante para a criatividade. As pessoas que têm influência, interagem frequentemente e compartilham informação estão mais propensas a investir nos resultados da equipe e oferecer ideias para modos novos e aperfeiçoados de trabalho. Os líderes que exigem que as ideias originem-se deles (um modelo radial de comunicação) podem sentir-se ameaçados se as ideias vierem de outros membros da equipe. Em ambientes assim, os membros aprenderão a autocensurar suas ideias, criando um padrão conivente, em que os líderes solicitam contribuição, mas não recebem nenhuma (Dye e Garman, 2006, p. 178). Outra barreira para a participação integral é a tendência de médicos ou outros profissionais com poder ou *status* relativo mais alto de dominar as discussões, reprimindo, portanto, as contribuições dos demais, conforme observado no Capítulo 9.

Os membros da equipe que são especialmente criativos podem ter pouca paciência em ajudar outros a compreender como eles podem ter acesso às suas ideias. Os membros criativos devem reconhecer que, como integrantes de uma equipe, eles são responsáveis por aproximar os outros membros.

O apoio para a criatividade inclui uma atitude positiva voltada para a solução de problemas. A criatividade é abastecida pela crença de que as soluções existem e podem ser descobertas. Uma corrente subjacente de otimismo convida à franqueza e à participação. Os desafios são vistos como oportunidades para a ação criativa em vez de preocupações para resolver. Isto está relacionado à noção de segurança psicológica, mencionada no Capítulo 6. Pode ser arriscado para os membros da equipe sugerir novas maneiras de trabalhar, sendo fundamental um ambiente incentivador e sem ameaças.

Um artifício mnemônico comum para apoiar a participação e a segurança psicológica é a prática de pensamento ou expressão "sim e ...", em vez de "sim, mas ..." ao responder às ideias dos outros. As equipes podem estabelecer explicitamente esta prática como uma norma nas discussões que estão na fase de geração de ideias.

Para combater o estabelecimento de uma rotina nos processos da equipe, a revisão e a reflexão sobre a tomada de decisões e o encaminhamento de solução de problemas podem ser importantes. Um facilitador externo observando as reuniões e a participação e incentivo de um monitor podem ser úteis para equipes que se encontram presas a uma rotina.

▶ Melhorar a base de conhecimento relevante

Conforme discutido acima, para a criatividade emergir, a equipe precisa ser abastecida de fatos e conhecimentos sobre o assunto. Desse modo, adicionamos esta etapa às sugestões de West para a construção de uma cultura de criatividade. Não se pode esperar criatividade dos membros da equipe a respeito de coisas que eles desconhecem. Sessões educacionais para melhorar a aprendizagem, compartilhar as melhores práticas e explorar como outras equipes estão tratando assuntos similares são procedimentos úteis. No Caso 10-2, o esforço do Dr. Kopek para utilizar a experiência da Sra. Wilhoit no Conselho de Qualidade representa uma melhoria na base de conhecimento da equipe. Os membros da equipe que se comunicam com outros especialistas para participar de congressos, estudo ou outras modalidades deveriam transferir sua aprendizagem para a equipe.

O conhecimento sobre muitos assuntos difíceis de saúde pode ser reunido pelo estudo de *alternativas positivas*. Alternativa positiva é uma mudança na metodologia de gestão que começa pela identificação de uma pequena minoria de indivíduos ou grupos que estão conduzindo extremamente bem um problema – as alternativas positivas

(Pascale et al., 2010). Por exemplo, suponha que uma equipe de projeto de melhoria de qualidade esteja procurando meios para melhorar a conformidade da lavagem das mãos pelos clínicos. O conhecimento relevante incluiria a informação sobre equipes ou unidades que têm elevado grau de adesão, buscando compreender se a experiência dessas alternativas positivas pode ser transferida para o seu próprio caso.

▶ **Desafiar a equipe**

Conforme observado anteriormente, para assumir a criatividade, é preciso ter abertura para novas ideias, mas não para toda e qualquer ideia. Isto requer que a abertura seja equilibrada com critérios de demanda que estão relacionados com o desempenho. Do contrário, as ideias são inquestionáveis e pouco se evolui. As equipes que gostam de ser criativas podem ser envolvidas no entusiasmo de fazer algo novo, só por fazer. Como a maioria das boas práticas, a busca da criatividade pode chegar bem longe.

Os líderes precisam estabelecer altos padrões de quantidade e qualidade de ideias criativas. Os pesquisadores têm constatado um aumento na geração de ideias quando os líderes da equipe têm informação sobre os níveis de atividades de outros membros, quando os padrões de desempenho são altos e mesmo quando simplesmente for anunciado que os membros organizarão uma lista de todas as ideias ao final da sessão (Thompson, 2003, p. 105).

Conforme observado no Capítulo 6, um clima seguro na equipe não é o mesmo que um clima confortável se seus membros respondem ao conforto tornando-se complacentes e doando-se menos do que são capazes. Em equipes de cientistas, por exemplo, a pesquisa mostra que a inovação é alta quando a atmosfera na equipe é acolhedora, incentivadora, mas intelectualmente exigente (West, 2012, p. 157). A exploração da criatividade requer que as equipes avancem na síntese e na aplicação de novas ideias em vez de deixá-las estáticas. A etapa final pode ser vista como pensamento convergente, após um período de pensamento divergente – ambos são necessários. Por esta razão, os membros precisam estar preparados, ou seja, eles precisam saber que suas ideias criativas nem sempre serão usadas ou implementadas. A rejeição da maioria das ideias é parte da busca do realismo criativo. Esta compreensão estimula os membros da equipe a manter a geração de ideias sem a garantia da utilização das mesmas.

▶ **Parar trabalhando**

Outra diretriz é dedicar tempo para a criatividade em equipe. A expressão "parar trabalhando" é utilizada em tom de brincadeira; trabalho para "parar" refere-se à visão tradicional de trabalho como pensamento crítico, trabalho convergente e aproveitamento, ao contrário do trabalho que envolve pensamento criativo e divergente e exploração. O delineamento formal pelo líder de uma mudança no pensamento é às vezes útil; por exemplo, "por que não relaxamos agora e buscamos no céu azul algumas soluções possíveis, em vez de avaliá-las criticamente".

Uma vez que alegria e humor estimulam a criatividade, o adágio "parar trabalhando" tem um significado de certo modo literal. Certificar-se de que reuniões e atividades sociais são prazerosas estimula uma cultura criativa. Um ambiente social positivo contribui para que a liberdade necessária aos membros seja ampla, sem medo, vergonha ou sanção. No Caso 10-2, o Dr. Kopek estabelece o estágio de alegria, trazendo este símbolo de criatividade – a lâmpada em um cubo – para as reuniões do Conselho de Qualidade.

Parar trabalhando também pode significar a volta às ferramentas formais para estimular a criatividade, tais como as discutidas abaixo. Enquanto os membros atarefados podem irritar-se ao gastar o precioso tempo usando métodos formais, muitas vezes o emprego das ferramentas simboliza um compromisso sério com o desenvolvimento da criatividade, assim como a produção de resultados positivos.

FERRAMENTAS DE APOIO À CRIATIVIDADE DA EQUIPE

CASO 10-3

O staff da Clínica Redborough, Serviços de Saúde Wyndham, estava inquieto. Os Serviços de Saúde Wyndham constituíam uma grande prática de grupo multiespecializado em uma região metropolitana, competindo por novos pacientes com outros grupos. Os dados estatísticos do relatório estadual de qualidade foram revelados no início da semana, e Wyndham foi classificado no quartil inferior sobre atendimento do diabetes e vários outros parâmetros de qualida-

de. Dentro da organização Wyndham, a Clínica Redborough tem um dos mais baixos escores para atendimento do diabetes. Especialmente problemática era a porcentagem baixa de pacientes com diabetes tipo 2 que foram examinados no último ano para determinar seus níveis de hemoglobina A1c. As diretrizes nacionais recomendam que os pacientes com diabetes do tipo 2 façam o exame a cada 6 a 12 meses.

O médico Paul Pedersen, clínico geral, era o responsável pela melhoria da qualidade na Clínica Redborough. Ele convocou uma reunião do staff que estava mais envolvido no atendimento do diabetes para discutir meios de melhorar o desempenho, como medida de atendimento às recomendações da diretriz. Participaram da reunião, além do Dr. Pedersen, o endocrinologista Stanley Wirth, dois clínicos gerais, três enfermeiros registrados (RNs, do inglês registered nurses), o administrador da Clínica Redborough e dois funcionários administrativos que ajudavam os pacientes no agendamento.

O Dr. Pedersen abriu a reunião solicitando ideias para a melhoria na adesão à diretriz. "A palavra está à disposição", ele anunciou. "Quem tem alguma ideia?" O Dr. Wirth imediatamente manifestou-se com sua sugestão favorita, que o acompanhava há anos. Ele recomendava que as prescrições de insulina dos pacientes não fossem preenchidas se eles não tivessem feito um exame de A1c no ano anterior. Houve um coro de divergência, a partir de um dos clínicos gerais e dois dos RNs. Eles disseram que os diabéticos não deveriam ser privados de insulina porque isto não seria seguro para esses pacientes; além disso, eles alegaram que os pacientes cujas solicitações de preenchimentos fossem recusadas, poderiam simplesmente procurar outra clínica. O outro médico questionou, então, a validade dos dados usados no programa do relatório da qualidade, e um RN sugeriu sarcasticamente que eles "mudassem a clínica para outra parte da cidade com uma população mais educada". Um dos RNs declarou: "Nós temos problemas graves com pacientes diabéticos hipertensos para dar atenção. Por que não estamos conversando sobre eles?". Os dois funcionários administrativos permaneceram quietos. A conversa estava tão caótica que um dos RNs começou a rir – embora ninguém soubesse por quê. Após 15 minutos, o Dr. Pedersen tinha ouvido o suficiente. Dizendo "nós simplesmente teremos de tentar mais arduamente", ele solicitou a dois membros para elaborar uma lista de ideias para a equipe toda, para consideração na próxima reunião. Em seguida, a equipe passou a discutir outro aspecto decepcionante do seu desempenho relatado no tratamento de pacientes com diabetes.

Uma variedade de ferramentas e métodos para melhorar a criatividade pode ser aplicada em reuniões de equipes. A seguir, é apresentada uma seleção de várias ferramentas, sendo as mais destacadas a tempestade de ideias (*brainstorm*) e suas variações. O *brainstorming* formal é uma ferramenta que o Dr. Pedersen teria utilizado no Caso 10-3, para ter mais ideias sobre a mesa, visando melhorar a taxa do exame de hemoglobina A1c.

▶ Tempestade de ideias (*Brainstorming*)

O *brainstorming* é uma discussão focada no incentivo sistemático do pensamento criativo em torno de um tema ou uma pergunta. O *brainstorming* permite uma ampla participação nas discussões que são voltadas para a inovação e a solução criativa de problemas. Ele estimula mais sistematicamente os membros do grupo a gerar muitas ideias, sem preocupar-se se elas são boas ou ruins. Muitas vezes, aproximações do *brainstorming* são utilizadas informalmente em reuniões, quando os gestores pedem a todos os participantes ideias criativas para atacar um problema ou perseguir uma oportunidade. O Dr. Pedersen tentou usar a técnica no Caso 10-3.

Em organizações onde a participação em reuniões é altamente estruturada ou rotineira, o *brainstorming* é uma opção para alterar o padrão dos encontros. Com o tempo, as contribuições dos membros nas discussões tornam-se deveras previsíveis (p. ex., um membro pode sugerir apenas que a equipe trabalhe mais arduamente, como o fez o Dr. Pedersen, no Caso 10-3), e alguns poucos acabam dominando as discussões, com pouca intervenção dos demais. A falta de participação dos dois funcionários administrativos no Caso 10-3 pode ser um indicativo desse sinal de 'rotinização'.

O *brainstorming* como um método formal de geração de ideias geralmente abrange as seguintes etapas:

1. Introduzir a pergunta ou o tema e revisar as diretrizes da técnica, tais como:
   - Receber bem todas as ideias;
   - Não realizar nenhuma avaliação durante o *brainstorming*;
   - Quanto mais ideias, melhor;
   - Não se preocupar com a duplicidade de ideias;
   - Suspender o julgamento;
   - Ser conciso;
   - Incluir o raro e o estranho (West, 2012, p. 167).
2. Expor a pergunta ou o tema central em um quadro ou em outro lugar.
3. Propor um breve período de quietude para os membros da equipe reunirem suas reflexões e anotarem as ideias.
4. Solicitar ideias e registrá-las em um quadro ou em outro lugar, à medida que elas são disponibilizadas. Uma pessoa pode fazer os registros. Não aceitar comentários que sejam avaliações de ideias. Usar o incentivo para provocar mais ideias.
5. Levar em consideração pausas na atividade; não é incomum que boas ideias surjam após períodos de silêncio.
6. Oferecer uma última chance para ideias adicionais, incluindo ideias da pessoa que faz os registros. Final do *brainstorming*.
7. Para facilitar as próximas etapas, solicitar esclarecimento sobre algo que foi proposto, se necessário, e numerar as ideias para que elas possam ser consultadas facilmente.

O Quadro 10-2 apresenta um resumo abreviado destas etapas.

Durante o *brainstorming*, as sugestões de novas ideias não são censuradas, a menos que elas sejam ofensivas. Ao contrário da discussão no Caso 10-3, as respostas negativas não são permitidas durante o fluxo inicial de ideias. A avaliação de ideias é protelada para não desviar o foco no pensamento criativo. Diferentemente de muitas técnicas de discussão em grupo que desconsideram ou descartam novas ideias antes que elas sejam discutidas, o *brainstorming* considera todas as sugestões que são oferecidas. No *brainstorming* formal, um líder ou um membro designado registra as ideias para todos verem. É importante que seja registrado exatamente o que foi dito, parafraseando somente se necessário. O que for parafraseado deve ser conferido pelo membro contribuinte, para aprovação.

A avaliação e a priorização ocorrem apenas após uma extensa lista de ideias terem sido desenvolvidas pela técnica. Essas etapas podem prosseguir com graus variados de formalização, após o *brainstorming*. A técnica em grupo nominal, esboçada abaixo, oferece uma maneira de formalizar o processo de priorização.

Em uma sessão formal de *brainstorming*, o líder ou o facilitador exerce um papel vital, à medida que ele indica o foco e orienta os membros da equipe a se concentrarem e contribuírem com ideias. O reforço positivo de participação do líder e de colegas da equipe é importante. O líder também monitora a conversa, para assegurar que a avaliação das ideias ocorra somente depois que o *brainstorming* tiver terminado. Uma vez que as ideias não são solicitadas à maneira *Round-Robin**, existe um risco de alguns permanecerem quietos ou que membros dominem a sessão por meio de agressão verbal. A participação do líder é decisiva para o sucesso da técnica. No Caso 10-3, o Dr. Pedersen realizou de modo insatisfatório a função de monitoramento da participação. Em especial, os dois funcionários administrativos deveriam ter sido convidados a contribuir com ideias para melhorar a atenção de pacientes e médicos, visando a assegurar que os exames anuais de hemoglobina A1c fossem obtidos.

Quadro 10-2 Etapas no *brainstorming* da equipe

Introduzir a pergunta ou o tema e as diretrizes do *brainstorming*
Expor a pergunta ou o tema
Propor um breve período de silêncio
Solicitar ideias e registrá-las
• Não aceitar comentários que sejam avaliações de ideias
• Usar o incentivo para provocar mais ideias
• Levar em consideração pausas na atividade
Oferecer uma última chance para ideias adicionais
Solicitar esclarecimento de ideias

---

* N. de R.T. O método *Round-Robin* consiste na utilização de uma ordem racional de escolha de elementos/tópicos em um grupo, partindo sequencialmente do início até o fim dos mesmos, reiniciando novamente a partir do topo da lista, obedecendo esta rotina até o seu término.

▶ Limitação do *brainstorming*

Os pesquisadores têm encontrado pouco apoio empírico para a hipótese que o *brainstorming* em equipe fomenta a criatividade, em comparação ao mesmo número de indivíduos trabalhando independentemente (Thompson, 2003, p. 100). Na verdade, quase todas as investigações controladas têm verificado que o *brainstorming* em equipe é menos eficiente do que o *brainstorming* solitário, tanto em termos de quantidade de ideias quanto de qualidade. Um grupo de pesquisas concluiu: "a popularidade de longa duração das técnicas de *brainstorming* está inequívoca e substancialmente enganada" (Mullen et al., 1991, p. 18). Porém, sua contínua popularidade sugere que o *brainstorming* tenha efeitos positivos sutis, tais como construção da confiança de grupo, solidariedade e otimismo, e que seja superior a muitos processos de equipes existentes. Também é possível que as ideias geradas durante a discussão em grupo sejam mais facilmente implementadas, uma vez que encontrarão maior apoio (mesmo que sejam em menor quantidade ou menos originais do que seriam se originadas por indivíduos trabalhando sozinhos).

Entre as razões pelas quais o *brainstorming* em equipe, às vezes, decepciona estão as seguintes: ociosidade social, bloqueio da produção, conformidade e definição de *normas para baixo* (Thompson, 2003, pp. 100-102). (A ociosidade social é discutida no Cap. 1, e o bloqueio da produção é discutido no Cap. 9.) A tentativa de evitar conflitos é outra possível razão para a participação limitada no *brainstorming*. A ociosidade social aumenta porquê, se as ideias não estão sendo bem julgadas, os membros da equipe têm maior probabilidade de se desconcentrarem. O bloqueio da produção ocorre porque os indivíduos trabalhando sozinhos podem desfrutar de um fluxo contínuo de reflexão, ao passo que, em uma equipe, eles têm de esperar sua vez para falar. A produção de novas ideias é bloqueada na etapa em que se espera para falar (*waiting-to-speak*), e a atenção é desviada na etapa em que se escuta os outros falarem (*listening-to-others-speak*). A pressão à conformidade surge porquê, em grupo, as pessoas tendem a dar respostas mais convencionais do que quando sozinhas, devido à vontade de conformar-se às normas do grupo. A definição de *normas para baixo* refere-se à tendência das pessoas menos produtivas a puxar para baixo a média da equipe. Os participantes do *brainstorming* tendem a equiparar seu desempenho ao do membro menos produtivo. Todas estas forças podem subjugar o potencial intuitivo do *brainstorming* em equipes e algumas restrições têm o poder de reprimir a participação de pessoas introvertidas, que muitas vezes pensam mais criativamente quando estão sozinhas do que quando estão em ambientes coletivos (Cain, 2012).

O *brainstorming*, por si só, é contido pelo fato de que as melhores ideias, muitas vezes, afloram do debate e da crítica. A crítica pode desinibir e motivar novas ideias a se tronarem até ideias melhores. Se toda ideia estiver certa, conforme a hipótese de trabalho inicial do *brainstorming*, não há incentivo para incorporar as perspectivas de outras.

Outra razão de falha no *brainstorming* é que os participantes podem estar desinformados e, sendo assim, a qualidade das ideias pode ser insatisfatória. Conforme mencionado anteriormente, a criatividade requer uma base sólida de conhecimento e experiência. Esta limitação aplica-se a indivíduos, bem como ao *brainstorming* em equipe. Uma limitação final do *brainstorming* relaciona-se à sua simplicidade. Como ele exige que os participantes foquem no tema, ideia ou tópico, a pergunta deve ser contextualizada objetivamente, e temas inter-relacionados não podem ser tratados. As perguntas deveriam ser discutidas em fóruns menos estruturados, que levem em consideração questões independentes.

O *brainstorming* em equipe pode ser ajustado para tratar de muitas de suas deficiências. As limitações do *brainstorming* abordadas acima sugerem várias melhorias que podem ser realizadas. Primeiro, desafiar a equipe a encontrar altos padrões. O *brainstorming* é tanto trabalho quanto diversão, e a ociosidade social deveria ser desestimulada. Segundo, destinar mais tempo de silêncio para os indivíduos antes do *brainstorming* em equipe. A criatividade individual é vantajosa quando os membros são levados a pensar sobre suas ideias (ou a registrá-las no papel) antes da reunião com os outros. Finalmente, certificar-se de que o *brainstorming* seja seguido pelo pensamento convergente, para que o resultado seja o realismo criativo e não o idealismo. Isto pressupõe destinar tempo subsequente suficiente para processar as ideias desenvolvidas durante o *brainstorming*.

▶ Geração de ideias e arquivo digital coletivo

A geração de ideias é uma variante do *brainstorming* e acentua o valor principal desta técnica, que é a produção de uma grande quantidade de ideias, independentemente da qualidade (West, 2012, pp.

163-164). Nas sessões de geração de ideias, cada membro da equipe gera de 5 a 10 ideias em uma folha de papel em branco, sem identificar-se. Este processo enfoca o problema do bloqueio da produção, mencionado acima, e reduz a pressão à conformidade devido ao anonimato. Os papéis são colocados no centro da mesa e, em seguida, distribuídos aleatoriamente. Cada membro continua escrevendo mais na folha que recebeu, com incentivo para aprimorar as ideias já formuladas. A redundância de ideias é reduzida pelo compartilhamento das folhas de papel. Outro benefício da geração de ideias é que nem todos os membros da equipe precisam estar presentes ao mesmo tempo, pois o processo pode estender-se por muitas reuniões ou muitos dias.

Uma conveniente alternativa ao *brainstorming* e à geração de ideias é o *brainstorming* eletrônico ou arquivo digital coletivo. Um arquivo digital, acessível a todos os membros da equipe, pode ser postado em uma página da rede, para que os participantes adicionem suas ideias às dos seus colegas. Isto cria um registro conveniente e remove a barreira às vezes causada por problemas de agendamento. O registro digital pode tornar-se uma fonte importante da memória da equipe, a qual pode ser acessada em outras necessidades futuras.

▶ *Brainstorming* **negativo**

O *brainstorming* negativo ou inverso aplica o método do *brainstorming* para a pergunta: "O que poderia dar errado?". Ao especular as causas de resultados negativos, o processo força os membros da equipe a pensarem em ações de compensação que eles podem não ter considerado anteriormente. Por exemplo, uma discussão sobre a redução do tempo das consultas poderia incluir o *brainstorming* negativo em torno de "o que poderia dar errado se o tempo das consultas fosse reduzidos em 10%?". O *brainstorming* negativo é discutido também no Capítulo 9, na tomada de decisões.

▶ **Tabela de elementos do** *brainstorming*

A tabela de elementos do *brainstorming* é uma extensão da técnica em que um problema é desmembrado em componentes separados. O *brainstorming* é aplicado separadamente para cada componente do problema. Os componentes são então combinados, e as opções são escolhidas entre as várias combinações de componentes para derivar novas ideias. West (2012, pp. 165-166) dá o exemplo de organização de um evento social para uma equipe. A tarefa é desmembrada em cinco componentes: (1) pessoas (que deveriam comparecer), (2) local (onde o evento deveria acontecer), (3) atividades, (4) tempo e (5) finalidade. O *brainstorming* ocorre em torno de cada componente, e depois disso a discussão é usada para desenvolver o consenso sobre o evento. Dez ou 15 minutos dedicados à atividade podem gerar centenas de ideias.

▶ **Técnica de grupo nominal**

Como o *brainstorming* e a geração de ideias, a técnica de grupo nominal tenta alcançar uma participação mais igualitária de todos os membros do grupo. Ambas as técnicas são desenhadas para impedir que apenas alguns indivíduos dominem a reunião, e a técnica de grupo nominal age de modo ainda mais sistemático para evitar que isso aconteça. Ao contrário do *brainstorming*, a técnica de grupo nominal também produz um conjunto de prioridades ou classificações que refletem a contribuição estruturada de todos os participantes. As etapas da técnica são as seguintes (Delbecq e Van de Ven, 1971):

1. A equipe discute o processo e os objetivos da técnica de grupo nominal. Uma pergunta ou um tema específico é identificado. O tema específico é exposto por escrito para que todos possam vê-lo.

2. As ideias são geradas e anotadas por cada membro da equipe, de maneira independente e silenciosa. Esta etapa iguala a oportunidade de participação.

3. As ideias podem ser colhidas oralmente à maneira *Round-Robin* ou por escrito. O facilitador distribui ou posta uma ordenação escrita das respostas. Novamente, isto garante a participação de todos os membros da equipe.

4. A lista de ideias é discutida, e elas são esclarecidas e avaliadas, com um compartilhamento de prós e contras. O autor da ideia pode ou não optar por defendê-la.

5. As ideias são numeradas por votação. Ocorre a votação sobre a qualidade das ideias. O facilitador solicita que todos os membros do grupo, privadamente, priorizem as ideias, usando um conjunto de critérios acordados. Existem várias maneiras de votar (Fallon et al., 2013, pp. 329-330). Um sistema entrega cinco cartões para cada participante. Os participantes então

relacionam suas cinco ideias principais, uma por cartão, e o índice de prioridade de cada uma, de 1 (baixo) até 5 (alto). O facilitador recolhe os cartões, conta-os e posta os escores. Os escores mais altos são as ideias mais favorecidas pelo grupo. Se desejado, a discussão e o processo de votação podem continuar por mais um *round*, para refinar a lista ainda mais. Em outro sistema, os participantes votam em cada ideia. Esta abordagem torna-se ineficiente quando um grande número de ideias está sendo avaliado. Um terceiro sistema pede aos membros da equipe para designar as três ideias mais atraentes e as três menos atraentes. As menos atraentes para a equipe como um todo são descartadas, e o processo é repetido, até que todos os membros cheguem a um consenso sobre a ideia ou ideias mais atraentes.

A técnica de grupo nominal produz uma classificação quantitativa de prioridades que é mais tangível do que sensações expressas durante discussões ou *brainstorming* tradicionais. Contudo, o sistema de classificação ordinal (se for usado) na técnica de grupo nominal não permite que sejam expressas finas distinções em preferências. O posicionamento de cada ideia em uma escala de 1 a 100 tem o potencial de identificar diferenças mais precisas, embora geralmente não haja necessidade de tais distinções finas.

O método Delphi é uma variante do grupo nominal, em que os indivíduos não interagem cara a cara. Esta opção é interessante para equipes com dificuldade de reunião presencial, devido a problemas de agenda. Toda a comunicação é controlada por meio de questionários e retornos (*feedback*), que podem ser informatizados. Os ciclos podem levar vários dias para serem concluídos, mas a rapidez não é uma característica do método Delphi (Delbecq et al., 1975, pp. 83-107).

▶ Planejamento do cenário

Os cenários são descrições de futuros possíveis. No planejamento do cenário, estabelece-se um espectro de futuros do caso pior até o melhor, junto com um cenário hipotético do *status quo* que é baseado nas tendências passadas e mudanças planejadas. O planejamento do cenário abre os olhos dos participantes para sua capacidade de moldar o futuro. As previsões padrão do futuro baseadas em tendências passadas não usam imaginação suficiente para descobrir como as circunstâncias poderiam mudar. O propósito de construir cenários não é necessariamente prever o futuro, mas adquirir uma melhor compreensão das forças que o influenciam e, à luz dessas forças, planejar as possíveis ações. Esta compreensão define o estágio para consideração de ideias mais criativas referentes a ações que poderiam ser tomadas para se beneficiar das forças identificadas ou para sujeitar-se às restrições impostas por essas forças. O planejamento do cenário pode ser precedido do *brainstorming*, a fim de gerar sistematicamente listas de forças-chave provocadoras de mudança, que podem ampliar o alcance dos cenários (Chermack et al., 2010).

Considere-se o exemplo do movimento do atendimento centrado no paciente, mencionado anteriormente. Os membros poderiam considerar cenários de não mudança nos serviços da equipe, incremento de mudanças (o caminho mais provável) e inovação radical. Qual seria o impacto provável de cada cenário sobre os resultados da equipe, tais como a presteza de atendimento, a eficiência e a segurança? As discussões dos cenários poderiam influenciar a equipe a acelerar ou a desacelerar a implementação de políticas e processos de atendimento centrado no paciente.

▶ Facilitadores treinados

Os facilitadores com experiência em *brainstorming* e outras ferramentas podem ser excelentes recursos para o desenvolvimento de equipes de saúde. Os líderes de equipes que são relutantes à adoção de métodos formais de estímulo à criatividade, devido ao próprio estilo ou inexperiência, podem testar novos métodos usando facilitadores externos. Segundo alguns resultados de pesquisa, as equipes que usam facilitadores para incentivar a geração de ideias produtivas mantêm altos níveis de produtividade em sessões subsequentes sem facilitadores (Thompson, 2003, p. 105). As equipes podem aprender as técnicas por meio de práticas orientadas.

▶ Outras ferramentas

Existem inúmeros métodos capazes de estimular a criatividade naquelas equipes com extrema necessidade de criatividade (Scholtes et al., 2003, pp. 8-12). Entre esses métodos, estão a improvisação e o desempenho de papéis. Por exemplo, os membros da equipe poderiam atuar fora de uma reunião com um grupo externo, tal como um administrador, solicitando novos recursos para o trabalho da equipe. Idealmente, ideias recentemente improvisadas, para tomar o caso dos novos recursos, poderiam emergir durante o desempenho do papel. O *software* do mapeamento mental está disponível para a visualização de tarefas cada vez mais complexas. A percepção de relações e ideias estimula diferentes padrões de reflexão que podem ser mais criativos. Por exemplo, a equipe dentro da Kaiser Permanente, a Empresa de Consultoria sobre Inovação, tem tentado melhorar a captura da essência das interações paciente-profissional usando fotografias, imagens e histórias (McCreary, 2010). Mudanças na estrutura física e no formato das discussões, que podem ir para aquários, cafés e até mesmo incluir celebridades, podem relaxar as tradicionais reuniões de equipes e produzir resultados inesperados e poderosos (McCandless e Lipmanowicz, 2012).

CONCLUSÃO

A maioria das equipes de saúde, interprofissionais ou não, poderiam beneficiar-se de altos níveis de criatividade. Isto é especialmente verdadeiro para equipes de gestão e clínica procurando maneiras melhores e mais eficientes de prestar serviços de saúde. A criatividade requer pensamento divergente e criativo, além de exploração em vez de aproveitamento. A criatividade pode ser incorporada à cultura da equipe, definindo-a como um objetivo, selecionando diferentes membros da equipe, apoiando a criatividade nos processos da equipe, desafiando a equipe a conquistar a criatividade realista, desenvolvendo a base de conhecimentos e dando tempo para processos criativos de tomada de decisões. As ferramentas formais para procurar a criatividade abrangem o *brainstorming* e suas variantes, o planejamento do cenário e o emprego de facilitadores treinados.

REFERÊNCIAS

Boynton A, Fischer B, Bole W. *The Idea Hunter*. San Francisco, CA: Jossey-Bass; 2011.

Cain S. *Quiet: The Power of Introverts in a World That Can't Stop Talking*. New York, NY: Crown Publishers; 2012.

Canadian Interprofessional Health Collaborative. *A National Interprofessional Competency Framework*. Vancouver, BC, Canada: Canadian Interprofessional Health Collaborative; 2010. http://www.cihc.ca/files/CIHC_IPCompetencies_Feb1210.pdf. Accessed September 20, 2012.

Chermack TJ, Bodwell W, Glick M. Two strategies for leveraging teams toward organizational effectiveness: scenario planning and organizational ambidexterity. *Advances in Developing Human Resources*. 2010;12:137-156.

Cropley A. In praise of convergent thinking. *Creat Res J*. 2006;18:391-404.

de Bono E. *Lateral Thinking: Creativity Step-by-Step*. New York, NY: Harper and Row; 1970.

Delbecq AL, Van de Ven AH. A group process model for problem identification and program planning. *J Appl Behav Sci*. 1971;7:466-492.

Delbecq AL, Van de Ven AH, Gustafson DH. *Group Techniques for Program Planning: a Guide to Nominal Group and Delphi Processes*. Glenview, IL: Scott, Foresman and Company; 1975.

Dye CF, Garman AN. *Exceptional Leadership: 16 Critical Competencies for Healthcare Executives*. Chicago, IL: Health Administration Press; 2006.

Dyer JH, Gregersen HB, Christensen CM. The innovator's DNA. *Harv Bus Rev*. 2009;87(12):61-67.

Ericsson KA, Lehmann AC. Expertise. In: Runco MA, Pritzker SR, eds. *Encyclopedia of Creativity*. Vol 1. San Diego, CA: Academic Press; 1999:695-707.

Fallon LF, Begun JW, Riley W. *Managing Health Organizations for Quality and Performance*. Burlington, VT: Jones and Bartlett Learning; 2013.

Interprofessional Education Collaborative Expert Panel. *Core Competencies for Interprofessional Collaborative Practice: Report of an Expert Panel*. Washington, DC: Interprofessional Education Collaborative; 2011. http://www.aacn.nche.edu/education-resources/IPECReport.pdf. Accessed January 29, 2012.

King LA, Walker LM, Broyles SJ. Creativity and the five-factor model. *J Res Pers*. 1996;30:189-203.

March JG. Exploration and exploitation in organizational learning. *Organization Science*. 1991;2:71-87.

McCandless K, Lipmanowicz H. *Liberating Structures*. 2012. http://www.liberatingstructures.com. Accessed July 12, 2012.

McCrae RR, John OP. An introduction to the five-factor model and its applications. *J Pers*. 1992;60:175-215.

McCreary L. Kaiser Permanente's innovation on the front lines. *Harv Bus Rev*. 2010;88(9):92-127.

Mitchell P, Wynia M, Golden R, et al. Core principles and values of effective team-based health care. 2012. Discussion Paper, Institute of Medicine, Washington, DC. http://www.iom.edu/tbc. Accessed February 24, 2013.

Mullen B, Johnson C, Salas E. Productivity loss in brainstorming groups: a meta-analytic integration. *Basic Appl Soc Psych*. 1991;12:3-23.

Pascale R, Sternin J, Sternin M. *The Power of Positive Deviance: How Unlikely Innovators Solve the World's Toughest Problems*. Boston, MA: Harvard Business Press; 2010.

Quinn RE, Faerman SR, Thompson MP, et al. *Becoming a Master Manager*. 5th ed. New York, NY: John Wiley & Sons; 2011.

Scholtes PR, Joiner BL, Streibel BJ. *The Team Handbook*. 3rd ed. Madison, WI: Oriel Incorporated; 2003.

Thompson L. Improving the creativity of organizational work groups. *Academy of Management Executive.* 2003;17(1):96-109.

Thompson LL. *Making the Team: A Guide for Managers*. 4th ed. Upper Saddle River, NJ: Prentice Hall; 2011.

West MA. *Effective Teamwork: Practical Lessons from Organizational Research*. 3rd ed. Chichester, UK: John Wiley & Sons, Ltd.; 2012.

West MA, Anderson NR. Innovation in top management teams. *J Appl Psychol.* 1996;81:680-693.

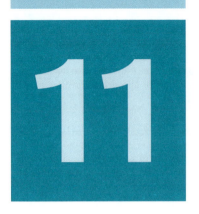

11
Administrando conflitos em equipes de saúde

CASO 11-1

Marion Blackwell, NP, estava terminando seu trabalho após um longo dia na clínica médica de Owen Andersen, um médico alergista. Recentemente, a clínica tinha convertido os prontuários em papel para prontuários eletrônicos e, por isso, havia no ar um grau incomum de ansiedade e confusão. A clínica possuía duas enfermeiras registradas (RNs, do inglês registered nurses), duas enfermeiras práticas licenciadas (LPNs, do inglês licensed practical nurses) e dois funcionários administrativos; apenas um desses seis estava realmente de acordo com ("on board" with) o novo sistema de registros. Durante o período de transição, e enquanto as estações permanentes de trabalho estavam sendo concluídas, todo o staff clínico ia de uma sala de consulta para outra com computadores portáteis. Em várias ocasiões, os resultados dos exames laboratoriais internos, tais como a espirometria (que mede o volume e fluxo de ar durante a inalação e a exalação) e os registros da administração de injeção contra alergia não entraram no registro eletrônico porque a enfermeira deixara o computador portátil em outra sala ou tivera problemas técnicos com o computador. Às vezes, as enfermeiras registravam duas vezes os resultados dos exames, pois não sabiam ao certo de quem era a responsabilidade pelos registros. Os funcionários administrativos estavam tendo problemas para localizar os registros eletrônicos de muitos pacientes, devido a bugs no "arquivamento", especialmente de pacientes que trocaram seus últimos nomes.

Como consequência, a maioria das consultas era registrada com atraso. Um dos funcionários administrativos transmitiu à Sra. Balckwell que eles estenderiam o tempo para consultas de rotina, pelo menos até que o novo sistema estivesse trabalhando normalmente.

No passado, o Dr. Andersen não estava especialmente interessado em ouvir queixas do staff. Seu estilo pessoal era estoico frente à adversidade, e a Sra. Blackwell percebia que ele preferia simplesmente "ir em frente". A Sra. Blackwell tinha uma boa relação de trabalho com o Dr. Andersen, mas ela não sabia como orientá-lo a lidar com os problemas que a equipe estava tendo com o novo sistema.

Como em toda atividade social, os processos de trabalho em equipe geralmente são repletos de conflitos ou de oportunidades para conflitos. No Capítulo 6, foram abordadas questões relativas às equipes efetivas que expõem e processam conflitos quando apropriado. Conforme mencionado no Capítulo 7, os membros da equipe necessitam de competências para administrar e tratar construtivamente os conflitos com outros colegas.

A *solução de conflitos* refere-se ao processo em que eles são finalizados. A *administração de conflitos* é uma expressão mais ampla, referindo-se ao uso ótimo do conflito para impulsionar a equipe na direção dos seus objetivos. A administração de conflitos não necessariamente implica na solução deles. Na verdade, a administração de conflitos, às vezes, significa estimular o conflito produtivo, além de focar na solução. Neste capítulo, adotamos a expressão *administração de conflitos* em vez de *solução de conflitos*. A administração de conflitos "envolve o desenho de estratégias efetivas em nível macro, para minimizar as disfunções do conflito e acentuar as suas funções construtivas, a fim de melhorar a aprendizagem e a efetividade..." (Rahim, 2002, p. 208). *Aprendizagem* e *efetividade* são palavras-chave na colocação anterior.

Na clínica médica mencionada anteriormente, a administração de conflitos pressupõe uma reflexão sobre as funções construtivas potenciais de conflito, assim como as disfunções. Se os membros do grupo médico se propusessem a melhorar o atendimento ao paciente, seria melhor expor o conflito referente ao registro eletrônico em vez de ignorá-lo. Nesse caso, a administração de conflitos significaria tratar de quaisquer assuntos que fossem levantados pelo *staff* administrativo. Os membros da equipe clínica poderiam aprender mais sobre como melhorar o prontuário eletrônico, e o Dr. Andersen poderia procurar reiterar o compromisso com o objetivo de melhorar o atendimento ao paciente por meio da implementação do prontuário eletrônico.

De acordo com o quadro-conceitual de competências da Saúde Colaborativa Interprofissional Canadense (descrito no Cap. 7), a administração de conflitos abrange oito competências distintas: (1) valorizar o potencial positivo da natureza do conflito, (2) adotar etapas construtivas para tratar do conflito, (3) conhecer as fontes comuns de conflito, (4) conhecer estratégias para lidar com o conflito, (5) definir diretrizes para atacar o conflito, (6) trabalhar para resolver divergências, (7) estabelecer um ambiente seguro para opiniões diferentes e (8) permitir que todos os membros sintam que seus pontos de vista tenham sido ouvidos (CIHC, 2010, pp. III-IV). Este capítulo cobre esses tópicos, mas em um formato mais condensado. Os membros da equipe precisam (1) compreender as causas do conflito, (2) distinguir os tipos e os estágios do conflito e (3) conhecer e aplicar métodos de administração de conflitos apropriados a diferentes tipos e estágios.

CAUSAS DO CONFLITO NA EQUIPE

Existem padrões bem conhecidos que tornam a emergência de conflitos previsível em muitas atividades e estabelecimentos de trabalho em equipe (West, 2012, pp. 191-193). Eles estão resumidos no Quadro 11-1. Primeiro, o conflito em equipes frequentemente emerge devido à ambiguidade de papéis entre os seus membros – uma falta de clareza ou compreensão de quem faz o que ou sobreposição real de papéis. Por exemplo, em uma reunião com o paciente, os dois membros da equipe escalados para a tarefa podem acreditar que o outro irá comandar o trabalho, e ambos aparecem para a conversa inseguros e sem nada preparado.

Uma segunda fonte comum de conflito na equipe relaciona-se às divergências sobre objetivos. O conflito pode ser atribuído à ausência de uma visão clara ou de objetivos claros, com os membros individuais substituindo suas próprias percepções discordantes. Ou, novamente, os membros podem ter diferenças reais quanto aos objetivos que preferem para a equipe. Esta fonte de conflito é especialmente aparente nas equipes interprofissionais, porque cada profissão traz para a equipe valores e experiências diferentes para o tratamento do paciente, conforme descrito no Capítulo 3. Um exemplo é a preferência de um membro em envol-

Quadro 11-1 Fontes de conflito na equipe

Fonte de conflito	Descrição
Ambiguidade de papéis	Falta de clareza ou compreensão de quem faz o que ou sobreposição real de papéis
Divergências sobre objetivos	Ausência de clareza ou concordância sobre visão ou objetivos
Escassez de recursos fundamentais	Os recursos-chave, como equipamento e *staff*, são escassos
Diferenças no *status* percebido	Os membros se relacionam diferentemente com base no *status*
Interdependência de tarefas	Os membros interdependentes devem depender de outros membros, e as coisas nem sempre andam conforme o planejado
Preferências pessoais	Os membros da equipe podem não gostar de outros membros por suas características pessoais, tais como religião, visão política, aparência ou idiossincrasias comportamentais

ver mais familiares em uma discussão de equipe, que pode não ser vista como prática (ou desejável) pelos outros membros.

O conflito se intensifica quando os recursos fundamentais são escassos. Por exemplo, suponha-se que seis profissionais clínicos de uma equipe de atendimento ao paciente compartilhem os serviços de um funcionário administrativo. Se as condições financeiras mudarem a ponto de a equipe poder disponibilizar um funcionário apenas em tempo parcial (*half-time*), os seis membros provavelmente entrarão em conflito sobre quem terá à disposição o outro turno do funcionário.

As diferenças no *status* percebido são fontes importantes de conflito em equipes interprofissionais. Se os membros se relacionam diferentemente com base no *status*, isso provavelmente trará ressentimento por parte do membro de *status* mais baixo. A probabilidade de os membros de *status* mais baixo participar plenamente das atividades da equipe é menor ou eles podem até trabalhar contra os objetivos. Os membros de *status* mais alto têm maior probabilidade de desvalorizar a contribuição dos membros de *status* mais baixo. O resultado final é o aumento dos níveis de conflito ou conflito potencial na equipe.

O conflito se intensifica quando as tarefas são mais interdependentes, baseado no simples fato de que os membros interdependentes devem depender de outros membros, e as coisas nem sempre andam conforme o planejado. Um membro da equipe que necessita da contribuição de outro membro antes de fazer uma recomendação de tratamento, por exemplo, pode ressentir-se pela demora causada pelo colega que se atrasa na prestação da contribuição. Em especial, a interdependência é alta durante a transferência (transferência de responsabilidade e informação de um membro para outro), tornando-a uma fonte comum de conflito no atendimento por equipe interprofissional.

Finalmente, muitas causas adicionais de conflito podem ser classificadas como pessoais. Os membros da equipe podem não gostar de outros membros por suas características pessoais, tais como personalidade, religião, visão política, aparência ou idiossincrasias comportamentais. Embora essas fontes de conflito não estejam baseadas em características da equipe ou em características individuais específicas aos seus papéis na equipe, os conflitos surgidos por razões pessoais podem afetar o desempenho da equipe.

Muitos destes fatores causais estavam interagindo para criar o potencial de conflito na clínica de alergia descrita no Caso 11-1. A ambiguidade de papéis sobre quem registrava os resultados dos exames era evidente. Pouquíssimos membros do *staff* acreditavam que os prontuários eletrônicos melhorariam a qualidade de atendimento ao paciente, um assunto passível de esclarecimento. As diferenças no *status* percebido provavelmente influenciavam a relutância dos membros do *staff* em confrontar o Dr. Andersen com seus assuntos. A interdependência de tarefas significa que se um membro do *staff* tem um atraso, os outros muitas vezes são afetados. A preferência pessoal do Dr. Andersen de "aguentar" durante a adversidade provavelmente não estava alinhada com as impressões de alguns ou de todos do *staff*.

Uma vez que praticamente todas as equipes interprofissionais têm diferenças de *status* na sua constituição, recursos escassos, *backgrounds* profissionais múltiplos, tarefas interdependentes e membros com diferenças pessoais, não é de se admirar que, em equipes interprofissionais, o potencial de conflitos seja alto. Como tais conflitos deveriam ser manejados? Quando o conflito deveria ser estimulado, em vez de reduzido? Uma próxima etapa é distinguir entre tipos e estágios de conflitos.

TIPOS E ESTÁGIOS DE CONFLITOS NA EQUIPE

CASO 11-2

Diego Jimenez, MBA, afrouxou sua gravata. A reunião da equipe de projeto de fluxo de processos do Serviço de Emergência (SE) estava ficando longa. O Sr. Jimenez tinha responsabilidade administrativa pelo SE e chefiava a equipe, que estava encarregada de reduzir o tempo de espera dos pacientes no Serviço. Dois médicos do atendimento de emergência, três RNs e quatro técnicos clínicos ou membros do staff administrativo constituíam a equipe. Por várias reuniões, havia um problema latente entre um funcionário administrativo (uma recepcionista) e uma das enfermeiras, mas esta reunião foi a "gota d'água", com a recepcionista acusando a enfermeira de ser preguiçosa. Além disso, vários membros da equipe pareciam estar usando o projeto de fluxo de processos para pleitear a aquisição de novo equipamento, tais como computadores mais modernos, em vez de pensar mais efetivamente sobre as causas do atraso no serviço oferecido aos pacientes. Como último assunto, a equipe estava diante do problema de decidir como avançar com a coleta de dados: promovendo pequenos encontros com uma amostra da equipe do SE ou escrevendo resenhas para toda a equipe.

▶ Tipos de conflito na equipe

É relevante identificar tipos de conflito na equipe, pois eles estão relacionados às decisões sobre como administrá-los. Três tipos de conflitos são geralmente distinguidos: relacionamento, processo e tarefa (Thompson, 2011, pp. 183-185). Ao mesmo tempo em que um conflito muitas vezes apresenta múltiplos tipos ou transforma-se de um tipo para outro diferente, as três categorias ajudam a propiciar um contexto para considerar: (1) o valor do conflito para a aprendizagem da equipe e (2) como e quando trazer à tona ou resolver o conflito. O Quadro 11-2 resume os tipos de conflito que podem surgir na equipe e fornece exemplos de cada um deles.

O conflito na equipe pode ocorrer entre membros individualmente ou entre combinações de membros. No seu nível mais simples, o conflito ocorre entre dois membros, como aconteceu entre a recepcionista e a enfermeira no Caso 11-2. Quando o conflito vem à tona, no entanto, outros membros poderão assumir posições. As opiniões sobre temas muitas vezes gravitam ao redor de um pequeno número de posições, de modo que o conflito com frequência envolve uma coalizão de membros *versus* outra ou conflito entre múltiplas coalizões.

O conflito de *relacionamento* é aquele sobre assuntos pessoais ou sociais, não relacionados à tarefa na equipe. Muitas vezes, ele é referido por estudiosos sobre trabalho em equipe como "emocional" ou "afetivo". Por exemplo, os membros podem discordar sobre política de saúde ou outros temas políticos que são amplamente irrelevantes para o trabalho da equipe. Ou os membros da equipe podem ter opiniões diferentes sobre aparência e vestimenta profissional. (Em ambos os casos, tal conflito, na verdade, poderia ser relevante para o trabalho da equipe se afetasse o atendimento do paciente ou outros objetivos do desempenho da equipe.) No Caso 11-2, a acusação de que uma pessoa é preguiçosa é tangencial à tarefa da equipe e, portanto, trata-se principalmente de um sintoma de conflito de relacionamento. Por outro lado, o acusador poderia considerar o tema como relevante para a tarefa da equipe, porque a preguiça pode contribuir para atrasar o serviço aos pacientes. Muitas vezes, os conflitos de relacionamento têm algum grau de relevância aos processos ou tarefas da equipe.

O conflito de relacionamento com frequência é prejudicial ao desempenho da equipe: à medida que o conflito de relacionamento aumenta, a efetividade da equipe diminui. Em geral, o conflito de relacionamento é mais bem manejado fora do alcance da equipe. Experientes negociadores de conflitos tratam seus assuntos "fora da sala", em particular, de modo a não interferir nas tarefas da equipe. As seções seguintes exploram mais esse assunto.

O conflito de *tarefas* refere-se ao conteúdo do trabalho que está sendo realizado pela equipe. Ele é o mais crítico dos tipos de conflito para monitorar e processar. Um comentarista sobre trabalho em equipe (Wheelan, 2013, p. 27) afirma que a divergência sobre objetivos e valores em grande parte é inevitável e que o conflito é necessário, a fim de criar um ambiente no qual os membros se sintam livres para discordar uns dos outros. É mais fácil para os membros desenvolverem confiança recíproca se acreditarem que podem discordar e que não serão abandonados ou prejudicados por terem perspectivas diferentes. Um exemplo de conflito de tarefas no Caso 11-2 é a discussão do equipamento antigo como um fator no atraso do paciente. Alguns membros da equipe acreditam que o equipamento novo melhoraria o fluxo de pacientes; outros provavelmente acham que isto seria de valor marginal. Outro exemplo de conflito de tarefas,

Quadro 11-2 Tipos e exemplos de conflito na equipe

Tipo de conflito	Exemplos
Relacionamento	Divergência com outras visões políticas de membros da equipe, religião, orientação sexual ou de gênero, racial, étnica ou características de personalidade; discordância com outro membro baseada em experiências externas à equipe
Tarefa	Divergência sobre terapia apropriada, tarefas da equipe e objetivos
Processo	Divergência sobre processos da equipe, tal como tomada de decisões; divergência sobre como tarefas ou objetivos deveriam ser executadas ou alcançados

sobre uma equipe de atendimento ao paciente, é a divergência sobre a terapia apropriada para ele. O conflito sobre tarefas idealmente é despersonalizado e, portanto, também é referido como conflito *cognitivo*. O conflito de tarefas geralmente consiste em argumentos sobre os méritos de ideias, planos e terapias. O conflito de tarefas frequentemente é proveitoso para as equipes porque ele conduz a novos *insights* e leva em consideração o progresso eficiente – todos "estão pensando da mesma maneira" sobre o conteúdo do trabalho da equipe.

O conflito de *processo* está relacionado à maneira como o trabalho está sendo feito. Neste caso, a questão da ambiguidade de papéis – quem faz o que – é uma fonte potente de conflito de processo. Um exemplo de conflito é sobre quem deveria comunicar uma decisão a um paciente, ou quando. Como o conflito de tarefas, o conflito de processo frequentemente pode ser útil na criação de um movimento eficiente voltado para a execução de uma tarefa da equipe e deveria ser incentivado e aflorado até certo ponto. Na Caso 11-2, o conflito de processo surgiu com a busca pela melhor maneira de se coletar dados para a equipe de fluxo de processos do SE revisar.

Juntos, o conflito de tarefas e o conflito de processo podem ser chamados de conflito *substantivo*, ao contrário do conflito de relacionamento, porque eles constituem a essência do trabalho da equipe – o que fazer e como fazê-lo. Voltando ao Caso 11-1, sobre a implantação do prontuário eletrônico, o conflito potencial na clínica de alergia do Dr. Andersen envolvia questões de tarefa e processo, e havia conflito sobre o valor da tarefa de implantação do registro eletrônico (conflito de tarefa), assim como inúmeras questões sobre como executar melhor a tarefa (conflito de processo).

A relação do conflito substantivo com a efetividade da equipe pode ser visualizada sob a forma de um U invertido: a efetividade aumenta com os níveis de conflito, mas só até certo ponto. Após este ponto, a efetividade decresce (ver Fig. 11-1). As equipes podem ser subjugadas se toda questão de processo ou tarefa instigar a divergência e se os membros aprenderem a discutir sobre cada questão da agenda da equipe. Um certo nível de conflito construtivo, no entanto, deveria ser estimulado. Isto esclarece os papéis e os objetivos, cria coesão, pois os membros percebem que suas impressões são ouvidas, e traz à tona novas ideias e pontos de vista. Quando seguida por ações para atacar os problemas, a divergência aberta promove mudança e inovação (Reay et al., 2013). De modo otimista, o Dr. Jimenez será capaz de usar a divergência sobre o conteúdo de tarefa e processo para fazer a equipe avançar.

▶ **Estágios de conflito na equipe**

Todos os tipos de conflito geralmente se processam em estágios: a partir da *antecipação* do conflito, por parte de um ou mais envolvidos, passando pela *consciência* do conflito, um pouco antes da confirmação, pela *discussão*, que confirma a existência (ou não) do conflito, até a *disputa* aberta. Os estágios podem se manifestar quase instantaneamente, no caso de conflitos com erupção aguda, ou os conflitos podem ficar latentes por meses ou anos nos estágios de antecipação ou consciência. O conflito pode também parar em qualquer um dos estágios.

No caso da equipe de fluxo de processos do SE, o Dr. Jimenez estava ciente de alguns sentimentos ruins entre o pessoal da recepção e algumas das enfermeiras. Entretanto, a discussão e a disputa aberta

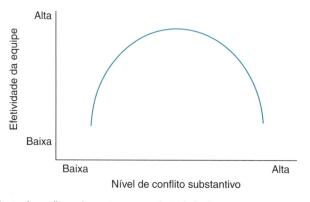

▲ **Figura 11-1** Relação do conflito substantivo com a efetividade da equipe.

não ocorriam em um ambiente formal, de modo que ficava difícil julgar sua gravidade. Se tivesse antecipado a eclosão do conflito no ambiente da equipe, o Dr. Jimenez poderia ter interferido para evitar que ele viesse à tona ou poderia ter se preparado melhor para lidar com ele assim que emergisse.

▶ Conflito entre equipes

Além do conflito no âmbito da equipe, os tipos e estágios do conflito podem alcançar equipes diferentes. Por exemplo, na mesma organização, equipes múltiplas podem ser responsáveis pelo atendimento de diferentes populações de pacientes; estas equipes podem entrar em conflito por recursos disponibilizados pela organização para cada uma delas. Ou as equipes que executam diferentes estágios de trabalho interdependente para a mesma população de pacientes podem discutir sobre a oportunidade apropriada e a responsabilidade de cada equipe. Por exemplo, as equipes do Serviço de Atenção Primária de um grande grupo médico podem discutir com equipes do Serviço de Ortopedia sobre quem deveria dirigir os serviços de diagnóstico por imagem. Os métodos de administração de conflito na equipe descritos na próxima seção também podem ser aplicados aos conflitos entre equipes, embora a eclosão e a solução desses conflitos possam ser mais difíceis, porque podem faltar os canais de comunicação regular entre diferentes equipes. O contexto organizacional para equipes afeta a maneira como o conflito entre equipes é administrado. O contexto organizacional para o trabalho em equipe é abordado no Capítulo 18.

O conflito de tarefa e o de processo exigem atenção da equipe, como o conflito de relacionamento que afeta o desempenho da equipe. Os métodos para tratar conflitos são abordados a seguir.

ADMINISTRADO CONFLITO NA EQUIPE

CASO 11-3

Jerry Nichols, NP, enfermeiro especializado em gerontologia, presidia a reunião semanal da equipe de atendimento domiciliar com um ar de descontentamento. Além do Sr. Nichols, a equipe incluía um terapeuta ocupacional, uma assistente social, um assistente médico e um médico de atenção primária. A líder de equipe era a médica de atenção primária, Amy Bristol. Outros profissionais, como nutricionistas, farmacêuticos, fonoaudiólogos e assistentes de saúde domiciliar, eram convidados para as reuniões da equipe, quando necessário; pacientes e familiares também eram considerados membros da equipe.

O Sr. Nichols entendia que a equipe fazia um trabalho valioso nessas reuniões, porém considerava a frequência dos encontros muito alta. A seu ver, reuniões semanais não eram necessárias, e uma reunião a cada duas semanas seria suficiente. Surgindo algum assunto realmente urgente entre as reuniões, os membros poderiam se comunicar por e-mail ou telefone.

Embora o Sr. Nichols suspeitasse que outros membros compartilhavam da mesma opinião, ele não sabia como abordar o assunto com a líder da equipe, Dra. Bristol. Quando se uniu à equipe há um ano, a Dra. Bristol enfatizara a importância das reuniões semanais "faça chuva ou faça sol", a fim de prestar atendimento da mais alta qualidade.

▶ Cinco métodos de administração de conflitos

Um método de administração de conflitos bem comum (comum demais, como afirmam muitos especialistas) é a *evitação*. Este é um dos cinco métodos de administração de conflitos geralmente discutidos (Thomas, 1977). A evitação é uma escolha frequente dos profissionais de saúde atarefados que não se sentem bem com a eclosão do conflito (Skjørshammer, 2001). Drinka e Clark (2000, pp. 150-151) fornecem uma longa lista de justificativas (22 no total) que as equipes de saúde usam para racionalizar a evitação de conflito. Entre as racionalizações comuns estão: o paciente tem prioridade (permitindo a um membro evitar preocupações de outro membro); procrastinação; excesso de otimismo (tudo está ótimo; eu não sei sobre o que você está falando); mania de bipe (o leitor pode supor como essa pessoa trabalha); e ocupar-se demais – sem tempo. Os membros da equipe podem evitar conflito em nome da eficiência, mas o conflito construtivo é realmente um economizador de tempo (Lencioni, 2002, p. 203). As equipes que evitam o conflito construtivo podem ter de lidar com os assuntos repetidas vezes, sem solução, e podem ser importunadas com uma tensão em andamento. As equipes que evitam conflitos podem ter reuniões enfadonhas, ignorar tópicos controversos, não aproveitar perspectivas dos membros da equipe e desperdiçar tempo com ataques interpessoais. Por outro lado, as equipes que se envolvem em conflito construtivo têm reuniões animadas, aproveitam as ideias de todos os membros, resolvem problemas reais mais rapidamente, minimizam o uso de políticas e colocam sobre a mesa os tópicos críticos para discussão (Lencioni, 2002, p. 204).

Por que a evitação é uma resposta comum ao conflito? Muitas pessoas acham que o conflito é uma ameaça, com base na experiência negativa do passado ou na crença de que a harmonia pressupõe manter o silêncio. Algumas culturas, especialmente muitas culturas asiáticas, enfatizam a harmonia e a evitação de conflito aberto como uma norma social. A ênfase na colaboração em equipes interprofissionais (transmitida por livros – incluindo este livro – e quadros-conceituais de competências para a prática interprofissional, tais como os quadros--conceituais norte-amaricano e canadense examinados no Cap. 7) reforçam igualmente a relutância em trazer à tona o conflito. Na verdade, contudo, a evitação do conflito pode causar impressões negativas para construir e privar as equipes de informação relevante e importante e de novas ideias.

No caso da equipe de atendimento domiciliar descrito anteriormente, se o Sr. Nichols escolhesse manter silêncio sobre seu desconforto com o agendamento semanal de reuniões, ele estaria usando a evitação para administrar a situação. Talvez o assunto das reuniões semanais não seja suficientemente importante para ser abordado pelo Sr. Nichols. Talvez ele não deixe o assunto influenciar seu desempenho na equipe, e todos estarão bem. Porém, o mais provável é que a frustração do Sr. Nichols influencie na sua participação e no seu desempenho, e a evitação não é uma boa solução.

A *acomodação* também é uma opção. Ela requer que um grupo conflitante se renda a outro grupo. Uma solução de acomodação ao conflito do Caso 11-3 primeiro exigiria que ele viesse à tona. O Sr. Nichols deveria conversar com a Dra. Bristol em particular, por exemplo, e a líder da equipe então poderia decidir sobre a colocação do assunto na agenda para discussão em equipe. Antes de responder ao Sr. Nichols, a Dra. Bristol poderia levantar o assunto individualmente com outros membros--chave da equipe para avaliar suas impressões. Se a Dra. Bristol dissesse ao Sr. Nichols "nós estamos trabalhando bem com a agenda semanal e vamos mantê-la assim", e o Sr. Nichols concordasse em desistir do assunto, ele estaria se acomodando à líder da equipe. Se a Dra. Bristol concluísse "Jerry, você tocou em um ponto importante, e eu vou mudar a agenda conforme sua sugestão", a líder estaria aderindo à acomodação. (Em nenhum dos casos, o conflito na equipe se processou formalmente, embora tais acomodações envolvessem indivíduos e não a equipe.)

Uma terceira opção, a *colaboração*, é o método "padrão-ouro" de lidar com conflito. A colaboração tem um significado específico no campo da administração de conflitos (Quin et al., 2011, p. 94; Thomas, 1977, 1988), mais restrito do que a noção ampla de colaboração como uma competência do trabalho em equipe. Como um método de administração de conflitos, a colaboração se processa por meio de (1) manifestação das múltiplas facetas de um assunto, (2) concordância sobre critérios para solução do conflito e (3) negociação de uma solução aceitável para todas as partes envolvidas. A colaboração é similar à negociação "ganha-ganha", popularizada por Fisher e Ury no seu livro clássico *Getting to Yes* (1981). Um componente fundamental do processo de negociação ganha-ganha é separar pessoas de problemas – despersonalização dos conflitos. O objetivo da negociação ganha-ganha é criar um novo valor para todas as partes, em vez de ter uma parte dominando as outras ou deixar todas as partes insatisfeitas.

Tomemos um exemplo de solução colaborativa a partir do conflito sobre reuniões semanais, descrito anteriormente. A Dra. Bristol, líder da equipe, concorda em colocar o assunto na pauta da próxima reunião. Ela começa a discussão em equipe observando que "nosso interesse-chave aqui é a qualidade de atendimento prestado ao paciente, em vez da nossa conveniência; todos concordam com isso?". Após a concordância a respeito do critério para tomar uma decisão, vários membros da equipe manifestaram opiniões sobre o agendamento de reuniões semanais, desde "nós não nos reunimos com a frequência suficiente", passando por "uma vez por semana é razoável", até a opinião do Sr. Nichols de que uma vez por semana é demasiadamente frequente. O Sr. Nichols percebe que está sozinho com sua opinião. A equipe chega a um consenso (ver Cap. 9) de continuar com reuniões semanais, mas concorda que, se não houver demanda de assuntos, a reunião deverá ser cancelada. O Sr. Nichols concorda em apoiar a solução colaborativa. O resultado não é muito diferente daquele produzido por evitação ou acomodação pelo Sr. Nichols, pois nenhuma mudança importante é feita no agendamento das reuniões. Contudo, o Sr. Nichols aprecia a possibilidade de ter algumas reuniões canceladas. O mais importante é que o Sr. Nichols agora compreende e aceita melhor a posição da equipe sobre este assunto, e a equipe reconheceu e deu atenção à sua frustração. O Sr. Nichols permanece comprometido em fazer o trabalho em equipe.

O quarto método de administração de conflitos é o *meio-termo*, bastante próximo da colaboração. Para chegar a um meio-termo, as múltiplas partes (1) manifestam seus pontos de vista sobre um assunto, (2) concordam sobre critérios de solução e (3) negociam uma solução aceitável para todas as partes. As etapas são idênticas às da colaboração. Contudo, o meio-termo difere da colaboração, porque a solução é menos desejável para cada participante. Nenhum participante consegue o que deseja originalmente – por definição, cada lado abre mão de algo da sua posição original, e nenhuma solução nova e melhor é substituída. Por outro lado, com a colaboração, uma nova e melhor solução é descoberta. Pode-se afirmar que a distinção entre colaboração e meio-termo muitas vezes é mais teórica do que prática, como a nova solução ganha-ganha (resultante de colaboração) pode ainda ser vista como menos do que ótima por cada parte, da mesma maneira que as soluções de meio-termo são vistas como menos do que ótimas por cada parte.

Um exemplo de uma solução de meio-termo para o assunto das reuniões semanais seria manter reuniões semanais por um mês, reuniões bissemanais no mês seguinte e assim por diante, promovendo seis semanas, em vez de oito, em cada período de dois meses. Isso poderia emergir em uma equipe se o apoio suficiente para a posição do Sr. Nichols for expresso na discussão. Nenhum lado conquista sua preferência original, de modo que os lados compartilham a diferença. Nenhum lado é completamente satisfeito.

Quando os membros de uma equipe discutem um assunto, mas não chegam a uma acomodação, colaboração ou meio-termo, a *competição* é a quinta e última opção de administração de conflitos. Os membros competem entre si e, no final, um é o vencedor, e os demais são perdedores. As equipes que tomam decisões por competição normalmente empregam táticas políticas. As táticas políticas usam de poder, que geralmente deriva de uma posição (em geral, o líder tem mais poder), profissão (os médicos geralmente têm mais poder) ou excelência (os profissionais mais experientes ou com níveis educacionais mais altos têm mais poder).

Uma regra subentendida poderia ser, por exemplo, que o líder da equipe tome decisões sobre a maioria dos assuntos – ele tem a posição de poder. Em uma solução competitiva para o dilema do Sr. Nichols sobre reuniões semanais, a Dra. Bristol, líder da equipe, simplesmente recusaria a solicitação do colega em ter uma discussão acerca do agendamento das reuniões, culminando com o fim da competição. Para intensificar politicamente a competição, no entanto, o Sr. Nichols poderia pressionar outros membros para incluir o assunto na agenda. A Dra. Bristol provavelmente abrandaria, se fosse pressionada, e concordaria com uma discussão em equipe. É provável que um debate fosse gerado, e a votação em equipe poderia selar a decisão. Os vencedores comemorariam (silenciosamente, espera-se), e os perdedores sairiam insatisfeitos.

Se os líderes ou coalizões poderosos optarem pelo exercício do seu poder na solução competitiva de conflitos, a competição pode desmoralizar ou marginalizar os outros membros da equipe. A competição, muitas vezes, é referida como algo que força uma resposta ao conflito, como a solução é forçada sobre as outras partes. Contudo, a norma cultural de colaboração é forte na maioria dos estabelecimentos e situações na prestação de atendimento de saúde, que controlam o uso da competição para resolver conflitos.

▶ **Equilibrando inquirição e defesa**

Os cinco métodos de administração de conflitos podem ser alinhados pelo grau de *inquirição* e *defesa* envolvido. A competição requer o grau mais alto de defesa para uma posição, e a evitação e a acomodação exigem pouca ou nenhuma defesa; a colaboração e o meio-termo ficam em um nível moderado. A inquirição (solicitando e dando atenção à posição de outros) é mais alta para os métodos do meio-termo e da colaboração (assim como o método da acomodação) e baixa para a competição e a evitação. Para uma troca refletida, aconselha-se o equilíbrio entre inquirição e defesa (Argyris e Schön, 1996, p. 117; Bolman e Deal, 2008, pp. 172-173). O chamado *Modelo II de pensamento*, combinando defesa com inquirição, requer que os participantes expressem abertamente o que pensam e sentem, enquanto buscam ativamente compreender as impressões e ideias dos outros. As pessoas suspendem suas concepções, mas comunicam-nas livremente em diálogo aberto. Peter Senge, especialista em teoria de sistemas, adverte que uma ênfase na defesa pode ser contraproducente, especialmente quando os membros da equipe não estão familiarizados com o trabalho e a experiência dos outros. Quando os membros da equipe não têm contato com as contribuições potenciais de outros, eles precisam inquirir ainda mais. Senge (1990, pp. 200-202) sugere que a competência do diálogo exige que as pessoas sigam quatro diretrizes:

1. Quando defendendo, esclarecer seu próprio raciocínio e estimular os outros a formular perguntas que explorem como chegar a uma posição em especial. Estimular outros a disponibilizar opiniões diferentes.
2. Quando inquirindo, pedir aos outros para explicar suas concepções e como chegaram às suas conclusões. Se você está fazendo sugestões sobre as opiniões dos outros, expresse-as claramente.
3. Se você chegar a um impasse, pergunte de qual informação você e as outras partes poderiam necessitar para mudar suas opiniões. Pergunte se existe alguma maneira de você poder colher informação adicional.
4. Se os membros estiverem hesitantes para expressar suas ideias, estimule-os a identificar barreiras. Proponha maneiras de superar essas barreiras.

A colaboração e o meio-termo exigem altos níveis de inquirição e defesa, à medida que os proponentes de posições estão abertos e acessíveis quanto às suas próprias posições e são capazes de ver o outro lado, e isso lhes permite sentir-se bem sobre o meio-termo e a colaboração. Os membros de equipes que podem ouvir com compreensão, em vez de avaliar, e aqueles que podem aceitar as opiniões dos outros indivíduos envolvidos são capazes de contribuir muito para a colaboração e o meio-termo.

▶ Uso situacional de métodos de administração de conflitos

Embora a colaboração possa ser um método padrão-ouro de administração de conflitos, seu uso não é ideal em todas as situações. Outras opções são igualmente padrão-ouro, dadas certas condições. Este é um ponto importante, considerando a ênfase na colaboração interprofissional. Thomas (1977) observa que a colaboração tem sido enfatizada como um ideal no estudo de organizações e gestão, e ser não colaborativo não é visto positivamente na maioria dos ambientes. No entanto, as escolhas comportamentais circundantes às situações de conflito são muito mais complexas do que as dimensões da colaboração. Thomas observa que as alternativas de competição, meio-termo, evitação e acomodação também são vistas positivamente em circunstâncias apropriadas. A competição está associada com energia na busca de excelência. O meio-termo é uma peça fundamental de natureza prática. A evitação está associada com tranquilidade, paz e diplomacia. A acomodação reflete valores de humidade, bondade e generosidade.

O Quadro 11-3 apresenta algumas das condições que são sugestivas para cada um dos cinco métodos de administração de conflitos. A evitação, embora muito usada, é apropriada para assuntos que são triviais ou que exigem mais informações ou um período de "arrefecimento" antes de ser abordado. A acomodação pode ser interessante para estabelecer confiança ou manter a paz quando a harmonia está prejudicada. A competição é útil para decisões rápidas, exigindo um líder com poder ou coalizão para impor sua vontade. Decisões rápidas impostas pelo líder são críticas em equipes de saúde diante de condições de emergência, especialmente se os membros da equipe não se conhecem e não confiam uns nos outros, como no caso de muitas equipes *template* (ver Cap. 2). A competição também é relevante para decisões desagradáveis, em que nenhuma opção parece muito palatável. Por fim, para temas de princípio importante ou assuntos morais, os membros podem não ter vontade para o meio-termo ou a colaboração, exigindo que ocorra a tomada de decisões competitiva. Por exemplo, a competição é, muitas vezes, a maneira definitiva para obter decisões feitas na área legislativa.

As condições para colaboração e meio-termo, no entanto, asseguram que eles são preferência para administrar os conflitos nas equipes. A colaboração é necessária quando conquista o comprometimento e é importante incorporar *insights* de pessoas com perspectivas diferentes (Quadro 11-3). Este é geralmente o caso de conflitos em equipes interprofissionais. O meio-termo é acionado quando objetivos diferentes são fortemente defendidos por partes igualmente poderosas, e quando essas partes não se dispõem a colaborar ou os esforços de colaboração falham.

▶ Administrando conflito de relacionamento

Conforme o estabelecido no Capítulo 7, todos os membros de equipes necessitam de competências

Quadro 11-3 Condições para aplicação de métodos de administração de conflitos

Método de administração de conflitos	Condições de aplicação
Evitação	Quando um assunto é trivial ou assuntos mais importantes estão pressionando Quando você não percebe nenhuma chance de satisfazer seus interesses Quando uma potencial ruptura tem mais peso que os benefícios da resolução Quando as pessoas deixam-se arrefecer e recobram a perspectiva Quando a coleta de informação suplanta a tomada de decisões imediata Quando outros podem resolver mais efetivamente o conflito Quando os assuntos parecem tangenciais ou sintomáticos de outros assuntos
Acomodação	Quando você acha que está errado – permitir uma melhor situação para ser ouvido, aprender e mostrar sua racionalidade Quando os assuntos são mais importantes aos outros do que a você – para satisfazer os outros e manter a cooperação Construir créditos sociais para assuntos subsequentes Minimizar a perda, quando você estiver ultrapassado ou perdendo Quando harmonia e estabilidade são especialmente importantes Permitir aos outros se desenvolverem pela aprendizagem dos erros
Colaboração	Encontrar uma solução integradora, quando os dois conjuntos de interesses são demasiadamente importantes para fazerem concessões Quando o seu objetivo é aprender Incorporar *insights* de pessoas com perspectivas diferentes Conquistar comprometimento pela incorporação de interesses a um consenso Trabalhar por meio de impressões que interferiram no relacionamento
Meio-termo	Quando os objetivos são importantes, mas não valem o esforço ou potencial ruptura de mais métodos afirmativos Quando oponentes com poderes iguais estão comprometidos com objetivos exclusivos Conseguir acordos temporários para assuntos complexos Chegar a soluções convenientes sob pressão do tempo Como cópia de segurança (*backup*) quando a colaboração ou competição forem malsucedidas
Competição	Quando uma ação rápida e decisiva é vital (p. ex., emergências) Sobre assuntos importantes, quando ações impopulares necessitam de implementação Sobre assuntos vitais para o bem-estar organizacional, quando você sabe que está certo Contra pessoas que tiram vantagem de comportamento não competitivo

Fonte: Adaptado de Thomas KW. Toward multi-dimensional values in teaching the example of conflict bahaviors. *Acad ManageRev.* 1977; 2:487.

básicas para administração de conflitos. Isto é especialmente relevante no caso de conflito de relacionamento, à medida que o conflito geralmente pode ser manejado externamente à equipe pelas partes envolvidas, em vez de ser subtraído do período de trabalho da equipe. No caso de conflito sobre tarefa ou processo, o conhecimento e as habilidades em administração desse tipo de situação tornam mais eficiente o processo de solução pela equipe.

Os membros da equipe podem enfocar o conflito de relacionamento nas cinco maneiras observadas. A evitação e a acomodação do conflito de relacionamento são comuns, especialmente quando as equipes estão atarefadas e quando os membros estão envolvidos em muitas equipes diferentes. As diferenças pessoais podem ser ignoradas com o propósito de conseguir realizar o serviço. A maioria dos profissionais é capaz de aceitar trabalhar com outros de quem eles pessoalmente não gostam. Eles estão querendo fechar os olhos para diferenças pessoais em busca de uma visão e de objetivos comuns. Com equipes permanentes, contudo, as diferenças pessoais podem criar fissuras duradouras e pode ser necessário atacá-las pelas partes envolvidas. Lembre-se, por exemplo, do caso anterior da equipe de projeto do SE, em que uma recepcionista acusou uma das enfermeiras de ser preguiçosa. Provavelmente, tal acusação não é facilmente esquecida ou ignorada por uma ou outra parte; em futuras interações, isto afetará os dois membros e outros membros da equipe que provavelmente têm opiniões sobre o assunto. A evitação e a acomodação são escolhas insatisfatórias para manejar este problema.

O meio-termo e a colaboração constituem a maneira mais comum pela qual os membros de equipes podem resolver diferenças. Isto requer que as partes envolvidas tenham capacidade de escutar, de modo que consigam validar as concepções da outra parte. O controle das próprias emoções e a despersonalização do conflito também são habilidades importantes. As partes necessitam reservar tempo, inquirir e defender e alcançar um meio-termo ou um acordo criativo e colaborativo. Ou os membros podem "concordar para discordar", prometendo não deixar sua concordância pessoal interferir na efetividade da equipe. Na verdade, "concordando para discordar" pode ser identificado como uma solução colaborativa do ponto de vista da equipe, porque ambas as partes sentem que seus pontos de vista têm sido ouvidos e validados, e elas estão comprometidas em colocar o trabalho em equipe à frente de problemas de relacionamento. No caso do conflito de relacionamento entre a recepcionista e a enfermeira, o líder da equipe poderia ser aconselhado a reunir-se com as duas partes e tentar chegar a um acordo colaborativo que evitaria futuros confrontos explosivos. O líder poderia sugerir que ambas se encontrassem em particular. Ou uma das partes poderia sugerir uma reunião "para desanuviar" ("*air-clearing*"), sem a intervenção do líder.

Provavelmente, o mais destrutivo para a equipe é a abordagem competitiva para o conflito de relacionamento, quando ambas as partes continuam insistindo em defender suas próprias posições. Nesses casos, pode ser necessária uma intervenção forte do líder da equipe. (Se o líder for parte do conflito, pode haver necessidade da participação do patrocinador da equipe.) O líder fornece a cada parte a oportunidade de expor sua posição, com o objetivo de esclarecer os fatos. Para toda história, existem sempre dois lados. O líder trabalha sobre fatos e sensações separadamente. Em seguida, ele solicita a cada membro o compromisso de resolver o conflito e de concordar com um plano de ação. Se o conflito for intratável ou o líder não se sentir confortável em lidar com ele, um mediador externo pode ser requisitado para dar andamento ao processo com as partes envolvidas. Na maioria das grandes organizações, os departamentos de recursos humanos proporcionam tais serviços.

Em alguns casos, os conflitos de relacionamento múltiplos ou persistentes são conduzidos por um indivíduo em especial, que deliberadamente se envolve em comportamento intimidante, humilhante ou abusivo. Os indivíduos que exibem este padrão de comportamento são muitas vezes rotulados de "difíceis". O Capítulo 17 apresenta métodos para lidar com esses indivíduos.

▶ Administração de conflitos de processos e tarefas

Os conflitos de processos e tarefas são responsabilidades das equipes, e os membros habilitados em administração de conflitos irão se certificar se os assuntos importantes sobre processos e tarefas compõem a agenda de reunião da equipe. Na verdade, estes membros buscarão oportunidades de antecipar os assuntos antes que eles criem divisões ou afetem o atendimento do paciente ou outros objetivos da equipe. Isto é especialmente verdadeiro, conforme observado anteriormente para o conflito de tarefas.

A administração de conflitos de assuntos de tarefas e processos começa, então, com a identificação do assunto em si – alguém tem de perceber que as partes estão em conflito. Isto implica ir do estágio de antecipação para o estágio de consciência. Segundo, a equipe precisa decidir se o assunto é merecedor de tempo para discussão formal em equipe. Terceiro, se a resposta for sim, a liderança deve comprometer-se em discutir o assunto. Quarto, o assunto é colocado na pauta de reunião da equipe. Na reunião, são seguidas as etapas para alcançar o meio-termo ou a colaboração, conforme delineado anteriormente, iniciando com um compartilhamento aberto de perspectivas sobre o assunto. Um plano de ação para atacar o assunto é acordado, com um monitoramento complementar, se apropriado. No caso do assunto da reunião semanal descrito anteriormente, seria esperada uma avaliação subsequente de alguma solução de meio-termo ou colaborativa.

Alguns observadores de processos de equipes (Edmondson e Smith, 2006) afirmam que o conflito de relacionamento e o conflito de processo e tarefa, muitas vezes, tornam-se entrelaçados – assuntos de processos e tarefas impessoais cruzam com assuntos pessoais; conflito cognitivo pode tornar-se interligado com conflito afetivo. Isto pode acontecer porque as pessoas, muitas vezes, atribuem traços e motivos desfavoráveis àqueles que discordam delas sobre assuntos substantivos. Não é realista esperar que os conflitos de processos e tarefas possam ser completamente despersonalizados. Quando a dinâmica do relacionamento entra em conflito substantivo, Edmondson e Smith (2006) observam que (1) as pessoas começam a repetir o mesmo aspecto várias vezes, (2) a discussão começa a ficar pessoal e (3) o avanço substantivo é interrompido. Por exemplo, se o Sr. Nichols, no Caso 11-3, dissesse à Dra. Bristol "você gosta de convocar reuniões porque aprecia estar no centro das atenções", ele estaria trazendo uma animosidade pessoal para um conflito sobre um assunto de processo de equipe (o agendamento das reuniões).

Para manter os conflitos na equipe tão despersonalizados quanto possível, Edmondson e Smith (2006) recomendam três práticas:

1. Se você se achar irritado com outro membro da equipe, refletir sobre suas reações e reformular a situação, a fim de arrefecer. A reformulação envolve considerar que você pode estar perdendo informações importantes mantidas pela outra parte, em vez de a outra parte simplesmente estar errada.
2. Reconhecer reações emocionais e conflitos de relacionamento.
3. Construir uma confiança bem alicerçada nas relações, de modo que elas possam sobreviver aos sobressaltos temporários.

A abordagem geral, então, é ser mais consciente e reflexivo sobre processos individuais e coletivos, incluindo os relacionados à comunicação durante o conflito. O interrogatório de discussões após o fato, em particular com as partes envolvidas ou com a equipe toda, pode ajudar as equipes a aprender tanto sobre explosões críticas quanto sobre diálogos emocionais.

MELHORANDO A ADMINISTRAÇÃO DE CONFLITOS

As equipes que estão diante de níveis de conflito demasiadamente baixos ou demasiadamente altos podem achar que é necessário programar estratégias de longo prazo, que vão além da intervenção aguda em torno de um assunto específico. Isto é especialmente importante para equipes reais (ver Cap. 2), que têm quadro de pessoal estável ao longo do tempo. As estratégias enquadram-se em duas categorias: (1) redesenho de equipes e (2) treinamento de equipes.

O redesenho de equipes pode ter efeitos poderosos sobre o conflito. No Capítulo 12, são examinadas as decisões-chave no desenho. Estas decisões abrangem objetivos da equipe, quadro de pessoal, tamanho, recursos, interdependência, recompensas e normas de comportamento. Conforme discutido anteriormente neste capítulo, todas estas forças estão relacionadas à emergência do conflito. Estas são as causas fundamentais de muitos conflitos. As equipes podem ser redesenhadas para elevar ou controlar os níveis de conflito. Por exemplo, indivíduos mais sinceros podem ser acrescentados à equipe, de modo que os conflitos possam ser antecipados mais facilmente.

Devido à importância dos fatores do desenho, muitas equipes consideram proveitoso revisar periodicamente os objetivos, as prioridades e a orientação da equipe. Tais revisões podem evitar o surgimento de futuros conflitos. A avaliação de processos de tomada de decisões e as decisões de delegação podem ter um efeito similar. As avaliações podem ser agendadas automaticamente a cada seis meses ou menos, dependendo da permanência da equipe. Atenção especial deve ser dedicada ao esclarecimento dos papéis, sempre que eles sejam alterados. A revisão de normas de discussão, incluindo a necessidade de respeitar os pontos de vista dos outros, pode ser periodicamente necessária. Em instâncias extremas, o redesenho pode incluir a remoção de um membro da equipe que cria conflito improdutivo ou que é incapaz de administrar construtivamente situações de conflito.

O treinamento sobre processos de equipes ou administração de conflitos pode melhorar a capacidade das equipes em administrar conflitos após elas serem desenhadas apropriadamente. O treinamento de uma equipe com problema de desenho é contraproducente, à medida que a causa fundamental não é atacada. As intervenções do treinamento poderiam incluir as atividades de constituição da equipe observadas no Capítulo 15. As equipes interessadas em gerar conflito construtivo têm uma série de técnicas disponíveis, as quais estão resumidas no Capítulo 9, tratando da tomada de decisões em equipe. Elas incluem a controvérsia construtiva, a designação de um "advogado do diabo", estímulo aos pontos de vista minoritários e *brainstorming* negativo.

As equipes podem discutir diretamente as atitudes dos membros voltadas para o conflito e trabalhar com técnicas de comunicação, para manter as discussões focadas nas soluções e afastadas do conflito de relacionamento. Estas técnicas contemplam o pensar melhor antes de responder, ouvir para compreender e resumir respeitosamente as contribuições dos outros (Runde e Flanagan, 2010).

A autoconsciência do estilo de administração de conflitos é importante para cada membro da equipe. Alguns membros podem não ter autoconsciência, assim como habilidades para lidar com conflito. A autoconsciência pode ser aumentada por solicitação ou por encaminhamento de *feedback* sobre o estilo de administração de conflitos, em discussões privadas ou coletivas. Os instrumentos formais para avaliar o estilo de administração de conflitos estão disponíveis a partir de uma variedade de fontes; estas podem formar a base do *feedback* privado ou da discussão em equipe. Os instrumentos populares são (1) o Instrumento do Modo de Conflito de Thomas-Kilmann, que classifica o modo pelos cinco métodos discutidos neste capítulo: evitação, acomodação, colaboração, meio-termo (concessão) e competição; (2) o Inventário do Estilo de Conflito de Kraybill, que identifica estilos ligeiramente diferentes: evitação, harmonização, cooperação, meio-termo (concessão) e direção. Alguns indivíduos têm um período especialmente difícil na participação da administração colaborativa de conflitos, devido à sua personalidade altamente competitiva. O treinamento de membros individuais fora do local de trabalho, para aumentar sua capacidade em administrar conflitos, é acionado em algumas situações. Às vezes, isto é referido depreciativamente como "enviar alguém para a escola de charme" ("*sending someone off to charm school*"). Como com qualquer forma de comportamento associado a traços de personalidade profundamente arraigados, é difícil mudar o estilo de administração de conflitos. Porém, a maioria das pessoas pode aprender novos padrões comportamentais que melhoram as interações nas equipes. Vale a pena tentar em equipes que não podem remover indivíduos de papéis interdependentes.

CONCLUSÃO

Melhorar a administração de conflitos em equipes é uma intervenção altamente influente para aumentar a efetividade da equipe, porque seus membros com frequência (1) evitam conflitos e (2) não têm habilidades de inquirição e defesa bem desenvolvidas. Além disso, os membros da equipe desconhecem que podem melhorar sua competência para administrar conflitos.

Em equipes de saúde interprofissionais, o conflito ou o potencial para tanto é ubíquo, devido às diferentes perspectivas profissionais, limitações de recursos, diferenças de *status* e interdependência de tarefas. Os conflitos podem envolver assuntos de relacionamento, tarefas ou processos. O conflito de relacionamento geralmente inibe o desempenho da equipe, enquanto volumes razoáveis de conflitos de processos e tarefas levam os membros a se sentirem comprometidos com a equipe e esclarecerem os objetivos, papéis e processos. Os membros da equipe podem aprender a empregar apropriadamente as técnicas de evitação, acomodação, colaboração, meio-termo e competição nos conflitos de relacionamento individual e nos conflitos da equipe. Um equilíbrio entre inquirir a posição de outros e defender a sua própria posição é proveitoso para avançar na administração de conflitos. Em circunstâncias nas quais as equipes estão com pouco ou muito conflito, recomenda-se a intervenção sob a forma de redesenho ou treinamento.

REFERÊNCIAS

Argyris C, Schön DA. *Organizational Learning II*. Reading, MA: Addison-Wesley; 1996.

Bolman LG, Deal TE. *Reframing Organizations*. 4th ed. San Francisco, CA: Jossey-Bass; 2008.

Canadian Interprofessional Health Collaborative (CIHC). *A National Interprofessional Competency Framework*. -Vancouver, BC, Canada: Canadian Interprofessional Health Collaborative; 2010. http://www.aacn.nche.edu/education-resources/IPECReport.pdf. Accessed January 29, 2012.

Drinka TJK, Clark PG. *Health Care Teamwork: Interdisciplinary Practice and Teaching*. Westport, CT: Auburn House; 2000.

Edmondson AC, Smith DL. Too hot to handle? How to -manage relationship conflict. *Calif Manage Rev*. 2006;49:6-31.

Fisher R, Ury W. *Getting to Yes: Negotiating Agreement -Without Giving In*. Boston, MA: Houghton Mifflin; 1981.

Lencioni P. *The Five Dysfunctions of a Team: A Leadership Fable*. San Francisco, CA: Jossey-Bass; 2002.

Quinn RE, Faerman SR, Thompson MP, et al. *Becoming a Master Manager*. 5th ed. New York, NY: John Wiley & Sons; 2011.

Rahim MA. Toward a theory of managing organizational conflict. *International Journal of Conflict Management*. 2002;13:206-235.

Reay T, Goodrick E, Casebeer A, et al. Legitimizing new practices in primary health care. *Health Care Manage Rev*. 2013;38:9-19.

Runde CE, Flanagan TA. *Developing Your Conflict Competence: A Hands-On Guide for Leaders, Managers, Facilitators, and Teams*. San Francisco, CA: Jossey-Bass; 2010.

Senge PM. *The Fifth Discipline*. New York, NY: Currency Doubleday; 1990.

Skjørshammer M. Co-operation and conflict in a hospital: interprofessional differences in perception and management of conflict. *J Interprof Care*. 2001;15:7-18.

Thomas KW. The conflict-handling modes: toward more precise theory. *Management Communication Quarterly*. 1988;1:430-436.

Thomas KW. Toward multi-dimensional values in teaching: the example of conflict behavior. *Acad Manage Rev*. 1977;2:484-490.

Thompson LL. *Making the Team: A Guide for Managers*. 4th ed. Upper Saddle River, NJ: Prentice Hall; 2011.

West MA. *Effective Teamwork: Practical Lessons from Organizational Research*. 3rd ed. Chichester, UK: John Wiley & Sons, Ltd.; 2012.

Wheelan SA. *Creating Effective Teams: A Guide for Members and Leaders*. 4th ed. Los Angeles, CA: Sage; 2013.

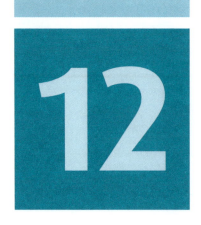

Responsabilizando-se por equipes de saúde

Os Capítulos 8 a 11 abordam a liderança e tópicos de importância especial para os líderes de equipes. Este capítulo chega a um nível mais alto na organização, tratando da responsabilização e do apoio à equipe e incluindo a atribuição mais importante do responsável geral, o de desenhar as equipes.

O LÍDER E O RESPONSÁVEL GERAL

Conforme discutido no Capítulo 8, o líder cria as condições favoráveis para a equipe e cuida do seu desenvolvimento e treinamento. Todavia, o líder não cria a equipe. O papel do líder toma corpo somente após a equipe ter sido criada. E, para existir, a equipe precisa ter sido desenhada, ou seja, o propósito, a composição inicial e o líder da equipe devem ter sido definidos por alguém (ou algum comitê) com autoridade para tal. Este projetista-criador será chamado de *responsável geral*.* O responsável geral também tem funções na fase posterior ao desenho da equipe, conforme discutido abaixo.

A interação entre o líder e o responsável geral é crucial para o sucesso da equipe. Este vínculo personifica a conexão entre a equipe e a organização maior. O líder representa a equipe neste vínculo, e o responsável geral representa a organização maior. O líder presta contas ao responsável geral e este tem funções de apoiar e de orientar o líder. O líder é obrigado a manter o responsável geral informado sobre como a equipe está se saindo. O responsável geral é obrigado a manter o líder informado a respeito das condições na organização maior e mais além. Os dois papéis são intimamente associados, mas distintos.

Somente em organizações muito pequenas a distinção entre líder e responsável geral não é clara. Por exemplo, uma clínica médica independente de quatro urologistas, assistentes médicos e outros é uma equipe simples. A equipe é a própria organização e, portanto, o líder da clínica médica cumpre as funções de liderança e também de apoio e de responsabilização pela equipe. Se os urologistas, os assistentes médicos e outros constituíssem um serviço de um grupo médico, o responsável geral seria uma outra pessoa no grupo médico maior.

O PAPEL DO RESPONSÁVEL PELA EQUIPE

A expressão *responsável geral* assume vários significados em discussões de equipes e gestão em geral. Às vezes, a expressão é usada para indicar que o responsável geral disponibiliza recursos para um empreendimento. Às vezes, a expressão significa que o responsável geral representa os interesses de uma equipe ou projeto no âmbito da liderança sênior na organização. E, às vezes, alguém é chamado de *responsável geral* porque assumiu a responsabilidade por uma iniciativa ou algum outro projeto. Ao contrário de todas estas conotações, nós empregamos a expressão *responsável geral* para designar a pessoa que supervisiona o líder. Porém, dizer que o responsável geral é o supervisor do líder não está totalmente correto, porque ele não supervisiona diretamente ou inspeciona o líder, a não ser de uma maneira muito geral. O papel do responsável geral da equipe assemelha-se mais ao de um treinador (*coach*) ou assessor especialista do que de um supervisor convencional.

---

* N. de R.T. No original, o autor utiliza o termo *sponsor* que, no contexto, significa responsável, mas que pode ser, inclusive, hierarquicamente superior ao líder responsável pela equipe. Nesta edição em língua portuguesa, usaremos a denominação "responsável geral" para indicar que esse responsável está hierarquicamente acima do líder da equipe, cujo papel é o de supervisão e de apoio, além de assumir a responsabilidade pelas equipes.

Quadro 12-1 Tarefas de responsáveis gerais por equipes

1. Desenhar a equipe
2. Avaliar o desempenho da equipe
3. Orientar a equipe

Quadro 12-2 Competências de responsáveis gerais de equipes

Desenhar a equipe
1. Definir a tarefa
2. Estabelecer a composição da equipe
3. Designar o líder da equipe

Avaliar o desempenho da equipe
1. Esclarecer os objetivos da equipe
2. Colher informações
3. Avaliar o desempenho, tendo como referência os objetivos da equipe e as características de uma equipe efetiva

Orientar a equipe
1. Manter um relacionamento funcional com o líder da equipe
2. Fornecer informação e conselho de acordo com o desempenho da equipe

Assim, definido desta maneira, o que faz um responsável geral? Existem três elementos vinculados ao seu papel: (1) desenhar a equipe, incluindo o propósito e alguns outros aspectos; (2) avaliar o desempenho da equipe; (3) orientar a equipe ao longo do tempo, normalmente por meio do líder. Estas tarefas estão reunidas no Quadro 12-1.

COMPETÊNCIAS DE RESPONSÁVEIS GERAIS DE EQUIPES

Os três elementos do papel do responsável geral pela equipe prestam-se bem como categorias de suas competências. Para desenhar uma equipe, um responsável geral deve ser capaz de estabelecer seu propósito, designar a composição da equipe e selecionar um líder. Similarmente, são necessárias várias competências para a avaliação e a orientação efetivas de equipes. Quando o líder da equipe tem um bom desempenho, muitas das funções do responsável geral não são executadas por ele sozinho. Nessas situações, parcerias efetivas de líder e responsável geral assumem conjuntamente muitas dessas ações. As competências de responsáveis gerais por equipes estão apresentadas no Quadro 12-2.

▶ Desenhando a equipe

CASO 12-1

O médico Sheamus Doyle era um cirurgião otorrinolaringologista (ORL) na Clínica Clarkdale, um grande centro de referência que atraía pacientes com problemas clínicos raros, procedentes da metade oeste dos EUA. Muitas vezes, ele examinava pacientes encaminhados com vertigem, uma forma especial de tontura. A decisão sobre o diagnóstico e o plano de tratamento para esses pacientes geralmente requeria a participação de um fonoaudiólogo. O Dr. Doyle trabalhava diariamente com fonoaudiólogos, os quais eram colaboradores regulares. Terapeutas ocupacionais, neurologistas, neurocirurgiões e radiologistas também eram necessários para alguns pacientes; contudo, reunir esses outros profissionais era mais complicado, pois eles estavam sempre ocupados em outros serviços, cujas escalas e prioridades eram diferentes daquelas do Serviço de ORL. O Dr. Doyle reconhecia que seria importante criar uma Clínica de Vertigem.

Ele discutiu sua ideia com muitas outras pessoas da Clínica Clarkdale e finalmente ela foi apresentada ao Comitê de Serviços Clínicos do centro médico, que abrangia o diretor médico (CMO, do inglês Chief Medical Officer), o diretor de operações (COO, do inglês Chief Operating Officer) e os chefes dos principais serviços clínicos. A ideia foi bem recebida, e logo o Comitê considerou a questão sobre onde a Clínica da Vertigem deveria ficar situada na estrutura administrativa da organização. O Comitê decidiu que a nova Clínica ficaria subordinada ao chefe da Cirurgia, que era responsável por todos os serviços cirúrgicos. Uma outra alternativa seria a Clínica ficar subordinada a uma ou várias outras pessoas, incluindo o CMO e o chefe da Cirurgia de ORL. Parte da lógica para a escolha do chefe da Cirurgia era a rivalidade entre a neurocirurgia e a cirurgia de ORL na execução de certos procedimentos cirúrgicos. O *chefe geral da Cirurgia estava bem posicionado para administrar quaisquer conflitos que pudessem surgir desta rivalidade.*

O médico Yang Liu, chefe da Cirurgia, estava autorizado pelo Comitê de Serviços Clínicos para criar a Clínica de Vertigem. Sem causar surpresas, ele designou o Dr. Doyle como seu líder. O Dr. Doyle associou-se a um administrador para estabelecer e gerir a Clínica. Juntos, o Dr. Liu e o Dr. Doyle decidiram sobre a constituição da equipe: o próprio Dr. Doyle, um neurologista, um neurocirurgião, um fonoaudiólogo, um terapeuta ocupacional, um fisioterapeuta, uma enfermeira com longa experiência em ORL e o administrador. Essas oito pessoas formaram a nova equipe. O Dr. Doyle e o Dr. Liu decidiram que um radiologista não era necessário como membro da equipe, embora a maioria dos pacientes tivesse feito exames de imagem para investigar as causas dos seus sintomas. Habitualmente, os membros da equipe seriam os únicos a examinar os pacientes, mas outros clínicos também trabalhariam na clínica. Os Drs. Liu e Doyle também definiram o propósito da clínica. Eles decidiram encarregar a equipe de diagnosticar as causas da vertigem dos pacientes e de formular planos de tratamento, mas não de prestar o tratamento. Eles encaminhariam os pacientes para tratamento em outro lugar, que poderia ser o Serviço de ORL, a Neurocirurgia, a Neurologia e a Medicina de Adultos (atenção primária). Embora o tópico de tomada de decisões em equipe nunca fosse discutido, o Dr. Doyle entendia que, quanto a isto, estivesse usando o consenso. Este modelo era utilizado frequentemente na Clínica Clarkdale, e o uso da autoridade central forte ou votação nem mesmo ocorreu para o Dr. Liu ou o Dr. Doyle.

Os Drs. Liu e Doyle desenharam conjuntamente esta nova equipe, embora a autoridade definitiva, atribuída pelo Comitê de Serviços Clínicos, coubesse ao Dr. Liu. O processo de estabelecimento da nova clínica ilustra os componentes do desenho de uma equipe.

Uma equipe é necessária?

Antes de uma equipe ser desenhada, alguém deve determinar se ela de fato é necessária. No Caso 12-1, da Clínica de Vertigem, esta pergunta foi tratada pelo Comitê de Serviços Clínicos junto à Clínica Clarkdale. Esta instituição estava funcionando por décadas sem uma Clínica de Vertigem. O Dr. Doyle propôs a formação desta nova equipe, mas ela era realmente necessária? Talvez uma melhor escolha fosse continuar prestando serviços para as pessoas com vertigem por meio dos vários serviços clínicos importantes, sem criar qualquer nova equipe. Como essa decisão seria tomada?

Conforme mencionado no Capítulo 1, algumas tarefas não são apropriadas para equipes (Hackman, 2002, pp. 43-44). Por exemplo, romances, poesia e sinfonias são escritas adequadamente por indivíduos. Os autores e compositores podem solicitar críticas de outras pessoas, mas não fazem parceria com elas no trabalho criativo. Outras atividades fora do mundo artístico também são adequadas ao exercício individual, como criar uma imagem para um novo museu infantil ou desenhar construções em um novo estilo arquitetônico. Os indivíduos também têm desempenho melhor do que equipes em tarefas como escrever relatórios de forças-tarefa, discursos políticos e capítulos de livros. Todas elas exigem considerar ideias parcialmente formadas ou sensações vagamente reconhecidas, sintetizá-las e expressar as ideias recém-formadas usando palavras, som ou diferentes meios visuais, tais como diagramas ou esculturas. Existem tarefas que são bem desempenhadas apenas por uma única cabeça.

O esforço individual é também apropriado para tarefas que consistem em tomadas de decisões sob pressão de tempo ou condições de alta incerteza. Quando muitos fatores relacionam-se a uma decisão e eles não podem ser quantificados, duas (ou mais) pessoas provavelmente discordem ou cheguem a uma decisão conjunta somente após longa deliberação – mesmo que seu conhecimento e seus valores sejam muito similares. Contudo, em algumas situações, uma decisão não pode ser evitada e deve ser tomada em um período curto de tempo. Nessas situações, há necessidade de um único tomador de decisões. Presidentes de companhias, líderes políticos e oficiais militares são exemplos de pessoas que desempenham tarefas individuais deste segundo tipo.

Por outro lado, uma equipe é apropriada a uma tarefa quando vários indivíduos são necessários para contribuir com suas especialidades em diferentes áreas e colaborar para atingir um objetivo. É adequado para uma equipe, e não para um indivíduo, desempenhar uma tarefa que tenha as duas características listadas no Quadro 12-3 e descritas a seguir:

Quadro 12-3 Características de uma tarefa adequada para ser executada por uma equipe

A tarefa requer diferentes áreas de conhecimento e habilidades

Os colaboradores necessitam trabalhar de maneira interdependente

1. Para atingir o objetivo, o trabalho deve ser realizado por indivíduos que possuam conhecimento e habilidades em diferentes áreas.
2. Para atingir o objetivo, esses indivíduos devem trabalhar juntos mas de maneira interdependente, ou seja, à medida que o trabalho avança, cada indivíduo deve ajustar o que ele faz em resposta ao que é executado por outros indivíduos.

Uma atividade que vai ao encontro deste teste duplo cumpre as exigências mínimas de uma tarefa apropriada a uma equipe. Contudo, para que seja altamente apropriada à busca de uma equipe, uma tarefa deve ter algumas características adicionais, conforme discutido abaixo.

A Clínica de Vertigem cumpre o teste mínimo de adequabilidade ao trabalho em equipe. O diagnóstico e o tratamento de pessoas com vertigem exigem profissionais com conhecimento e experiência em diferentes campos da saúde, de modo que a primeira exigência foi cumprida. Os esforços do Dr. Doyle para criar a equipe foram desencadeados pela observação de que a conquista de interação exitosa dos clínicos era muito difícil nas condições prevalentes. Ele procurou criar uma equipe em que a ação interdependente das várias partes fluísse mais efetivamente e de maneira eficiente.

Tendo definido que uma equipe seria útil, deve-se também saber se a despesa com ela é justificável. O uso de uma equipe é, às vezes, mais dispendioso do que ter o trabalho executado por indivíduos atuando com níveis mais baixos de colaboração. Mais tempo administrativo é exigido se a equipe for criada. As agendas dos clínicos podem não ficar preenchidas se eles ocuparem o tempo em uma clínica especializada, onde espaços entre as consultas não podem ser usados para o atendimento de pacientes com outros problemas. A pessoa ou o comitê que decide sobre a criação de uma nova equipe clínica precisa considerar esses temas financeiros, bem como a pergunta se a equipe acrescentaria benefícios aos pacientes. Perguntas similares surgem quando se considera a constituição de novas equipes de gestão.

Estabelecimento da tarefa

O responsável geral precisa ser capaz de delinear uma tarefa que levará a equipe a um bom desempenho. Não é suficiente simplesmente definir claramente uma tarefa. A tarefa deve ter certas características para que seja motivadora. Para muitas equipes clínicas, a tarefa consiste em prestar atendimento de saúde; a motivação é óbvia e não requer discussão. Para as equipes de gestão, a seleção e o delineamento claro da tarefa são geralmente mais difíceis; por exemplo, quando a tarefa é a formulação de uma estratégia de negócio ou a melhoria de um processo de aquisição de equipamento.

A tarefa da equipe precisa ser significativa aos olhos dos seus membros; para a tarefa ter esta significância, o objetivo precisa ser uma peça completa do trabalho (Hackman, 2002, pp. 95-105). Em muitos casos, a execução de parte não é suficientemente gratificante para motivar os membros da equipe ou mesmo mantê-la intacta. Por exemplo, a triagem de instrumentos cirúrgicos a serem esterilizados é uma tarefa mal escolhida. Juntar esta tarefa com outras relacionadas (a esterilização de instrumentos e a reunião de pacotes de equipamentos cirúrgicos, por exemplo) permite que as pessoas sintam que estão contribuindo para um bom atendimento cirúrgico de um modo que consideram importante.

A tarefa também precisa ser definida de modo que a equipe possa ter autonomia na busca do seu objetivo. Se a equipe tiver esta autonomia, é mais provável constatar um senso de responsabilidade pelos resultados do seu trabalho. Sem autonomia, a equipe pode retroceder psicologicamente, sentindo que a ação para atingir seu objetivo é governada por forças externas ao seu controle. Por exemplo, uma equipe que controla as distribuições de leitos para pacientes internados em um hospital pode desistir da tarefa se suas decisões forem repetidamente desautorizadas por médicos ou enfermeiras que redirecionam pacientes de uma área para outra para equilibrar cargas de trabalho ou simplesmente por conveniência.

A tarefa precisa ser desenhada para que a produção da equipe possa ser avaliada. Evidentemente, receber *feedback* sobre o progresso e os resultados permite à equipe melhorar seu desempenho. Porém, o fator mais fundamental no desenho da tarefa é que o *feedback* possibilita aos membros da equipe saber se o que estão produzindo vale a pena. Se não puderem responder a esta pergunta, é provável que não fiquem comprometidos por muito tempo. Os membros da equipe precisam saber não apenas se a sua tarefa foi concluída, mas também se estão produzindo valor. Às vezes, esta necessidade é satisfeita mediante cumprimento de uma tarefa maior do que a previsão inicial, de modo que os membros envolvem-se no processo por um tempo suficientemente longo para ver os benefícios dos seus esforços. Por exemplo, poderia ser tentador deslocar enfermeiras de uma ala para outra do hospital, dependendo das necessidades imediatas do *staff*. Contudo, a manutenção das enfermeiras na mesma ala na maior parte do tempo permite que elas acompanhem os pacientes durante suas permanências no hospital e observem os resultados de curto prazo.

Idealmente, a tarefa também oferece, para membros e para a equipe inteira, oportunidades de aprofundar seu conhecimento e aprender novas habilidades (West, 2012, p. 30). As equipes que proporcionam essas oportunidades provavelmente serão mais engajadas e durarão mais do que as equipes que não agem assim.

Os Drs. Liu e Doyle definiram a tarefa para a Clínica de Vertigem (eles definiram a tarefa após decidirem a composição da equipe, mas a ordem poderia ter sido invertida). A natureza geral da tarefa para a Clínica era clara sem qualquer discussão. A Clínica se propunha a prestar serviço clínico a pessoas com vertigem. Todavia, o cumprimento explícito desta tarefa mostrava que havia uma escolha a ser feita. A Clínica poderia prestar apenas serviços de diagnóstico ou ela poderia também prestar tratamento. O Dr. Liu decidiu que o objetivo seria limitado ao diagnóstico e ao planejamento do tratamento. Um fator importante, na sua opinião, foi o risco político em que a Clínica incorreria se prestasse também o tratamento. A chefia da Clínica estava a cargo de um cirurgião em ORL, Dr. Doyle. Se a Clínica de Vertigem prestasse tratamento, o encaminhamento de casos cirúrgicos de rotina para o Serviço de ORL ou para o próprio Dr. Doyle poderia ser visto pelos neurocirurgiões como um mecanismo tendencioso. Os encaminhamentos para pacientes da Clínica seriam distribuídos imparcialmente, a menos que as características clínicas exigissem um cirurgião ou um médico em especial. Os pacientes encaminhados poderiam ser facilmente auditados se surgissem questionamentos. Uma pergunta considerada aqui era se a suspensão do diagnóstico e do planejamento tornaria a tarefa da equipe demasiadamente pequena para ser considerada significativa pelos seus membros. Sem dúvida, os Drs. Liu e Doyle sabiam que esta tarefa era suficientemente substancial.

Estabelecendo a composição da equipe

O responsável geral deve ser capaz de especificar a composição inicial da equipe. Isso exige que se considerem os conhecimentos e as habilidades técnicas dos membros, as competências na equipe para o trabalho coletivo, a diversidade (de idade, *backgrounds* educacionais, personalidade e assim por diante) e o tamanho da equipe (Hackman, 2002, pp. 115-129).

Conhecimento e habilidade: Conhecimento técnico e habilidade são exigências óbvias em qualquer equipe de saúde. Os Drs. Doyle e Liu sabiam que a equipe necessitava de um cirurgião de ORL, um neurocirurgião e alguns outros com capacidades bem definidas. Havia uma questão sobre a necessidade de um radiologista como um membro direto da equipe, mas isto foi rapidamente resolvido. A solução destes assuntos geralmente é bem direta para equipes clínicas. Para equipes de gestão, as decisões podem ser menos claras. Por exemplo, uma equipe de projeto, encarregada de investigar a viabilidade de um novo centro de atendimento do coração em um hospital, poderia incluir uma ampla gama de pessoal administrativo e especialistas clínicos. Para as equipes clínica e de gestão, o fundamental para determinar a mescla necessária de habilidades é a natureza do trabalho a ser realizado pela equipe.

Competências para trabalho em equipe: Em nítido contraste com as habilidades técnicas, as competências para o trabalho em equipe, muitas vezes, são ignoradas na composição de equipes clínicas. Toda a equipe necessita ter alguns membros que sejam peritos para o trabalho coletivo. Sem essas competências, a equipe provavelmente terá dificuldade para organizar seu trabalho, administrar conflitos de relacionamento, tomar decisões duráveis e executar muitas outras tarefas. Se um dos seus membros não tiver competência para trabalhar em equipes e for desagregador, a necessidade de outras pessoas qualificadas é ainda mais importante. É responsabilidade do responsável geral, trabalhando com o líder, assegurar que o quadro de pessoal proposto forneça as competências suficientes para o bom funcionamento da equipe. Do contrário, um membro provisoriamente escolhido devido a certas habilidades técnicas pode ser excluído em favor de outro que, além dessas mesmas habilidades, tenha também competências para o trabalho em equipe. Evidentemente, as competências para o trabalho em equipe também são importantes para equipes de gestão. Porém, neste caso, há menos dificuldade em identificar a necessidade, pois os gestores, por meio de sua formação ou experiência profissional, adquirem um grau de facilidade para o trabalho em equipe.

Diversidade: A diversidade dentro de uma equipe também precisa ser considerada. Certa diversidade de idade parece melhorar o desempenho da equipe, mas há evidência de que uma diversidade extrema de idades provoca instabilidade, ou seja, muitos membros podem deixar a equipe (West, 2012, p. 56). A diversidade de *backgrounds* educacionais em uma única profissão pode ser proveitosa em algumas equipes clínicas, especialmente quando a abordagem de pacientes com uma determinada condição não pode ser baseada em evidência (por falta dela); então é possível recorrer a abordagens distintas ensinadas em diferentes faculdades de medicina, enfermagem ou outras. A diversidade no histórico de trabalhar junto, no entanto, é, muitas vezes, indesejável em equipes de atendimento de saúde (equipes que realizam cesarianas de emergência, p. ex.), pois equipes compostas de pessoas que já trabalharam juntas executam melhor as tarefas estabelecidas do que equipes constituídas de pessoas que ainda não se conhecem, conforme discutido no Capítulo 2. Por outro lado, em equipes que realizam trabalho criativo, certa diversidade de história no trabalho conjunto é benéfica, conforme discutido no Capítulo 10.

As considerações sobre diversidades culturais e étnicas são mais complexas. Essas diversidades resultam em diversidade de perspectiva, que incrementa criatividade em equipes clínicas e de gestão, conforme discutido no Capítulo 10. Contudo, para assegurar operações internas tranquilas em uma equipe, é útil um nível baixo de diversidade cultural. Ainda assim, esta consideração não tem importância. Os valores e os papéis dos clínicos são completamente incorporados durante a formação e o treinamento, conforme discutido no Capítulo 3. Esses valores e papéis são razoavelmente uniformes em qualquer profissão e tendem a desconsiderar diferenças étnicas ou de países de origem dos clínicos. Em equipes de gestão, a diversidade étnica pode implicar mais risco para operações tranquilas. A busca de um equilíbrio entre nenhuma diversidade e diversidade extrema pareceria ser prudente, porque certo grau de diversidade fomenta a criatividade, enquanto a diversidade em demasia retarda a tomada de decisão e o desenvolvimento dentro da equipe (Hackman, 2002, pp. 122-124; Watson et al., 1993). Além disso, deve-se considerar a população de pacientes atendida. Uma clínica que atende uma população diversificada de pacientes será mais eficaz se a equipe também for diversificada, ou seja, se a equipe tiver diversidade de raça, linguagem e etnia que se aproxima da diversidade na população de pacientes. A diversidade beneficiaria também a equipe administrativa de uma instituição de saúde servindo uma população diversificada. Vários fatores diferentes precisam ser considerados na determinação da amplitude da diversidade cultural e étnica que será mais apropriada a uma nova equipe.

Em muitos círculos no atendimento de saúde, acredita-se que a diversidade de personalidade contribua para melhorar o desempenho da equipe. Os questionários autoadministrados podem ser usados pelos membros da equipe para caracterizar seus estilos comportamentais e traços de personalidade. Existem muitas ferramentas de criação de perfil (*profiling tools*) disponíveis, incluindo *StrengthsFinder*, *Insights Discovery*, *DiSC* e Indicador do Tipo Myers-Briggs (MBTI, do inglês Myers-Briggs Type Indicator). Todas estas ferramentas, que muitas vezes são utilizadas na formação de uma equipe, são discutidas no Capítulo 15. Admite-se que uma combinação de tipos de personalidades na equipe, conforme determinam os questionários de caracterização de perfil, traga benefício, ao garantir que muitas abordagens cognitivas diferentes e disposições comportamentais sejam postas em uso, resultando na intensificação da criatividade, melhoria da tomada de decisões e do desempenho da equipe. Embora seja plausível que as equipes se beneficiem do equilíbrio dos diferentes tipos de personalidade, não existe evidência que apoie esta ideia (West, 2012, pp. 43-45, 55).

Tamanho da equipe: O tamanho da equipe é uma consideração fundamental, em grande parte porque os responsáveis gerais (e os líderes) quase rotineiramente pecam por formar equipes demasiadamente grandes. A adição de mais membros a uma equipe clínica pode ser tentadora, porque mais habilidades estarão imediatamente disponíveis para a execução de uma tarefa. No caso de equipes de gestão, às vezes, muitos serviços ou pessoas pleiteiam representação na equipe, para que seus interesses possam ser preservados ou incrementados. A manutenção de equipes pequenas muitas vezes é difícil, mas existem fortes razões para sustentar esta linha.

Primeiro, relações interpessoais, coordenação e comunicação tornam-se mais ineficientes à medida que o tamanho da equipe aumenta. O número de relações interpessoais diádicas (duas pessoas) em uma equipe aumenta geometricamente à medida que o tamanho da equipe cresce (Fig. 12-1). Uma equipe de seis tem 15 relações interpessoais (15 diferentes pares de pessoas). Uma equipe de 15 tem 105 relações. Igualmente, à medida que o tamanho da equipe aumenta, fica mais difícil agendar as reuniões e conseguir espaço para elas, e a comunicação torna-se sobrecarregada e menos confiável.

Segundo, a equipe grande tem mais dificuldade de funcionar internamente e de alcançar um entendimento comum do seu propósito, para chegar a um acordo e tomar decisões em geral (Katzenbach and Smith, 2006, pp. 45-47). Equipes grandes são mais suscetíveis ao pensamento de grupo (McCauley, 1998). Elas também vivenciam com mais frequência conflitos de relacionamentos perturbadores (Aubé et al., 2011). Por essas dificuldades, elas são vulneráveis ao estabelecimento de uma hierarquia para o todo, com subgrupos operando independentemente – portanto, elas deixam de ser equipes de trabalho e tornam-se, em vez disso, pequenas organizações com suas próprias políticas e procedimentos, que substituem a tomada de decisões em equipe.

Terceiro, a qualidade da deliberação piora em equipes com mais de 12 integrantes. Em equipes com 12 ou menos integrantes, é possível a discussão analítica rápida e detalhada, permitindo às equipes considerar cuidadosamente múltiplas opções quando elas estão tomando decisões. Em equipes maiores, também é maior a probabilidade de os membros interromperem uns aos outros. Comentários críticos humorísticos, e mesmo comentários sarcásticos, são mais comuns. As relações são menos pessoais, e a probabilidade de transtornos é maior, sobretudo por disputa de posição e status na hierarquia da equipe. Esses efeitos comportamentais de equipes maiores tornam a análise complexa e a ponderação das escolhas mais difícil.

Quarto, os grupos maiores são mais propensos à ociosidade social, conforme discutido no Capítulo 1.

Então, qual é o melhor tamanho para uma equipe? Na extremidade inferior, por definição, uma equipe deve ter, no mínimo, dois membros. Quanto ao limite superior, pesquisadores fornecem respostas diferentes. Embora Hackman afirme que as equipes podem ter tamanhos variados, sua breve resposta à pergunta foi que geralmente o melhor tamanho é de aproximadamente seis membros (2002, p. 119). West sustenta que as equipes, em geral, deveriam ter entre 6 e 8 membros e raramente mais do que 15 (2012, pp. 28, 65). Katzenbach e Smith aceitam números mais altos, afirmando que as equipes podem ter de 2 a 25 membros (2006, p. 45). Thomas afirma que, via

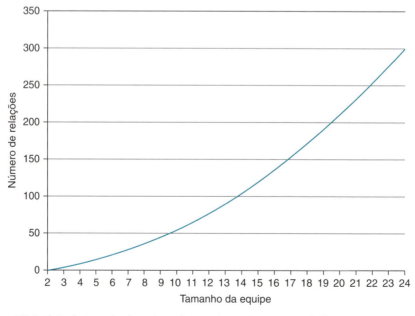

▲ **Figura 12-1** Efeito do tamanho da equipe sobre as relações interpessoais diádicas.

de regra, as equipes deveriam ter nove ou menos membros (2011, p. 35).

Evidentemente, não existe um único tamanho que é considerado bom e correto. O tamanho da equipe precisa corresponder às suas necessidades. Algumas equipes exigem mais membros porque requerem uma ampla variedade de habilidades. Às vezes, as políticas organizacionais impõem que diversos grupos devem estar representados. Às vezes, as equipes de gestão (equipes de planejamento, p. ex.) precisam ser capazes de atuar muito rapidamente, necessitando de poucas pessoas (3-4). Esta não é uma regra geral para determinar o tamanho da equipe, mas os responsáveis gerais de equipes deverão ficar atentos ao fato de que o melhor tamanho para uma equipe é geralmente menor do que o primeiro tamanho considerado. Se uma equipe necessita ter mais do que 10 ou 12 membros, por razões políticas ou para que pessoas com as habilidades necessárias possam ser incluídas, os responsáveis gerais (bem como o líder) precisam estar cientes de que ela terá mais dificuldade na deliberação, na tomada de decisões e em outros processos; além disso, essas dificuldades serão maiores à medida que a equipe aumentar. Se o tamanho for maior do que 25 membros, a equipe não será funcional. Abaixo desse tamanho, a liderança hábil e a presidência das reuniões podem mitigar algumas dessas dificuldades.

No Caso 12-1, o Dr. Liu, com a concordância do Dr. Doyle, decidiu que a Clínica teria oito membros (sete clínicos e um administrador), um número viável. Ele estava ciente de que mais de sete clínicos examinariam pacientes na Clínica, e o Dr. Liu poderia ter sido tentado a incluir dois cirurgiões de ORL, dois neurocirurgiões e assim por diante. Isto teria sido um equívoco, porque a equipe teria se tornado demasiadamente grande. A manutenção de uma equipe de oito membros para a tomada de decisões era característica de um bom projetista de equipe.

A possível tentação do Dr. Liu suscita uma questão final referente ao tamanho da equipe. Alguns grupos grandes parecem ser equipes quando um subgrupo é a equipe na verdade. A unidade de terapia intensiva (UTI) cirúrgica descrita no Capítulo 6 ilustra este ponto. A equipe era formada pelo cirurgião sênior, pelos residentes em cirurgia e vários outros, incluindo estudantes de medicina. Alguém observando os grupos nas visitas poderia considerar o grupo todo como uma equipe, mas na verdade os estudantes de medicina não eram seus membros. Uma alternativa seria dizer que os estudantes eram membros periféricos ou secundários. No estabelecimento de muitas equipes no atendimento de saúde, é importante distinguir os *membros centrais* dos *membros periféricos*. Os membros centrais podem esperar legitimamente participar de todas as atividades, incluindo, em especial, a tomada de decisões. Os membros periféricos não têm os mesmos direitos, embora habitualmente participem de algumas atividades e possam ser consultados sobre decisões. No caso da UTI cirúrgica, os estudantes de medicina eram membros periféricos, devido ao seu *status* inferior. Na Clínica de Vertigem, o cirurgião de ORL, o neurocirurgião e assim por diante constituíam o quadro central da equipe (oito pessoas no total). Os outros clínicos que examinavam pacientes eram membros periféricos da equipe, embora, na organização maior, o *status* fosse o mesmo. A lógica em considerá-los membros periféricos e não centrais era que a equipe precisava ser mantida pequena, a fim de funcionar bem na gestão da Clínica. O Dr. Doyle tinha a expectativa de que o neurocirurgião na equipe central confabulasse com todos os outros neurocirurgiões trabalhando na Clínica, quando a equipe considerasse qualquer decisão que afetasse significativamente esses profissionais. E ele esperava o mesmo do neurologista, do terapeuta ocupacional e de outros que se relacionassem com outros clínicos da Clínica de Vertigem nas suas respectivas áreas de trabalho.

Designando o líder da equipe

Como parte da designação da equipe, o responsável geral também deve ser capaz de selecionar um líder eficaz. Conforme discutido no Capítulo 8, a qualificação principal para ser um líder de equipe é a posse das competências necessárias. Em outras palavras, o líder precisa ser capaz de estabelecer as condições que permitam o bom funcionamento, o desenvolvimento e o treinamento da equipe.

Conforme discutido também no Capítulo 8, em uma equipe clínica real, o conjunto de habilidades clínicas particulares do líder não é relevante; portanto, ele não precisa ser um médico, um enfermeiro ou qualquer outro indivíduo identificado pela sua profissão na área da saúde. Por outro lado, um líder de uma equipe clínica modelo não exerce o papel costumeiro de um líder de equipe. Um líder de uma equipe clínica modelo é um gestor operacional, e algumas equipes *template* necessitam de líderes que possuam uma determinada profissão para serem capazes de dirigir as operações correspondentes. Independentemente de sua profissão, o líder precisa conquistar o respeito dos outros membros da equipe e, para tanto, ele deve demonstrar excelência no seu papel clínico (no caso de uma equipe clínica), qualquer que ele seja. No entanto, um equívoco bastante cometido na escolha de um líder clínico é considerar a excelência no desempenho clínico como a condição principal para assumir tal posto. Desse modo, médicos, enfermeiros e outros clínicos excelentes são designados líderes de suas equipes, embora não possam liderar. Tais designações reduzem o desempenho da equipe e, por fim, geralmente provocam angústia no líder e nos colegas de equipe. A despeito destes riscos, o responsável geral às vezes fica bastante limitado para selecionar o líder, pois pouquíssimas pessoas (talvez apenas uma) desejam exercer o papel de liderança e ter o nível necessário de respeito aos olhos dos outros membros da equipe. Nessas situações, a designação do líder equivale à confirmação da escolha ditada pelas circunstâncias.

Em equipes de gestão, evidentemente, esta confusão de excelência clínica com excelência para liderança não é um problema. Em equipes de gestão, o que importa é a capacidade do líder para liderar.

Os responsáveis gerais deveriam considerar uma educação formal relevante do candidato para liderança, mas a posse de um grau de gestão não assegura a liderança eficaz. Muitos médicos, por exemplo, detêm títulos de MBA (do inglês *Master of Business Administration*) ou outros; e embora a formação proporcionada por esses cursos seja relevante, ela não é suficiente para tornar alguém um líder eficaz. A maioria dos líderes clínicos não tem formação em gestão, e ela não é exigida. Por outro lado, alguma experiência em posições de liderança é geralmente necessária, mesmo em papéis muito restritos, como a presidência de um comitê ou a coordenação de um projeto por tempo limitado.

A atração pessoal e o carisma também não são necessários. Alguns especialistas em liderança afirmam que, na verdade, os líderes mais efetivos não são carismáticos; em vez disso, eles são humildes, modestos e, ao mesmo tempo, extremamente determinados (Collins, 2005). Outros diriam que carisma é útil, mas não essencial.

Em resumo, um líder de equipe precisa ser capaz de liderar. Ao avaliar se alguém será um líder apropriado, os responsáveis gerais podem considerar se o candidato tem as competências necessárias para tal posição, discutidas no Capítulo 8. Estas competências, listadas sob títulos de capacitação, desenvolvimento e treinamento, constituem uma lista de verificação (*checklist*) para uso na avaliação de líderes em potencial (Quadro 12-4). Nem todos os líderes em potencial terão pontos fortes em todas as competências elencadas. Muitas vezes, especialmente ao desenhar equipes clínicas, a melhor escolha de um líder é deficiente com relação a algumas ou mesmo muitas funções de liderança. Neste caso, a responsabilidade de treinamento é maior para o responsável geral. Os cursos organizados podem também ser úteis, conforme discutido no Capítulo 14. Muitos clínicos, entretanto, não dispõem de tempo para dedicar-se a cursos de liderança ou não desejam ocupar o tempo com essa

Quadro 12-4 Lista de verificação das competências necessárias em um líder de equipe

Capacitar a equipe
1. Estabelecer uma compreensão clara e em comum do objetivo da equipe
2. Estabelecer responsabilidade compartilhada ou, melhor ainda, responsabilidade mútua para atingir o objetivo
3. Assegurar que a equipe tenha autoridade suficiente para realizar seu trabalho
4. Estabelecer interdependência dos membros
5. Assegurar uma coletividade definida para a equipe
6. Manter a equipe unida, ou seja, assegurar que não existam subgrupos operando independentemente do todo
7. Relacionar-se efetivamente com o responsável geral pela equipe e com a organização maior

Desenvolver a equipe
1. Supervisionar o recrutamento, a orientação e a formação da equipe
2. Estabelecer os valores da equipe e as normas de comportamento
3. Assegurar uma compreensão comum da proposta da equipe para fazer seu trabalho
4. Manter hierarquia suficiente para a equipe atingir seu objetivo – e nada mais
5. Fomentar a identidade de equipe
6. Assegurar um ambiente social favorável, incluindo segurança psicológica
7. Assegurar que a equipe possa cumprir de maneira eficaz suas operações

Treinar a equipe
1. Colher informações sobre o desempenho da equipe e treinar seus membros individualmente
2. Avaliar o desempenho
3. Fornecer *feedback* e aconselhamento

atividade. Neste caso, o responsável geral precisa proporcionar o treinamento necessário informalmente ou providenciá-lo. Infelizmente, para muitos responsáveis gerais, é difícil encontrar tempo para cumprir esta função.

Na designação do líder, o responsável geral também precisa deixar claro qual método é aceitável para a tomada de decisões, ou seja, se a equipe deve operar usando a autoridade central forte ou o consenso ou alguns outros métodos, conforme discutido no Capítulo 9. Ao longo do tempo, o líder e a equipe podem refinar a abordagem básica, usando, por exemplo, o consenso mais frequentemente e a autoridade central forte em certas situações. Contudo, o responsável geral precisa informar ao líder, em termos gerais, se é esperado que a equipe funcione usando autoridade central forte ou acordo unânime ou algum meio entre os dois. Devido aos fortes antecedentes na Clínica Clarkdale, os Drs. Liu e Doyle assumiram que a Clínica de Vertigem usaria o consenso como seu modo principal de tomada de decisões. Em muitas equipes de gestão sênior, o modo padrão é a autoridade central forte, com o líder da equipe procurando consultar os outros membros. Os responsáveis gerais e os líderes muitas vezes não necessitam discutir esta escolha quando uma nova equipe de gestão é estabelecida, pois esta abordagem está consolidada na organização.

As equipes de autogestão, explicadas no Capítulo 8, exigem que o responsável geral adote uma abordagem diferente. Se a equipe for de autogestão, não há necessidade de um líder convencional. Em equipes de autogestão, o responsável geral é o líder, mas ele não funciona como um líder normal, pois, no dia a dia, não interage com os outros membros da equipe. No estabelecimento de uma equipe de autogestão, o responsável geral precisa, em primeiro lugar, informar os outros membros sobre o objetivo e o grupo inicial, para então deixar claro que autoridade a equipe tem. Por exemplo, o responsável geral poderia falar à equipe que ela está autorizada somente a determinar o método para atingir o objetivo. Ou o responsável geral poderia dizer que a equipe está também autorizada a alterar a composição da equipe ou a modificar o objetivo ou ambos. Normalmente, assume-se que as decisões em uma equipe de autogestão serão tomadas por consenso. Após o estabelecimento de uma equipe de autogestão, o responsável geral precisa acompanhar seu progresso e fornecer orientação, como faria em quaisquer outras equipes.

Outras considerações sobre o desenho de equipes

O desempenho da equipe é influenciado pelas considerações sobre o seu desenho, além da tarefa, composição da equipe e escolha do líder. Em especial, o sistema de recompensa usado e os valores e normas de comportamento da equipe têm efeitos substanciais sobre o desempenho. Estas considerações não são discutidas aqui porque não são a responsabilidade principal do responsável geral. O sistema de recompensa geralmente é definido para a organização como um todo, ou seja, pelos líderes seniores para o responsável geral. O desenvolvimento de valores e normas é parte do papel do líder. Ainda assim, o responsável geral, muitas vezes, tem influência nestas duas áreas. O grau de influência varia conforme a organização. Em organizações em que a relação responsável geral-líder funciona bem, o responsável geral tem influência substancial sobre como o líder estabelece valores e normas na equipe. Em organizações muito pequenas (p. ex., clínicas de 4-5 enfermeiras especializadas e administradas por uma enfermeira), os papéis do líder sênior, do responsável geral e do líder de equipe geralmente são exercidos por uma pessoa ou por um comitê do todo, e não há designação de pessoas diferentes para as responsabilidades de definição de tarefa, composição da equipe, estabelecimento do sistema de recompensa e assim por diante.

Exigências de desenho para diferentes tipos de equipes

Embora todas as equipes necessitem ter uma tarefa ou objetivo especificado, uma composição inicial definida e um líder (ou autorização para autogestão), a tarefa de desenhar uma equipe varia significativamente em função do tipo de equipe (ver Cap. 2, para uma explicação dos tipos de equipes).

Equipes reais: Conforme explicado no Capítulo 2 (Quadro 2-1 no Cap. 2), as equipes reais são equipes estáveis. Em outras palavras, os indivíduos que formam a equipe permanecem os mesmos por longos períodos. Quase todas as equipes de saúde têm um líder definido que participa das atividades cotidianas da equipe. Em outras palavras, as equipes clínicas autogeridas e as equipes de gestão autogeridas são raras. Se houver um líder definido, o desenho da equipe segue diretamente o processo descrito anteriormente. Uma mudança menor na sequência habitual é necessária para equipes de autogestão, conforme indicado anteriormente.

Uma equipe real é um *microssistema clínico*. Conforme definição de Batalden et al., "um microssistema clínico de saúde é um grupo pequeno de pessoas que trabalham juntas em um estabelecimento definido, sobre uma base regular, para prestar atendimento para subpopulações discretas de pacientes" (Batalden et al., 2011, p. 3). A construção de equipes como microssistemas estimula a reflexão de uma equipe como um *sistema*, ou seja, como uma unidade funcional cujas partes interagem para atingir seu objetivo. As partes do microssistema incluem os profissionais de saúde, o paciente e seus familiares, mas também o sistema de informação, as definições de papéis, as rotinas de comunicação e os processos de prestação de atendimento. Os microssistemas são as peças fundamentais a partir das quais clínicas, hospitais e todas as outras organizações de prestação de atendimento de saúde são construídos. A concepção de uma equipe real como um microssistema estimula os projetistas e os desenvolvedores da equipe a prestarem atenção no processo de engenharia e na melhoria contínua do sistema. Ao mesmo tempo, o responsável geral e o líder precisam ver a equipe como um empreendimento social com valores, normas, relações interpessoais, conflitos e desafios criativos coletivos, que também necessitam de atenção.

Equipes *template*: Equipes *template* e equipes reais apresentam processos de desenho distintos. Por exemplo, quando a liderança de um Serviço de Emergência (SE) desenha uma nova equipe *template* para atender pacientes com danos na cabeça, os projetistas não estão nomeando uma pessoa em especial para ser o líder ou selecionando indivíduos para serem membros da equipe. Em vez disso, eles estão definindo os papéis que constituem uma equipe *template*, como uma enfermeira com vestimenta cirúrgica estéril (para prestar assistência imediata ao paciente com ferimento na cabeça), uma enfermeira com vestimenta-padrão do SE (para inserir uma linha intravenosa e executar outras tarefas), um médico do SE, um neurocirurgião e assim por diante. Eles podem decidir que o médico do SE será rotineiramente o líder ou podem deixar que o médico e o neurocirurgião do SE decidam toda vez que uma nova equipe *template* do trauma da cabeça é reunida. Eles provavelmente irão mais adiante na especificação dos meios usados no tratamento de pacientes do que os projetistas de uma equipe real. As equipes *template* geralmente têm pouco tempo para realizar seus próprios processos e, assim, é importante que os projetistas especifiquem as rotinas para as primeiras etapas no tratamento e para a comunicação de informação importante. Por exemplo, os projetistas podem requerer o uso de verificação por dupla checagem, discutido no Capítulo 2, e outros procedimentos de comunicação padronizados, discutidos no Capítulo 14. Essas especificações dos meios podem ir além das etapas adotadas pelo responsável geral de uma equipe real. Como consequência das especificações, as equipes *template* são mais rígidas do que as equipes reais, e ocasionalmente esta rigidez pode ser um problema. Contudo, os papéis e as rotinas de equipes *template* precisam ser confiáveis porque seus integrantes podem ser substituídos.

Os projetistas de equipes *template* de saúde geralmente não são responsáveis gerais individuais, mas sim pares de pessoas (p. ex., díades de liderança formadas por administrador e médico) ou comitês. Em outras palavras, os responsáveis gerais de equipes *template* são muitas vezes as próprias equipes.

Um aspecto de desenho especialmente importante para equipes *template* é o desejo de alcançar equipes estáveis. Em outras palavras, os responsáveis gerais deveriam considerar seriamente como tornar equipes *template* mais semelhantes a equipes reais. A abordagem que deveria ser usada é planejar equipes *template* completas, em vez de planejar indivíduos em equipes *template*. Quando for possível, o contingente (*pool*) com o qual as equipes *template* são montadas deveria ser reduzido em tamanho, resultando nas mesmas pessoas trabalhando juntas mais frequentemente. Evidentemente, um grande número de considerações práticas geralmente impedirá os responsáveis gerais de tomar essas ações, mas, quando as oportunidades surgirem, elas deverão ser aproveitadas. Por exemplo, se grupos de quatro pessoas (cada um com uma instrumentadora, uma enfermeira circulante e dois técnicos cirúrgicos) puderem ficar intactos para formar o núcleo de equipes de sala cirúrgica, essas equipes terão um desempenho melhor – mesmo que o cirurgião e o anestesista sejam diferentes cada vez que a equipe for montada.

Outra diferença importante entre equipes reais e equipes *template* se torna aparente quando o desenho original é revisado com a intenção de melhorá-lo. As equipes reais melhoram seus próprios desenhos, sujeitos à supervisão ou à aprovação do responsável geral. As equipes *template*, ao contrário, não melhoram por si próprias, porque não persistem tempo suficiente e nunca podem ser montadas novamente com as mesmas pessoas. As equipes *template* são melhoradas por responsáveis gerais ou por um comitê ou, mais frequentemente, por uma equipe de projeto de melhoria da qualidade, que é contratada pelo responsável geral para fazer recomendações de mudanças. Para o bom funcionamento do trabalho de redesenho, a equipe de projeto precisa incluir pessoas que tenham sido membros das equipes *template* em revisão. Por exemplo, se a composição e as rotinas das equipes que realizam cesarianas de emergência em um hospital forem revisadas e atualizadas, o grupo, para executar este trabalho, não seria uma equipe de prestação de serviço de cesariana, mas sim uma equipe de projeto constituída por um obstetra, uma enfermeira com atuação em laboratório e na obstetrícia, um administrador e assim por diante, todos trabalhando sob a égide da liderança no Centro Obstétrico do hospital.

Trabalhos em equipes clínicas: Geralmente, não há oportunidade de se desenhar um trabalho em equipe clínica (definida no Cap. 2). Os trabalhos em equipes clínicas são formados *ad hoc (a posteriori)* quando as necessidades de um paciente exigem dois ou mais indivíduos de uma ou mais profissões para colaborar no tratamento. Esta situação pode ser exemplificada por um médico de família, um neurologista e um educador de saúde atendendo uma criança com epilepsia e sua família. Os membros da equipe tomam suas providências no decorrer da interação. Não existe responsável geral e não há qualquer planejamento prévio. Este fato da vida clínica, muitas vezes, resulta em dificuldades na comunicação e na tomada de decisões.

Todavia, qualquer membro da equipe pode assumir parcialmente o papel do responsável geral, procurando esclarecer os papéis e as rotinas de comunicação, às vezes negociando com outros membros do trabalho sobre esses assuntos. Além desta possibilidade, simultaneamente com o processo de prestação de atendimento, as organizações como um todo podem negociar arranjos para atividades conjuntas por meio do trabalho em equipes clínicas, sabendo que estarão constituindo formas de funcionamento em equipe no futuro. Esta abordagem é discutida no Capítulo 2. Os acordos resultantes para o funcionamento do trabalho em equipe são denominados *acordos de referenciamento* ou *acordos de cuidado*. O efeito da negociação desses acordos é tornar o funcionamento dos trabalhos em equipe mais parecido com equipes *template*, pela padronização de papéis e rotinas de comunicação. Recentemente, o Comitê Nacional de Segurança da Qualidade (NCQA, do inglês National Committee for Quality Assurance) publicou as normas para um novo programa de reconhecimento de práticas especializadas (National Committee for Quality Assurance, 2012a, 2012b). Entre as normas, está um conjunto de especificações de "acordos de processos de referenciamento" regulares a serem usados por uma clínica especializada, à medida que ela interage com clínicas de atenção primária e outras clínicas especializadas. Estes acordos exigem padronização explícita de processos de comunicação, incluindo o recebimento de informação de uma clínica de atenção primária para um determinado tipo de referenciamento e prestação de serviço de informação que é devolvida à clínica de atenção primária. (Não há qualquer discussão sobre os papéis, ao menos nos padrões de anteprojeto.) A intenção é mudar trabalhos em equipes de especialidade e clínicos de atenção primária na direção de equipes *template*.

Avançando o desenho da equipe acima do desenho hierárquico: Um princípio geral emerge dessas considerações de desenho, conforme aplicado a diferentes tipos de equipes clínicas (Fig. 12-2). Como as equipes reais têm vantagens sobre as equipes *template* e estas sobre os trabalhos em equipe, os responsáveis gerais e alguma outra pessoa com influência no desenho de equipes clínicas são bem assessorados quando surge a oportunidade de mudar uma equipe *template* na direção de uma equipe real, um trabalho em equipe na direção de uma

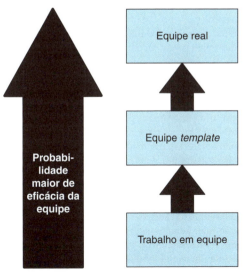

▲ **Figura 12-2** Desenho hierárquico de equipe clínica.

equipe *template*, e, se possível, um trabalho em equipe em uma equipe real. Por exemplo, um Serviço do ORL poderia padronizar os papéis e as rotinas de comunicação que utiliza quando interage com serviços de atenção primária, cujos médicos encaminham pacientes para o serviço do ORL. Melhor ainda, os serviços do ORL e de atenção primária poderiam colaborar para estabelecer a padronização. Esta ação converteria trabalhos em equipe desorganizados em equipes *template*. Os serviços do ORL e de atenção primária galgariam, então, uma etapa adiante, mediante pareamento de médicos da atenção primária permanentemente com cirurgiões do ORL; esses pares, portanto, seriam estáveis, uma vez constituindo uma equipe real.

Redes clínicas: Em geral, as redes clínicas não são deliberadamente desenhadas; ao invés disso, elas desenvolvem-se em resposta aos desejos e necessidades dos seus membros. No entanto, o desenho deliberado é possível. Um ou dois indivíduos, por exemplo, poderão decidir se uma rede será proveitosa para compartilhar conhecimento clínico ou realizar pesquisa clínica. Em seguida, eles poderão elaborar uma declaração do propósito da rede e recrutar os membros, mantendo uma lista com informação de contatos, a qual é atualizada periodicamente. Com o tempo, a rede pode tornar-se mais formal, com o aporte de necessidades, reuniões regulares por telefone ou presenciais e assim por diante. Ou a rede pode permanecer informal por muitos anos, sendo dissolvida à medida que não for mais considerada útil pelos membros.

Equipes de gestão: Equipes operacionais, equipes de projeto, equipes consultivas e equipes de liderança são equipes reais (para uma explicação desses tipos de equipes, ver Cap. 2). Desenhar essas equipes é essencialmente o mesmo que desenhar equipes reais clínicas. Existem algumas diferenças, como por exemplo: o responsável geral de uma equipe de projeto precisa especificar não apenas a tarefa de uma equipe, mas a data desejada de conclusão. As equipes *template* de gestão são raras. Quando existentes, são desenhadas da mesma maneira que as equipes *template* clínicas. As equipes de gestão, especialmente as equipes de projeto e as equipes consultivas, são autogeridas com mais frequência do que as equipes clínicas, embora ainda sejam raras. Os trabalhos em equipe de gestão e as redes de gestão em geral não são deliberadamente desenhados, embora uma rede de gestão seja às vezes criada com um propósito específico e um grupo de trabalho definido pelas partes interessadas.

▶ Avaliando o desempenho da equipe

CASO 12-2

O médico Thomas Napier era Chefe do Serviço de Cirurgia Ortopédica em uma clínica de grupo multiespecializada. Ele fora designado dois anos antes pelo médico Raphael Flores, chefe da Cirurgia. O Serviço de Cirurgia Ortopédica consistia de cinco ortopedistas, três assistentes médicos, três técnicos de ortopedia, uma enfermeira registrada (RN, do inglês registered nurse), vários assistentes médicos certificados e diversos funcionários administrativos.

Nenhum deles se sentia bem no Serviço. O problema mais urgente era uma série de infecções pós-operatórias causadas por Staphylococcus aureus *resistente à meticilina (MRSA, do inglês* methicillin-resistant Staphylococcus aureus*), uma bactéria não tratável por quase nenhum antibiótico e, portanto, uma séria ameaça à saúde dos pacientes. Além disso, as notas do Serviço, reveladas pelo Questionário de Experiência do Paciente aplicado pelo grupo médico, pioraram nos últimos nove meses. Em parte, este agravamento parecia ser causado pelo comportamento de um ortopedista em especial. Suas explosões de irritação na sala cirúrgica eram bem conhecidas pelo chefe da cirurgia, e os pacientes relatavam sua maneira ditatorial e, às vezes, resistente em responder perguntas.*

De tempos em tempos, durante vários meses, o Dr. Flores discutira alguns desses assuntos com o Dr. Napier. Eles levantaram abordagens para corrigir os problemas, e o Dr. Napier pediu conselho sobre como lidar com o ortopedista que estava gerando queixas das enfermeiras e dos pacientes. Após seis meses, o Dr. Flores solicitou uma reunião com o Dr. Napier para uma ampla discussão sobre como o Serviço estava funcionando e como o desempenho poderia ser melhorado. Antes da reunião, o Dr. Flores obteve dados da infecção pós-operatória, dados da experiência dos pacientes, registros dos procedimentos cirúrgicos dos cinco ortopedistas e algumas outras informações. Ele também pensou em como apresentar a informação ao Dr. Napier, de modo a entusiasmá-lo a falar sobre como lidar com os assuntos de desempenho no Serviço de Cirurgia Ortopédica.

Assim que a equipe está desenhada e começa a funcionar, o responsável geral precisa ser capaz de avaliar o seu desempenho. As características de equipes eficazes são discutidas no Capítulo 6 (Quadros 6-2 a 6-6). A competência do responsável geral na avaliação está relacionada à capacidade de avaliar o desempenho da equipe em relação aos seus objetivos e à lista de características de equipes eficazes, categorizada sob cinco quesitos: estrutura, foco nas necessidades dos pacientes, orientação da equipe, trabalho colaborativo como uma equipe e gestão da equipe. O tópico de avaliação de equipes é tratado aqui apenas brevemente. Ele é coberto principalmente no Capítulo 13.

A primeira etapa na avaliação do desempenho é esclarecer os objetivos da equipe. No caso do Serviço de Cirurgia Ortopédica, o objetivo geral é prestar atendimento ortopédico de excelência. O detalhamento deste objetivo pode ser fornecido pelo emprego das seis metas do Instituto de Medicina (IOM, do inglês *Institute of Medicine*), discutidas no Capítulo 6: segurança, efetividade, centralidade no paciente, presteza, eficiência e equidade. Se um responsável geral estiver avaliando uma equipe de gestão, ele precisa ser claro sobre o objetivo da equipe. Os objetivos das equipes de gestão variam bastante, mas alguns exemplos seriam: dirigir de maneira calma e eficiente uma unidade clínica, formular um planejamento estratégico ou planejar uma expansão hospitalar.

Além dos seus objetivos gerais, as equipes clínica e de gestão geralmente dedicam-se a objetivos subsidiários, específicos. No caso do Serviço Ortopédico, por exemplo, a redução de infecções por MRSA era um objetivo subsidiário de importância especial. Em uma equipe de gestão, um objetivo subsidiário poderia ser a diminuição do tempo para implantação de sistemas de agendamento eletrônico em diferentes serviços clínicos.

A próxima etapa na atividade do responsável geral é obter informações sobre a equipe. Em geral, o responsável geral espera receber do líder grande parte das informações, mas muitas outras fontes também podem ser exploradas. No caso do Serviço Ortopédico, o Dr. Flores poderia desejar informação dos pacientes sobre o tempo de espera para conseguir consultas e sobre o resultado dos tratamentos; também poderia querer informação de pessoas que trabalham no Serviço sobre desempenho profissional e assim por diante. Ele provavelmente deseja ao menos alguma informação de cada uma das seis metas do IOM – com uma exceção. Não é provável que a informação de equidade esteja disponível, porque uma única organização provavelmente não é capaz de medi-la, a menos que ela seja extremamente grande. A equidade é uma consideração que pertence às populações, não a episódios individuais de atendimento do paciente. Voltando às características de equipes eficazes, existem 32 itens em cinco categorias de características discutidas no Capítulo 6 (Quadros 6-2 a 6-6). A informação não estará disponível em todos, o que não é necessário. O Dr. Flores precisará inquirir sobre qualquer item que tenha um motivo especial para ser avaliado, como o ambiente social da equipe. Ele tinha razão de estar preocupado com este assunto, porque já era do seu conhecimento que um ortopedista estava comportando-se mal de vez em quando. Não é prático ou necessário obter informação detalhada a respeito de todos os aspectos do desempenho da equipe. Uma parte da competência do responsável geral encontra-se na manutenção da familiaridade com a equipe, para que possa identificar áreas que necessitam de melhoria e reunir informação pertinente a essas áreas.

A terceira etapa na atividade do Dr. Flores será revisar os objetivos do Serviço mais as características de equipes eficazes e, para cada objetivo e característica de interesse, determinar se o desempenho é satisfatório ou parece necessitar de melhoria. Esta revisão do desempenho é muitas vezes realizada pelo responsável geral e o líder juntos; geralmente, o responsável geral depende bastante de informações e avaliações do líder. Uma função especialmente importante quanto à avaliação do responsável geral é formular perguntas corretas.

▶ Orientando a equipe

CASO 12-3

A Clínica Médica (White Pine) era um grupo médico multiespecializado, com serviços de medicina interna, pediatria e obstetrícia e ginecologia. Em 1982, todos os três serviços incluíram enfermeiras de práticas avançadas e médicos. O grupo tinha também alguns médicos especialistas. A médica Georgiana Morgan era a nova chefe do Serviço de Medicina Interna. Ela fora designada pelo médico Robert Wiebert, presidente do grupo médico, após o médico John Larson, médico sênior e ex-chefe do Serviço, ter decidido abdicar do posto e empregar todo o seu tempo no exame dos pacientes (o Dr. Larson considerava a administração um trabalho pesado).

A Dra. Morgan tinha 34 anos de idade e era 10 a 15 anos mais jovem do que quatro dos 10 outros médicos. Quando se tornou chefe do Serviço, ela se deparou com uma briga interna entre os médicos e as enfermeiras clínicas (NPs, do inglês nurses practitioners*). Desde que se incorporaram ao staff, as NPs foram orientadas a atender pacientes dentro de uma estreita gama de necessidades médicas, incluindo testes de papanicolau e outros serviços preventivos; diagnósticos de sintomas respiratórios, tais como tosse ou dor de garganta; e acompanhamento (mas não avaliação inicial) de condições crônicas, como hipertensão e diabetes. As NPs estavam pressionando para a eliminação dessas limitações de serviços médicos. Elas queriam examinar qualquer paciente com qualquer necessidade de atendimento; ao mesmo tempo, elas reconheciam a importância de encaminhar alguns pacientes imediatamente para um médico ou algum outro profissional de saúde, por exemplo, paciente com febre alta e intensa dor abdominal ou com nível de consciência reduzido.*

O Dr. Wiebert, decano do grupo, tinha 63 anos de idade e 32 anos de prática cirúrgica. Quando a Dra. Morgan tornou-se chefe da Medicina Interna, o Dr. Wiebert foi conversar com ela sobre a divergência entre os médicos e as NPs. O Dr. Wiebert estava ciente do problema porque uma das NPs tinha lhe procurado e solicitado o aumento das possibilidades de práticas que lhes eram permitidas; também porque o Dr. Larson uma vez expressara sua frustração em não saber como lidar com o problema. O Dr. Wiebert solicitou a opinião da Dra. Morgan a respeito do assunto. Segundo a Dra. Morgan, as possibilidades de práticas deveriam ser ampliadas, mas não até o ponto reivindicado pelas NPs. O Dr. Wiebert ouviu atentamente e, então, aconselhou a Dra. Morgan a apoiar os médicos contrários à solicitação das NPs – pelo menos em um momento inicial. Ele disse que a Dra. Morgan perderia credibilidade com os outros médicos se apoiasse as NPs e que os pacientes encarariam a mudança como "rebaixamento do serviço".

Para prestar uma orientação eficiente, o responsável geral da equipe precisa ser capaz de estabelecer e manter um relacionamento funcional com o líder da equipe e, então, fornecer informação e assessoria em sintonia com o desempenho da equipe.

O Dr. Wiebert e a Dra. Morgan estavam preocupados com a prestação de atendimento eficiente e seguro aos pacientes da Clínica e com a preservação de uma razoável tranquilidade entre NPs e médicos. Eles estavam bem informados sobre o que estava acontecendo no Serviço.

O Dr. Wiebert tinha um bom relacionamento profissional com a Dra. Morgan. Na verdade, ele era o mentor da Dra. Morgan e não meramente o responsável geral da sua equipe. Ao mesmo tempo em que a relação entre responsáveis gerais e líderes assemelha-se a de orientadores e orientandos, às vezes o responsável geral simplesmente presta aconselhamento ocasional – que pode ou não ser aceito pelo líder da equipe. O Dr. Wiebert era muito mais velho e mais experiente do que a Dra. Morgan, tornando mais confortável o papel dele como orientador e fonte de conselhos neste relacionamento. Se o líder da equipe for mais velho ou mais experiente do que o responsável geral, o líder pode ser menos receptivo à orientação do responsável geral. Sob essas circunstâncias, a responsabilidade do responsável geral em fornecer orientação pode ser mais difícil.

No momento atual, o conselho do Dr. Wiebert seria visto por muitos médicos (e certamente por NPs) como excessivamente cauteloso, até mesmo reacionário. As atitudes de médicos e do público em geral em 1982 eram diferentes do que são hoje. Fica difícil julgar o conselho do Dr. Wiebert 30 anos mais tarde. Seja como for, ao aconselhar a Dra. Morgan, o Dr. Wiebert estava exercendo sua competência como um orientador do Serviço de Medicina Interna. Normalmente, um responsável geral fornece orientação para a equipe por meio do líder, não diretamente à equipe como um todo. A Dra. Morgan enfrentava um problema difícil na administração do ambiente social da sua nova equipe. Havia necessidade de uma decisão envolvendo várias considerações. Alguns poderiam considerar este assunto puramente político – médicos *versus* NPs. Porém, havia mais em jogo do que uma vitória política para um lado ou outro. A Dra. Morgan tinha pouca experiência como líder de equipe; portanto, precisava da orientação do Dr. Wiebert.

Este exemplo da orientação do responsável geral diz respeito a uma situação razoavelmente complicada e arriscada. Outras situações implicam em menos riscos. Os responsáveis gerais podem orientar os líderes em qualquer assunto referente à busca dos objetivos da equipe ou às 32 características de uma equipe eficaz. Às vezes, o responsável geral e o líder têm conversas frequentes. Às vezes, eles simplesmente têm um bate-papo de tempos em tempos.

▶ Redesenhando equipes

CASO 12-4

O médico Timoty e a médica Jane McAdams eram pediatras e investigadores acadêmicos em um projeto financiado pelo Instituto Nacional de Saúde Mental. O projeto era tanto voltado à pesquisa quanto a um programa de treinamento. O foco era o transtorno de déficit de atenção e hiperatividade (TDAH). O objetivo era desenvolver e avaliar novas abordagens para realizar a coordenação de ensino, atendimento pediátrico e apoio às famílias com crianças com TDAH. O projeto incluía dois programas de treinamento: um para professores e outro para pais e outros familiares de crianças com TDAH. O programa para professores era ministrado em sete semanas no verão. O programa para pais e familiares transcorria durante o ano.

O Dr. Paganni era o investigador principal do projeto, ou seja, o líder da equipe. Outros participantes eram o Dr. Paul Wang; PhD (professor de educação fundamental), Ellen Poole, MSW (assistente social especializada em terapia de família), Dr. Steven Mitchell, PhD (psicólogo infantil, com especialidade em TDAH), Paj Moua (assistente administrativo) e Diane Gowers (diretora dos programas de treinamento).

O grupo completo reunia-se mensalmente e cobria uma agenda diversificada, que incluía discussões da evolução do projeto a longo prazo, métodos dirigido a escolas, logística para os programas de treinamento, inscrições para renovação de subsídios e outros tópicos. As reuniões estavam transcorrendo mal. O Dr. Paganni presidia as reuniões, mas ele não conseguia cumprir esta tarefa e, muitas vezes, involuntariamente, frustrava o grupo, por negligenciar o horário e adicionar à ordem do dia itens inesperados. O professor Wang tinha longa experiência com projetos de fundos de subsídios e com o tempo tornou-se cada vez mais afirmativo, ao ponto que o Dr. Paganni pensou que ele estava tentando conquistar o papel de líder. A Sra. Moua, muitas vezes, levantava questões importantes, embora muito detalhadas, a respeito da logística para recrutamento de participantes nos programas de treinamento, agendamento das sessões de treinamento entre outras. A Dra. McAdams estava muito impaciente com essas discussões pormenorizadas e chegava a pedir ao Sra. Moua para mudar de assunto. O Dr. Paganini estava constrangido com esse comportamento, mas não sabia o que fazer a respeito.

O chefe da Pediatria na faculdade de medicina era o médico Joseph Boyle. Embora ele não se descrevesse como responsável geral, na verdade, ele era o responsável geral do Dr. Pagannii para o projeto do TDAH. Após ouvir queixas da Dra. McAdams, da Sra. Poole e do Dr. Mitchell por um período de nove meses, ele solicitou uma reunião com o Dr. Paganini, e os dois, por fim, decidiram reorganizar o projeto. Houve muitas mudanças. A mudança mais importante foi a divisão da equipe em duas partes. A equipe de projeto foi redefinida, sendo constituída pela Sra. Poole e os Drs. Pagannii, McAdams, Wang e Mitchell. Esta equipe continuou a reunir-se mensalmente. A Sra. Moua e a Sra. Gowers também se reuniam mensalmente com o professor Wang para tratar de assuntos operacionais, e o Dr. Pagannii se reunia toda semana com o professor Wang para manter-se informado e assegurar a coordenação do projeto todo. Além disso, o Dr. Boyle aconselhava o Dr. Pagannii a reunir-se com o professor Wang para manifestar suas frustrações mútuas e estabelecer uma relação de trabalho mais positiva.

Falando estritamente, a competência para redesenhar uma equipe não é separada do desenho da equipe, mas isto merece atenção especial porque as ações a serem tomadas chegam após a avaliação e geralmente exigem intervenção, que é mais difícil do que desenhar a equipe inicialmente.

O Dr. Boyle sutilmente redesenhou a equipe do Dr. Paganni trabalhando com ele nesta tarefa. O Dr. Boyle percebeu que de fato a equipe tinha sido mal desenhada. O êxito do Dr. Boyle no redesenho da equipe refletia sua boa relação profissional com o Dr. Paganni. No âmbito do redesenho, a primeira responsabilidade do responsável geral é estabelecer um relacionamento positivo com o líder. Neste caso, felizmente, o Dr. Boyle estabelecera uma boa relação profissional com o

Dr. Paganni bem antes das dificuldades emergirem no projeto do TDAH.

Da maneira como aconteceu, os Drs. Boyle e Paganni nunca discutiram o desenho original do projeto da equipe. A equipe fora especificada na proposta orçamentária, e o Dr. Boyle fez apenas uma breve consideração sobre ela. O tamanho da equipe era viável, com sete membros. O problema era que a especificação da equipe não fazia a distinção entre membros centrais (*core members*) e membros secundários. Os dois pediatras, o professor de educação fundamental, a assistente social e o psicólogo eram membros centrais. O gestor do programa e o assistente administrativo eram membros secundários. A igualdade de *status* a todos na equipe tinha o efeito de estimular a discussão de tópicos que não eram essenciais na condução do projeto. Esses tópicos não envolviam todos os membros da equipe e não eram adequados para discussão nas reuniões da equipe de projeto. Seria possível que as Sras. Gowers e Moua continuassem a frequentar as reuniões, com uma compreensão revisada de que elas geralmente apenas ouvissem e não tivessem voz na formação de consenso. Todavia, os Drs. Boyle e Paganni concordavam que tal mudança seria embaraçosa para as Sras. Gowers e Moua e poderia afastá-las do projeto. Em vista disso, os Drs. Boyle e Paganni decidiram diminuir o tamanho da equipe e explicaram a mudança particularmente às Sras. Gowers e Moua. Do modo como aconteceu, as Sra. Gowers e Moua mostraram-se contentes, pois estavam frustradas com a condução das reuniões da equipe e tinham grande confiança no professor Wang como supervisor das operações do projeto. O professor tornou-se o mediador entre a equipe de liderança e o *staff*.

Este exemplo de redesenho de uma equipe focaliza a correção de um defeito na sua composição. Em outras situações, o redesenho poderia consistir na mudança de definição da tarefa ou na mudança do líder. Quando o redesenho é necessário, a responsabilidade do responsável geral consiste no reconhecimento da necessidade e na tomada de ação para alterar a equipe. Às vezes, a equipe requer o redesenho de atributos que estão fora do controle do responsável geral. Por exemplo, é possível que o sistema de recompensas na organização necessite de mudança se ele não realiza adequadamente a colaboração das recompensas dentro da equipe. Da mesma forma, de algum outro lugar da organização pode ser necessário mais apoio para treinamento. Nesses casos, o responsável geral e o líder devem decidir se querem tentar persuadir pessoas com mais autoridade a fazer as mudanças necessárias.

RISCOS PARA OS RESPONSÁVEIS GERAIS

CASO 12-5

As enfermeiras no andar da oncologia pediátrica do hospital estavam zangadas e desmoralizadas. Susan Roberts, RN, MSN, tinha sido designada enfermeira-chefe há 18 meses, sucedendo uma enfermeira-chefe muito querida, que se aposentou após ocupar este posto durante 12 anos. A enfermeira-chefe anterior era extraordinariamente talentosa no trato com as pessoas. Ela era acessível, perspicaz e atenciosa. Ela era também firme na tomada de decisões e sempre atenta aos interesses dos pacientes e às necessidades de toda a unidade.

A Sra. Roberts era diferente. Como a sua antecessora, ela era autoconfiante, mas era também ágil para tomar decisões e muitas vezes não acolhia contribuições de outros. Ela acreditava que sua obrigação era dirigir a unidade de uma maneira ordeira, despachando os assuntos tão logo eles surgissem, sem desperdício de tempo. Ela não queria dirigir um "grupo de apoio para enfermeiras".

A Sra. Roberts prestava contas à Sra. Mave Ryan (RN, PhD), diretora de enfermagem (CNO) do hospital. A Sra. Ryan tinha designado a Sra. Roberts como enfermeira-chefe. Elas se conheciam há vários anos, mas não eram amigas íntimas. Logo após ter designado a Sra. Roberts, a Sra. Ryan percebeu que havia discórdia e tensão entre as enfermeiras e outros membros do staff no andar da oncologia. A Sra. Ryan não procurou esta informação; ela foi informada por algumas enfermeiras antigas e por dois oncologistas pediátricos. A interpretação não declarada da Sra. Ryan era que as enfermeiras oncológicas sentiam falta da predecessora da Sra. Roberts. Qualquer pessoa teria tido dificuldade em assumir o posto da talentosa e admirada enfermeira-chefe anterior. A Sra. Ryan não fez quaisquer investigações e não tomou qualquer atitude. Uma vez, ela discutiu com a Sra. Roberts o problema relatado. Naquele momento, elas acreditavam que era uma questão de tempo para a unidade se restabelecer.

Após 18 meses, o problema alcançou seu ponto de crise. Sete das 20 enfermeiras da unidade pediram demissão ou transferência para outros setores do hospital, bem como muitas auxiliares de enfermagem e pessoas do staff administrativo. Por fim, a Sra. Ryan decidiu que precisava agir, mas ela não sabia o que fazer. A Sra. Ryan tinha elevado respeito pela Sra. Roberts, e alguns dos oncologistas pediátricos elogiaram as rápidas decisões tomadas pela Sra. Roberts, em comparação com a enfermeira-chefe anterior.

A CNO tornou-se vítima de um risco comum para responsável geral, a saber, a indecisão diante de uma equipe não funcional. Havia uma razão plausível para desconsiderar os anteriores relatos de problemas. Um novo líder de equipe que sucede um líder altamente respeitado, muitas vezes, tem dificuldade de estabelecer sua credibilidade e autoridade com os membros da equipe. A Sra. Ryan, no entanto, apegou-se a esta interpretação por tempo demasiado.

A Sra. Ryan não se tornou vítima de um risco mais sério, a saber, deixar de prestar atenção à equipe que tinha responsabilidade de apoiar. Em uma hierarquia bem compreendida, como é comum na enfermagem, a simples negligência do responsável geral não é uma deficiência frequente, porque as responsabilidades são claramente definidas e a atenção a essas responsabilidades é uma questão de hábito bem estabelecido. Entre os médicos, a negligência dos responsáveis gerais é comum. Como os médicos têm menos cultura hierárquica, os líderes médicos, muitas vezes, ficam incomodados com o fato de que outros médicos e suas equipes prestem contas aos líderes. Assim, eles deixam as equipes atuarem como os líderes acharem melhor, tendo como consequência um inadequado acompanhamento delas. Enquanto um diagrama organizacional de um grande grupo médico pode ser formulado mostrando que os chefes dos serviços de pediatria, obstetrícia e outras especialidades prestam contas ao diretor médico, na prática, às vezes, não há responsabilidade. Isto é uma falha comum de apoio do responsável geral às equipes, que, muitas vezes, provoca aflição nos líderes médicos, pois a cultura médica discorda das necessidades da organização como um todo.

CONCLUSÃO

Conforme definido neste livro, o responsável geral de uma equipe de saúde é uma pessoa (ou comitê) que (1) desenha a equipe, (2) avalia seu desempenho ao longo do tempo e (3) presta orientação quando necessário. O líder da equipe presta contas ao responsável geral e quase sempre é escolhido por ele. Um responsável geral precisa ser competente no desempenho das três tarefas que constituem seu papel. O desenho da equipe abrange definição de tarefas, composição da equipe inicial e designação do líder. O tamanho da equipe merece atenção especial, porque os responsáveis gerais muitas vezes são propensos a formar equipes demasiadamente grandes para serem eficazes. Tipos de equipes diferentes têm exigências de desenho um tanto distintas. Em especial, as equipes reais podem ser montadas diretamente de indivíduos escolhidos, ao passo que as equipes *template* são compostas pela especificação de papéis que serão exercidos por indivíduos diferentes em tempos diferentes. A avaliação da equipe consiste no julgamento do seu desempenho em relação aos seus objetivos e à lista de características de equipes eficazes. O responsável geral presta orientação à equipe através do líder, com o qual ele deve ter uma relação profissional efetiva. Os principais riscos para os responsáveis gerais são retardar a ação em uma equipe que está funcionando insatisfatoriamente ou, pior, a negligência ao desempenho de uma equipe.

O apoio eficaz do responsável geral é essencial para o bom trabalho em equipe. Infelizmente, este é, muitas vezes, pouco desenvolvido, ou mesmo não valorizado em contextos clínicos, especialmente entre profissionais que estão trabalhando segundo uma hierarquia, mas preferem pensar que não estão. Nos círculos de gestão, o apoio do responsável geral é uma função rotineira.

REFERÊNCIAS

Aubé C, Rousseau V, Tremblay S. Team size and quality of group experience: the more the merrier? *Group Dyn*. 2011;15:357-375.

Batalden PB, Nelson EC, Godfrey MM, et al. Introducing clinical microsystems. In: Nelson EC, Batalden PB, -Godfrey MM, et al, eds. *Value by Design: Developing Clinical Microsystems to Achieve Organizational Excellence*. San Francisco, CA: Jossey-Bass; 2011:1-46.

Collins J. Level 5 leadership: the triumph of humility and fierce resolve. *Harv Bus Rev*. 2005; 83(7/8):136-146.

Hackman JR. *Leading Teams: Setting the Stage for Great-Performances*. Boston, MA: Harvard Business School Press; 2002.

Katzenbach JR, Smith DK. *The Wisdom of Teams: Creating the High-Performance Organization*. Collins Business Essentials ed. New York, NY: HarperCollins Publishers; 2006.

McCauley C. Group dynamics in Janis's theory of groupthink: backward and forward. *Organ Behav Hum Decis Process*. 1998;73:142-162.

National Committee for Quality Assurance. *Specialty Practice Recognition (SPR) Draft Standards: Overview*. Washington, DC: National Committee for Quality Assurance; 2012a. http://www.ncqa.org/LinkClick.aspx?fileticket=IpfezpVL_Bw%3D&tabid=938. Accessed August 18, 2012.

National Committee for Quality Assurance. *NCQA's Specialty Practice Recognition (SPR) 2013*. Washington, DC: National Committee for Quality Assurance; 2012b. http://www.ncqa.org/LinkClick.aspx?fileticket=HA4nI5Q57Ys%3D&tabid=93. Accessed August 18, 2012.

Thompson LL. *Making the Team: A Guide for Managers*. 4th ed. Upper Saddle River, NJ: Prentice Hall; 2011.

Watson WE, Kumar K, Michaelsen LK. Cultural diversity's impact on interaction process and performance: comparing homogeneous and diverse task groups. *Acad Manage J*. 1993;36:590-602.

West MA. *Effective Teamwork: Practical Lessons from Organizational Research*. 3rd ed. Chichester, UK: John Wiley & Sons, Ltd.; 2012.

SEÇÃO III Avaliando e melhorando equipes na saúde

Avaliação de equipes de saúde e dos membros de equipes

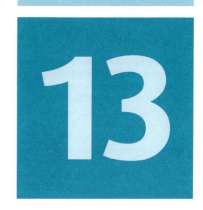

"Como estamos fazendo?" é uma pergunta que deveria ser feita regularmente pelas equipes de todos os tipos. Esta pergunta fundamenta o conteúdo deste capítulo, que aborda a avaliação de equipes. Os capítulos subsequentes (Caps. 14 a 17) apresentam uma série de mecanismos para melhorar e desenvolver equipes. Os esforços de melhoria são mais bem planejados e evoluem de forma mais eficaz se os membros, líderes e responsáveis gerais pelas equipes tiverem uma acurada e atualizada compreensão sobre o desempenho da equipe. Isto se aplica aos membros individualmente em seu trabalho em equipe, bem como à equipe como um todo. No Capítulo 13, apresentamos primeiro as maneiras por meio das quais os membros da equipe podem ser avaliados e, em seguida, enfocamos as várias opções para a avaliação de equipes como um todo.

AVALIAÇÃO DE INDIVÍDUOS E DE EQUIPES

Os líderes, responsáveis gerais e membros têm uma ampla diversidade de opções para a avaliação de indivíduos como colaboradores das equipes, assim como para a avaliação geral da eficácia de todas as equipes. Tais esforços de avaliar o trabalho em equipe, muitas vezes, ocorrem em um contexto de avaliação do desempenho de um trabalho mais amplo de indivíduos e equipes em organizações. Estas avaliações estão resumidas no Quadro 13-1. Em geral, os indivíduos são avaliados primeiro com base na conquista do objetivo – até que ponto eles cumprem o conjunto de objetivos no seu local de trabalho. Por exemplo, os indivíduos podem ter por objetivo prestar serviços a 20 pacientes por dia em média ou aumentar os índices de satisfação dos pacientes em 10% ou reduzir o desperdício no estoque em 10%. Em alguns estabelecimentos de trabalho, a avaliação dos indivíduos também inclui a avaliação das competências, listadas no Quadro 13-1 como um segundo instrumento de desempenho individual. Para indivíduos que contribuem com equipes, uma parte importante da avaliação das competências é o grau em que eles exibem tais competências para o trabalho em equipe. Uma terceira medida comum de avaliação de indivíduos é o grau de formação, treinamento e credenciais para exercer de modo competente o seu papel. Tais avaliações poderiam levar a uma recomendação de treinamento para um membro da equipe (ver Cap. 14).

Conforme discutido no Capítulo 12, sobre responsáveis gerais pela constituição de equipes, as equipes como um todo geralmente são avaliadas com base em (1) conquista do objetivo e (2) se elas têm características de equipes eficazes. No Capítulo 12, foi apresentado um exemplo do processo de avaliação de uma equipe inteira, no caso de um Serviço de Cirurgia Ortopédica, em que o líder e o responsável geral pela equipe revisaram-na com base nos objetivos da equipe de cirurgia ortopédica e nas 32 características de equipes eficazes. Os objetivos de equipes clínicas geralmente abrangem todas as metas do Instituto de Medicina (segurança, eficácia, centralidade no paciente, presteza, eficiência e equidade), ao passo que outros objetivos são específicos à tarefa presente. Os objetivos das equipes de gestão variam conforme a tarefa designada.

Neste capítulo, são abordadas as dimensões destacadas no Quadro 13-1 – avaliação das competências de indivíduos no trabalho em equipe e características de equipes eficazes completas. Estes tópicos são generalizados em indivíduos e equipes, independentemente dos objetivos do indivíduo ou da equipe.

> **Quadro 13-1** Tipos de avaliação de equipes completas e indivíduos
>
> Avaliação de indivíduos
> • Conquista do objetivo
> • Competências para o trabalho em equipe, outras competências
> • Educação, treinamento, credenciais
>
> Avaliação de equipes completas
> • Conquista do objetivo
> • Características de equipes eficazes

INFORMAÇÃO PARA AVALIAÇÃO INDIVIDUAL E POR EQUIPE

▶ Tipos de informação

Uma ampla variedade de informações pode servir de base para avaliar indivíduos e equipe. Geralmente, os líderes das equipes fazem julgamentos sobre as competências individuais para o trabalho em equipe e as características da equipe inteira pela observação das interações e dos comportamentos nas equipes e pela observação de informações a respeito do impacto nos pacientes, colegas e na organização em geral.

A informação *qualitativa* é obtida da observação de qualidades que não podem ser medidas numericamente; esta informação pode conter um alto grau de subjetividade. A informação qualitativa relevante pode vir de um elogio ou de queixas de pacientes ou companheiros de equipes, de observações (pelos líderes) acerca de realizações ou problemas com indivíduos ou equipes, ou mudanças repentinas no comportamento de membros da equipe para melhor ou pior. Como fonte de informação qualitativa, a observação direta é muito superior aos relatos indiretos, e os relatos de fontes confiáveis são superiores aos de fontes de confiabilidade desconhecida.

A informação *quantitativa* mede quantidades ou outras propriedades metricamente mensuráveis. Geralmente, a informação quantitativa provém de avaliações de supervisores, líderes, responsáveis gerais, membros de equipes e aqueles servidos por elas. A informação quantitativa pode ser coletada de uma maneira sistemática, quantitativa e regular, a fim de monitorar a competência individual para o trabalho em equipe e a eficácia global da equipe. Os instrumentos para coletar informação quantitativa podem variar bastante em confiabilidade e validade, conforme discutido adiante. O uso de instrumentos de medida com alta confiabilidade e validade demonstradas são importantes na manutenção da legitimidade e utilidade dos esforços de avaliação.

O tipo e a frequência da coleta de informação depende da natureza do *feedback* e da natureza da equipe, especialmente da permanência e estabilidade do seu quadro de pessoal. Muitas equipes permanentes revisam os indicadores de progresso nas suas reuniões regularmente agendadas; por exemplo, uma equipe clínica pode monitorar medidas de satisfação dos pacientes à medida que elas são atualizadas mensalmente. Especialistas externos ou consultores são importantes ao propiciarem outra perspectiva. As equipes estáveis deveriam empenhar-se para ter avaliações regulares de membros da equipe e da equipe toda como uma base para a melhoria. A avaliação de competências individuais e de características de equipes (em equipes *template* e trabalhos em grupo) provavelmente ocorra com menos regularidade, mas em muitos casos ela pode ser proveitosa para o crescimento e desenvolvimento dos membros individualmente. As pessoas que trabalham apenas em uma equipe provavelmente têm contribuições ao trabalho em equipe regularmente avaliadas por mecanismos qualitativos e quantitativos, como parte da avaliação global do desempenho no trabalho. No outro extremo, as pessoas que trabalham em equipes múltiplas podem se beneficiar da coleta de informação sobre seu desempenho, em geral por um supervisor ou responsável geral que tem autoridade formal sobre esses tipos de equipes. Ou, para o seu autodesenvolvimento, os indivíduos podem solicitar um *feedback* do seu desempenho.

Muitos indivíduos resistem à avaliação do seu desempenho por outros, conforme discutido mais adiante. Como consequência, alguns pesquisadores recomendam trabalhar primeiramente na avaliação da equipe inteira e depois na avaliação dos pontos fortes e pontos fracos de cada indivíduo. O lógico é que seja mais fácil criticar a equipe do que os indivíduos em termos de conforto emocional (Heinemann, 2002, p. 14). A etapa importante é ter os membros "fora da equipe" para avaliar objetivamente seu desempenho. Com tal preparação, os membros são capazes de avaliar seu próprio desempenho com mais objetividade e eficácia.

▶ Fontes de informação

A informação avaliativa de equipes completas e de membros individuais em geral é comparada e fornecida pelo líder ou responsável geral pela equipe ou por múltiplos líderes ou responsáveis por equipes se o indivíduo está em equipes múltiplas. Muitas vezes, ela é comparada a partir de múltiplas fontes, e as fontes são mantidas anônimas, se possível.

O *feedback de multiavaliadores* provém de mais de uma fonte, sendo o líder da equipe uma fonte tradicional. Com o *feedback de 360 graus*, a informação é solicitada daqueles que são os supervisores do indivíduo, pares (os iguais), subordinados, pacientes e outros "clientes". Em alguns casos, a lista de avaliadores experientes pode ser codesenvolvida pelo indivíduo e o líder da equipe. Uma vantagem da avaliação de 360 graus ou por multiavaliadores é a diluição de qualquer viés do avaliador de um indivíduo. Conforme observado anteriormente, se possível, a fonte de *feedback* não é identificada. Os avaliadores de desempenho dão notas mais altas para *aqueles com desempenho considerados mais* fracos quando fazem o *feedback* face-a-face, em comparação a um *feedback* escrito anonimamente (Thompson, 2011, p. 64).

As imperfeições humanas e as realidades de implementação, no entanto, limitam a avaliação por muitas fontes. Os indivíduos podem combinar para atribuir notas altas entre si; os avaliadores podem temer retaliação por comentários sinceros se o anonimato for não for mantido; os membros impopulares da equipe podem sofrer por razões alheias ao desempenho; e os membros da equipe podem não ter a "visão geral"("*big picture*") (Thompson, 2011, pp. 54, 61-65). O viés do excesso surge da proteção empática e do medo de conflito. A proteção empática é a relutância em transmitir notícia ruim a um companheiro de equipe com desempenho insatisfatório, o que faz o portador da notícia também se sentir mal. A preferência em evitar conflito é especialmente aguda se for esperado que a outra parte responda defensivamente. Viés da homogeneidade significa que as pessoas avaliam mais favoravelmente os que são similares a si mesmos do que os diferentes. Viés de halo (efeito de halo) sustenta que quando um avaliador conhece um fato positivo (ou negativo) sobre alguém, ele tende a perceber uma informação recente sobre a pessoa como uma confirmação das percepções adquiridas anteriormente.

A determinação de quem deveria participar da avaliação dos outros indivíduos e das equipes completas é importante. Os membros principais com conhecimento suficiente uns dos outros e das características da equipe deveriam ser incluídos. Os membros secundários que não forem incluí-dos podem sentir-se marginalizados. Porém, se os membros secundários não possuírem informação suficiente para fazer julgamentos acurados, sua contribuição pode provocar um viés da informação. Outros indivíduos podem deixar de contribuir porque a desvalorizam; a solicitação de respostas, no entanto, pode criar animosidade e também causar viés nas respostas. Quanto mais heterogênea for a equipe, maior será a necessidade de trabalhar no design de instrumentos de avaliação, à medida que os membros variam quanto ao nível de compreensão, adequação aos questionários e conforto com diferentes formatos. Os membros da equipe deveriam participar ativamente no desenho dos instrumentos de avaliação.

A confidencialidade das fontes é um tema igualmente importante. Os avaliadores estarão preocupados quanto ao fato de suas respostas serem identificadas (como consequência de informação específica fornecida em sua resposta) e se os supervisores da pessoa avaliada terão acesso às suas identidades. Em muitos casos, é preferível que os supervisores tenham acesso às identidades dos avaliadores, a fim de prevenir comentários ou avaliações vingativos ou não construtivos que um avaliador pode dirigir a um inimigo pessoal. Se os avaliadores forem totalmente anônimos (para a pessoa em avaliação e para o supervisor da pessoa), rivais da pessoa avaliada (ou aqueles que ambicionam o emprego da pessoa avaliada) podem distorcer seus relatos, criticar por insinuações ou simplesmente inventar relatos falsos – sem medo de ser considerado responsável. Um supervisor pode ser capaz de filtrar tais comentários se conhecer a fonte.

AVALIANDO COMPETÊNCIAS INDIVIDUAIS PARA O TRABALHO EM EQUIPE

CASO 13-1

Robert Platt, RN, MSN, especialista em enfermagem clínica na unidade de oncologia do Hospital Gibbs, orgulha-se de ser um expert *em clínica. Ele foi um estudante nota "A" na faculdade de enfermagem. Seus preceptores na faculdade e empregadores subsequentes elogiavam sua base de conhecimentos, bem como sua maneira acolhedora e segura de lidar com pacientes e seus familiares. O Sr. Platt era um ferrenho partidá-*

rio dos direitos e do envolvimento dos pacientes. Por exemplo, frequentemente ele perguntava aos pacientes e familiares sobre suas impressões a respeito de terapias, datas de altas e outros assuntos, às vezes incitando-os a questionar as recomendações feitas pelos outros clínicos.

O Sr. Platt trabalhava em três equipes clínicas diferentes, constituídas de oncologistas, enfermeiros, farmacêuticos e outros profissionais. Ele colocava sua paixão pelos direitos dos pacientes nas discussões de casos nas três equipes clínicas com as quais trabalhava. Ele falava sempre com muita energia e riqueza de detalhes sobre os direitos dos pacientes. Uma equipe em especial desafiava suas opiniões sobre esse assunto. Tal equipe incluía um adversário filosófico do Sr. Platt, o médico Terry Briese. O Dr. Briese era famoso por persuadir outros clínicos com argumentos contrários ao envolvimento dos pacientes, alegando que quanto menos eles soubessem, melhor seria. Os argumentos muitas vezes interferiam nas discussões e no progresso das equipes. O Sr. Platt acreditava que, às vezes, o Dr. Briese simplesmente queria atenção e que suas opiniões na verdade não eram tão extremas quanto ele pretendia. O líder da equipe mostrava pouco interesse em desmantelar os argumentos e jamais aconselhou o Sr. Platt ou o Sr. Briese sobre seu comportamento nas reuniões.

Os profissionais de saúde formam-se e são socializados em profissões individualistas, nas quais o conhecimento pessoal e a especialidade em prática clínica ou de conduta é o principal indicador de sua conquista (ver Cap. 3). Algumas profissões, tais como administração de saúde e farmácia, agregam mais trabalho em equipe em seu treinamento e formação do que outras profissões. Porém, a revisão do desempenho individual domina a experiência educacional, de treinamento e de trabalho de praticamente todos os profissionais da saúde. O crescimento do atendimento clínico baseado em equipe e o emprego crescente de equipes com funcionamento intersetorial em gestão estão desafiando esta tradição, tanto nas revisões do desempenho formais pelos empregadores quanto na avaliação usada pelos líderes e membros para melhorar suas equipes. As avaliações dos desempenhos individuais abrangendo as medidas de contribuições aos processos e produtos da equipe estão se tornando mais comuns. Tais avaliações tornam-se parte do arquivo de registros do desempenho funcional do empregado e são utilizadas em decisões sobre promoções e reavaliações de mérito. Para os indivíduos empregados em tempo integral, as avaliações das contribuições à equipe podem ser um componente significativo das avaliações globais do desempenho no trabalho. Para os indivíduos que trabalham em mais de uma equipe, os supervisores podem confrontar o *feedback* do desempenho de diferentes equipes para ser usado nas revisões do desempenho no trabalho. Mesmo que tais avaliações não façam parte do sistema de revisão do desempenho de um membro, os líderes podem usar as avaliações individuais para finalidades de desenvolvimento e treinamento em suas equipes.

▶ Por que avaliar as competências individuais para o trabalho em equipe?

A razão óbvia para avaliar competências individuais para o trabalho em equipe é fornecer uma linha de base para melhoria e desenvolvimento, especialmente à luz do treinamento inadequado para o trabalho em equipe que a maioria dos profissionais recebe em sua formação e socialização. Os líderes e responsáveis gerais, interessados na melhoria do desempenho da equipe, precisam examinar as competências individuais como uma causa básica da sua eficácia e ineficácia. Os líderes se propõem a exercitar a competência para garantir que a equipe, executando de maneira eficaz suas operações (ver Quadro 8-3 no Cap. 8), possa beneficiar-se da avaliação das competências individuais dos seus membros para o trabalho coletivo. No Capítulo 7, nós também destacamos que uma competência básica para todos os membros da equipe é ser capaz de manter os outros membros responsáveis por suas contribuições (de uma maneira respeitosa). Os membros da equipe precisam ser capazes de avaliar os outros, a fim de cumprir também o seu compromisso com a equipe.

Porém, muitos membros de equipes, como o Sr. Platt, o Dr. Briese e outros integrantes da equipe de oncologia do Caso 13-1, recebem pouco *feedback* avaliativo sobre as suas competências para o trabalho em equipe. Responsáveis gerais, líderes e membros de equipes muitas vezes ficam contentes em atuar na ausência de *feedback*.

Resistência à avaliação individual

A falta de avaliação individual da contribuição ao trabalho coletivo na equipe de oncologia do Caso

13-1 não é surpreendente. Por várias razões, a avaliação individual é seriamente subutilizada em equipes de saúde. Primeiro, os indivíduos sentem-se desconfortáveis em dar *feedback* negativo para outros. Por esta razão, os membros individuais de uma equipe, muitas vezes, somente dão (ou recebem) *feedback* positivo. Desta maneira, eles recebem poucas sugestões construtivas para a melhoria. Segundo, os líderes de equipes na área da saúde em geral não possuem treinamento e experiência na avaliação do desempenho individual, que exacerba qualquer inclinação natural para evitar conflito ou evitar a transmissão de notícias ruins a outros. Terceiro, a maioria dos indivíduos, incluindo os líderes de equipes, não gostam de ser avaliados e pressupõe o mesmo para os outros. Este viés diminui ainda mais as chances o *feedback* ser oferecido. Outra suposição interessante sobre a falta do desejo de avaliar é o viés *dos incentivos extrínsecos*, que sustenta que as pessoas acreditam que os outros são mais motivados por fatores extrínsecos (p. ex., pagamento e *status*) e menos por fatores intrínsecos (p. ex., realização pessoal e aprendizagem de novas habilidades). As pessoas motivadas por fatores extrínsecos são mais propensas a desvalorizar a oportunidade de crescer, aprender e desenvolver-se proporcionada pelo *feedback* – elas ficam satisfeitas com recompensas externas (Thompson, 2011, pp. 61-62). Acreditando nisso, é menos provável que um líder de equipe pense que o *feedback* influenciará o comportamento dos outros.

Além disso, a recepção do *feedback* é problemática para muitos. Desse modo, deve ser dada atenção à melhoria da competência dos membros da equipe para ouvir e assimilar o *feedback*. Vários vieses individuais interferem na nossa capacidade de receber acuradamente o feedback (Thompson, 2011, pp. 65-67). O viés egocêntrico (nós damos a nós mesmos mais créditos do que os outros) explica por que as pessoas sentem-se subvalorizadas, não importando o quão positiva seja a avaliação recebida. Vale ressaltar que os esforços para combater o viés egocêntrico (elogiando os esforços dos outros, p. ex.) podem, contudo, levar à diminuição da motivação. O *feedback* positivo pode também diminuir a motivação intrínseca em relação à motivação extrínseca, especialmente se recompensas extrínsecas forem acompanhadas de *feedback* positivo. Por exemplo, o pagamento por desempenho tende a tornar as pessoas menos entusiásticas sobre seu trabalho. A resposta individual ao *feedback* é afetada pela comparação com os outros, de modo que o feedback positivo torna-se menos significativo se todos os outros também o recebem. O compartilhamento da informação sobre médias e variação da equipe auxilia os indivíduos a fazerem comparações acuradas com outros. Por fim, os indivíduos aceitam melhor o *feedback* se percebem que o processo de coleta de informação e os critérios de desempenho foram equitativos e justos. Um processo de avaliação transparente e bem investigado leva a uma maior aceitação dos resultados.

Superando resistência à avaliação individual

As equipes deveriam se empenhar para destacar a oportunidade de fornecer *feedback* aos outros como um sinal de comprometimento com a equipe e de respeito à contribuição dos outros membros. Evitar a disponibilização de *feedback* respeitoso significa dificultar a eficácia da equipe. É preciso coragem para chamar a atenção de um membro com comportamento que poderia prejudicar o progresso da equipe, especialmente se houver um relacionamento positivo com ele. Novamente, no entanto, se os resultados da equipe são importantes, seus membros precisam aceitar a possibilidade de que as amizades poderão ser negativamente afetadas caso um *feedback* seja enviado. O *feedback* de pares (iguais) é especialmente poderoso na promoção de mudança em equipes interprofissionais. Conforme sustenta um consultor organizacional, "nenhuma política ou sistema aborda o medo de desapontar colegas de equipe respeitados para melhorar o desempenho" (Lencioni, 2002, p. 213). Os líderes e os demais membros precisam lembrar que o coletivo é mais importante do que qualquer contribuinte individual e que uma obrigação da liderança é chamar à responsabilidade os profissionais que estão comprometendo o desempenho da equipe.

▶ *Feedback* individual como um processo de aprendizagem de mão dupla

O *feedback* individual deveria ser uma etapa inicial no processo de aprendizagem entre o emissor e o receptor do *feedback*. Isto não é óbvio no uso do termo *feedback*, que formalmente conota o fornecimento de informação, em um sentido único, de uma parte para outra. A primeira etapa na avaliação eficaz é definir o *feedback* do desempenho como um processo de mão dupla. O emissor do *feedback* é responsável por escutar a resposta do receptor e ajustar o *feedback* de modo apropriado, em vez de impô-lo ao receptor. Logo, o *feedback* é um processo de aprendizagem conjunta. Em sessões de *feedback* positivas, ambas as partes aprendem alguma coisa.

Os líderes precisam certificar-se de que os pontos fortes e fracos dos membros são avaliados e o *feedback* compartilhado com eles; isto é feito diretamente pelo líder, responsável geral ou uma pessoa delegada pelo líder. Tal informação ajudará o indivíduo a melhorar as competências fracas e a manter as que são fortes. Isto é bom não apenas para o indivíduo, mas incrementa também o desempenho da equipe. No Caso 13-1, a equipe de oncologia sofre porque o líder não está proporcionando *feedback* individual, e o Sr. Platt e o Dr. Briese não estão contribuindo adequadamente com a sua equipe. Nenhum dos membros da equipe está fornecendo *feedback* respeitoso ao outro sobre o seu desempenho. O Sr. Platt claramente estava necessitando de *feedback* sobre seu desempenho na equipe de oncologia. Seu comportamento estava afetando negativamente o desempenho coletivo, mas o líder era incapaz de tomar uma atitude. O líder da equipe precisaria também compreender a posição do Sr. Platt e ouvir sua explicação sobre o envolvimento dos pacientes; isso poderia fazer suas manifestações parecerem menos difíceis de entender e mais fáceis de equacionar. Além disso, o líder da equipe precisa encaminhar *feedback* ao Dr. Briese. Para proceder assim, ele precisa entender melhor o raciocínio e o comportamento do médico.

▶ **Instrumentos para avaliação individual das competências para o trabalho em equipe**

O *feedback* individual sobre as competências para o trabalho em equipe muitas vezes é movido por incidentes específicos, tais como os argumentos usados entre o Sr. Platt e o Dr. Briese no Caso 13-1, e é encaminhado sob forma de informação qualitativa. Mais formalmente, em intervalos regulares, os indivíduos podem ser avaliados pelos líderes ou múltiplos líderes sobre o alcance das competências individuais para o trabalho em equipe. O instrumento retratado na Figura 13-1 utiliza a lista de competências para o trabalho em equipe esboçada neste livro (ver Cap. 7). Qualquer lista que aborde o alcance das competências fundamentais poderia ser usada, tais como aqueles modelos publicados pelo Consórcio Canadense para o Interprofissionalismo em Saúde (Canadian Interprofessional Health Collaborative) (CIHC, 2010) e pelo Painel Especializado Colaborativo de Educação Interprofissional (Interprofessional Education Collaborative Expert Panel) (IECEP, 2011), discutidos no Capítulo 7. Ou um subconjunto de competências que são especialmente importantes para uma equipe, tais como as oito competências listadas na Figura 13-1. A seguir, são apresentadas várias diretrizes para fornecer informação avaliativa aos indivíduos.

▶ **Usando avaliações individuais**

Um conjunto de diretrizes relativamente bem desenvolvido evoluiu nas últimas duas décadas para auxiliar líderes de equipes e outros no encaminhamento de *feedback* (Fallon et al., 2013, pp. 185-186). O Quadro 13-2 resume as diretrizes, que começam com um alerta ao membro da equipe antes de uma sessão de avaliação e, após, dar *feedback* em um local privado. Raramente é vantajoso apresentar *feedback* individual na frente dos pares da equipe; ao contrário, é potencialmente bastante prejudicial. Em geral, o *feedback* individual deve ser apresentado em particular, embora existam ocasiões em que o compartilhamento público de estatísticas ou classificações anônimas de membros da equipe podem ajudar a melhorar o desempenho, porque os indivíduos podem sentir mais pressão dos pares (pensando, talvez, que o anonimato possa ser rompido por colegas perspicazes de equipe). A maioria dos líderes de equipe beneficia-

Quadro 13-2 Diretrizes para fazer uma avaliação individual

Propiciar tempo de processamento
Dar *feedback* em particular
Descrever percepções do comportamento da outra pessoa usando exemplos específicos
Divulgar *feedback* sobre comportamentos positivos e negativos
Ser apoiador e estimulador, focando nos comportamentos desejados
Após enviar o *feedback*, aguardar um período para responder-ouvir
Chegar a um acordo sobre qual assunto for
Chegar a um acordo sobre um plano de ação
Identificar maneiras de fazer contribuições positivas para melhorar o comportamento dos membros da equipe
Monitorar/acompanhar regularmente

AVALIAÇÃO DE EQUIPES DE SAÚDE E DOS... CAPÍTULO 13

Nome do avaliador: _____ Data: _____

Em sua opinião, em que grau o membro da equipe _____ exibe as seguintes competências?

4 = quase sempre
3 = geralmente
2 = ocasionalmente
1 = raramente

NA = não aplicável ou informação insuficiente para avaliar

Foco no paciente
1. Respeita os interesses de pacientes e familiares, como definido pelos mesmos
2. Solicita e integra ativamente a contribuição de pacientes e familiares ao planejamento, bem como a implementação e a avaliação de serviços
3. Exerce papéis profissionais de uma maneira que respeita as diferentes culturas de pacientes e familiares

Orientação da equipe
4. Contribui ativamente para a formação de valores, objetivos e processos comumente acordados para realização do trabalho da equipe
5. Contribui ativamente para a construção da identidade da equipe e de um ambiente social positivo
6. Reconhece a responsabilidade compartilhada dos resultados produzidos e mantém os outros membros da equipe responsáveis por suas contribuições (de uma maneira respeitosa)
7. Compreende as características de equipes eficazes e os perigos comuns para as equipes
8. Compreende as competências dos membros de equipes eficazes e seus pontos fortes e vulnerabilidades pessoais em relação às competências

Colaboração
9. Respeita os outros membros da equipe e os secundários (p. ex., *staff* que atua na recepção)
10. Valoriza as contribuições de pessoas nas várias profissões e está constantemente atento ao modo como pessoas de outras profissões podem contribuir com o atendimento do paciente e outros objetivos da equipe
11. É capaz de justificar sua própria formação, valores profissionais, papel e responsabilidades na equipe
12. Compreende a formação, valores profissionais, papéis e responsabilidades de todos os outros membros da equipe
13. Trabalha de modo interdependente com outros membros da equipe
14. Comunica-se (para finalidades operacionais) efetivamente com os outros membros da equipe
15. Abstém-se de dominar ou constranger o comportamento que inibe a comunicação e o desempenho efetivo dos outros na equipe
16. Aplica os princípios e os métodos da prática baseada em evidência

Gestão da equipe
17. Contribui ativamente para a seleção e a orientação de novos membros da equipe
18. Contribui ativamente para a efetividade operacional e a saúde social da equipe
19. Participa ativamente na avaliação e melhoria do desempenho da equipe
20. Participa ativamente na construção, treinamento e processos de atividades para melhoria da equipe
21. Contribui ativamente para a prevenção e a administração de conflitos na equipe

▲ **Figura 13-1** Avaliação individual das competências para o trabalho em equipe.

-se do seguinte adágio: "elogiar em público; criticar em particular".

O objetivo da avaliação individual é motivar o desempenho; portanto, o apoio e o incentivo para alcançar os comportamentos desejados são preferíveis às ameaças. As exceções incluiriam indivíduos claramente não receptivos ao apoio e incentivo, e outros que persistentemente exibem desempenho baixo, conforme discutido adiante. Após receber o *feedback*, o membro da equipe deve ter tempo para refletir e responder, e um plano de ação conjunto deve ser desenvolvido. Os planos de ação podem variar de mudanças de incentivos até a adição de novas demandas com consequências em caso de falhas. Para os membros da equipe que têm bom desempenho, os planos de ação podem incluir metas para o indivíduo ter desempenho ainda melhor em áreas específicas. Por fim, o líder da equipe deveria buscar mecanismos para continuar a motivar o colega a melhorar seu comportamento. Este procedimento pode incluir verificações em intervalos regulares, exortação ou elogio por mudança positiva ou indicação de correções a serem feitas.

Outras diretrizes para apresentação do *feedback* contemplam seu enquadramento em comportamentos observados (você atrasou-se em duas de quatro reuniões) em vez de generalizar para todos os possíveis comportamentos (você parece ignorar agendamentos) ou associar características da personalidade aos comportamentos (você parece ser o tipo que não gosta de autoridade). A combinação de comentários positivos com negativos ajuda o receptor a acolher a informação negativa. Nas avaliações de funcionários, alguns consultores sugerem "enxertar" ("*sandwiching*") críticas entre comentários positivos.

Na extremidade receptora, os membros da equipe que recebem *feedback* mais efetivamente perseguem-no proativamente a partir de colegas e de líderes de equipes. Para eles, o *feedback* é uma oportunidade de melhorar a qualidade do seu desempenho. Quando recebem o *feedback*, eles defrontam-se com a tendência natural de lutar ou fugir – defender-se ou não ouvir o *feedback*. Eles consideram a informação, averiguam sua credibilidade e cuidadosamente respondem-na, aprendendo com isto. Eles trabalham com o fornecedor do *feedback* para desenvolver um plano de ação. Também solicitam apoio e acompanhamento do fornecedor. O Quadro 13-3 resume as diretrizes para recebimento de informação avaliativa de outros.

Níveis diferentes de desempenho

Os líderes de equipes que avaliam grandes números de membros ou equipes múltiplas podem beneficiar-se da adoção de abordagens diferentes para indivíduos com desempenho de níveis alto, médio e baixo (Studer, 2003, pp 123-129). Em geral, o objetivo dos membros com desempenho de alto nível é manter seu entusiasmo e contribuição. Eles deveriam ser providos de *feedback* positivo específico sobre o que executam bem e suas realizações. Para sustentar o alto desempenho continuado, o compartilhamento de informações sobre o sucesso da equipe toda e seu papel na organização maior (se aplicável) pode ser estimulante. O líder pode interrogar se existe alguma coisa que possa ser feita

Quadro 13-3 Diretrizes para receber uma avaliação individual

Valorizar o *feedback* como um mecanismo para cumprir os objetivos da equipe e como uma oportunidade para o autoaperfeiçoamento
Dar atenção e valorizar aspectos positivos; não focar nos negativos
Esperar e buscar *feedback* para melhorar e mudar
Examinar cuidadosamente, filtrar e dedicar um tempo para apreciar a contribuição
Decidir se você pode comprometer-se com a mudança
Responder cuidadosamente à contribuição
Trabalhar com o responsável pelo *feedback* para desenvolver um plano de ação
Solicitar apoio
Monitorar com o responsável pelo *feedback*

para tornar ainda melhor o trabalho do indivíduo com desempenho de alto nível. Os membros com desempenho intermediário (nível médio), igualmente, podem ser elogiados e incentivados a melhorar. Studer sugere que a técnica do "sanduíche" para membros com desempenho intermediário – apoio-treinamento-apoio – garante que o nível geral da avaliação seja positivo. Os líderes iniciam tranquilizando esses indivíduos, dizendo que suas contribuições são estimadas e agradecendo pelo que eles têm realizado. Em seguida, o líder pode identificar e discutir uma área específica de desenvolvimento e termina reafirmando as boas qualidades dos indivíduos e expressando reconhecimento.

As pessoas com desempenho continuadamente baixo representam o desafio mais difícil. Enfrentar a realidade não significa começar baseado em uma observação positiva, mas, ao contrário, começar observando defeitos no comportamento e as implicações para a eficácia da equipe. Os membros com desempenho baixo muitas vezes pedem desculpas, vitimizam-se e mostram indignação, de modo que essas conversas podem ser difíceis para os líderes de equipes. É importante ouvir, mas também insistir na responsabilidade e melhoria. Ser calmo, objetivo e claro sobre as consequências do desempenho insatisfatório tem importância para a apresentação efetiva do *feedback*. Deve-se, por fim, definir objetivos pequenos e alcançáveis e, em seguida, concretizá-los e agir.

Quando os líderes de equipes ignoram a responsabilidade de confrontar indivíduos com desempenho insatisfatórios, intermediários e de alto nível, gradualmente percebem a disparidade de desempenho entre eles; notam, ainda, que, com seu próprio ritmo, os indivíduos com desempenho insatisfatório retardam o progresso geral, afetando negativamente toda a equipe.

Ao mesmo tempo em que alguns líderes podem ser igualmente obtusos e insensíveis na prestação de *feedback*, outros podem ser sensíveis, evitando confrontação e atenuando os pontos fracos de um empregado. O membro da equipe e a equipe são mais bem servidos por uma comunicação clara e aberta. Se os problemas forem difíceis de discutir, os líderes podem buscar apoio dos profissionais dos recursos humanos para planejar com antecedência a reunião de avaliação e de execução dos papéis.

Outra atribuição avaliativa difícil para o líder é lidar com um membro que permanentemente perturba as ações da equipe e resiste à crítica construtiva. No Capítulo 17, sobre a solução de problemas, são apresentadas as diretrizes para lidar com dificuldades provocadas por certos membros.

Quem recebe *feedback*?

Os líderes e responsáveis por equipes deveriam ser incluídos na avaliação de contribuições individuais para a eficácia da equipe. De modo ideal, os membros deveriam avaliar constantemente o desempenho do líder da sua equipe. Os levantamentos de membros da equipe podem proporcionar avaliações de competências desejáveis dos líderes, tais como as listadas nos Quadros 8-2, 8-3 e 8-5 do Capítulo 8. Na prática, a avaliação do líder é rara, a menos que os responsáveis sejam ativos no treinamento do líder e avaliação da equipe, conforme recomendado no Capítulo 12. Ou os líderes, para seu próprio autodesenvolvimento, poderiam solicitar avaliação pelos membros da equipe.

A avaliação de responsáveis gerais é ainda menos comum, pois eles podem não oferecer a oportunidade para tanto. Os líderes poderiam refletir sobre o desempenho do responsáveis gerais quanto ao desempenho das suas tarefas (discutidas no Cap. 12). Os responsáveis gerais deveriam solicitar *feedback* a partir dos líderes e dos superiores na organização. Tal *feedback* poderia ir diretamente para o responsável geral ou para o supervisor do responsável geral. Seja como for, deveria ser feito o *feedback* da equipe sobre os pontos fortes e fracos dos responsáveis gerais. O Capítulo 18 descreve organizações que incutem o trabalho em equipe na cultura e na estrutura organizacionais. Nessas organizações, o apoio/responsabilização eficaz das equipes é medida e recompensada.

Deveríamos estar atentos para a dificuldade em coletar e fornecer *feedback* aos membros de equipes *template* clínicas, que trabalham com grupos de composição variável. Se a participação de uma determinada pessoa for alta neste tipo de equipe, levantar informações com potenciais membros e líderes dessa mesma equipe poderia ser suficiente para fornecer um *feedback* útil ao membro analisado. No entanto, se a participação desse integrante for baixa, os membros e os líderes podem ser incapazes de oferecer avaliação de suas competências. Nessas circunstâncias, o *feedback* a partir de um líder ocorrerá excepcionalmente, seguindo um lapso grave no desempenho ou um feito notável em uma determinada equipe. Por isso, em um bloco cirúrgico de um hospital, prover *feedback* relativo às enfermeiras e técnicos pode ser realizado usando informações coletadas de todo o contingente dos que trabalham nas salas cirúrgicas. Entretanto, se os cirurgiões forem membros de um corpo clínico voluntário e operarem no hospital apenas ocasionalmente, o fornecimento de *feedback* sobre suas competências para o trabalho em equipe seria apropriado, mas difícil de concretizar. Sob essas circunstâncias, o diretor médico cirúrgico (se houver) poderia proporcionar *feedback* ocasional baseado em relatos não solicitados sobre lapsos no desempenho ou sobre excelente desempenho como membro da equipe.

AVALIANDO EQUIPES COMPLETAS

CASO 13-2

Equipes de cuidado paliativo eram novas no Centro Médico Fellowship, e Xiaohong Chang, RN, MBA, não sabia ao certo como elas eram dirigidas. A Sra. Chang era gestora da divisão de serviços de internação do Centro Médico Fellowship. As equipes de cuidados paliativos tinham sido implementadas no ano anterior, e a Sra. Chang tinha ouvido rumores de diversos membros do staff *sobre vários problemas.*

Em um caso, os familiares de um paciente terminal tinham sido informados por uma enfermeira do atendimento domiciliar que ele seria admitido no hospital para que a equipe de atendimento pudesse controlar a sua dor. À medida que a família compreendesse o plano, o paciente voltaria para casa em poucos dias.

Quando um dos familiares telefonou para a Unidade de Cuidados Paliativos do hospital para providenciar a admissão do paciente, uma enfermeira informou-o de que não havia leitos disponíveis e que de qualquer forma deveria ser experimentada uma alteração na dose oral de morfina do paciente.

Em outro caso, uma paciente decidira que não queria ser admitida novamente no Serviço de Internação – independentemente do que ocorrera. Ela não estava com muita dor e queria passar seus últimos dias de vida em casa. Sua decisão foi formalizada no registro de atendimento e em vários outros locais. Em seguida, ela desenvolveu o que, mais tarde, foi diagnosticado como pneumonia. Ela ficou inconsciente e passou a apresentar problema respiratório. Um familiar, que estava transtornado e aos prantos, telefonou para o Serviço de Emergência do hospital. O médico que atendeu a chamada (e que não conhecia o caso) providenciou uma ambulância para ir à casa da paciente e trazê-la para admissão na Unidade de Cuidados Paliativos.

A Sra. Chang não sabia por onde começar a lidar com esses problemas. As equipes de atendimento paliativo eram relativamente menos importantes em sua lista de responsabilidades administrativas. Ela se questionava se avaliar as equipes seria algo interessante o suficiente para compensar o tempo perdido e o incômodo causado. Se ela fizesse a avaliação, deveria entrevistar membros selecionados da equipe ou apenas os líderes? Ela deveria manter as entrevistas confidenciais? E como os membros deveriam ser julgados em suas competências? Existem recursos para realizar tais avaliações?

▶ Por que avaliar equipes completas?

As equipes não podem monitorar a eficácia do trabalho em equipe ou o progresso em relação à conquista do objetivo sem alguma noção de como estão atuando. Conforme observado anteriormente, a informação sobre o desempenho pode ser qualitativa ou quantitativa. As medidas quantitativas são enfatizadas aqui, porquê, a despeito das suas limitações (em especial, as medidas quantitativas válidas podem não estar disponíveis para alguns produtos importantes), elas permitem intervenções corretivas de gestão. Alguns observadores de equipes de saúde afirmam que a medição de processos e produtos, usada para acompanhar e melhorar o desempenho imediatamente e ao longo do tempo, é um princípio fundamental do atendimento de saúde baseado em equipe (Mitchell et al., 2012).

A avaliação de equipes inteiras é responsabilidade do responsável geral, a quem a equipe está subordinada, conforme observado no Capítulo 12 (sobre a responsabilização pelas equipes de saúde). Além disso, os líderes necessitam de informação sobre o desempenho, a fim de executar operações em nível de equipe. No Capítulo 7, a responsabilidade da avaliação da equipe inteira é observada também pelos membros individualmente, na forma de competência para participar ativamente da avaliação e melhoria do desempenho da equipe.

▶ Resistência à avaliação da equipe inteira

Ao mesmo tempo em que pode não parecer controversa, a avaliação da equipe inteira está longe de ser uma norma. A maioria das equipes de saúde interprofissionais tem informação primitiva e parcial sobre seu desempenho. Os membros podem participar de equipes por muitas razões que não o desejo de trabalhar em busca dos objetivos delas (por exemplo, eles podem achar que uma posição na equipe é uma fonte de *status*). Os produtos podem não estar relacionados ao salário e promoções do indivíduo, prejudicando o comprometimento com a equipe. O desempenho coletivo pode não ser rigorosamente monitorado pelos responsáveis gerais ou pacientes ou clientes, de tal modo que as equipes podem continuar atuando com desempenho insatisfatório. A ocorrência de qualquer uma dessas dificuldades sugere a falta de seriedade a respeito do trabalho em equipe. Os membros de tais equipes, até certo ponto, podem querer vivenciar e colaborar, mas não estão dispostos a sacrifícios ou privações em nome da conquista de objetivos da equipe. Lencioni expressa isto de maneira melhor: "A disfunção última de uma equipe é a tendência dos membros a dedicar atenção a algo que não os objetivos coletivos do grupo. Um foco contínuo nos objetivos específicos e produtos claramente definidos é uma exigência para qualquer equipe que julga o seu próprio desempenho" (2002, p. 216). Assim, existe um progresso substancial ainda a ser feito em muitas equipes interprofissionais de saúde.

Instrumentos para avaliação de equipes completas

Existe um grande número de fontes consultoras e acadêmicas para instrumentalizar a avaliação de equipes inteiras. Centenas de instrumentos de avaliação quantitativa de equipes estão disponíveis. De maneira geral, aqueles desenvolvidos por consultores tendem a precisar de validade e confiabilidade comprovada e tendem a ser mais breves; aqueles desenvolvidos por acadêmicos tendem a ser mais duradouros e ter melhores propriedades estatísticas. Muitos dos instrumentos foram desenvolvidos no âmbito dos negócios e não têm utilidade em estabelecimentos de saúde. Alguns dos instrumentos dão ênfase à medição da extensão em que a equipe contribui para a qualidade de vida profissional dos membros e alavanca o seu desenvolvimento, aprendizagem e crescimento. Ao mesmo tempo em que o prazer do trabalho pelos membros está entre as características de equipes eficazes, como comentado no Capítulo 6 (Quadro 6.6), a ênfase nos benefícios para os membros é mais forte em muitos outros ambientes de trabalho.

De maneira ideal, os instrumentos de medição de características do trabalho em equipe apoiam-se em uma compreensão conceitual sobre o que produzem equipes eficazes. Isto assegura uma ampla cobertura das alavancas-chave para melhorar a eficácia da equipe. Um instrumento baseado nas características de equipes eficazes apresentadas no Capítulo 6, por exemplo, seria categorizado segundo os cinco quesitos de estrutura da equipe, foco da equipe no paciente, orientação da equipe, colaboração da equipe e gestão da equipe.

Além disso, idealmente, um instrumento de avaliação tem forte validade (acurácia) e confiabilidade (consistência). Existem diversos potenciais indicadores de validade e confiabilidade (Heineman e Zeiss, 2002; Valentine et al., 2012). A confiabilidade frequentemente é julgada pela correlação entre itens medindo o mesmo constructo (confiabilidade da consistência interna), correlação entre diferentes julgadores (confiabilidade entre avaliadores) e correlação entre respostas do mesmo julgador em diferentes momentos – em geral, usando um intervalo de tempo pequeno, de modo que o julgador não altere suas "verdadeiras" respostas (confiabilidade do teste-reteste). A validade geralmente é avaliada pela comparação dos resultados produzidos, usando o instrumento com os resultados de outras avaliações consideradas acuradas (validade concorrente) e o grau em que os itens medindo uma construção diverge daqueles medindo outras construções teoricamente não relacionadas (validade discriminante). No entanto, muitos instrumentos de avaliação do trabalho em equipe são próprios e muitos não têm sido formalmente avaliados para confiabilidade e validade. Quando avaliados, a maioria dos instrumentos não satisfaz os critérios-padrão de confiabilidade e validade (Valentine et al., 2012). Uma gama de instrumentos para equipe completa usados no atendimento de saúde (65 deles) é apresentada e avaliada segundo uma fonte (Heinemann e Zeiss, 2002), embora a fonte seja um tanto antiquada. Outro grupo de pesquisa propicia uma avaliação estatística (mais atual) de 35 levantamentos, que pode ser usada para avaliar o trabalho em equipe em estabelecimentos de saúde (Valentine et al., 2012).

Seja qual for o instrumento usado, para fins comparativos, a coleção de dados similares ao longo do tempo é especialmente valiosa. Os dados longitudinais são úteis para fornecer aos membros da equipe, consultores e responsáveis gerais dados objetivos sobre melhoria ou declínio no cumprimento de padrões de equipes eficazes ao longo do tempo.

O Levantamento Diagnóstico da Equipe (TDS, do inglês *Team Diagnostic Survey*) é uma ferramenta popular para avaliar em que medida as equipes estão cumprindo as condições de eficácia (Wageman et al., 2005). O TDS é registrado, tem propriedades estatísticas estabelecidas e tem sido usado por mais de uma década. Ele é baseado em um modelo teórico de eficácia de equipes (Hackman, 2002), com cinco conjuntos de condições para a eficácia de uma equipe: ela é uma equipe real (tem uma tarefa clara, quadro de pessoal definido, autoridade clara e estabilidade ao longo do tempo), tem uma direção convincente, uma estrutura favorável, um contexto incentivador e treinamento disponível. Além disso, a qualidade dos processos de tarefas para a equipe é medida por vários itens, que relacionam de que forma os membros desempenham suas tarefas; são incluídas notas para as relações interpessoais na equipe e para o bem-estar individual. As médias das respostas individuais são calculadas, produzindo-se as notas da equipe. Enquanto os instrumentos são desenhados para serem completados em 20 minutos, o grande número de itens (em torno de 100) torna isto menos indicado para equipes menores ou temporárias.

O TDS é desenhado para equipes de todos os tipos em indústrias. As equipes de saúde interprofissionais podem beneficiar-se de instrumentos mais direcionados (personalizados) para estabelecimentos nesta área. Um instrumento personalizado para equipes clínicas de saúde é o TeamSTEPPS – Questionário de Avaliação da Equipe (Agência de Pesquisa em Saúde e Qualidade, data desconhecida). A Figura 13-2 exibe o instrumento, que é incluído no programa de treinamento TeamSTEPPS, descrito no Capítulo 14 e patrocinado pela Agência de Pesquisa em Saúde e Qualidade. As propriedades estatísticas do Questionário de Avaliação da Pesquisa não estão disponíveis. O programa desenvolveu dois outros instrumentos para medir o ambiente do trabalho em equipe em organizações e em atitudes individuais – Questionário de Percepções no Trabalho em Equipe e Questionário de Atitudes no Trabalho em Equipe. As descrições do desenvolvimento e as propriedades estatísticas destes instrumentos estão disponíveis (American Institute for Research, 2008, 2010; Baker et al., 2010).

Outro instrumento específico para estabelecimentos de prestação de atendimento em saúde, o Instrumento de Avaliação de Microssistemas Clínicos (CMAT, do inglês Clinical Microsystem Assessment Tool), deriva dos esforços de melhoria da qualidade, com base no microssistema clínico como a unidade de análise. Conforme discutido no Capítulo 12, as partes de um microssistema clínico englobam os profissionais de saúde, os pacientes e seus familiares, o sistema de informação, as definições de papéis, as rotinas de comunicação e os processos de prestação de atendimento. O CMAT inclui 12 indicadores resumidos de liderança de microssistema, *staff*, foco no paciente, desempenho e fontes de informações (Foster et al., 2007; Johnson, 2003, 2010). Uma limitação do emprego do CMAT em equipes interprofissionais diferentes (como é o caso de muitos instrumentos) é o nível relativamente alto de alfabetização necessário para responder a ele com exatidão (Jukkala et al., 2011).

Uma opção para instituições de saúde maiores, que têm *staff* estatístico e recursos, é personalizar um instrumento para o cenário e as necessidades de uma organização em particular. Uma vantagem desta abordagem é que os instrumentos desenvolvidos pela organização têm mais probabilidade de serem acolhidos como "nosso" produto, que pode incentivar a utilização. As desvantagens são a falta de referência de instrumentos nacionalmente padronizados e (talvez) avaliações de confiabilidade e validade menos desenvolvidas. Por exemplo, PeaceHealth, um sistema de saúde integrado de nove hospitais no noroeste dos EUA, desenhou sua própria Medida de Desenvolvimento de Equipe (PeaceHealth, 2012). O instrumento é baseado em um entendimento conceitual de equipes. Ele mede quatro componentes de equipes eficazes (coesão, comunicação, clareza dos papéis e clareza dos objetivos e meios para atingi-los) e o quão firmes os componentes estão no local. Os estágios do desenvolvimento são postulados à medida que as equipes progridem no desenvolvimento da coesão → comunicação → clareza dos papéis → clareza dos objetivos e meios para atingi-los. As propriedades estatísticas do instrumento estão disponíveis e têm sido usadas em mais de 150 equipes de pacientes internados e ambulatoriais. Ele é curto (31 itens) e personalizado para o atendimento de saúde. Os membros classificam cada item em uma escala de quatro pontos, desde forte discordância até forte concordância. As médias para as quatro dimensões e o produto dos seus pontos fortes aproximam os indicadores de desenvolvimento da equipe, desde o estágio de pré-equipe até o estágio de equipe totalmente desenvolvida.

Os instrumentos direcionados para áreas de desempenho específicas podem ser desenhados ou estão disponíveis. Por exemplo, uma equipe preocupada com a eficácia de suas reuniões poderia agregar valor a partir da Avaliação das Reuniões de Equipes, um instrumento de 27 itens para medir esse quesito. Ele consiste em questões simples, tal como "Todos compreendem a finalidade da reunião," classificada de 0 (nunca) a 4 (sempre). Os revisores acadêmicos avaliam favoravelmente sua linguagem clara e legibilidade, embora ele careça de teste de confiabilidade e validade (Heinemann e Zeiss, 2002, pp. 152-154). Fontes como The Team Handbook contêm uma lista de verificação (*checklist*) da avaliação de reuniões e vários outros instrumentos usados habitualmente (Scholtes et al., 2003, pp. C-13 a C-15). Outro exemplo de instrumento direcionado é o levantamento de Colaboração e Satisfação sobre Decisões de Atendimento (*Care Decisions*), originalmente desenvolvido para unidades de terapia intensiva e expandido para aplicação em equipes geriátricas e outras (Baggs, 1994). Ele recebeu avaliação favorável pela sua concisão, forte base teórica e propriedades estatísticas, mas tem um elevado nível de leitura, tornando-o inapropriado para alguns *staffs* (Heinemann e Zeiss, 2002, pp. 131-135). O instrumento de Colaboração e Satisfação sobre Decisões de Atendimento está relacionado, ao lado de várias outras ferramentas, no site do National Cancer Institute's Team

Science Toolkit, que compara os recursos para a construção do trabalho em equipe em equipes de pesquisa (National Cancer Institute, 2012). Embora tenha sido concebido para equipes de pesquisa, o conjunto de instrumentos (*Toolkit*) também pode ter utilidade para outras equipes de saúde.

▶ Usando a avaliação da equipe completa

CASO 13-3

O médico John Squire era um obstetra que trabalhava no Gale River Memorial Hospital, um grande hospital comunitário. A Unidade de Obstetrícia, onde ele realizava os partos, estava entre as melhores da região. Pelo menos era o que pensava o Dr. Squire – até que ele viu os dados. A nova diretora da unidade, a médica Joanna Miles, mostrou a dura realidade dos obstetras e enfermeiras da unidade.

O Gale River estava participando de um novo consórcio de 46 hospitais trabalhando juntos na melhoria do atendimento obstétrico. Todos os participantes concordaram em coletar e compartilhar os dados, usando o Adverse Outcomes Index *(AOI)*, uma medida de qualidade nos resultados do atendimento obstétrico. A coleta de dados era árdua e dispendiosa. Todos no Gale River esperavam que o esforço e o custo fossem compensados com a melhoria do atendimento obstétrico. A Dra. Miles tinha recém-recebido o primeiro relatório comparativo do consórcio, que mostrava o desempenho dos 46 hospitais e como cada desempenho se situa nesta comparação.

O desempenho da Unidade de Obstetrícia do Gale River situava-se no quartil inferior das unidades hospitalares similares. Os números foram apresentados e discutidos em uma reunião especial do Serviço de Obstetrícia e Ginecologia (uma parte do corpo clínico voluntário). As enfermeiras obstétricas e outros que trabalhavam na Unidade também foram convidados. Alguns participantes ficaram zangados e contestaram os dados. A maioria dos participantes estava abatida.

Além disso, várias unidades clínicas do hospital tinham recentemente passado por avaliações de trabalho em equipe. A Unidade tinha alguns pontos fracos evidentes – na comunicação e nos níveis de satisfação de trabalho entre as enfermeiras e outros empregados do hospital. Esses dados do desempenho foram apresentados também na reunião de Obstetrícia e Ginecologia. Shirley Yoshida, RN, CNS (enfermeira-chefe da Unidade de Obstetrícia) estava consternada.

Nos anos anteriores, a Unidade tinha revisado alguns relatórios sobre qualidade, mas os dados eram limitados e consistiam principalmente de relatos de eventos raros e seriamente adversos. Tais relatórios foram compartilhados entre os obstetras, a enfermeira-chefe na Unidade e os administradores seniores do hospital – mas não de maneira consistente.

A principal finalidade de realizar a avaliação de uma equipe inteira em uma organização é a melhoria (além disso, as avaliações de equipes são usadas para recompensar os seus membros, conforme discutido no Cap. 18, sobre líderes seniores e organizações). A informação sobre avaliação simplesmente acumula-se em computadores e armários com arquivos, a menos que seja acionada. Por muitos anos, a informação sobre avaliação na Unidade de Obstetrícia do Caso 13-3 foi seletivamente liberada, e dados ruins foram muitas vezes omitidos. O tempo diria se eles seriam capazes de usar as novas informações para promover melhorias no atendimento obstétrico.

Três etapas em uso nas avaliações de equipes completas contrariam a tendência de evitar a informação avaliativa. Primeiro, torna transparente os fins e os padrões. Isto reduz a ambiguidade, que permite a alguns membros alegar confusão ou ignorância sobre os fins ou compromissos com o domínio da competência do trabalho em equipe.

Segundo, conduta regular, revisões simples de como as coisas estão andando. A manutenção de revisões regulares demonstra foco nos resultados finais (atingir o fim e as características de equipes eficazes). A prática de relatar resultados (p. ex., no Caso 13-3, os resultados do AOI comparados com outros hospitais) reforça o princípio da transparência iniciado pelo compartilhamento de fins e padrões. A informação da revisão deveria ser compartilhada com os responsáveis gerais. No caso da Unidade de Obstetrícia, o responsável geral mais provável seria o Vice-Presidente para Assuntos Médicos para todo o hospital. Reuniões de revisão

TeamSTEPPS

Questionário de Avaliação da Equipe

INSTRUÇÕES:
Esta avaliação é uma medição estatística de suas impressões de como o comportamento da equipe relaciona-se ao atendimento do paciente no seu ambiente atual de trabalho. Por favor, responda todas as 55 perguntas, de modo que um escore global possa ser calculado.

Serviço _____ Unidade _____ Data _____

Escala: Forte concordância | Concordância | Sem opinião | Discordância | Forte discordância

Base da equipe
1. A equipe tem uma visão clara do que ela supõe fazer.
2. As atividades da equipe são guiadas por uma clara Declaração/Carta de Missão.
3. Os objetivos da equipe estão intimamente alinhados com os objetivos da organização.
4. A equipe possui habilidades e recursos humanos adequados para atingir seus objetivos.
5. Todos na equipe têm um papel claro e essencial.
6. A equipe tem tempo para reunião, espaço e recursos adequados para atingir seus objetivos.
7. As reuniões da equipe são frequentadas por todos os seus membros.
8. A equipe pode medir o seu desempenho com eficácia.
9. A equipe compreende as demandas dos seus clientes (internas e/ou externa).
10. A equipe é prontamente informada de mudanças na política ou novos acontecimentos.
11. O serviço ou unidade tem expectativas claras da equipe.
12. A equipe recebe treinamento adequado para funcionar com eficácia.

Funcionamento da equipe
13. As reuniões transcorrem com eficácia.
14. Todos os membros da equipe participam em um nível aceitável.
15. Esta equipe trabalha bem em conjunto.
16. Esta equipe trabalha bem com outras equipes/serviços da organização.
17. As metas e objetivos desta equipe terão um impacto positivo na organização.
18. A equipe está em uma curva de melhoria contínua.

Desempenho da equipe
19. A equipe utiliza um eficiente processo de planejamento estratégico de curto e longo prazo.
20. A equipe satisfaz as demandas dos seus clientes (internas e/ou externas).
21. A equipe é produtiva.
22. O funcionamento da equipe não interfere na maneira como meu próprio trabalho é realizado.

Habilidades da equipe
23. Os membros da equipe comunicam-se entre si.
24. Um *feedback* construtivo é dado pela equipe.
25. Os membros da equipe estão familiarizados com as responsabilidades de trabalho dos colegas.
26. A equipe utiliza processos eficazes de tomada de decisões e habilidades para a solução de problemas.
27. A equipe monitora e aperfeiçoa o plano de atendimento.
28. A equipe pode mudar ou melhorar a maneira como está cumprindo suas tarefas.

Por favor, continue na próxima página.

▲ **Figura 13-2** TeamSTEPPS – Questionário de avaliação da equipe. *Fonte*: Agência de Pesquisa em Saúde e Qualidade. Original disponível em: http://www.ahrq.gov/teamsteppstools/instructor/reference/tmasses.pdf.

TeamSTEPPS

	Forte discordância	Discordância	Sem opinião	Concordância	Forte concordância
Liderança da equipe					
29. Meu chefe/supervisor promove a participação da equipe em decisões fundamentais.					
30. Meu chefe/supervisor compartilha responsabilidades com os membros da equipe.					
31. Meu chefe/supervisor é um líder eficaz.					
32. Eu compartilho minhas ideias/sugestões, concorde ou não meu chefe/supervisor com minha contribuição.					
33. Meu chefe/supervisor concentra-se na formação técnica da equipe e nas habilidades interpessoais.					
34. Meu chefe/supervisor treina e apoia os membros individuais da equipe.					
35. Meu chefe/supervisor promove a solução de problemas individuais e o gerenciamento de riscos.					
36. Meu chefe/supervisor comanda através de exemplos.					
Ambiente e atmosfera da equipe					
37. Os membros da equipe confiam uns nos outros.					
38. O moral desta equipe é alto.					
39. Os membros da equipe apoiam-se mutuamente.					
40. Não há sentimentos entre os membros que possam desagregar esta equipe.					
41. A equipe resolve conflitos tão logo eles surjam.					
42. Eu me sinto livre para expressar opiniões.					
43. Eu tenho influência sobre as decisões da equipe.					
44. Os membros da equipe podem discutir abertamente seus próprios problemas e assuntos.					
45. Os membros da equipe mostram consideração pelas necessidades e sentimentos dos seus colegas.					
46. Os membros da equipe recebem o reconhecimento pelo desempenho individual.					
Identidade da equipe					
47. Eu sei por que estou na equipe.					
48. Eu estou contente de fazer parte da equipe.					
49. A equipe transmite um claro conjunto de valores.					
50. O trabalho nesta equipe é prazeroso.					
51. Nenhum indivíduo, grupo ou gênero domina as atividades da equipe.					
52. A equipe tem uma autoimagem positiva.					
53. A equipe reconhece o paciente como um membro fundamental.					
54. A equipe é uma proteção para os pacientes.					
55. Eu sou um membro de um conjunto em que o líder promove o trabalho em equipe.					

▲ **Figura 13-2** (*Continuação*)

conjunta entre as equipes e os responsáveis gerais aumentam muito as chances de sucesso da equipe (Scholtes et al., 2003, pp. 2-22). O *feedback* regular sobre o progresso deveria ser fornecido à equipe e ao responsável geral. No caso de hospitais, esses relatórios do progresso poderiam também ser submetidos a um Comitê de Qualidade da instituição. Esses relatórios podem ser breves e simples, com as medidas comunicadas por escrito e a discussão focada nas reações da equipe e oportunidades de mudança. A manutenção de revisões simples minimiza os custos da sua condução, em termos de tempo dos membros da equipe e de energia mental. Os consultores recomendam evitar a tentação de cancelar as reuniões dedicadas à melhoria do desempenho por não haver nada a relatar, uma vez que a finalidade é manter abertas as linhas de comunicação. A reunião reforça a importância de monitorar os resultados e a importância da equipe para o responsável geral (se houver um).

Finalmente, o emprego de informação avaliativa para tomada de ação. O uso de *feedback* negativo para elaborar planos de ação para a melhoria. A conquista de recompensa dos fins da equipe e o alcance de níveis mais altos das características de equipes eficazes. Em organizações baseadas em equipes, as recompensas podem incluir dinheiro, promoção e outros benefícios e gratificações do trabalho. Em outras organizações, as recompensas podem ser tão simples quanto um elogio ou um anúncio público de uma realização. A aplicação da informação reforça o valor de coletá-la.

A avaliação da equipe inteira é parte de um ciclo mais amplo de usar a medição para pesquisar áreas adequadas para melhoria, definir objetivos, agir usando mecanismos variados e novamente medir. Os mecanismos de ação abrangem o treinamento (Cap. 14), a formação da equipe (Cap. 15) e a melhoria de processos (Cap. 16).

CONCLUSÃO

Os líderes e os responsáveis gerais têm uma ampla diversidade de opções para avaliar indivíduos como colaboradores das equipes, assim como avaliar a eficácia da equipe completa. Os esforços de avaliação são cruciais para a melhoria de equipes de saúde, à medida que proporcionam uma base de treinamento, formação, melhoria de processos e monitoramento da conquista do objetivo. As fontes quantitativas e qualitativas de informação são úteis, incluindo o *feedback* dos pares para os membros individuais e dos pacientes e familiares. O *feedback* individual é uma etapa em um processo de aprendizagem em andamento entre o fornecedor e o receptor do *feedback*.

Um grande número de instrumentos para avaliação de equipes completas tem sido desenvolvido, com muitos direcionados para estabelecimento de saúde. Idealmente, os instrumentos derivam de quadros-conceituais abrangentes para o desempenho de equipes e têm níveis aceitáveis de confiabilidade e validade, embora muitas vezes este não seja o caso. Para fazer o melhor uso das avaliações de equipes completas, é preciso transparência dos fins e padrões, condução de avaliações regulares e emprego de informação avaliativa para agir.

REFERÊNCIAS

Agency for Healthcare Research and Quality. TeamSTEPPS team assessment questionnaire. http://www.ahrq.gov/teamsteppstools/instructor/reference/tmassess.pdf. Accessed October 20, 2012.

American Institutes for Research. *TeamSTEPPS® Teamwork Attitudes Questionnaire Manual*. Washington, DC: -American Institutes for Research; 2008. http://teamstepps.ahrq.gov/TeamSTEPPS_T-TAQ.pdf. Accessed October 20, 2012.

American Institutes for Research. *TeamSTEPPS® Teamwork Perceptions Questionnaire (T-TPQ) Manual*. Washington, DC: American Institutes for Research; 2010. http://teamstepps.ahrq.gov/Teamwork_Perception_Questionnaire.pdf. Accessed October 20, 2012.

Baggs JG. Development of an instrument to measure collaboration and satisfaction about care decisions. *J Adv Nurs*. 1994;20:176-182.

Baker DP, Amodeo AM, Krokos KJ, et al. Assessing teamwork attitudes in healthcare: development of the TeamSTEPPS teamwork attitudes questionnaire. *Qual Saf Health Care*. 2010;19:e49. http://qualitysafety.bmj.com/content/19/6/e49. Accessed October 20, 2012.

Canadian Interprofessional Health Collaborative (CIHC). *A National Interprofessional Competency Framework*. Vancouver, BC, Canada: Canadian Interprofessional Health Collaborative; 2010. http://www.cihc.ca/files/CIHC_IPCompetencies_Feb1210.pdf. Accessed September 20, 2012.

Fallon LF, Begun JW, Riley W. *Managing Health Organizations for Quality and Performance*. Burlington, MA: Jones and Bartlett Learning; 2013.

Foster TC, Johnson JL, Nelson EC, et al. Using a Malcolm Baldrige framework to understand high-performing clinical microsystems. *Qual Safe Health Care*. 2007;16:334-341.

Hackman JR. *Leading Teams: Setting the Stage for Great Performances*. Boston, MA: Harvard Business School Press; 2002.

Heinemann GD. Teams in health care settings. In Heinemann GD, Zeiss AM, eds. *Team Performance in Health Care: Assessment and Development*. New York, NY: Kluwer -Academic/Plenum Publishers; 2002:3-17.

Heinemann GD, Zeiss AM, eds. *Team Performance in Health Care: Assessment and Development*. New York: Kluwer -Academic/Plenum Publishers; 2002.

Interprofessional Education Collaborative Expert Panel (IECEP). *Core Competencies for Interprofessional Collaborative Practice: Report of an Expert Panel*. Washington, DC: Interprofessional Education Collaborative; 2011. http://www.aacn.nche.edu/education-resources/IPECReport.pdf. Accessed January 29, 2012.

Johnson JK. Clinical microsystem assessment tool. 2003. http://clinicalmicrosystem.org/materials/worksheets/microsystem_assessment.pdf. Accessed October 20, 2012.

Johnson JK. The health care interdisciplinary context: a focus on the microsystem concept. In: Freshman B, Rubino L, Chassiakos YR, eds. *Collaboration Across the Disciplines in Health Care*. Sudbury, MA: Jones and Bartlett Publishers; 2010:19-41.

Jukkala AM, Patrician PA, Northen A, et al. Readability and usefulness of the clinical microsystem assessment tool. *J Nurs Care Qual*. 2011;26:186-191.

Lencioni P. *The Five Dysfunctions of a Team: A Leadership Fable*. San Francisco, CA: Jossey-Bass; 2002.

Mitchell P, Wynia M, Golden R, et al. Core principles and values of effective team-based health care. Discussion Paper. Washington, DC: Institute of Medicine; 2012. http://www.iom.edu/tbc. Accessed February 25, 2013.

National Cancer Institute. Team Science Toolkit Web site. Collaboration and satisfaction about care decisions. https://www.teamsciencetoolkit.cancer.gov/public/TSResourceMeasure.aspx?tid=2&rid=439. Accessed October 20, 2012.

PeaceHealth. PeaceHealth Web site. The team measure. 2012. http://www.peacehealth.org/about--peacehealth/medical-professionals/eugene-springfield-cottage-grove/team-measure/Pages/default.aspx. Accessed April 23, 2013.

Scholtes PR, Joiner BL, Streibel BJ. *The Team Handbook*. 3rd ed. Madison, WI: Oriel Incorporated; 2003.

Studer Q. *Hardwiring Excellence*. Gulf Breeze, FL: Fire Starter Publishing; 2003.

Thompson LL. *Making the Team: A Guide for Managers*. 4th ed. Upper Saddle River, NJ: Prentice Hall; 2011.

Valentine MA, Nembhard IM, Edmondson AC. Measuring teamwork in health care settings: a review of survey instruments. Working Paper 11-116; Harvard Business School; December 6, 2012. http://www.hbs.edu/healthcare/faculty-and-research/articles-and-papers.html. Accessed April 23, 2013.

Wageman R, Hackman JR, Lehman E. Team diagnostics -survey: development of an instrument. *J Appl Behav Sci*. 2005; 41:373-398.

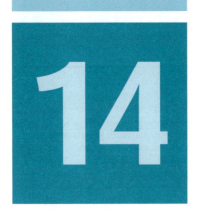

Treinando equipes de saúde e seus líderes

A Seção III (Caps. 13 a 17) abrange a avaliação e a melhoria do desempenho em equipes de saúde. O capítulo anterior aborda a avaliação de membros individuais das equipes e de equipes inteiras. Este capítulo examina o treinamento. Ele é o primeiro de quatro capítulos que tratam da ação para a melhoria.

De tempos em tempos, os líderes e as equipes completas necessitam de treinamento. Determinar o que é necessário treinar em uma equipe e escolher o momento adequado do treinamento é, em geral, uma responsabilidade do líder, conforme observado no Capítulo 8. O responsável geral pela equipe também tem um papel na sugestão do treinamento da mesma quando percebe uma necessidade. Além disso, o responsável geral pela equipe pode sugerir o treinamento para o líder e, às vezes, pode propiciar o treinamento diretamente. E, evidentemente, os líderes de equipes, muitas vezes, optam por obter treinamento sem ser demandados para tal.

Em organizações pequenas (grupos médicos pequenos, p. ex.), o treinamento pode ser feito informalmente, por um mentor ou treinador ou por equipes contratadas de forma terceirizada. Em organizações grandes, o Departamento de Recursos Humanos tem, em geral, um componente de treinamento, mas organizações grandes também podem contratar o serviço de empresas de consultoria ou treinamento.

TREINAMENTO DE LÍDERES DE EQUIPES

CASO 14-1

Há três anos, Nathan Mitchell, doutor em farmácia, foi nomeado farmacêutico-chefe em um hospital de 325 leitos em Michigan. Vinte e quatro outros farmacêuticos clínicos, assim como 32 técnicos em farmácia e outros funcionários prestavam contas a ele. Desde que assumiu o emprego, o Dr. Mitchell, gradativamente, percebeu que iria beneficiar-se do treinamento na liderança da equipe. Sua preocupação principal era a aflição experimentada ao lidar com conflitos ocasionais entre outros farmacêuticos. Ele também se perguntou como melhorar a estrutura do seu grande grupo e se poderia encontrar uma melhor maneira de tomar decisões, para que elas não fossem questionadas e repetidamente revisitadas por outros farmacêuticos. Ele esperava também ter alguns *insights* sobre como interagir de modo mais eficiente com as enfermeiras e os médicos, com os quais trabalhava em diferentes equipes no hospital.

Sua chefe, a diretora de operações clínicas, sugeriu que ele frequentasse um curso de três dias sobre liderança promovido por uma organização nacional altamente respeitada, que treina líderes em muitos campos diferentes. O Dr. Mitchell considerou sua sugestão, mas decidiu que esperaria pelo treinamento em liderança específico para o atendimento de saúde. Mais adiante, ele conversou com sua chefe, que sugeriu outras pessoas que poderiam ajudá-lo a identificar o treinamento mais apropriado para ele.

Qual seria a melhor maneira de o Dr. Mitchell obter o treinamento que esperava? O treinamento de liderança é geralmente concebido para futuros líderes de instituições, como CEOs (do inglês *Chief Executive Officers*) e CMOs (do inglês *Chief Medical Officers*). O treinamento para esses líderes deve incluir conteúdos sobre planejamento estratégico, marketing, política de saúde, finanças, contabilidade e outros tópicos relevantes para liderar equipes de nível sênior em uma organização. Os líderes institucionais muitas vezes se beneficiam dos programas de MBA (do inglês *Master of Business Administration*) e MHA (do inglês *Master of Healthcare Administration*), que cobrem este amplo espectro de competências de liderança e de gestão organizacional. Entretanto, tais programas podem ter valor limitado para pessoas que almejam atuar na liderança de equipes clínicas. Ao mesmo tempo em que esses programas de estudo incluem material sobre conceitos de liderança e gestão, que é proveitoso para líderes de equipes, uma grande parte do conteúdo deles não é diretamente relevante para liderar equipes clínicas. Por outro lado, os indivíduos que aspiram não apenas liderar equipes, mas também liderar instituições ou departamentos dentro de instituições, aproveitarão os conteúdos que tratam de tópicos mais amplos de gestão organizacional e de liderança.

Para a área clínica, Blumenthal et al. (2012) distinguiram *líderes do serviço* de *líderes da linha de frente*. Os líderes do serviço são líderes de departamentos (p. ex., Serviço de Neurocirurgia) ou de outras partes de uma organização. Os líderes da linha de frente são líderes de equipes clínicas. O núcleo de treinamento para líderes da linha de frente é o treinamento sobre como trabalhar com outras pessoas. Os líderes de equipes clínicas também precisam saber como gerir os processos de trabalho e os projetos especiais de interesse das equipes (p. ex., projetos de melhoria da qualidade). Muitos líderes de equipes supervisionam a gestão de processos e projetos, mas não executam este trabalho. Outros líderes de equipes, especialmente líderes de equipes *template*, devem ser capazes de gerir diretamente os eventos.

Os líderes de equipes precisam compreender os conceitos centrais de liderança e gestão de equipes. Embora não exista uma grade curricular padrão ou de reconhecimento geral para o treinamento de líderes de equipes, o conteúdo a ser coberto consiste essencialmente dos tópicos contemplados neste livro. O Quadro 14-1 mostra uma lista apropriada de tópicos para o treinamento de líderes de equipes. Cursos que abordam somente estes tópicos são raramente oferecidos. Contudo, geralmente estes tópicos, ou alguns deles, são incluídos com outros tópicos mais adequados para o treinamento da liderança sênior (p. ex., planejamento estratégico e outros tópicos observados anteriormente). Muitas grandes organizações de saúde oferecem o treinamento internamente. Esta abordagem tem a vantagem de ser adaptada à organização específica onde os líderes em treinamento trabalham, e de ministrar um conteúdo que tem utilidade imediata para eles, o que torna o treinamento mais envolvente (Stoller, 2008). O treinamento de lideranças está também disponível pelo Colégio Americano de Executivos da Saúde (American College of Healthcare Executives), Centro de Liderança Criativa (Center of Creative Leadership) e muitas outras organizações, incluindo universidades. Novamente, a maioria desses programas

Quadro 14-1 Tópicos do treinamento de líderes de equipes de saúde

Introdução a equipes de trabalho e tipos de equipes de trabalho em saúde
Características de equipes de saúde eficazes
Líderes de equipes
  O papel dos líderes de equipes e suas competências
  Riscos para líderes de equipes
Responsáveis gerais por equipes
  O papel dos responsáveis gerais por equipes e suas competências
  Que apoio é esperado dos responsáveis gerais e líderes seniores
Membros de equipes
  Incluindo pacientes e familiares como membros da equipe
  Educação, valores e papéis dos profissionais da saúde (enfermeiros, médicos, farmacêuticos, assistentes sociais, administradores e outros)
  Competências dos profissionais da saúde como membros de equipes
Desenvolvendo equipes
Comunicação nas equipes
Tomada de decisões nas equipes
Criatividade nas equipes
Negociação
Administrando conflitos
Avaliação do desempenho da equipe e dos seus membros
Melhoria do desempenho da equipe, incluindo pensamento sistêmico, melhoria de processos e gestão de mudanças
Treinamento para membros da equipe
Construção de equipes
Solução de problemas do desempenho da equipe
Relacionamento eficaz com a organização maior

fornece treinamento com um espectro mais amplo do que o necessário aos líderes de equipes que não tencionam liderar instituições ou divisões ou departamentos dentro das instituições.

Talvez, no futuro, o treinamento organizado esteja disponível com mais frequência para indivíduos, especialmente clínicos, que buscam treinamento específico para líderes de equipes. Blumenthal et al. (2012) têm defendido a inclusão do treinamento de lideranças de equipes clínicas na pós-graduação em medicina. O recente relatório do Instituto de Medicina (IOM) sobre enfermagem preconiza o ensino de liderança em todos os níveis de formação na enfermagem (Institute of Medicine, 2011, pp. 221-254). Atualmente, para enfermeiros e médicos, o treinamento de liderança é apenas muito raramente parte de programas de ensino em nível de admissão ou residências, mas está disponível para praticantes em diferentes programas independentes. Por outro lado, as faculdades de farmácia começaram a incluir o treinamento de lideranças em suas grades curriculares. Em 2009, a Comissão Argus da Associação Americana de Faculdades de Farmácia defendeu a incorporação do desenvolvimento de lideranças à educação farmacêutica (Kerr e colaboradores, 2009). Pelo menos duas universidades incluíram o treinamento de lideranças em suas grades curriculares, uma no seu programa de doutorado em farmácia (PharmD) (Sorensen et al., 2009) e outra no seu programa de residência (Fuller, 2012). Evidentemente, a liderança de equipes é um componente-padrão do currículo de MHA e outros programas para administradores na área da saúde.

Os profissionais da saúde que não tiveram acesso ao treinamento presencial de liderança podem realizar cursos *online*, que são oferecidos por muitas universidades. Estes cursos, muitas vezes, conferem o título de mestre ou um aperfeiçoamento em liderança na saúde; alguns programas permitem aos estudantes participarem de disciplinas selecionadas, como alunos especiais (sem matrícula formal), em nível de mestrado ou aperfeiçoamento. Além disso, evidentemente, é possível simplesmente ler sobre o assunto. O Quadro 14.2 contém uma lista de livros e artigos que poderão ser úteis para líderes de equipes.

A aprendizagem com autorreflexão e discussão é um componente importante de todo o programa de treinamento de liderança organizado, seja ele oferecido internamente ou por uma instituição ou universidade. Os participantes geralmente relatam que este é o componente mais valioso para eles. Tantos os líderes novatos quanto os experientes se beneficiam ao interpretar suas experiências de liderança usando conceitos obtidos por estudo formal ou leitura voluntária. Especialmente proveitosa é a discussão com outros líderes ou com um mentor que é um eficiente líder de equipe. A autorreflexão e a discussão geram mais clareza de compreensão e novos *insights* sobre como liderar melhor. Atualmente, a maioria dos líderes de equipes aprendem como desempenhar melhor seus papéis, por meio de leitura, reflexão e discussão com outros líderes ou um mentor.

O Dr. Mitchell, o farmacêutico descrito no Caso 14-1, discutiu diferentes opções de treinamento com muitas pessoas e, no final, decidiu ler e buscar orientação com sua chefe e com outro líder no hospital.

TREINAMENTO DE EQUIPES

▶ Educação interprofissional em escolas profissionalizantes e faculdades

Seria interessante que os profissionais da saúde iniciassem seu treinamento em equipe ao começar sua educação profissional. Idealmente, o treinamento

---

Quadro 14-2 Leitura inicial para líderes de equipes

Freshman B, Rubino L, Chassiakos YR, eds. *Collaboration Across the Disciplines in Health Care*. Sudbury, MA: Jones and Bartlett Publishers; 2010.

Goleman D. What makes a leader? *Harv Bus Rev*. 1998; 76(6):93-102.

Hackman JR. *Leading Teams: Setting the Stage for Great Performances*. Boston, MA: Harvard Business School Press; 2002.

Katzenbach JR, Smith DK. The discipline of teams. *Harv BusRev*. 1993;71(2):111-120.

Lencioni P. *The Five Dysfunctions of a Team: A Leadership*. San Francisco, CA: Jossey-Bass; 2002.

Mosser G, Begun JW. *Understanding Teamwork in Health*. New York, NY: The McGraw-Hill Companies, Inc.; 2013.

Stone D, Patton B, Heen S. *Difficult Conversations: How to Discuss What Matters Most*. New York, NY: Penguin Books; 1999.

West MA. *Effective Teamwork: Practical Lessons from Organizational*. 3rd ed. Chichester, UK: John Wiley & Sons, Ltd.; 2012.

enfocaria o trabalho em equipe no âmbito de cada profissão e, o que é mais importante, perpassando diferentes profissões, ou seja, trabalho em equipe interprofissional. Infelizmente, com raras exceções, este treinamento não é ministrado nos EUA. A educação interprofissional tem sido apregoada por várias décadas, incluindo recomendações do Instituto de Medicina (Institute of Medicine, 2003) e comitês associados (Mitchell et al., 2012). Nos últimos cinco anos, tem havido um progresso, mas os esforços estão ainda no estágio inicial (Thibault, 2011). A necessidade de educação interprofissional é discutida mais adiante, no Capítulo 19.

▶ **Programas de treinamento de equipes**

CASO 14-2

Em uma tarde de inverno, às 16h30min, 35 pessoas estavam reunidas em uma sala de aula no Centro Médico Trent, um hospital urbano com 400 leitos. O grupo incluía cirurgiões, enfermeiras, técnicos cirúrgicos, pessoal de manutenção, enfermeiras anestesistas, anestesistas e outros. Na parte dianteira da sala, o médico Derek Cavadov, chefe do Centro de Cirurgia, estava falando ao grupo sobre trabalho em equipe. Ele e Mary Peterson, uma enfermeira do bloco cirúrgico, palestravam em uma sessão de ensino de três horas.

Quatro meses antes, o Dr. Cavadov abordara o CMO do hospital para solicitar recursos visando à contratação de uma firma de treinamento, a fim de ensinar princípios de trabalho em equipe para cirurgiões, anestesistas e staff do Centro Médico. Ele e a Sra. Peterson trabalharam com dois dos treinadores da firma para personalizar o material para o Centro Médico. O Dr. Cavadov, a Sra. Peterson e os treinadores achavam que seria importante o material ser apresentado pelas pessoas com quem os atendentes já tinham estabelecido relações. Os treinadores acompanhavam o Dr. Cavadov e a Sra. Peterson, além de atuarem como assistentes na atividade de ensino, distribuindo materiais durante as sessões e facilitando as discussões quando o pessoal era dividido em grupos pequenos para cumprir os exercícios que estavam incluídos no programa.

O Dr. Cavadov e a Sr. Peterson conversavam sobre segurança em aviação e traçavam um paralelo entre tripulações da cabine de comando e equipes cirúrgicas. Às vezes, eles colocavam perguntas para o grupo todo e solicitavam que os participantes formulassem respostas em pequenos grupos, que então apresentavam suas opiniões para discussão no grande grupo. Por mais de três horas, os instrutores utilizaram material sobre comunicação, papel do líder e outros aspectos do trabalho em equipe. A presença era obrigatória, considerada como uma condição do exercício das atividades previstas para cada profissional (p. ex., para as enfermeiras) ou como uma condição para credenciamento para realizar cirurgia no hospital. Na maior parte, os participantes do curso estavam atentos. Em certo momento, uma cirurgiã ginecologista interrompeu a sequência da apresentação para dizer que sua equipe de cirurgia já atuava muito bem e que o tempo gasto naquela tarde teria sido mais bem empregado no atendimento de pacientes – embora ela terminasse sua colocação com um comentário moderadamente positivo sobre as histórias interessantes de acidentes aéreos que o instrutor contou.

A sessão descrita no Caso 14-2 está sendo repetida de várias formas nos EUA. Esta sessão foi uma simples aula de leitura e discussão. Muitas vezes, a interpretação de papéis (*role-playing*) ou outros exercícios em grupo similares são também utilizados usando atores ou bonecos em tamanho natural (manequins) para simular emergências cirúrgicas. Há vários anos, os hospitais começaram a promover treinamento do trabalho em equipe, com o intuito de melhorar a segurança dos pacientes. O interesse em promover este tipo de treinamento foi gerado pelo relatório *Errar é Humano* (*To Err is Human*, 2000), do Instituto de Medicina. Antes deste relatório, o treinamento de equipes no atendimento de saúde nos EUA era raro. Embora ainda não seja rotineiramente oferecido em escolas profissionalizantes, ele é amplamente necessário para enfermeiros, médicos, farmacêuticos e outros profissionais, e está disponível a partir de várias fontes.

TeamSTEPPS

Uma opção de treinamento geralmente usada é o programa TeamSTEPPS (King et al., 2008). Este programa foi desenvolvido primeiramente no Departamento de Defesa e, em seguida, adaptado pela Agência de Pesquisa em Saúde e Qualidade (AHRQ, do inglês Agency for Healthcare Research and Quality) para emprego geral no atendimento de saúde. O propósito principal do programa, conforme estabelecido pela AHRQ, é melhorar a segurança do paciente. Ele tem sido amplamente utilizado em hospitais nos EUA. Subjacente ao treinamento está um modelo de funcionamento de equipe composto de cinco elementos: estrutura da equipe, liderança, monitoramento da situação, apoio mútuo e comunicação. A estrutura da equipe engloba essencialmente os mesmos itens que estão reunidos no Quadro 6-2 (no Cap. 6), a saber, a constituição da equipe, um líder inconteste e assim por diante. A liderança no TeamSTEPPS enfatiza a coordenação das atividades dos membros da equipe e a garantia de uma boa comunicação. Em outras palavras, a liderança no TeamSTEPPS está mais envolvida com gerir do que com dirigir – como é característico da liderança em equipes *template*. O monitoramento da situação significa observação e interpretação ativas de eventos que ocorrem no ambiente de trabalho da equipe e é realizado para que seja possível assumir rapidamente uma ação apropriada. O apoio mútuo é sustentado por cada membro para qualquer outro membro da equipe, como um colaborador para o sucesso coletivo. Pode-se dizer que a expressão *apoio mútuo* é um rótulo gentil para as ações que às vezes são exigidas pela responsabilidade mútua. Em outras palavras, o apoio mútuo consiste em membros da equipe ajudando outros membros que não podem executar as tarefas destinadas a eles por causa de problemas de competência ou carga de trabalho excessiva. Em uma versão anterior do modelo, o apoio mútuo era denominado *comportamento de apoio* (*back-up behavior*) (Salas et al., 2005). Por fim, a comunicação é o compartilhamento de informação entre os membros da equipe.

Vários dos cinco elementos do programa de treinamento TeamSTEPPS abrangem conceitos e ferramentas de ação específicos para uso da equipe. Por exemplo, o módulo da liderança do programa inclui informação sobre breves sessões contínuas de planejamento denominadas *conferências (huddles)*. Nessas sessões, os membros da equipe se reúnem para assegurar que todos compreendem a situação atual e o plano da equipe. Às vezes, as conferências resultam em ajustes ao plano. A parte da comunicação do modelo abrange três rotinas de comunicação que já são amplamente utilizadas no atendimento hospitalar: a *técnica SBAR*, *informes* (*call-outs*) e *dupla checagem* (*check-backs*). SBAR significa "Situação, Contexto (*Background*), Avaliação, Recomendação" (*Situation, Background, Assessment, Recommendation*). Esta abreviação fornece uma sequência de representação sucinta de quatro itens de informação em situações em que o tempo é curto e exige-se uma ação imediata para o atendimento do paciente. A pessoa que está emitindo a mensagem SBAR deve especificar o sintoma ou dificuldade do paciente em questão (a situação), divulgar a história clínica do paciente, definir o que acredita ser o problema em foco (a avaliação) e, finalmente, recomendar um curso de ação. A técnica SBAR é especialmente útil para enfermeiras comunicando-se com médicos sobre problemas de atendimento do paciente e recomendando ação. Ela também é empregada por médicos prestando informação entre si, por assistentes sociais prestando informação a enfermeiras ou por qualquer par de profissionais da saúde assistindo o mesmo paciente com necessidade de atenção imediata. Os *informes*, mencionados no Capítulo 2, são declarações audíveis de etapas em um processo ou declarações de ação a serem tomadas. Por exemplo, o líder da equipe de ressuscitação do trauma poderia informar "pressão sanguínea 110/70", como uma maneira de notificar os outros membros da equipe que a pressão sanguínea do paciente foi medida e está na faixa aceitável, ou uma enfermeira poderia informar "unidade de hemácias iniciada", para que todos na sala saibam que começou a transfusão de sangue com hemácias. As *verificações por dupla checagem*, mencionadas no Capítulo 6, são confirmações audíveis de que a informação foi recebida ou de que a ação solicitada foi tomada. Por exemplo, uma enfermeira, que solicitou ao administrador um medicamento intravenoso, repete em voz alta o nome do medicamento e a dose oferecida, confirmando aos demais membros da equipe que a administração do medicamento foi concluída.

O programa TeamSTEPPS também inclui conteúdo de gestão de mudanças, a fim de obter apoio de membros da linha de frente para propagar a adoção dos princípios do trabalho em equipe que estão contemplados nos cinco elementos principais do programa. O emprego atual dos princípios de gestão de mudanças recai sobre os líderes seniores na organização, e não sobre os membros da linha de frente da equipe a que este programa de treinamento é direcionado.

A AAHQ desenvolveu uma ampla série de materiais de treinamento, por exemplo, *slides*, assistentes de memória de bolso, instruções para exercícios de treinamento e questionários usados para medir as atitudes dos membros voltadas para o trabalho em equipe. Os materiais são de domínio público e estão disponíveis sem custo (Agency for Healthcare Research and Quality, 2012). O questionário de avaliação de equipes pelo programa TeamSTEPPS é discutido no Capítulo 13. Várias empresas de consultoria e treinamento também têm detalhado os materiais do TeamSTEPPS para produzir materiais adicionais, alguns dos quais são adaptados para equipes com propósitos especiais (p. ex., equipes de realização de cesarianas de emergência).

O TeamSTEPPS é especialmente adequado para equipes *template*. Ele é apropriado para equipes que lidam com alto risco de dano aos pacientes, atuam sob intensa pressão de tempo e convivem com a rotatividade de pessoal de um atendimento para outro. O método usado no TeamSTEPPS para chegar à melhoria na segurança é a padronização das expectativas comportamentais e comunicação. À medida que o uso de conferências, de verificações por dupla checagem e de outras rotinas torna-se habitual, é esperado que todos os participantes da equipe adotem este comportamento e que qualquer dificuldade nessas novas rotinas dissipe-se ao longo do tempo. A padronização permite a sucessivas equipes *template* (p. ex., equipes cirúrgicas ou equipes de ressuscitação) continuar a comportar-se da maneira prescrita, embora os membros mudem de equipe para equipe.

Esta padronização geralmente não é vantajosa em equipes reais, nas quais ela seria restritiva e artificial. As equipes com quadros de pessoal estáveis, operando sem intensa pressão de tempo, têm oportunidade de desenvolver processos de comportamento e comunicação mais variados e diversificados.

Contudo, vários componentes do TeamSTEPPS têm ampla aplicação, inclusive às equipes reais. Por exemplo, as checagens podem ser usadas com vantagem em muitos estabelecimentos de saúde. Algumas equipes de atenção primária realizam uma checagem toda manhã, assim que o dia começa. Equipes interprofissionais que realizam visitas em um hospital podem utilizar checagens antes de examinar todos os pacientes ou antes de examinar pacientes selecionados cujas situações são especialmente complicadas. Igualmente, a técnica SBAR pode ser usada em praticamente qualquer transferência de informação clínica direcionada a elaborar um plano, tenha ele urgência ou não. Os informes e as verificações por dupla checagem são úteis em qualquer equipe que lida com pressão de tempo e alto risco, independentemente se a equipe é modelo (p. ex., uma equipe do Serviço de Emergência) ou real (p. ex., uma equipe [estável] de resgate de emergência, que é chamada repetidamente para entrar em ação por longos períodos de tempo).

Gestão de recursos de crise em anestesia

A primeira especialidade médica a aderir ao treinamento sistemático de equipes foi a anestesiologia, por volta de 1990. O modelo para este treinamento originou-se na aviação. Por volta de 1980, respondendo à necessidade de reduzir ou eliminar acidentes em voos comerciais, as companhias aéreas começaram a usar um método de treinamento denominado *Gestão de Recursos de Tripulações* (CRM, do inglês *Crew Resource Management*) (Hamman, 2004). Pilotos, comissários e controladores de voos participantes de um programa de CRM aprendem as habilidades para o trabalho em equipe, tais como comunicação, solução de conflitos e administração da sobrecarga de trabalho. Os métodos de ensino usados incluíam atividades convencionais em sala de aula, acompanhadas de exercícios sobre a condução de emergências a bordo simuladas. Os simuladores de voo proporcionam um espaço de cabine de comando artificial que imita o mundo real – assentos familiares e outros equipamentos, painéis de instrumentos e até vistas simuladas do espaço à frente e em torno da aeronave. Cenários de acidentes cuidadosamente orquestrados são conduzidos no simulador. Os cenários são controlados pelos instrutores, capazes de proporcionar aos treinandos experiências de voo, tais como a perda da força do motor, um incêndio elétrico e assim por diante. Os treinandos aprendem juntos como lidar com esses eventos inesperados. Os exercícios incluem interrogatório de acompanhamento, *feedback* e treinamento e supervisão (*coaching*).

Gaba et al. desenvolveram um método para treinamento de equipes em salas cirúrgicas, da mesma maneira que as companhias aéreas treinam as tripulações (Gaba et al., 2001). Foram simuladas salas cirúrgicas totalmente equipadas e funcionais. Os pacientes são manequins construídos para imitar a anatomia e a fisiologia humanas, com pressão sanguínea alta ou baixa, ritmos cardíacos normais ou anormais, um conduto de ar (garganta) no qual pode ser inserido um tubo para fornecer oxigênio aos pulmões, além de outras características corporais relevantes para os exercícios de treinamento. Os cenários de emergência são apresentados no local de treinamento. Os eventos são gravados, e os membros da equipe passam por um minucioso interrogatório como um grupo após o exercício. Os interrogatórios são conduzidos por instrutores treinados. O método de treinamento é denominado Gestão de Recursos na Crise em Anestesia (ACRM, do inglês *Anesthesia Crisis Resource Management*). Atualmente, ele é amplamente usado nos EUA e Canadá.

Simulação

A ACRM abriu um precedente que tem sido adaptado para emprego em muitos outros estabelecimentos de atendimento de saúde (Eppich et al., 2011). Por exemplo, o treinamento de equipes do tipo CRM usando simulação é agora usado em unidades obstétricas (Clark et al., 2010) e equipes de trauma pediátrico (Hunt et al., 2007). Da mesma forma, nestes estabelecimentos, locais e manequins simulando a vida são usados para permitir a aprendizagem de habilidades para o trabalho em equipe e capacitar para lidar com eventos adversos raros. Hospitais e universidades dos EUA têm criado centros de simulação para que a qualidade do treinamento de equipes possa avançar.

O método ACRM e programas de treinamento similares têm benefícios substanciais, mas há limites para a aplicação do método CRM da aviação ao atendimento de saúde. Por exemplo, enquanto o treinamento pelo método CRM é relevante para o atendimento prestado em unidades de tratamento intensivo (UTIs), existem muitas diferenças entre tratamento intensivo e aviação que exigem abordagens distintas nos dois estabelecimentos (Reader e Cuthbertson, 2011). Nas UTIs, os tomadores de decisões geralmente lidam com múltiplas situações de atendimento ao paciente ocorrendo simultaneamente, ao passo que as tripulações na aviação (como equipes cirúrgicas) ocupam-se de uma situação de cada vez. E o trabalho de equipes de UTI, incluindo diagnóstico, tratamento, aconselhamento familiar e outras atividades, é mais variado do que o das tripulações na aviação.

O uso de simulação também tem sido ampliado para estabelecimentos que não são caracterizados pelo alto risco ou pela necessidade de ação imediata (atenção primária, p. ex.). Em alguns programas de treinamento, estudantes de medicina, enfermeiros e assistentes sociais participam de simulações de entrevistas com pacientes ou de situações em que devem fornecer notícias ruins aos pacientes e aos seus familiares. Consultórios médicos reais ou simulados são necessários. Atores representam papéis de pacientes, usando roteiros.

Os atores são instruídos para variar seu comportamento de maneiras específicas, as quais dependem do que os estudantes escolhem fazer.

Embora baseado nos princípios do trabalho em equipe que derivam do programa CRM na aviação, o TeamSTEPPS não tem um componente de simulação. Contudo, por ser de domínio público, algumas empresas de treinamento têm usado o programa TeamSTEPPS e adicionado a ele exercícios de simulação.

Organizações de alta confiabilidade

A meta dos programas de treinamento com simulação focados na melhoria da segurança é permitir às equipes emular o desempenho de *organizações de alta confiabilidade* (*HROs*, do inglês *high reliability organizations*) (Roberts, 1990). HROs são organizações que rotineiramente funcionam sob condições de demanda e ainda assim atuam com taxas de incidentes extraordinariamente baixas. Os exemplos são os centros de controle do tráfego aéreo, as usinas nucleares, os porta-aviões e os centros de operações de redes de energia elétrica. Weick e Sutcliffe identificaram cinco traços que caracterizam as HROs: (1) preocupação com o fracasso, (2) relutância em simplificar interpretações, (3) sensibilidade às operações, (4) compromisso com a resiliência e (5) deferência à excelência (Weick e Sutcliffe, 2001, pp. 1-23). Os funcionários da HRO preocupados com o fracasso não são pessimistas; a expressão "preocupado com o fracasso" é enganosa. Os funcionários com este traço cultivam profunda atenção sobre o que *poderia dar* errado para poder antecipar incidentes e retirá-los do sistema ou rapidamente reconhecê-los e corrigi-los. A relutância em simplificar interpretações significa que os membros da organização aceitam a complexidade das suas operações e evitam explicações simplistas dos incidentes; desse modo, eles evitam distorções na sua compreensão de eventos. A sensibilidade às operações significa que os membros da organização prestam muita atenção ao que acontece realmente em suas operações, observando os mínimos eventos e mudanças inesperadas em circunstâncias que poderiam sinalizar vulnerabilidade a incidentes. Esta sensibilidade em um nível de organização requer segurança psicológica (explicada no Cap. 6) para que seus funcionários, ao relatarem suas observações e preocupações, consigam agir. O compromisso com a resiliência significa determinação para identificar rapidamente os incidentes e limitar ou corrigir o dano. A deferência à excelência não significa deferência às pessoas com elevado *status* e altos níveis de excelência em seus campos. Este traço significa deferência àquelas pessoas que têm mais conhecimento sobre o assunto em pauta. Se o assunto for a esterilização de instrumentos cirúrgicos, então a excelência refere-se às pessoas que esterilizam os instrumentos. Se o assunto for técnica cirúrgica, então os *experts* são os cirurgiões. As HROs não toleram decisões tomadas por pessoas com elevado posto que desconhecem áreas especiais afetadas por suas decisões.

Embora o conceito de HROs refira-se às organizações completas, todos os traços que as caracterizam são desejáveis em equipes de saúde, especialmente aquelas que precisam lidar com alto risco e pressão de tempo. Além disso, todos os traços são compatíveis com as características de equipes eficazes apresentadas no Capítulo 6. Na verdade, algumas dessas características são necessárias para uma equipe ser altamente confiável, mostrando, por exemplo, segurança psicológica e busca de sistemática melhoria do desempenho.

A *Joint Commission*, que autoriza e certifica organizações e programas de saúde nos EUA, é uma promotora de alta confiabilidade no atendimento de saúde. Ela promoveu a quinta conferência sobre HROs em 2012. O apoio da *Joint Commission* para o conceito de HROs está acelerando o desenvolvimento do treinamento de equipes e o uso de centros de simulação.

Outros programas de treinamento de equipes

Muitos outros programas de treinamento de equipes formalizados foram desenvolvidos nos últimos 10 anos. Alguns deles foram resumidos por Baker et al. (2005). Com raras exceções, eles são especialmente apropriados para equipes *template* trabalhando em áreas de alto risco de hospitais, tais como centros cirúrgicos, serviços de emergência, serviços obstétricos, unidades de tratamento intensivo de adultos e unidades de atendimento neonatal. Alguns desses programas usam simulação e outros não. O Quadro 14-3 apresenta uma lista de várias fontes de treinamento. Até agora, a maioria dos treinamentos organizados para equipes de saúde tem sido centrada na melhoria da segurança.

Evidentemente, melhorar a segurança não é o único propósito do treinamento de equipes de saúde ou do treinamento de simulação nesta área. Um programa que parte do tema de treinamento para atendimento de alto risco é o Treinamento de Equipes Geriátricas Multidisciplinares (GITT) (www.gittprogram.org; Reuben et al., 2004). Em

---

Quadro 14-3 Programas de treinamento para equipes interprofissionais de saúde nos EUA[a]

Treinamento de Equipes Geriátricas Multidisciplinares (GITT, do inglês *Geriatric Interdisciplinary Team Training*): coordenado por John A. Hartford Foundation, New York, NY

Soluções de Segurança na Saúde: oferecido por *Healthcare Safety Solutions*, Salem, OR

HTT: oferecido por Healthcare Team Training LLC, Fayettville, GA

LifeWings: oferecido por LifeWings Partners LLC, Memphis, TN

Gestão de Equipes Médicas: desenvolvido e usado pela Força Aérea dos EUA

Equipes Médicas (*MedTeams*): oferecido pela Dynamics Research Corporation, Andover, MA

Sistemas de Gestão em Saúde: oferecido pelo Southern California Safety Institute, Torrance, Ca

TeamSTEPPS: disponibilizado pela Agência de Pesquisa em Saúde e Qualidade; materiais de treinamento são de domínio público

[a] A lista apresentada não é completa.

1995, oito grupos de parceria clínica e acadêmica começaram a desenvolver o treinamento interprofissional para a prática avançada de estudantes de enfermagem, estudantes de serviço social e residentes em medicina interna e medicina da família. Estes grupos constituem um consórcio e são financiados por uma fundação nacional. A meta do programa é melhorar o atendimento multidisciplinar de pacientes idosos com problemas médicos complexos. Inicialmente, o programa dá ênfase ao treinamento de estudantes de faculdades (p. ex., de enfermagem, de medicina e de serviço social), mas o treinamento tem sido prestado também para profissionais da saúde já atuando na área. Por exemplo, o programa do GITT foi utilizado em Rhode Island para treinar equipes geriátricas em hospitais, clínicas comunitárias e uma agência de saúde domiciliar (Clark et al. 2002). O GITT é digno de menção por ser o único programa de treinamento organizado nos EUA para equipes interprofissionais que prestam atendimento a pacientes crônicos.

Neste momento, nós (os autores) somos incapazes de identificar quaisquer programas de treinamento de equipes organizados nos EUA para atender as necessidades de treinamento completo de equipes reais de atenção primária ou equipes reais de atendimento especializado que prestam atendimento em situações crônicas e agudas. Existem programas voltados para grupos médicos e sistemas de saúde que auxiliam no manejo de doenças, implementação de protocolos de prática clínica e desenvolvimento de casas de saúde centradas no paciente (Peikes et al., 2012). Muitos desses programas são focados no serviço clínico para pacientes com uma doença crônica específica (p. ex., asma, diabetes ou depressão). Esses programas ocupam-se de alguns aspectos das equipes, mas são mais limitados do que o GITT em sua cobertura do funcionamento de equipes. Por exemplo, a maioria dos programas não lida com princípios de comunicação, tomada de decisões em equipes, solução de conflitos e interdependência. O programa TeamSTEPPS cobre estes tópicos especiais, mas não lida com vários outros tópicos importantes para equipes reais (p. ex., chegar a um acordo sobre valores e formação da equipe, conseguir um ambiente social favorável e desenvolver a identidade da equipe). O GITT, apesar da amplitude da sua cobertura dos princípios do trabalho em equipe, é limitado no que tange o treinamento de equipes para o atendimento crônico.

▶ Treinamento de equipes direcionado para necessidades especiais

De vez em quando, hospitais, grupos médicos e outros prestadores de atendimento de saúde necessitam oferecer treinamento para suas próprias equipes, como parte da instalação de novos processos ou melhoria de processos de atendimento já implantados. Essas necessidades de treinamento são tão específicas que não podem ser satisfeitas pela aquisição de pacotes de treinamento padronizados oriundos de fontes externas. O Capítulo 6 apresenta um caso sobre o Serviço de Pediatria que está lidando com a necessidade de mudar o agendamento de consultas dos pacientes. Todas as soluções consideradas no Caso 6-5 envolvem o uso de algoritmos pelos funcionários da recepção para decidir com qual clínico (pediatra ou enfermeira clínica) o paciente deve consultar. Se os algoritmos forem desenvolvidos, os funcionários precisarão de treinamento para poder usá-los.

Quando acompanhadas com cuidado, essas ocasiões de treinamento interno oferecem oportunidades importantes para o desenvolvimento de uma equipe. Primeiro, o treinamento deve ser ministrado cuidadosamente para que diferentes treinandos recebam a mesma instrução e mensagem, tanto aqueles treinados no grupo inicial quanto os incorporados à equipe posteriormente. O treinamento de alguns membros da equipe e o treinamento informal de outros membros provoca uma variação indesejável e erro, conforme fora observado há anos por Deming (1986, pp. 327-332). Segundo, a realização do treinamento é uma excelente oportunidade para os membros conquistarem uma compreensão mais profunda do propósito da equipe e dos processos a serem usados por todos para alcançar este propósito. Por exemplo, se o Serviço de Pediatria do Caso 6-5 instituísse o uso de algoritmos para melhorar seus processos de agendamento, tanto os funcionários da recepção como os clínicos seriam beneficiados pela participação em um treinamento. Os funcionários aprenderiam como usar os algoritmos e sobre diferentes necessidades dos pacientes atendidos pelo Serviço de Pediatria. Os pediatras ou NPs, servindo como treinadores, aprenderiam como os funcionários vivenciam seu trabalho, incluindo a maneira como os sintomas dos pacientes são passados a eles por telefone e as dificuldades que eles podem encontrar no uso dos algoritmos. Os algoritmos poderiam ser revisados em resposta ao que é aprendido durante o treinamento. Os treinandos e os treinadores adquiririam uma compreensão mais profunda de como os pacientes se deslocam através do sistema de atendimento. Esta compreensão provavelmente aumentaria a interdependência na equipe e permitiria aos funcionários e clínicos um melhor intercâmbio de conhecimentos e habilidades.

▶ Evidência da eficácia do treinamento da equipe

Hoje, existe ampla evidência que melhorias no desempenho das equipes podem ser obtidas através do uso de treinamento em campos muito diferentes, incluindo aviação, prospecção de petróleo, atendimento de saúde e militar (Salas et al., 2008a). Com relação ao atendimento de saúde especificamente, existe evidência que o programa TeamSTEPPS e outros similares podem melhorar o desempenho da equipe. Às vezes, a melhoria é demonstrada pela avaliação dos processos de trabalho em equipe e, às vezes, pela medição dos produtos. Por exemplo, um centro cirúrgico acadêmico obteve melhoria no desempenho da equipe com o uso do TeamSTEPPS, embora a melhoria regredisse durante a observação de acompanhamento (Forse e colaboradores, 2011). O emprego do programa de treinamento MedTeams em serviços de emergência de seis hospitais resultou em melhorias no comportamento e atitudes das equipes e nas taxas de erros clínicos (Morey et al., 2002). O programa de Treinamento de Equipe Médica (MTT, do inglês *Medical Team Training*) na Administração da Saúde de Veteranos (VHA, do inglês *Veteran Health Administration*) resultou em uma redução de 18% na mortalidade cirúrgica nos 74 hospitais, em comparação com 7% de redução na mortalidade em 34 hospitais em um grupo de comparação (Neily et al., 2010). Ao mesmo tempo em que foi concebido especificamente (e foi único) para VHA o MTT foi similar ao TeamSTEPPS. Ele empregou métodos de treinamento derivados do CRM, mas sem uso de simulação.

Uma recente revisão sistemática de estudos sobre intervenções para melhorar a eficácia de equipes identificou 32 estudos de treinamento de equipes (Buljac-Samardzic, 2010). Muitos deles revelaram que o treinamento da equipe causa melhorias, especialmente no atendimento agudo. No entanto, diversos estudos não demonstram que o treinamento melhore os produtos. Não surpreendentemente, o treinamento da equipe não é panaceia. Salas et al. (2008b) identificaram oito etapas que aumentam a probabilidade da eficácia do treinamento. Entre elas estão: (1) identificar as competências fundamentais para o trabalho em equipe e escolher (ou desenhar) um programa de treinamento baseado explicitamente nessas competências; (2) não usar métodos de ensino de leitura-discussão isoladamente – usar abordagem prática, incluindo simulação, se for relevante e factível; (3) usar *feedback*, geralmente na forma de interrogatório após exercícios práticos; (4) avaliar o efeito do treinamento medindo os resultados, e apresentar os resultados aos treinandos, incluindo as mudanças no conhecimento e atitudes e, quando possível, as mudanças comportamentais – e, melhor ainda, as mudanças nos resultados clínicos.

CONCLUSÃO

Líderes e equipes inteiras necessitam de treinamento periódico. O monitoramento da necessidade de treinamento da equipe normalmente é responsabilidade do líder. O monitoramento da necessidade de treinamento do líder é responsabilidade do responsável geral, embora, evidentemente, o líder possa optar por treinar sem indução.

O treinamento para líderes de equipes está disponível em diversas fontes, embora muitas vezes ele esteja direcionado à formação útil apenas para pessoas que aspiram a liderança de instituições ou departamentos (p. ex., educação no planejamento estratégico e finanças). Grandes organizações de saúde oferecem treinamento interno para liderança de equipe. Além disso, os líderes de equipes podem procurar treinamento de fontes externas, por meio de autodidatismo ou buscando aproveitar as próprias experiências do líder.

O treinamento em hospitais tornou-se comum nos últimos 10 anos. A maior parte do treinamento de equipe atualmente em uso enfoca as necessidades de equipes *template* e está direcionada à melhoria da segurança do paciente. Um bom exemplo de treinamento hospitalar é o programa TeamSTEPPS, promovido pela AHRQ, que fornece material de treinamento sem custo. Neste momento, a maioria do treinamento de equipes no atendimento de saúde deriva de métodos da Gestão de Recursos de Tripulações (CRM, do inglês Crew Resource Management), concebidos na aviação para treinamento de pilotos. Muitos programas de treinamento de equipes de saúde são simulações (p. ex., ACRM). Esses programas ajudam as organizações de saúde a funcionar como instituições de alta confiabilidade, que operam sob condições desafiadoras e com taxas de erros muito baixas (p. ex., centros de controle de tráfego aéreo). Até agora, pouco treinamento tem sido desenvolvido para equipes de atenção primária.

Existe evidência substancial de que o treinamento de equipes pode ser eficaz na melhoria do trabalho em equipe na área da saúde, especialmente em estabelecimentos de atendimento agudo. Contudo, o treinamento nem sempre é eficaz. Certas etapas podem ser adotadas para aumentar a probabilidade de eficácia do treinamento.

REFERÊNCIAS

Agency for Healthcare Research and Quality. TeamSTEPPS: National Implementation Web site. http://teamstepps.ahrq.gov/. Accessed August 25, 2012.

Baker DP, Gustafson S, Beaubien JM, et al. Medical team training programs in health care. In: Henriksen

K, Battles JB, Marks ES, et al., eds. *Advances in Patient Safety: From Research to Implementation*. Vol. 4. Rockville, MD: Agency for Healthcare Research and Quality; 2005. http://www.ncbi.nlm.nih.gov/books/NBK20580/. Accessed August 26, 2012.

Blumenthal DM, Kernard K, Bohnen J, et al. Addressing the leadership gap in medicine: residents' need for systematic leadership training. *Acad Med*. 2012;87:513-522.

Buljac-Samardzic M, Dekker-van Doorn CM, van Wijngaarden JDH, et al. Interventions to improve team effectiveness: a systematic review. *Health Policy*. 2010;94:183-195.

Clark EAS, Fisher J, Arafeh J, et al. Team training/simulation. *Clin Obstet Gynecol*. 2010:53:265-277.

Clark PG, Leinhaas MM, Filinson R. Developing and evaluating an interdisciplinary clinical team training program: lessons taught and lessons learned. *Educ Gerontol*. 2002;28:491-510.

Deming WE. *Out of the Crisis*. Cambridge, MA: Massachusetts Institute of Technology Center for Advanced Engineering Study; 1986.

Eppich W, Howard V, Vozenilek J, et al. Simulation-based team training in healthcare. *Simul Healthc*. 2011;6:S14-S19.

Forse RA, Bramble JD, McQuillan R. Team training can improve operating room performance. *Surgery*. 2011;150:771-778.

Fuller PD. Program for developing leadership in pharmacy residents. *Am J Health Syst Pharm*. 2012;69:1231-1233.

Gaba DM, Howard SK, Fish KJ, et al. Simulation-based training in anesthesia crisis resource (ACRM): a decade of experience. *Simul Gaming*. 2001;32:175-193.

Hamman WR. The complexity of team training: what we have learned from aviation and its applications to medicine. *Qual Saf Health Care*. 2004;13:i72-i79.

Hunt EA, Heine M, Hohenhaus SM, et al. Simulated pediatric trauma team management. *Pediatr Emerg Care*. 2007;23: 796-804.

Institute of Medicine. *To Err Is Human: Building a Safer Health System*. Washington, DC: National Academy Press; 2000.

Institute of Medicine. *Health Professions Education: A Bridge to Quality*. Washington, DC: National Academies Press; 2003.

Institute of Medicine. *The Future of Nursing: Leading Change, Advancing Health*. Washington, DC: National Academies Press; 2011.

Kerr RA, Beck DE, Doss J, et al. Building a sustainable system of leadership development for pharmacy: report of the 2008-09 Argus Commission. *Am J Pharm Educ*. 2009;73(8), article S5.

King HB, Battles JB, Baker DP, et al. TeamSTEPPS: team strategies and tools to enhance performance and patient safety. In: Henriksen K, Battles JB, Keyes MA, Grady ML, eds. *Advances in Patient Safety: New Directions and Alternative Approaches*. Vol. 3. Rockville, MD: Agency for Healthcare Research and Quality; 2008. http://www.ncbi.nlm.nih.gov/books/NBK43686/pdf/advances-king_1.pdf. Accessed August 29, 2012.

Mitchell P, Wynia M, Golden R, et al. Core principles and values of effective team-based health care. 2012. Discussion Paper. Washington, DC: Institute of Medicine; 2012. http://www.iom.edu/tbc. Accessed October 9, 2012.

Morey JC, Simon R, Jay GD, et al. Error reduction and performance improvement in the emergency department through formal teamwork training: evaluation results of the MedTeams project. *Health Serv Res*. 2002;37:1553-1581.

Neily J, Mills PD, Young-Xu Y, et al. Association between implementation of a medical team training program and surgical mortality. *JAMA*. 2010;304:1693-1700.

Peikes D, Zutshi A, Genevro JL, et al. Early evaluations of the medical home: building on a promising start. *Am J Manag Care*. 2012;18:105-116.

Reader TW, Cuthbertson BH. Team work and team training in the ICU: where do the similarities with aviation end? *Crit Care Med*. 2011;15:313-318.

Reuben DB, Levy-Storms L, Yee MN, et al. Disciplinary split: a threat to geriatrics interdisciplinary team training. *J Am Geriatr Soc*. 2004;52:1000-1006.

Roberts KH. Managing high reliability organizations. *Calif Manage Rev*. 1990;34:101-113.

Salas E, DiazGranados D, Klein C, et al. Does team training improve team performance? a meta-analysis. *Hum Factors*. 2008a;50:903-933.

Salas E, DiazGranados D, Weaver SJ, et al. Does team training work? Principles for health care. *Acad Emerg Med*. 2008b;15:1002-1009.

Salas E, Sims DE, Burke CS. Is there a "big five" in teamwork? *Small Group Research*. 2005:36:555-599.

Sorensen TD, Traynor AP, Janke KK. A pharmacy course on leadership and leading change. *Am J Pharm Educ*. 2009;73(2), article 23.

Stoller JK. Developing physician-leaders: key competencies and available programs. *J Health Adm Educ*. 2008;25:307-328.

Thibault GE. Interprofessional education: an essential strategy to accomplish the future of nursing goals. *J Nurs Educ*. 2011;50:313-317.

Weick KE, Sutcliffe KM. *Managing the Unexpected: Assuring High Performance in an Age of Complexity*. San Francisco, CA: Jossey-Bass; 2001.

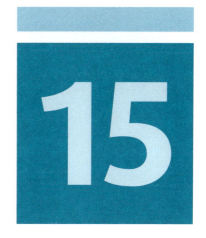

Formando equipes de saúde 15

Os Capítulos 14 a 17 abordam a melhoria do desempenho de equipes. O capítulo anterior cobriu o treinamento de equipes. Este capítulo ocupa-se da formação de equipes. O Capítulo 16 explora a melhoria de processos, e o Capítulo 17 examina a solução de problemas de equipes.

Em muitos setores de trabalho, incluindo o atendimento de saúde, mais atenção está sendo dispensada a mecanismos para melhorar a eficácia das equipes. Conforme um pesquisador afirma, "equipes eficazes não simplesmente evoluem, mas devem ser desenvolvidas através da sua formação" (Venneberg, 2010, p. 3). No entanto, a trajetória da formação de equipes tem um passado de altos e baixos, porque existem muitas opções diferentes e pouca evidência sobre quais delas têm mais probabilidade de melhorar a eficácia. Por exemplo, os membros mais antigos de equipes de saúde certamente já vivenciaram retiros* para a organização de equipes e/ou da instituição como um todo que não foram capazes de tratar dos assuntos mais importantes. Como consequência, os profissionais de saúde podem guardar impressões negativas da formação da equipe. Isto reforça a necessidade de que as atividades de formação da equipe sejam cuidadosamente planejadas, avaliadas e integradas às suas operações gerais.

O QUE É FORMAÇÃO DA EQUIPE?

A formação da equipe refere-se às atividades assumidas para desenvolver a capacidade de torná-la eficaz. Embora a formação da equipe seja inicialmente desenhada para melhorar as suas relações interpessoais e interações sociais, o seu propósito ampliou-se, incluindo a conquista de resultados, o cumprimento de objetivos e a execução de tarefas (Klein et al., 2009). A formação da equipe geralmente é estimulada por assuntos ou problemas especiais, mas ela também pode ser buscada de forma proativa para evitar problemas. Adicionalmente, os estágios iniciais do desenvolvimento da equipe podem ser acelerados pelas atividades da sua formação. Entre os assuntos frequentemente tratados na formação da equipe estão o esclarecimento dos objetivos, a melhoria nas relações interpessoais, o esclarecimento dos papéis e problemas específicos relacionados às tarefas (Shuffler et al., 2011).

Conceitualmente, a formação da equipe é um processo contínuo durante a sua vida, razão pela qual não deve ser vista como uma atividade isolada. Toda reunião de equipe bem conduzida contribui para a sua formação, no sentido de que ela reforça a participação, a atenção, a interdependência e o movimento voltado aos seus objetivos. A realização de um produto exitoso forma a equipe. Ao mesmo tempo que essas atividades operacionais normais não são consideradas de formação da equipe, elas cumprem o mesmo propósito. As atividades específicas designadas como *atividades de formação da equipe* deveriam ser vistas como parcela de esforços em andamento para alcançar seus objetivos. Mesmo quando uma atividade de formação de equipe está focada em um tema específico, ela deveria ser considerada um processo em andamento, em vez de um evento momentâneo e rápido. A duração e o conteúdo de uma intervenção específica de formação de equipe são menos importantes do que o comprometimento, a participação e o envolvimento dos membros na formação da equipe como um todo.

---

* N. de R.T. Este capítulo trata dos "retiros organizacionais" que são encontros promovidos por empresas/organizações fora do local de trabalho com objetivos de integração, treinamento e planejamento em equipe.

A formação distingue-se do treinamento da equipe, que envolve instrução dos membros sobre competências individuais e coletivas. O treinamento da equipe na área da saúde é examinado no Capítulo 14. Juntas, as atividades de formação e treinamento têm sido referidas como *desenvolvimento da equipe*. Como o treinamento, a formação da equipe pode ser a responsabilidade do líder ou do responsável geral, o que pode ser conduzido por membros já existentes ou facilitadores externos, muitas vezes recrutados pelo Departamento de Recursos Humanos ou algum outro escritório central da organização responsável geral. Abaixo, se comentará sobre a escolha de facilitadores, assim como sobre a questão geral de quem envolver nas atividades de formação da equipe.

POR QUE E QUANDO USAR FORMAÇÃO DE EQUIPE

CASO 15-1

O fisioterapeuta Stan Richter, DPT, refletia a respeito da recém-concluída reunião da equipe multidisciplinar de gestão para pacientes crônicos. A equipe era grande, com 12 membros além do Dr. Richter: um médico de atenção primária, duas enfermeiras clínicas de prática avançada (NPs, do inglês nurses practitioners), uma enfermeira clínica, uma enfermeira de atendimento domiciliar, uma assistente social, um terapeuta ocupacional, um nutricionista, um terapeuta especialista em recreação, dois assistentes de saúde e um motorista de ambulância. Sua equipe era uma das várias de um programa inovador desenvolvido por um consórcio de organizações provedoras trabalhando com uma companhia de seguro. As equipes estavam tentando prestar atendimento abrangente de baixo custo a pessoas idosas frágeis que passaram longo tempo em casas de saúde.

As reuniões eram sempre interessantes, embora o Dr. Richter não estivesse seguro se a líder da equipe – Dra. Sara Keller-Jackson, médica de atenção primária – estava sendo capaz de estimular a equipe a fazer algo novo ou arrojado. O tempo da reunião era dominado por compartilhamento de informações sobre o novo programa. O Dr. Richter sentia que mal conhecia muitos dos membros da equipe, apesar de ter comparecido a sete reuniões. Uma das NPs tinha faltado às duas primeiras reuniões e não fora apresentada quando começou a comparecer.

O Dr. Richter sabia que a equipe buscava economizar dinheiro mantendo os pacientes fora do hospital, mas ele não estava seguro quanto ao envolvimento de todos os membros no "programa", em especial dois assistentes de saúde, que raramente falavam. Ele acreditava realmente no programa; no entanto, desejava que a equipe agisse mais rapidamente para alcançar seus objetivos. O trabalho da equipe seria rigorosamente avaliado pelo responsável geral ao final de um ano, e três meses já se passavam. Ele ponderava se havia alguma maneira de tornar a equipe mais rápida.

No início do ciclo de vida da maioria das equipes permanentes, é extremamente importante a construção de relações interpessoais positivas, um ambiente social positivo e uma identidade de equipe. Por esta razão, na formação de muitas equipes são propostos exercícios para apresentar os integrantes, o que pode acontecer tanto na primeira quanto na segunda reunião. No Caso 15-1, as preocupações do Dr. Richter sugerem que sua equipe não construiu um relacionamento interpessoal satisfatório para um trabalho em equipe eficaz. Além disso, o Dr. Richter estava preocupado que nem todos os membros da equipe estavam aderindo ao objetivo comum da equipe, o que é essencial para sua identidade e sucesso. No entanto, a equipe está ainda no início do seu ciclo de vida, de modo que sua impaciência pode ser inapropriada. Por outro lado, a equipe está sob pressão para produzir em um período relativamente curto, e a sua formação pode ajudá-la a chegar lá.

Muitas vezes, uma intervenção para formação da equipe é providenciada quando um líder ou alguns membros da equipe identificam um problema ou preocupação que está afetando a eficiência da equipe. Os possíveis sintomas de tais problemas de equipe são declínio na produtividade ou outro resultado do desempenho, falta de clareza na comunicação ou presença de hostilidade entre os membros da equipe. Essas áreas de preocupação, muitas vezes, são reveladas (assim como causadas) por diferenças notáveis e gradativas entre os membros da equipe ou diferenças entre os membros da equipe e seu líder (Dyer et al., 207). A formação da equipe geralmente é iniciada pelos líderes em resposta a conflitos ou outros sinais de diferenças entre os membros da equipe.

Para saber por que e quando providenciar a formação da equipe, é importante revisar as características de equipes eficazes. O Quadro 15-1 exibe características extraídas da discussão de equipes eficazes no Capítulo 6. As equipes eficazes têm estrutura, foco, orientação, colaboração e gestão apropriados. As dificuldades em qualquer uma dessas áreas podem levar as equipes a ter problemas no cumprimento dos seus objetivos. Algumas dessas dificuldades estão além do alcance da formação da equipe. Por exemplo, a formação da equipe não abordará quadro de pessoal indefinido ou atuação ineficaz do responsável geral. Contudo, equipes ineficazes ou equipes com dificuldades, muitas vezes, podem beneficiar-se do programa de formação. No Quadro 15-1, as características que estão sujeitas à melhoria por meio da formação da equipe são identificadas com um item de verificação. A maioria das características tem a ver com foco, orientação, colaboração ou gestão da equipe. A formação da equipe é menos relevante à atividade de estrutura da equipe.

Equipes que manifestam as dificuldades com antecedência, baseadas em experiência anterior com membros da equipe ou em tarefas ou objetivos complexos, podem aderir ao programa de formação preventiva. Outras ocasiões da formação da equipe incluem a chegada de um novo líder, o afluxo de novos membros ou uma mudança importante na tarefa ou nos objetivos da equipe.

▶ Elementos de um programa de formação da equipe

Algumas equipes com graves dificuldades ou com ambiciosos objetivos de desenvolvimento optam por um programa sistemático de formação ao invés de identificar assuntos eventualmente, e depois tratá-los com intervenções de formação da equipe. Para iniciar um programa de formação, uma equipe avalia seu próprio funcionamento. Um ciclo de formação da equipe sério e sistemático inclui estágios de identificação do problema, coleta e análise dos dados, plano de ação, implementação e avaliação (Dyer et al., 2007).

Reunir dados proporciona à equipe a oportunidade de desenvolver uma compreensão básica dos seus próprios problemas. Levantamentos, entrevistas e compartilhamento em *Round-Robin* são exemplos de como uma equipe pode colher dados sobre seus problemas. Em seguida, para desenvol-

Quadro 15-1 Características de equipes eficazes influenciadas pela formação

	Influenciadas pela formação da equipe
Estrutura da equipe	
Um objetivo compartilhado, compreendido por todos os membros da equipe	✔
Responsabilidade compartilhada para atingir o objetivo	✔
Quadro de pessoal bem definido para a equipe toda ou para a equipe central	
Um líder inconteste, reconhecido por todos os membros da equipe	
Hierarquia suficiente para permitir rápida tomada de decisões, se necessário	
Autoridade adequada para a equipe tomar medidas para atingir seu objetivo	
Estabilidade do quadro de pessoal	
Foco da equipe	
Respeito pelos interesses dos pacientes e familiares, acima de todos os outros interesses	✔
Geração de confiança em pacientes e familiares	✔
Apoio aos pacientes como parceiros no seu atendimento ou gestão do seu próprio atendimento	✔
Orientação da equipe	
Concordância sobre valores comuns	✔
Concordância sobre um conjunto comum de processos de trabalho.	✔
Identidade da equipe	✔
Atenção ao ambiente social da equipe	✔
Responsabilidade mútua para atingir o objetivo da equipe	✔
Investir tempo em atividades que formam e mantêm a equipe	
Colaboração da equipe	
Respeito entre todos os membros da equipe e pelo paciente	✔
Confiança	✔
Interdependência ativa	✔
Uso de evidência científica na tomada de decisões	
Comunicação eficaz	✔
Prevenção e administração de conflitos de relacionamento	✔
Gestão da equipe	
Unidade de propósito e estrutura	✔
Ambiente social favorável	✔
Prazer no trabalho	✔
Formação eficaz da equipe	✔
Operações eficazes em nível de equipe	✔
Administração de conflitos de relacionamento sem solução	✔
Treinamento oportuno e eficaz	
Melhoria sistemática do desempenho	
Apoio eficaz do responsável geral para a equipe	
Apoio da organização maior	

ver uma agenda para seu programa de formação, uma equipe deve priorizar a informação coletada e considerar em que medida a equipe está funcionando, o que está relacionado aos problemas existentes e como a equipe pode mudar. Finalmente, usando achados da coleta e análise dos dados, a equipe deve gerar um plano de ação, implementá-lo e avaliar seu sucesso. O plano de ação é muitas vezes tão simples como chegar ao acordo, definindo atribuições e acompanhando, para garantir que as ações foram concluídas.

Como com todo investimento em infraestrutura, a formação sistemática da equipe faz mais sentido quanto mais permanente for a equipe. Para equipes que devem fazer um trabalho concentrado em um prazo delimitado, no entanto, a formação pode acelerar o seu movimento durante os estágios de atuação (para uma discussão dos estágios da formação da equipe, ver Cap. 8). Tais equipes podem não ter muito tempo para trabalhar fora daqueles elementos de equipes eficazes no curso natural de eventos. A formação sistemática não é uma opção apenas em equipes com duração muito curta, devido à falta de tempo. Para equipes *template*, cuja composição varia ao longo do tempo, as atividades de formação no contingente (*pool*) de membros potenciais podem ajudar a desenvolvê-las. Por exemplo, a formação da equipe poderia ser direcionada para um grupo de 45 médicos, enfermeiros e técnicos que trabalham juntos em uma sala de emergência em equipes *template* constantemente modificadas.

▶ Formando ou treinando a equipe?

Pode-se dizer que a *formação* é mais eficaz para equipes com interdependência de tarefas relativamente mais baixa, ao passo que o *treinamento* é mais eficiente para equipes com interdependência de tarefas mais alta (Shuffler et al., 2001). Isto se deve ao fato de que problemas específicos e isoláveis podem ser mais bem tratados via atividades particulares da formação da equipe, enquanto aqueles mais complexos (altamente interdependentes) beneficiam-se da melhoria básica nas competências individuais mediante treinamento. Outra ocasião para investir no treinamento da equipe, ao contrário da formação, é quando se lida com equipes *template*. As competências para a formação do trabalho em equipe no contingente (*pool*) de indivíduos com possibilidade de compor uma equipe *template* podem ser mais úteis do que controlar incontáveis combinações de membros da equipe durante os exercícios de formação, quando eles podem interagir com aquelas mesmas pessoas novamente. Por razões semelhantes, equipes com uma duração curta (p. ex., uma equipe de projeto de melhoria da qualidade com dois meses) podem não ter tempo para se envolver em exercícios de formação, que seriam proveitosos para os participantes, antes do treinamento para o trabalho conjunto.

▶ Interno ou externo?

As atividades de formação da equipe podem ser administradas pelos membros existentes, geralmente o líder, ou por facilitadores externos. A facilitação pelo líder da equipe (ou outro membro adequado) é aceitável sob as seguintes condições (Dyer et al., 2007, p. 80):

1. O líder sente-se à vontade com a atividade.
2. A equipe tem experiência em enfrentar com êxito assuntos difíceis.
3. O líder não é parte do problema.
4. A atividade é fácil de compreender.

Os líderes da equipe podem sentir-se à vontade com algumas das intervenções de formação mais curtas e mais simples, ao passo que intervenções mais amplas, ou delineamento de um programa sistemático de formação, podem beneficiar-se de facilitação especializada.

Outra possibilidade é que uma pessoa de fora da equipe poderia ser acionada para coletar dados da equipe, entrevistando cada membro para identificar problemas e preocupações. Em seguida, as informações poderiam ser discutidas por toda a equipe, que poderia então decidir se são necessários eventos de formação e se um estranho deveria facilitá-los. Os membros da equipe podem sentir-se à vontade para tratar dos problemas e preocupações sem ajuda externa.

TIPOS DE INTERVENÇÕES NA FORMAÇÃO DA EQUIPE

Existem vários tipos de atividades na formação da equipe. Nós as separamos nas seguintes categorias: esclarecimento dos objetivos, formação das relações interpessoais, criação da identidade da equipe, esclarecimentos dos papéis e melhoria dos processos. As categorias são listadas no Quadro 15-2, com exemplos para cada uma delas. Discutimos também um cenário popular para muitas atividades de formação, o retiro para organização da equipe.

Quadro 15-2 Tipos e exemplos de intervenções na formação da equipe

Tipo de atividade	Exemplo(s)
Esclarecimento dos objetivos	Como uma equipe, tratando de um conjunto de assuntos específicos sobre o seu objetivo
Formação das relações interpessoais	"Quebra do 'gelo'"; eventos sociais; compartilhamento de vulnerabilidades; perfis comportamentais
Criação da identidade da equipe	Reverência à história da equipe; contar histórias da equipe; celebrar os sucessos da equipe; símbolos da equipe
Esclarecimento dos papéis	Descrição dos papéis e expectativas no *Round-Robin*, com perguntas; matriz de responsabilidades
Melhoria dos processos	Usando um observador dos processos da equipe; discussão dos comportamentos perturbadores e consequências; administração de membros problemáticos (para outros exemplos, ver Cap. 16)

O retiro da equipe pode cobrir muitos ou todos os diferentes tipos de formação. Ele é discutido separadamente devido à sua popularidade.

▶ Esclarecendo os objetivos

Um fundamento da eficácia da equipe é um objetivo (ou conjunto de objetivos) compartilhado e compreendido por todos os membros. As novas equipes necessitam desenvolver diretamente esta compreensão compartilhada; as equipes de longa duração necessitam revisitar esta compreensão compartilhada à medida que se altera o quadro de pessoal ou os objetivos são modificados. Os eventos relevantes na formação da equipe podem ser tão simples quanto um item da agenda para revisar o objetivo da equipe (ou plano, missão, visão ou valores). As pessoas devem ficar dispostas em círculo na sala para garantir a compreensão por parte de todos. Tal atividade parece indicada para a equipe do Dr. Richter, no Caso 15-1.

Para esclarecer um objetivo da equipe de modo claro e coletivo, um membro designado ou o líder (ou o responsável geral) pode aplicar um exercício mais formal, que geralmente ocupa uma reunião inteira. Um conjunto de perguntas é, então, discutido em relação aos objetivos, cada uma recebendo atenção separada. Em seguida, a equipe pode ser dividida em subgrupos para discussão dos propósitos, com grupos assumindo perguntas diferentes e dando retorno à equipe toda. Perguntas como as apresentadas a seguir levam em consideração a investigação e a compreensão dos objetivos da equipe (Scholtes et al., 2003, p. C-28):

1. Está claro o que nosso responsável geral espera de nós?
2. Onde nos situamos no contexto mais amplo da instituição? A nossa equipe é uma prioridade do responsável geral?
3. Os limites do nosso trabalho estão claros? O que está fora da nossa competência?
4. De que recursos nós necessitamos?
5. Com base no que conhecemos da área, o nosso objetivo faz sentido para nós?
6. Nós temos as pessoas certas na equipe para alcançar o objetivo? Que outras pessoas não participantes da equipe serão fundamentais para nossos esforços?
7. Quem nos apoiará em nossos esforços? Quem será contrário? Quem será neutro? Como deveríamos nos comunicar com eles?

Perguntas não respondidas ficariam fora da investigação e seriam discutidas na sequência.

▶ Construindo relações interpessoais

Historicamente, a maioria das intervenções na formação da equipe enfoca as relações entre seus membros. Em geral, a formação das relações interpessoais começa com os membros da equipe que não se conhecem quebrando o silêncio (ou, como se diz, "quebrando o gelo"). O quebra gelo é de utilidade para equipes novas ou equipes que necessitam unir-se rapidamente ou quando os membros chegam com *backgrounds* completamente diferentes. O compartilhamento de informação sobre cada um inicia o processo de criação de uma relação. A equipe de gestão do Dr. Richter para pacientes crônicos (no Caso 15-1), provavelmente seria beneficiada pelo compartilhamento de alguma informação pessoal sobre cada um dos membros.

O quebra gelo se apresenta em uma variedade interminável, desde membros compartilhando um fato pouco conhecido sobre si próprios até membros reunindo-se em pares e sendo introduzidos no grupo. Em um exercício de quebra gelo, cada membro responde quatro perguntas por escrito (Biech, 2008, pp. 419-423). As folhas de respostas são então recolhidas e lidas em voz alta, e os membros registram (em silêncio) seus palpites no papel sobre quem deu cada resposta. Ao final, as identificações corretas são anunciadas. As quatro perguntas sugeridas são:

1. Uma coisa que ninguém nesta sala percebe sobre mim é...
2. Minha atividade de lazer favorita é...
3. Um dia perfeito para mim seria...
4. O ator ou atriz que deveria interpretar o filme da minha vida é...

Quaisquer outras perguntas, personalizadas para os membros da equipe, cumpririam a mesma finalidade.

Outras atividades de formação das relações vão além do estágio de quebra gelo, envolvendo membros em uma atividade compartilhada na qual o trabalho em equipe é necessário. Uma pesquisa na internet revela centenas de tais atividades de formação de equipes, incluindo competições de culinária, golfe, construção de catapultas, exposições de jogos e transporte de bolinhas de gude em cachimbos, ou experiências compartilhadas, como cursos de cordas e outros cursos de obstáculos. Algumas dessas atividades parecem inúteis (ou não profissionais ou fúteis) para muitos cientistas e profissionais da saúde, de modo que é importante a participação dos membros no desenho das atividades e que os líderes conheçam seus membros e adaptem as atividades às suas preferências. Na pior das hipóteses, algumas atividades de formação da equipe podem desperdiçar tempo, constranger os membros da equipe e até causar lesões físicas (p. ex., os jogos de *paintball* podem causar algum dano). Elas podem criar ressentimentos devido à perda de tempo e ao gasto de recursos.

Os eventos sociais são exemplos adicionais de atividades de formação de equipes que podem reforçar os vínculos entre seus membros. Novamente, as atividades sociais precisam ser adaptadas às restrições de tempo e preferências dos membros da equipe. Por meio de tentativa e erro, os líderes muitas vezes captam informações sobre preferências, momento certo e tipo de atividade social que agrega valor. No Capítulo 6, é descrita uma equipe de atenção primária, a Red Family Medicine. Esta equipe tinha um ambiente social positivo. Em todo verão, era promovido um piquenique que incluía premiações com brincadeiras; por meio dele, a equipe expressava afeto e humor. Os eventos sociais podem ser ou não apropriados à equipe, dependendo da permanência dela e da necessidade de ligações fortes entre os participantes.

As atividades mais intensivas de formação das relações começam com a entrada na área do treinamento da equipe. Os membros podem completar os perfis comportamentais e compartilhar autoavaliações de traços e estilos preferidos. De maneira ideal, os perfis comportamentais dão aos membros um meio confiável e objetivo de revelar seus pontos fortes e fracos, além de fornecer um vocabulário comum para os membros da equipe comunicarem diferenças e semelhanças. Geralmente, os questionários de perfis deveriam ser administrados, analisados e interrogados por um consultor ou treinador qualificado. Muitas vezes, o compartilhamento dos resultados dentro da equipe ajuda a compreender diferentes interações e estilos de trabalho (Amos et al., 2005).

Existem muitas ferramentas para traçar o perfil, incluindo *StrengthsFinder* (strength.gallup.com), *Insights Discovery* (www.insights.com) e *DiSC* (www.inscapepublishing.com). *DiSC* enquadra os indivíduos em um dos quatro estilos de comportamento: dominância (direta e decisiva), influência (otimista e social), firmeza (cooperativa e incentivadora) e consciência (cuidado e preocupada). Todos os indivíduos possuem os quatro estilos, mas em diferentes intensidades. Similarmente, *Insights Discovery* usa quatro categorias principais de temperamento, combinadas com cores: vermelho ardente é enérgico e agressivo, azul tranquilo é formal e deliberado, terra verde é afetuoso e relaxado, luz do sol amarela é entusiasta e sociável. *StrengthsFinder* identifica áreas nas quais um indivíduo tem o maior potencial de poderes de formação, baseado em padrões de reflexão, sentimento ou comportamento consistentes e recorrentes. Os exemplos das áreas (em número de 34) incluem: aprendiz (ter um grande desejo de aprender e vontade de melhorar continuamente), positividade (ter um entusiasmo contagioso), realizador (ter um grande acordo de resistência e trabalhar arduamente; ter grande satisfação de ser atarefado e produtivo) e competição (medir o progresso em comparação com o desempenho de outros; lutar para obter o primeiro lugar ou terminar primeiro).

O indicador do tipo Myers-Briggs (MBTI, do inglês Myers Briggs Type Indicator) é uma escolha popular para traçar o perfil comportamental em equipes profissionais (Quenk, 2009). O MBTI tem propriedades psicométricas relativamente bem estabelecidas e adequadas. O MBTI classifica os indivíduos em um dos 16 tipos, baseado nas quatro dimensões de introversão-extroversão, sentimento-intuição, pensamento-sensação e julgamento-percepção. Os tipos são preferências, com nenhum tipo melhor ou pior do que os outros. O MBTI ou variações dele que enfocam os papéis da equipe podem ser proveitosos para abrir discussões de estilos preferidos dos membros da equipe. Por exemplo, os extrovertidos, com mais probabilidade do que os introvertidos, falam nas discussões e gostam do confronto de ideias. Os tipos de percepção prestam menos atenção aos prazos do que os tipos de julgamento. Uma vez que os conflitos interpessoais em geral estão relacionados ao tipo de personalidade, o conhecimento das preferências dos outros pode diminuir a probabilidade de conflito interpessoal na equipe. Igualmente, os membros podem ser mais bem combinados com tarefas dependendo das suas características de personalidade. Por exemplo, comparado à maioria dos outros tipos do MBTI, o tipo introversão-sentimento-pensamento-julgamento (ISTJ, do inglês *Introvert-Sensing-Thinking-Judging*) provavelmente gostaria de tarefas que exigissem extrema atenção ao detalhe.

Conforme discutido no Capítulo 6, a confiança nos colegas de equipe é um atributo importante que muitas vezes falta, especialmente durante a formação e nos estágios iniciais de novas equipes (os estágios de novas equipes são examinados no Cap. 8). A confiança interpessoal pode ser influenciada pelas atividades da formação da equipe. Geralmente, as atividades para desenvolver a confiança envolvem exercícios experimentais ou compartilhamento de vulnerabilidades pessoais. Os exercícios experimentais abrangem cursos de cordas, nos quais a pessoa agarra-se a uma corda e então é abaixada para o grupo por um colega. Há também desafios recreativos similares que requerem dependência dos colegas de equipe, tal como subir uma escada alta com um parceiro (todos com equipamento de segurança, evidentemente). O exercício de "queda com confiança" é feito com uma pessoa caindo para trás, da altura da mesa, nos braços dos outros membros da equipe. Nós não recomendamos este exercício, por motivos de segurança, saúde entre outros.

O especialista Patrick Lencioni sustenta que o compartilhamento de vulnerabilidades é essencial para o desenvolvimento da confiança (Lencioni, 2005). Lencioni recomenda que, em um local fora da sede do trabalho, as pessoas fiquem em círculo na sala, e cada uma explique onde cresceu, quantos irmãos tem e o desafio mais importante da sua infância. Ele afirma que tal compartilhamento pode ser encarado pela maioria dos indivíduos sem constrangimento e que isto é uma maneira eficiente de desenvolver empatia. Muitos profissionais da saúde podem sentir-se desconfortáveis compartilhando sensações; algum grau de experiência em facilitação é requerido para este tipo de exercício de formação de equipe. Por exemplo, alguns membros podem discutir memórias particularmente dolorosas. Outras perguntas, tais como o melhor ou o pior emprego, ou o maior erro no trabalho, podem proporcionar uma base para o compartilhamento de vulnerabilidades. A chave é ter pessoas revelando algo relevante sobre si próprias, mas sem ser constrangedor ou ridículo. As diretrizes sobre tempo por pessoa, como 1 a 2 minutos, são proveitosas, embora não necessitem ser cumpridas rigorosamente.

▶ Criando a identidade da equipe

Uma identidade forte da equipe e características relacionadas que contribuam para esta identidade, tais como valores comuns, processos e objetivos compartilhados, são fundamentais para a eficácia da equipe (ver Cap. 6). Idealmente, a identidade da equipe é estabelecida no início do seu desenvolvimento; caso isso não aconteça, ou se a rotatividade criar incerteza a respeito da identidade, as atividades de formação da equipe podem ajudar. Anteriormente, neste capítulo, nós abordamos atividades para formular objetivos compartilhados. Outras atividades para construir a identidade incluem reverenciar a história da equipe, contar histórias da equipe, celebrar seus feitos e desenhar seus símbolos.

Reverenciando a história da equipe

Equipes atarefadas raramente têm tempo para documentar sua história. Informações simples, como data de fundação, composição da equipe, principais eventos e mudanças no quadro de pessoal e liderança, podem ser registradas em uma seção "Sobre" de um *site* ou em documentos impressos. Mesmo para equipes *template*, uma história das realizações, que poderia ser publicada para o contingente (*pool*) de potenciais participantes da equipe, estabelece permanência de propósitos e respeito pelos membros.

O registro do quadro de pessoal pode não ser de importância capital para os membros que passaram pela equipe, mas significa para os atuais que suas contribuições e legado são estimados.

Contando histórias da equipe

Contar histórias sobre a equipe confere legitimidade à sua identidade; isto expressa que aspectos do trabalho da equipe serão comunicados no futuro, aos novos membros e talvez até a pessoas externas. As histórias poderiam revelar ações especiais de um líder ou responsável geral para defender a equipe, por exemplo, ou esforços "além do exigido por dever" por parte de um membro para objetivos posteriores da equipe. O serviço abnegado à equipe pode ser imortalizado através de histórias.

Celebrando os sucessos da equipe

A divulgação das atividades e realizações da equipe (ao contrário das atividades e realizações dos membros individualmente) promove orgulho e identidade do grupo. Os responsáveis gerais e líderes deveriam tomar a iniciativa de comunicar e enaltecer os feitos de suas equipes, mas, se eles não procederem dessa maneira, outros membros podem assumir esta função. Um *site* físico especificado (como um boletim) ou um *site* pode ser usado para armazenar a história e as realizações da equipe. As organizações que promovem o trabalho em equipe são cuidadosas em reconhecer suas realizações, a fim de inserir esse tipo de trabalho na cultura organizacional (ver Cap. 18).

Desenhando os símbolos da equipe

A expressão dos símbolos da equipe significa para os membros que eles pertencem à mesma unidade. Um exemplo foi mostrado no Caso 6-3, da *Red Family Medicine*, do Capítulo 6, no qual a equipe passou por um estágio em que várias pessoas usavam uma peça de roupa vermelha nas "terças-feiras do rubi", simbolizando o orgulho em fazer parte dela. Após atingir a finalidade de formação da equipe, a prática perdeu força gradualmente. A exigência da prática teria sido contraproducente. Além da peça simbólica do vestuário, a *Red Family Medicine* tem seu próprio nome característico. A *Red Family Medicine* também poderia ter criado um logotipo, *slogan* ou lema para a equipe. Os símbolos de identidade de equipes abrangem nomes, logotipos, lemas ou objetos físicos que têm significado para seus membros. Os símbolos geralmente deveriam ser desenvolvidos ou aprovados pelos membros da equipe em vez de serem impostos. Distribuir bonés aos membros que nunca usaram este tipo de acessório pode simplesmente trazer preocupação sobre o investimento desperdiçado. Camisetas com o logotipo ou o lema da equipe são uma opção popular. Os líderes precisam envolver os membros da equipe ou conhecê-los suficientemente bem para selecionar símbolos apropriados que terão significado e não serão vistos como desperdício.

▶ Esclarecendo os papéis

Os sintomas da necessidade de esclarecer os papéis da equipe incluem conflitos gerais sobre a responsabilidade de tarefas particulares. Ou os membros podem admirar-se que outros membros estão contribuindo para a equipe e suspeitar que os outros não compreendem suas contribuições. Ocasionalmente, uma crise ocorre quando todos pensam que alguma outra pessoa é responsável pela execução de uma tarefa que fracassa pelas falhas. Os assuntos sobre esclarecimento de papéis são mais comuns em equipes novas, equipes com alta rotatividade e equipes que não se reúnem com frequência, provocando o isolamento dos membros (Dyer e et al., 2007, pp. 122-123).

Os objetivos de um exercício para esclarecer papéis são: (1) obter uma compreensão clara de seus próprios papéis, (2) sentir-se confortável porque os outros compreendem seus papéis e (3) ter uma compreensão do que os outros esperam. Um meio formal de *esclarecimento de papéis* é o exercício seguinte (Dyer et al., 2007, pp. 126-129):

1. O grupo forma um círculo na sala e cada membro descreve o seu papel – o que é esperado, quando isto é esperado e como se espera que isto seja feito.

2. Em seguida, ocorre o esclarecimento de perguntas de outros membros, e eles indicam que compreendem o papel do membro em foco.

3. Finalmente, a pessoa em foco fala diretamente a cada pessoa da equipe, especificando o que ela necessita do outro membro.

Os pesquisadores sustentam que este é um dos mais fáceis e eficientes exercícios para formação de equipes (Dyer et al., 2007, p. 127). Em um exercício similar, identificado como *negociação de papéis*, cada membro da equipe elabora uma lista das suas principais atividades (West, 2012, pp. 100-101). Os outros membros da equipe escrevem sobre a lista, indicando se acham que o membro em foco deveria realizar mais, menos ou manter cada atividade no nível atual. Os comentários são assinados. Após, pares de membros discutem os resultados finais.

Um exercício menos abrangente, a *matriz de responsabilidades*, ajuda as equipes a identificar e atribuir responsabilidade de tarefas aos membros apropriados (Scholtes et al., 2003, pp. C-11 a C-12). A atividade começa com a identificação de tarefas que não estão claramente atribuídas a um membro da equipe ou a um conjunto de membros da equipe. Ao mesmo tempo, a equipe cria uma lista de tarefas pouco claras. A lista é informada ou circula, e os membros da equipe registram quem eles acreditam ser o responsável por cada tarefa. Por fim, a equipe discute coletivamente cada uma das tarefas e as respostas dos membros. Os membros da equipe devem chegar a um consenso sobre a atribuição de cada tarefa.

▶ Melhorando os processos do trabalho em equipe

O Capítulo 16 aborda os métodos para melhorar o desempenho da equipe por meio do uso de metodologias formais para melhoria de processos. Estas poderiam ser consideradas atividades de formação da equipe. Além disso, intervenções menos formalizadas podem ajudar a construir a capacidade da equipe de processar a informação, resolver problemas e tomar decisões.

Para identificar padrões de interação potencialmente problemáticos dentro da equipe, podem ser designados alguns de seus membros para observar os processos durante uma reunião, dar atenção a comportamentos específicos e fazer anotações. Em um determinado ponto da pauta da reunião, os observadores relatam então os achados, e a equipe discute as observações em conjunto. Os observadores deveriam ter diretrizes claras sobre o que estão procurando, e os comportamentos ponderados deveriam ser explicados com antecedência. Exemplos de tais listas de verificação (*checklists*) estão disponíveis (Scholtes et al., 2003). Os observadores podem registrar os tipos de contribuições feitas pelos membros, por exemplo, ou registrar o padrão de interação durante a reunião da equipe.

Confrontando o comportamento perturbador

Os processos das equipes podem ser dificultados por conversas paralelas mantidas pelos membros, leitura durante as reuniões ou outros comportamentos potencialmente perturbadores. Em um exercício sobre comportamento de grupo perturbador, a equipe desenvolve uma compreensão compartilhada de comportamento de equipe aceitável, através da concordância sobre como administrar problemas de grupo, sobre o quanto de comportamento perturbador é admitido e o que um líder pode fazer para lidar com um problema (Scholtes et al., 2003, pp. C-16 a C-18). A atividade é mais bem aplicada após a segunda ou terceira reunião de uma nova equipe, quando seus membros estão mais familiarizados entre si ou quando os comportamentos dos membros começam a perturbar as suas atividades. O exercício deveria ser apresentado aos membros da equipe como um método de criação de diretrizes para reuniões e desenvolvimento de mecanismos para administrar comportamentos perturbadores. O exercício começa com o *brainstorming* sobre comportamentos que podem perturbar as atividades da equipe (ver Cap. 10 para uma discussão sobre confronto de ideias). A votação reduz a lista a um número possível de se trabalhar. Em seguida, a equipe discute possíveis respostas aos comportamentos, indo desde a prevenção, passando por uma intervenção mínima, até uma intervenção forte. A equipe chega a um consenso sobre as maneiras de lidar com as perturbações mais graves. A atividade sensibiliza os membros a prestarem atenção ao fluxo das suas reuniões e outras atividades da equipe, além de estimulá-los a confrontar e administrar comportamentos perturbadores.

Administrando um membro problemático da equipe

Às vezes, a perturbação de processos da equipe se deve a ações recorrentes de um ou mais membros problemáticos. Tais membros constantemente podem perder atividades da equipe, adotar uma posição negativa sobre assuntos consensuais ou não completar suas tarefas. O primeiro aspecto a levar em conta é o valor que o desafio pode trazer para a equipe, especialmente em forma de criatividade. Um grau de perturbação relacionado à tarefa através de questionamento pode ser saudável para a equipe (o Cap. 10, sobre criatividade, discute este assunto mais detalhadamente). No entanto, se a perturbação for persistente e não propiciar valor, pode haver necessidade de alguma ação para cessar este comportamento. No Capítulo 17, são discutidas várias opções. Em casos extremos, pode ser necessário retirar o membro da equipe, o que, muitas vezes, requer o respaldo do responsável geral da equipe.

Retiros organizacionais

CASO 15-2

Pela primeira vez, o médico Russel MacIntyre, psiquiatra, deixou um retiro organizacional da equipe com a sensação de realização. Sua equipe de saúde comportamental do adulto mantinha retiros anuais, fossem os membros favoráveis ou não. Sob a liderança anterior de um psiquiatra e colega do Dr. MacIntyre, os retiros eram ocasiões para promover ideias e novidades que seu colega encontrava em recitais ou viagens. O líder imaginava que a equipe se divertia e se beneficiava das suas ideias preferidas. No último ano, por exemplo, os exercícios de seis horas de "autêntico envolvimento" foram a atividade principal do retiro de um dia inteiro, que foi precedido por um longo jantar na noite anterior. Os exercícios foram realizados por uma minoria de membros, principalmente os mais novos, enquanto o Dr. MacIntyre e a maioria dos seus colegas de equipe buscavam justificativas, verificando o correio de voz ou fazendo uma longa caminhada. Ele sentia que já conhecia bem seus colegas de equipe.

Recentemente, a psicóloga Miriam Adelman, PhD, assumira o papel de líder. Diferentemente do seu antecessor, a Dra. Adelman solicitou um feedback da equipe para orientar a temática do retiro, bem antes da sua realização. A maior parte do retiro era gasta debatendo os méritos de uma terapia para depressão relativamente nova, estimulação do nervo vago, e a possibilidade de admissão na equipe de um membro que conhecesse tal terapia. O momento social consistia de um pequeno almoço.

Um levantamento complementar e discussão em equipe (outra nova atividade implementada pela Dra. Adelman) confirmaria se as conclusões do Dr. MacIntyre eram compartilhadas pelos outros membros da equipe.

Os retiros são reuniões ampliadas da equipe, geralmente promovidas fora do local de trabalho, podendo durar de algumas horas a vários dias. Nos retiros, as atividades sociais frequentemente acompanham a revisão do desempenho, problemas e oportunidades da equipe. Muitas vezes, os retiros são importantes no estágio de criação da equipe, porque pode-se progredir em uma variedade de temas básicos em um período curto. Algumas equipes utilizam retiros anuais para revisão de desempenho e planos. Outras equipes usam os retiros para examinar assuntos que estão "estocados" – assuntos que merecem um exame intensivo, mas não podem ser tratados durante operações normais.

Na pior das hipóteses, os retiros podem ser uma fonte importante de insatisfação em equipes, se os membros concluírem que estão desperdiçando um tempo precioso. O Dr. MacIntyre e muitos dos seus colegas na equipe de saúde comportamental do adulto no Caso 15-2 sustentavam esta visão de retiros para a equipe. Isto é muito comum, mas em grande parte evitável. Várias diretrizes aumentam a probabilidade de retiros bem-sucedidos (Clevenger, 2007). O Quadro 15-3 resume as diretrizes. Primeiro, os membros da equipe, além do líder, deveriam planejar o retiro, com a ajuda de um facilitador externo, se necessário. Os membros da equipe deveriam apropriar-se do retiro. Segundo, a presença deveria ser obrigatória. Se os membros relutam em contribuir durante dias inteiros, um retiro de meio-dia ainda pode ser proveitoso. Em geral, os retiros deveriam ser realizados longe do local usual de trabalho, para minimizar as distrações e simbolizar a importância do evento. No entanto, o local deve ser acessível.

Talvez o mais difícil seja ter vários meses de reuniões de planejamento antes do evento, incluindo a coleta de contribuições sobre os tópi-

Quadro 15-3 Diretrizes para retiros de equipes eficazes

Envolver os membros da equipe no planejamento do retiro
Exigir a presença, especialmente de todos os atores-chave
Sair do local de trabalho
Ter vários meses de reuniões de planejamento, antes do retiro
Selecionar tópicos de contribuição para a equipe. Focar em tópicos que requerem interação e participação presencial
Comunicar com bastante antecedência os objetivos do retiro
Fazer e distribuir observações
Acompanhar qualquer decisão

Fonte: Dados de Clevenger K. Improve staff satisfaction with team building retreats. *Nurs Manage.* 2007; 38(4):22,24.

cos, palestrantes, atividades ou assuntos sobre o desempenho da equipe. A coleta de dados sobre opiniões e preferências dos membros da equipe é especialmente proveitosa. Os tópicos que exigem a interação presencial são ideais para os retiros. Finalmente, por razões instrumentais e simbólicas, a tomada de observações é importante. Instrumentalmente, as observações comunicam conteúdo àqueles que não podem estar presentes, proporcionam um registro histórico e estabelecem a base para a continuidade das discussões. Simbolicamente, fazer observações significa que a atividade é importante e que as pessoas deveriam considerar seriamente esta prática. Por fim, quaisquer decisões tomadas em um retiro deveriam ser monitoradas, novamente para evitar a crítica aos retiros como ocasiões de "bem-estar" (*"feel-good"*) sem ter impacto duradouro.

EFICÁCIA NA FORMAÇÃO DA EQUIPE

Embora a prática de formação de equipes tenha sido popular pelas últimas décadas e é muitas vezes discutida em combinação com o desempenho da equipe, até recentemente havia pouca evidência sobre a eficiência desta prática, especialmente quanto à melhoria do desempenho da equipe. Historicamente, os achados têm sido relativamente inconsistentes sobre a eficácia das intervenções na formação da equipe (Salas et al., 1999). Tem havido achados conflitantes entre pesquisadores, assim como variabilidade em relação aos efeitos da formação da equipe sobre medidas objetivas e subjetivas do desempenho. Em geral, os registros subjetivos, muitas vezes, sugerem melhoria do desempenho, enquanto as medidas objetivas, muitas vezes, não indicam um efeito positivo da formação da equipe sobre o desempenho.

Contudo, os achados mais recentes são mais promissores, fornecendo evidências de que a formação da equipe pode resultar na melhoria dos produtos, especialmente produtos "afetivos", que abrangem sensações de confiança entre os membros (Klein et al., 2009). Os pesquisadores têm estudado os impactos de diferentes tipos de formação de equipes (p. ex., esclarecimento dos objetivos ou formação das relações interpessoais) sobre produtos específicos (p. ex., cognitivos, desempenho, processo e produtos afetivos). As intervenções que enfatizam o esclarecimento de papéis, em especial, melhoram notavelmente o desempenho. As sínteses de pesquisas mais recentes têm encontrado apoio também para as atividades de esclarecimento dos objetivos (Klein e colaboradores, 2009; Suffler e colaboradores, 2011). O esclarecimento dos papéis é especialmente importante para melhorar o desempenho individual, ao passo que o esclarecimento dos objetivos intensifica a conquista de produtos da equipe.

Finalmente, os pesquisadores acreditam que a formação da equipe é mais eficaz em equipes maiores (compostas de mais de 10 membros), possivelmente porque elas exibem grande parte dos problemas que podem enfraquecer a formação da equipe, tais como pensamento de grupo e confusão sobre objetivos e papéis (Klein e colaboradores, 2009, p. 213).

A eficácia da formação da equipe está vinculada à qualidade do esforço para tal atividade. Para melhorar as chances de um evento de formação de equipe ter um efeito positivo, a atividade deveria ser vinculada aos processos globais ou produtos da equipe – isto tem que ser relevante. A atividade de formação da equipe deveria ser complementada com mudanças profundas nos processos da equipe ou com melhorias demonstráveis nos produtos. As atividades de formação sem acompanhamento ou avaliação são vistas como um desperdício de tempo e energia pelos membros da equipe. As atividades exitosas de formação de equipe geralmente deveriam ser planejadas pelos membros, além dos líderes ou responsáveis gerais. Os processos de planejamento deveriam refletir a cultura do trabalho em equipe.

CONCLUSÃO

As atividades de formação da equipe são direcionadas à melhoria da capacidade da mesma ser eficaz. A formação da equipe está crescendo em importância simultaneamente com a importância da eficácia da equipe, à medida as equipes geralmente não se tornam eficazes sem uma atenção deliberada para isso. As atividades de formação da equipe, em geral, envolvem esclarecimento de objetivos ou papéis, formação das relações interpessoais, criação da identidade ou melhorias dos processos. Os retiros são um cenário comum para concretizar a formação da equipe. As equipes podem aumentar as chances de atividades exitosas de formação da equipe, incluindo retiros, mediante envolvimento antecipado dos membros no planejamento, maximização da presença e acompanhamento com mudanças e avaliação das atividades.

REFERÊNCIAS

Amos JA, Hu J, Herrick CA. The impact of team building on communication and job satisfaction of nursing staff. *J Nurses Staff Dev*. 2005;21:10-16.

Biech E, ed. *The Pfeiffer Book of Successful Team-Building Tools: Best of the Annuals*. 2nd ed. San Francisco, CA: Pfeiffer; 2008.

Clevenger K. Improve staff satisfaction with team building retreats. *Nurs Manage*. 2007;38(4):22, 24.

Dyer WG, Dyer WG Jr, Dyer JH. *Team Building: Proven Strategies for Improving Team Performance*. 4th ed. San Francisco, CA: Jossey-Bass; 2007.

Klein C, DiazGranados D, Salas E, et al. Does team building work? *Small Group Research*. 2009;40:181-222.

Lencioni P. *Overcoming the Five Dysfunctions of a Team: A Field Guide*. San Francisco, CA: Jossey-Bass; 2005.

Quenk NL. *Essentials of Myers-Briggs Type Indicator Assessment*. Hoboken, NJ: John Wiley & Sons; 2009.

Salas E, Rozell D, Mullen B, et al. The effect of team building on performance: an integration. *Small Group Research*. 1999;30:309-329.

Scholtes PR, Joiner BL, Streibel BJ. *The Team Handbook*. 3rd ed. Madison, WI: Oriel Incorporated; 2003.

Shuffler ML, DiazGranados D, Salas E. There's a science for that: team development interventions in organizations. *Curr Dir Psychol Sci*. 2011;20:365-372.

Venneberg DL. An eclectic approach to building effective teams: eight separate but interrelated components. *Advances in Developing Human Resources*. 2010;12:3-6.

West MA. *Effective Teamwork: Practical Lessons from Organizational Research*. 3rd ed. Chichester, UK: John Wiley & Sons, Ltd.; 2012.

Melhorando os processos em equipes de saúde

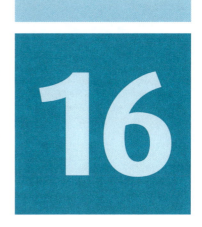

Os Capítulos 14 a 17 abordam a ação para melhoria do desempenho da equipe. O Capítulo 14 cobre o treinamento, e o Capítulo 15 examina a formação da equipe. Este capítulo apresenta uma descrição da melhoria dos processos, abordando inicialmente como ela se ajusta dentro da categoria maior da melhoria do desempenho. O Capítulo 17 ocupa-se da solução de problemas.

MELHORIA DO DESEMPENHO

A expressão *melhoria do desempenho* refere-se a um ciclo de atividades de gestão, identificando áreas para melhoria, definindo objetivos de melhoria, estabelecendo ações para atingir esses objetivos e medindo novamente o desempenho. Em seguida, identificam-se novas áreas para melhoria, definem-se novos objetivos e assim por diante, em repetições intermináveis do ciclo.

    A primeira etapa do ciclo é a medição do desempenho de uma equipe, que deve incluir a avaliação da sua capacidade em atingir seus objetivos e a avaliação da qualidade do seu trabalho em equipe. O Capítulo 13 trata da avaliação do desempenho da equipe e enfatiza a medição da qualidade do trabalho em equipe, em observância ao tratado neste livro. Os detalhes do quanto as equipes desempenham para atingir seus objetivos estão fora do limite de ação deste livro, mas a natureza geral desta medição pode ser relatada brevemente. Para uma equipe clínica, a medição da conquista de um objetivo consiste em saber em que medida a equipe consegue atingir as seis metas do Instituto de Medicina discutidas no Capítulo 6. Por exemplo, uma equipe clínica deseja conhecer a qualidade dos seus resultados clínicos, como a qualidade dos resultados do Laboratório ou da Unidade Obstétrica descritos no Capítulo 13. Para as equipes de gestão, os objetivos variam bastante de equipe para equipe, e a medição da conquista do objetivo varia de maneira correspondente. Para tomar um exemplo, a equipe de finanças de um hospital quer saber qual é o seu desempenho em relação a vários indicadores financeiros, incluindo a razão dívida/patrimônio líquido e o seu dinheiro em caixa (ativo líquido). Considerando equipes de todos os tipos, quanto à medição do desempenho apropriado, a lista abrange tópicos bastante variáveis: satisfação dos pacientes, tempos de espera, taxas de infecções pós-cirúrgicas, custos de procedimentos comuns (p. ex., artroplastia total do quadril), taxas de crescimento da receita, crescimento da margem de operações e assim por diante. Um dos tópicos da lista é a qualidade do trabalho em equipe.

    Após a medição do desempenho ter revelado áreas de melhoria, a próxima etapa do ciclo é agir para melhorar. A lista de ações potenciais consiste em uma série ampla e diversa: acompanhamento, treinamento, formação, melhoria dos processos, mudança cultural e muitas outras ações de gestão. O treinamento é explicado nos Capítulos 8 e 12. O treinamento e a formação da equipe são cobertos nos dois capítulos anteriores. O Capítulo 18 examina a criação de uma cultura organizacional baseada em equipe e o uso de sistemas de compensação para fomentar as alianças organizacionais. A lista de possibilidades é longa. Algumas ações podem ser muito simples e diretas. Por exemplo, se um fornecedor do hospital não pode mais cumprir regularmente seu calendário de entrega, uma mudança para um fornecedor mais confiável melhorará o desempenho.

    Nos últimos anos, as discussões da melhoria do desempenho no atendimento de saúde têm muitas vezes enfatizado um conjunto especial de atividades, que coletivamente denominam-se *melhoria dos processos*. O campo primário do conhecimento subjacente à melhoria dos processos é a teoria dos sistemas. Um sistema, neste contexto, é um grupo de partes interdependentes interagindo, unificadas em um todo que tem um único propósito ou um conjunto coerente de propósitos. A teoria dos sistemas é o estudo desses agrupamentos de partes, incluindo como eles estão estruturados, como eles funcionam, a maneira como as partes interagem, os determinantes do desempenho do sistema e outras propriedades de sistemas. Além da teoria dos sistemas, a melhoria dos processos faz amplo uso da estatística e do método científico, bem como de alguns outros campos do conhecimento, tal como o conhecimento dos fatores humanos (Ransom et al., 2008).

MELHORIA DOS PROCESSOS

O foco deste capítulo é a melhoria dos processos em equipes, ou seja, o aperfeiçoamento o desempenho da equipe pela melhoria direta dos processos usados por ela para atingir seu objetivo.

A origem do conhecimento sobre como melhorar processos é diferente da origem da maior parte do conhecimento a respeito de equipes neste livro. A maioria dos conteúdos deste livro origina-se na sociologia, no comportamento organizacional, na psicologia social e na ciência da administração. O conhecimento da melhoria dos processos, ao contrário, tem origem no pensamento sistêmico e na engenharia de sistemas. Importantes colaboradores na definição destes fundamentos foram W. Edwards Deming (1986), Jospeh M. Juran (1988) e Taiichi Ohno (1988), entre outros. Nos EUA, o uso de pensamento sistêmico e a melhoria dos processos no atendimento de saúde têm sido defendidos por Donald M. Berwick (2004) e outros. Uma abordagem sistêmica para melhorar a qualidade do atendimento de saúde é proeminente no trabalho do Instituto de Medicina (2001).

A aplicação do pensamento sistêmico especificamente a equipes de saúde foi adotada pela primeira vez por Paul B. Batalden et al. (2003). Seu conceito de microssistema clínico é discutido no Capítulo 12.

MÉTODOS PARA MELHORIA DOS PROCESSOS

Nos últimos 60 anos, muitas abordagens sistemáticas têm sido concebidas para melhorar o desempenho dos processos na manufatura, indústrias de serviços, serviços financeiros e outros setores da economia. Os métodos mais comumente aceitos no atendimento de saúde têm sido a Melhoria Contínua da Qualidade (CQI, do inglês *Continuous Quality Improvement*), Produção *Lean* e Seis Sigma (Ransom et al., 2008, pp. 63-83). A CQI requer: (1) compreensão de um sistema como um conjunto de processos, (2) identificação de oportunidades para a melhoria dos processos, (3) promoção de mudanças no processo para melhorar o desempenho, (4) medição dos efeitos das mudanças realizadas e (5) estabilização das mudanças que comprovadamente melhoraram o desempenho (McLaughlin e Kaluzny, 2006). A Produção *Lean* é similar, com a diferença que este método está focado na eliminação do desperdício em um sistema. A eliminação do desperdício provoca não apenas a melhoria da eficiência, mas também a maior confiabilidade do sistema em atingir seus objetivos (Liker, 2004). O método Seis Sigma é também similar ao método CQI, mas ele enfoca a redução de erros a níveis extremamente baixos; desse modo, ele melhora a consistência do desempenho e a eficiência, pois elimina a necessidade de reelaboração (Barry et al., 2002).

Todos esses métodos para melhoria dos processos são abordagens abrangentes para administrar os processos utilizados por uma organização para atender as necessidades e os desejos dos seus clientes. Eles compartilham sete princípios gerais:

- Bom desempenho significa satisfazer as necessidades do cliente.
- Uma organização é um sistema de interação de processos ou sequências de eventos.
- A melhoria no desempenho é alcançada com a melhoria dos processos.
- O desempenho do sistema é avaliado pela coleta e análise de dados e não pelo emprego de impressões ou julgamentos subjetivos.
- O envolvimento daqueles que participam diretamente dos processos é fundamental para a sua melhoria.
- A melhoria pode ser conquistada somente por meio do comprometimento dos líderes seniores da organização.
- A busca da melhoria nunca termina; ela é permanente e implacável.

Como é sugerido pela generalidade destas colocações, cada um dos diferentes métodos tem uma filosofia de gestão subjacente à sua abordagem para melhoria dos processos. Essas filosofias diferem um tanto, sendo algumas mais desenvolvidas do que outras. Este capítulo, no entanto, não está focado nos embasamentos gerais da melhoria dos processos. Ao invés disso, sua principal meta é explicar a mecânica da melhoria dos processos, ou seja, as ações que as equipes podem adotar em um nível detalhado para melhorar seus processos de trabalho. Contudo, considerações organizacionais mais amplas são importantes e discutidas brevemente mais adiante no capítulo.

▶ O modelo de melhoria

CASO 16-1

O Grupo Médico Heartland era uma clínica de atenção primária de 12 médicos de família, sete médicos, oito enfermeiros clínicos (NPs, do inglês nurses practitioners*) de adultos e um obstetra, que atendia mulheres com gravidez de alto risco. Heartland estava localizado em uma cidade de 12 mil habitantes e atendia pessoas de vários outros municípios menores e próximos. Os 19 médicos e oito NPs do Heartland eram divididos em três grupos, com funcionários de recepção e assistentes médicos separados. Em outras palavras, havia três equipes de médicos e staff de apoio. Além disso, um grupo de enfermeiros registrados (RNs, do inglês* registered nurses*) e staff administrativo apoiavam as três equipes. Heartland usava um prontuário eletrônico de saúde (EHR, do inglês* electronic health record*), ao qual tinha acesso graças a um acordo de afiliação com o hospital onde os médicos também trabalhavam.*

O relatório público do desempenho do grupo médico foi tornando-se uma realidade no Estado onde o Heartland estava localizado. Um projeto tinha sido conduzido por três anos para introduzir a ideia. O desempenho do grupo médico no atendimento preventivo e atendimento de doenças crônicas tinha sido medido e relatado aos grupos médicos, mas não amplamente. Todos os grupos médicos sabiam que a qualidade das medições do atendimento seriam logo divulgadas publicamente na internet, com início em 1 a 2 anos.

Um componente do atendimento crônico medido era o dos pacientes com asma. As duas medidas relatadas eram a porcentagem de pacientes com notas altas em um questionário autoadministrado sobre seus sintomas de asma (uma nota alta indicava que o paciente tinha poucos sintomas) e a porcentagem de hospitalizações por asma no ano anterior ou de consultas a um Serviço de Emergência (SE) por motivo de asma, duas vezes ou mais. No relatório mais recente, o Heartland tivera notas insatisfatórias em relação a outros grupos médicos em ambas as medidas. Apenas 20% dos seus pacientes tiveram notas altas segundo o questionário autoadministrado, e 14% dos seus pacientes foram hospitalizados durante o ano anterior e tiveram duas ou mais visitas ao SE. Os médicos e NPs queriam melhorar essas notas.

Com a aprovação do Comitê de Serviços Clínicos Heartland (o comitê operacional do dia a dia), foi formada uma equipe de melhoria da qualidade (QI, do inglês quality improvement*), para servir as três equipes de atenção primária. A equipe de QI consistia de um médico de uma equipe de atenção primária, um NP de uma segunda equipe, um outro NP da terceira equipe, um gestor operacional, um assistente médico, um RN e um membro do grupo de apoio do EHR (prontuário eletrônico de saúde) do hospital. O objetivo geral da equipe de QI era melhorar as notas do Heartland nas medidas de asma, elevando o moral do grupo médico perante outros grupos do Estado.*

A equipe reuniu-se pela primeira vez para revisar sua carga de trabalho.

Assim como a história sobre a formação em segurança cirúrgica no Capítulo 14, esta história é recorrente nos EUA, à medida que clínicas e hospitais tornam-se motivados a melhorar seu desempenho. Em muitos casos, a motivação de clínicas e hospitais é resultado da preocupação com suas reputações. As preocupações estão sendo geradas por relatórios públicos de como os pacientes passam pelo tratamento. Às vezes, os pagamentos das companhias de seguro são também limitados para satisfazer certos limiares sobre medidas de qualidade, embora não no caso de Heartland e seu atendimento da asma. Não havia dúvida que o Heartland queria conquistar melhores resultados para seus pacientes com asma. O que eles procuravam era um caminho para resultados melhores. Que abordagem eles usavam?

O método tradicional para Heartland foi o Modelo de Melhoria, que é mostrado na Figura 16-1

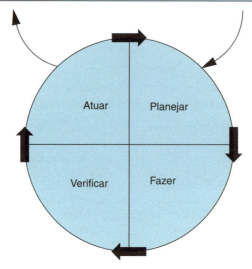

▲ **Figura 16-1** O Modelo de Melhoria. Langley GJ, Moen RD, Nolan KM et al. *The Improvement Guide: A Practical Approach to Enhancing Organizational Performance*. 2nd ed. San Francisco, CA: Jossey-Bass; 2009: 24. Reproduced with permission of John Wiley & Sons, Inc.

(Langley et al., 2009, pp. 15-25). O Modelo de Melhoria é uma interpretação da abordagem de CQI para melhoria dos processos. Ele deriva do trabalho de Deming e Shewhart, que originou o ciclo de *planejar-fazer-verificar-atuar* (*PDSA*, do inglês *Plan-Do-Study-Act*) (Langley et al., 2009, p. 465). O modelo também inclui três perguntas preliminares a serem respondidas antes de começar os ciclos de PDSA. Nos EUA, o Modelo de Melhoria tornou-se amplamente usado. Ele foi concebido e tem sido preconizado pelos Associados na Melhoria dos Processos (API, do inglês *Associates in Process Improvement*), Austin, TX, e, às vezes, é referido como o *Modelo de Melhoria API*. O modelo tem sido disseminado e promovido pelo Instituto de Melhoria do Atendimento de Saúde, Boston, MA.

A primeira etapa no Modelo de Melhoria é responder a pergunta "O que estamos tentando alcançar?". Em outras palavras, a primeira etapa é definir, tão claramente quanto possível, a meta do projeto ou a tentativa de melhoria. As declarações gerais da meta não são proveitosas sem uma especificação posterior, porque elas não se prestam à análise cuidadosa do progresso que está sendo feito. Por exemplo, no caso do projeto de atendimento da asma do Heartland, a equipe poderia ter decidido que estava tentando alcançar uma melhoria em seu atendimento de pacientes com asma. Embora esta afirmação, evidentemente, seja correta, ela teria fornecido à equipe pouca orientação e pouca base para saber se estava conseguindo. Para algumas pessoas no Heartland, a realização desta meta poderia significar que a educação sobre a asma deveria ser melhorada. Para outros, isto poderia significar que mais pacientes deveriam ser tratados com medicação com efeitos de longo prazo, como corticosteroides inalatórios (beclometasona, fluticasona e medicamentos similares administrados com um inalador). Outros, ainda, poderiam ter pensado na melhoria da avaliação da gravidade da doença do paciente. Qualquer uma destas ações poderia ter sido apropriada, mas, no final, como a equipe de QI saberia com segurança se estava fazendo progresso quanto ao seu objetivo de melhorar o atendimento da asma?

A equipe de QI do Heartland não estava inclinada a se conformar com uma afirmação geral de sua meta, porque a organização medidora do seu desempenho tinha atribuído uma meta dupla para ela: (1) reduzir a carga de sintomas em seus pacientes com asma e (2) reduzir as necessidades de seus pacientes asmáticos de obter atendimento para seus sintomas no setor de internação de um hospital ou em um SE. A afirmação destas duas metas forneceu uma resposta adequada sobre o que a equipe estava tentando alcançar. Estas duas não são as únicas metas que a equipe poderia ter escolhido. Por exemplo, elas poderiam ter decidido sobre redução dos sintomas como uma meta, mas decidiram que a melhoria da capacidade respiratória atual (velocidade do fluxo de ar para dentro e para fora dos pulmões) seria sua segunda meta, a ser medida por aparelhos usados pelos pacientes em casa ou na clínica. Porém, a equipe estava contente com as duas metas estipuladas pela organização relatora.

Mesmo a meta dupla não foi suficiente para permitir que a equipe registrasse seu progresso. A equipe precisava responder a segunda pergunta do Modelo: "Como saberemos que uma mudança é uma melhoria?". Em outras palavras, para cada meta, eles precisavam ter um indicador bem definido que lhes permitisse quantificar seu progresso e saber que as mudanças em andamento na clínica estavam diminuindo a carga de sintomas dos seus pacientes e reduzindo as necessidades de atendimento de emergência. Novamente, a questão da medida foi definida para eles pelo relato da organização, que adotou especificação para a medida da carga do sintoma e uso do atendimento de emergência. Brevemente, a especificação começou com uma definição da população de pacientes asmáticos do Heartland. A definição era necessária para a medição do progresso de ambas as metas. Em seguida, foi solicitado o uso de um questionário específico, permitindo a obtenção de uma nota do sintoma para cada paciente, indicando o nível dos sintomas durante a semana anterior à data que o paciente completou o questionário. Após, a proporção de pacientes sem sintomas foi definida: número de pacientes com uma nota alta (acima de um limiar especificado) no questionário dividido pelo número de pacientes asmáticos. O emprego de serviços de emergência era determinado pelo uso de registros do hospital e do SE, comprovados pelas faturas enviadas às companhias de seguro. A proporção de pacientes necessitando atendimento de emergência foi definida como o número de pacientes com uma (ou mais) hospitalização ou consultas ao SE por asma durante o ano anterior dividido pelo número de pacientes asmáticos. Detalhes adicionais eram também explicados na especificação. Novamente, vários membros da equipe poderiam ter preferido medidas diferentes de conquista das metas. Por exemplo, eles poderiam ter preferido usar um questionário diferente ou definir o uso de serviços de emergência, de modo que na definição o número de consultas ao SE fosse três em vez de dois. Porém, a equipe estava suficientemente satisfeita com as definições usadas pelo relato da organização.

A próxima etapa no Modelo de Melhoria é responder a pergunta: "Qual mudança podemos fazer que resultará em melhoria?". Esta pergunta está sujeita à interpretação errada porque não fornece indicação de como uma ideia para uma mudança é obtida. Poderia ser tentador para uma equipe de QI valer-se da primeira ideia manifestada por algum dos seus integrantes. Seria imprudente prosseguir com a primeira ideia oferecida ou com a ideia preferida de alguém, não submetida a qualquer opinião avaliativa. Todavia, também seria improdutivo retardar uma ação enquanto as possibilidades de mudanças são investigadas exaustivamente. Alguma abordagem para gerar ideias de mudanças e avaliá-las é apropriada neste estágio de emprego do Modelo.

É sempre útil inquirir o que outras organizações têm feito para resolver o problema em pauta. Se o problema é clínico, às vezes a investigação pode ser feita por meio de pesquisa bibliográfica, usando o MEDLINE ou um banco de dados alternativo. Contudo, muitas vezes é mais rápido e mais produtivo perguntar a outros grupos médicos ou hospitais como estão enfrentando ou enfrentaram o mesmo desafio.

Outra abordagem comumente empregada para gerar ideias é usar uma das ferramentas para criatividade apresentadas no Capítulo 10 (alguma versão do *brainstorming* na equipe, p. ex.). De outro modo, uma equipe de QI pode pedir a 2 ou 3 membros que apresentem algumas possibilidades para consideração do grupo todo. Esta abordagem garante que possíveis mudanças no processo recebam alguma apreciação crítica, mesmo antes de serem apresentadas, e que ocorram debate e crítica na equipe – desde que o pequeno grupo seja convidado a apresentar algumas possibilidades bem pensadas e não conclusões pessoais sobre ideias de mudança.

A equipe de QI do Heartland realizou primeiro a coleta de algumas informações fundamentais que poderiam ser obtidas rapidamente. Primeiro, eles queriam saber quantos pacientes asmáticos eram atendidos pelo Heartland. Eles constataram, a partir da revisão dos registros eletrônicos, que havia 2.521 pacientes asmáticos na clínica. Apesar de desconfiarem que havia mais pacientes asmáticos do que fora identificado, este era o número que se estava disponível. Como a abordagem para avaliação e tratamento é diferente para crianças e adultos, eles determinaram também quantos pacientes havia em cada grupo.

Sua próxima etapa era gerar uma lista de mudanças para melhorar o atendimento e atingir suas metas. Eles geraram uma lista de possibilidades como um grupo, sem formar subgrupos que se encontrariam separadamente e apresentariam uma lista ao grupo todo. A equipe usou uma versão da técnica de grupo nominal, discutida no Capítulo 10. Cada membro da equipe era solicitado a anotar três ideias para mudanças que poderiam ser feitas. A chefe da equipe, então, pediu que cada membro apresentasse uma ideia. Ela continuou chamando os membros da equipe ao redor da mesa, até que todas as ideias do grupo fossem listadas em um quadro de folhas destacáveis. A lista consistia de 26 mudanças possíveis, algumas delas sobrepondo-se. Entre as mudanças sugeridas, estavam:

- Assegurar que cada consulta clínica de um paciente asmático incluísse uma avaliação formal dos seus sintomas.
- Contatar pacientes asmáticos que não retornaram à clínica durante seis meses e solicitar que voltem para uma consulta.
- Assegurar que os corticoides inalatórios sejam prescritos para todos pacientes asmáticos cujos sintomas não são bem controlados por medicamentos inalatórios de curta ação (β_2-agonistas).
- Acompanhar o uso do SE e contatar pacientes vistos em um SE por sintomas de asma, para assegurar que eles venham à clínica dentro de uma semana após a consulta no SE.

Algumas das ideias de mudança eram provenientes de leitura feita pelos membros da equipe de QI e algumas eram resultantes de *insight* e criatividade individuais. Outras ideias eram obtidas de outros grupos médicos no Estado, cujos esforços para melhorar o atendimento da asma eram conhecidos por alguns dos membros da equipe de QI.

Após a lista de possíveis mudanças ser gerada, a próxima etapa era uma discussão de critérios a serem adotados na escolha entre as possibilidades. Os critérios poderiam ter sido concebidos antes que a lista das possíveis mudanças fosse gerada; porém, para as equipes, geralmente é mais fácil lidar com os critérios quando já se tem a lista em mãos. Os critérios muitas vezes considerados são:

- A mudança em consideração tem uma razoável probabilidade de sucesso.
- Comparada com outras possíveis mudanças, é provável que a mudança tenha um impacto maior na conquista da(s) meta(s) do projeto.
- A clínica de saúde ou hospital tem os recursos necessários para fazer a mudança.
- Há evidências de que a mudança tenha sido eficaz quando adotada em outros estabelecimentos similares.

A próxima etapa da equipe de QI seria discutir como as possíveis mudanças na lista eram comparadas umas com as outras, quando estimadas segundo os critérios. Algumas equipes chegam ao ponto de conceber uma matriz para explicitar as notas para cada possível mudança com respeito a cada critério, sendo as notas expressas de maneira aproximada como "alta," "média" ou "baixa." Às vezes, possíveis mudanças diferentes são combinadas; algumas possibilidades podem ser excluídas neste momento, se elas forem julgadas por consenso como não promissoras.

Finalmente, a equipe de QI escolhe uma mudança para testar. Às vezes, mais de uma mudança é escolhida para teste simultâneo. A escolha final, em geral, é feita por consenso. Existem vários procedimentos de votação que podem ser utilizados, conforme explicado no Capítulo 10. Um método popular é o da votação múltipla (Scholtes et al., 2003, pp. 3-20 a 3-21). Os membros da equipe votam em 2 a 5 das suas escolhas principais (*top*), evitando uma "escolha principal" artificial forçada por cada membro. Este procedimento reconhece que as preferências entre as possibilidades geralmente não são "preto no branco", mas diferem como tons de cinza. Os votos são contados como de costume, e as escolhas principais de cada equipe são aquelas com números mais altos de votos. A equipe pode optar por testar a mudança que recebeu o número mais alto de votos ou pode escolher para teste as mudanças classificadas em segundo ou terceiro lugar.

As etapas descritas aqui, oriundas da pergunta "Qual mudança podemos fazer que resultará em melhoria?", visando a escolher uma mudança para teste, podem parecer um desperdício de tempo. Contudo, se alguns membros da equipe prepararem algo para relatar na discussão, a sequência completa pode ser concluída em uma única reunião de cerca de 90 minutos.

A equipe de QI para atendimento da asma no Heartland primeiramente optou por testar se o desempenho poderia ser melhorado buscando pacientes que não tiveram uma consulta clínica há seis meses. O assistente médico da equipe de QI e uma NP passaram a identificar quem, dos 2.521 pacientes asmáticos, não tinha sido visto na clínica nos últimos seis meses. Eles constataram que apenas uma minúscula proporção destes pacientes não teve consulta, de modo que esta abordagem foi abandonada. No entanto, a equipe teve benefício, pois aprendeu que as notas baixas do Heartland não eram motivadas por acompanhamento insatisfatório dos pacientes. Os clínicos estavam examinando os pacientes com periodicidade conveniente, mas eles precisavam mudar o que estava sendo feito durante as consultas.

A próxima mudança a ser buscada era assegurar que os corticosteroides inalatórios fossem prescritos para todos pacientes cujos sintomas não eram bem controlados por medicamentos inalados de curta ação. O assistente médico e a NP trabalharam com o especialista do prontuário eletrônico para obter uma lista de todos pacientes asmáticos que receberam prescrição de medicação para seus sintomas, mas não corticosteroides (ou medicação mais potente). Eles examinaram uma amostra dos prontuários desses pacientes e constataram que, na consulta mais recente, geralmente não era possível determinar se os sintomas do paciente eram controlados ou não. As avaliações formais da gravidade dos sintomas habitualmente não eram feitas ou, em caso positivo, não eram registradas no prontuário. A equipe decidiu testar se a melhoria poderia ser alcançada aumentando a frequência da rotina de avaliação formal dos sintomas e da prescrição dos corticosteroides inalatórios, quando necessário.

Neste ponto, a equipe alcançou o começo do ciclo de PDSA (Figura 16-1). A próxima etapa era *Planejar*, ou seja, planejar a mudança. Eles decidiram adicionar um ponto ao prontuário eletrônico, que lembraria o assistente médico de solicitar a todos os pacientes asmáticos que completassem o costumeiro questionário de sintomas. Assim, a administração do questionário se tornaria uma medida de rotina, da mesma forma como a medição da pressão sanguínea de um paciente, ou seja, como um elemento de rotina em cada consulta de pacientes asmáticos. Ao mesmo tempo, eles planejaram promover a prescrição de corticosteroides inalatórios para pacientes apropriados, a serem identificados pelas suas notas insatisfatórias no questionário de sintomas. Esta ação seria realizada por *detalhamento acadêmico*, isto é, com dois médicos altamente interessados, que fariam contato com todos os outros clínicos do grupo médico, lembrando-os a respeito da prescrição apropriada de corticosteroides inalatórios (Soumerai e Avorn, 1990). Além disso, a equipe de QI decidiu enviar breves atualizações por e-mails sobre o projeto de melhoria a todos os clínicos e assistentes médicos do Heartland.

A próxima etapa no Modelo de Melhoria é *Fazer*, ou seja, realizar a mudança em um ambiente limitado ou de teste. A equipe de QI decidiu tentar esta mudança dicotômica (usando questionários de sintomas e detalhamento acadêmico) em apenas uma das três equipes da clínica. O ponto foi adicionado ao prontuário e o detalhamento acadêmico foi realizado dentro do ambiente de teste em poucos dias. Enquanto isso, as atualizações por e-mails sobre o projeto eram distribuídas, a cada duas semanas, para os membros das três equipes clínicas.

A próxima etapa no Modelo é *Verificar*, ou seja, descobrir o que aconteceu como consequência da instituição da mudança do teste. Há alguns anos, esta etapa no ciclo de PDSA era denominada *Conferir* (*Check*); às vezes, ainda é denominado *ciclo de PDCA*. A primeira parte desta etapa é verificar se a mudança planejada foi implementada conforme o pretendido. A segunda parte é inquirir se a mudança teve o efeito planejado. Ao final de duas semanas, a equipe de QI avaliou seu teste de mudança simplesmente perguntando aos que estavam trabalhando no ambiente do teste: (1) se os pontos do prontuário eletrônico estavam aparecendo nas triagens (*screens*) do computador conforme o pretendido; (2) se os assistentes médicos estavam administrando os questionários de sintomas e se os clínicos estavam usando os questionários para decidir sobre a prescrição de corticosteroides inalatórios. Todos na equipe de QI presumiam que os relatórios sobre a função do prontuário eletrônico seriam confiáveis, mas que os assistentes médicos e os clínicos provavelmente estavam exagerando quanto à amplitude de concretização da mudança planejada – não por relatarem erroneamente suas ações, mas por causa do otimismo ou memória seletiva. Porém, neste estágio, uma checagem subjetiva sobre o progresso era suficiente. Uma investigação mais completa veio em seis semanas, quando os três membros da equipe de QI receberam uma amostra de registros de consultas de pacientes asmáticos ocorridas após o começo do teste de mudança. Houve 105 consultas de pacientes com um diagnóstico de asma. Uma centena de consultas foi revista. Para 94 consultas, uma nota do questionário de sintomas foi registrada no prontuário. Para 14 destas 94 consultas, a nota dos sintomas do paciente era insatisfatória, e ele não recebera previamente a prescrição de corticosteroides inalatórios. Em 13 destes 14 casos, o clínico prescreveu um corticosteroide inalatório por ocasião da consulta. O teste da mudança foi julgado um sucesso.

A etapa final no ciclo de PDSA é *Atuar*. No Modelo, atuar significa agir de maneira mais ampla e duradoura. No caso do projeto do Heartland, atuação significa estender às outras duas equipes clínicas os pontos do prontuário eletrônico, o uso rotineiro do questionário de sintomas e a prescrição rotineira de corticosteroides inalatórios a pacientes cujos sintomas eram pobremente controlados com medicação inalatória de ação curta.

Após mais quatro meses, a equipe de QI realizou uma auditoria completa do seu desempenho nas duas medidas que logo seriam divulgadas publicamente. A auditoria mostrou que a carga de sintomas e o uso de serviços de emergência por pacientes asmáticos melhoraram – mas não o suficiente para as pessoas do Heartland. Este resultado, por sua vez, levantou a questão de retornar ao ciclo de PDSA, para considerar mais possibilidades de mudanças dos processos, escolher mais uma ou duas mudanças para testar, planejá-las e retomar o ciclo outra vez. Como neste caso, a busca por qualidade continua indefinidamente.

Esta história do Grupo Médico Heartland, sobre a busca de melhoria do desempenho no atendimento de pacientes asmáticos, ilustra o Modelo de Melhoria. Em outros grupos médicos, a história teria sido diferente. O espectro considerado de mudanças de processos poderia ter sido diferente. As mudanças escolhidas para teste poderiam ter sido diferentes, resultando em detalhes diferentes durante a fase de *Verificar* da primeira volta do ciclo. Porém, as etapas atravessadas teriam sido as mesmas.

Existe muito mais para usar no Modelo de Melhoria do que os eventos descritos na história do Heartland. Por exemplo, nenhuma menção foi feita ao emprego de estatística, que ajudaria a determinar se a aparente melhoria nas notas de qualidade era real e não uma consequência de flutuação aleatória. As ferramentas estatísticas básicas para analisar as notas de melhoria de processos são gráficos de execução e gráficos de controle. Um gráfico de execução é um traçado simples de medições ao longo do tempo, sem resultados de cálculos estatísticos incluídos nele, exceto para a média das medições (Brassard e Ritter, 2008, pp. 124-127). Um gráfico de controle inclui os resultados de cálculos estatísticos, permitindo que mudanças grandes e reais sejam distinguidas de flutuações aleatórias (Montgomery, 2009, pp. 179-343). Um terceiro tipo de gráfico para acompanhar mudanças de processos, usado comumente em indústrias de manufatura e de serviços, mas raramente no atendimento de saúde, é o gráfico da soma cumulativa. Este tipo de gráfico abrange resultados de cálculos mais complexos, permitindo que mudanças pequenas (mas persistentes e reais) sejam distinguidas de flutuações aleatórias (Hawkins e Olwell, 1998; Montgomery, 2009, pp. 400-419).

Na história do Heartland, também não existe menção de muitas ferramentas diagramáticas que são usadas na melhoria de processos, como mapas de processos, diagramas de causa e efeito e gráficos de gestão de projetos (Nelson et al., 2007, pp. 296-307, 313-320, 362-368). Por fim, na história não há discussão dos apoios organizacionais necessários para uma equipe ser capaz de funcionar com consistência na melhoria dos seus processos. Esses apoios englobam uma cultura organizacional que alimenta a melhoria permanente e interpreta o trabalho clínico como algo que abrange não apenas o atendimento de pacientes, mas também o trabalho para melhorar os processos desse atendimento. Estes tópicos são tratados em trabalhos de Deming (1986), Ohno (1988), Harry e Schroeder (2000) e Nelson et al. (2011).

Alguns dos apoios organizacionais necessários para a eficaz melhoria de processos são os mesmos de que as equipes necessitam para funcionar de maneira geral. O Capítulo 18 ocupa-se dos papéis e responsabilidades de líderes seniores no apoio às equipes. Algumas das ações de apoio necessárias ajudam a melhoria de processos.

OUTRAS ABORDAGENS PARA MELHORIA DOS PROCESSOS

Conforme mencionado anteriormente, a equipe de QI do Heartland poderia ter usado um método de melhoria dos processos diferente do método "etapa por etapa". Duas outras escolhas são descritas aqui brevemente. Estes métodos são os únicos que atualmente recebem atenção frequente na literatura sobre atendimento de saúde. Nos EUA, eles são menos comumente usados do que o Modelo de Melhoria.

Produção Enxuta (Produção *Lean*)

A abordagem da Produção *Lean* na melhoria de processos enfoca a eliminação do desperdício ou "gordura", por isso o nome. A abordagem muitas vezes é denominada *Sistema de Produção da Toyota* (TPS, do inglês *Toyota Production System*) porque foi desenvolvida na Toyota Motor Company, a partir da década de 1950. O sistema é um método totalmente desenvolvido para a liderança e a gestão de qualquer empresa e abrange todos os aspectos da melhoria do desempenho. Uma abordagem metódica para melhoria de processos em especial está incorporada ao sistema (Liker, 2004).

Formas de desperdício

Na abordagem *Lean* para melhoria, os processos são melhorados mediante a eliminação de sete tipos diferentes de desperdício (Ohno, 1998, pp. 19-20). Os tipos de desperdício, listados no Quadro 16-1, são:

Desperdício da superprodução: A superprodução é a produção de bens ou serviços desnecessários. Um exemplo no atendimento de saúde é um bloco de formulários que cai em desuso porque um novo formulário é impresso via computador sempre que necessário. As farmácias continuam a encomendar medicações que caíram em desuso. Informações de pacientes que jamais serão usadas continuam sendo coletadas (o sobrenome de solteira da mãe, p. ex.).

Desperdício de tempo de espera: O atendimento de saúde está repleto de tempos de espera improdutivos e óbvios. Pacientes esperam nos consultórios pelo atendimento dos clínicos. Médicos esperam resultados de laboratórios. Assistentes sociais esperam o retorno de chamadas telefônicas de agências que contatam para serviços. Administradores esperam por outros administradores e clínicos que se atrasam para reuniões ou que não são encontrados para uma chamada telefônica. Todo este tempo de espera é desperdício. Parte dele não pode ser evitada, mas processos são melhorados sempre que o tempo de espera pode ser eliminado ou diminuído.

Desperdício no transporte: Transferir um paciente em uma cadeira de rodas para três andares abaixo, indo do SE ao Serviço de Radiologia, é um desperdício. Se o SE estivesse localizado próximo ao Serviço de Radiologia, haveria menor necessidade de se transportar pacientes. O envio de documentos em papel pelo correio ou mensageiro é improdutivo quando esses documentos podem ser enviados eletronicamente. O deslocamento de clínicos de um hospital a outro também é improdutivo se o trabalho deles puder ser concentrado em só um hospital.

Desperdício de autoprocessamento: Trata-se do desperdício de fazer mais do que o necessário.
Registrar a história médica de um paciente quatro vezes durante as duas primeiras horas de internação hospitalar é um desperdício. Anotar o mesmo número telefônico três vezes é um desperdício. O superprocessamento também ocorre quando o que é feito ou produzido tem qualidade superior ao que é necessário; por exemplo, limpar com um pano o balcão de um posto de enfermagem uma vez a cada hora é superprocessamento. A repetição de consultas clínicas ou testes de laboratório muitas vezes não contribui com o atendi-

Quadro 16-1 Tipos de desperdício na abordagem *Lean* para melhoria dos processos

Tipo de desperdício	Exemplo
Superprodução	Coleta de informação do paciente que nunca é usada
Tempo de espera	Espera pelos membros da equipe que se atrasam para as reuniões
Transporte	Transporte do paciente por uma distância longa do SE até a radiologia
Processamento	Tomar o histórico médico do paciente várias vezes durante a internação hospitalar
Estoque	Manutenção de próteses no estoque meses antes do necessário
Movimento	Determinar aos familiares de pacientes no SE o deslocamento até a recepção em outro andar e depois o retorno ao SE
Resultados defeituosos	Repetição de exame de raio X realizado de modo inadequado

mento do paciente e, portanto, enquadra-se no superprocessamento. Na verdade, estes excessos não são exemplos de alta qualidade; eles são exemplos de defeitos.

Desperdício de estoque: No atendimento de saúde, é tentador reforçar os estoques de equipamento e materiais apenas por precaução, pensando na possibilidade de que algo seja necessário sem aviso. Enquanto o atendimento de contingências faz sentido, cobri-las igualmente é um equívoco. As salas de material cirúrgico estocadas com *kits* estéreis para durar dois anos representam desperdícios. Por exemplo, é um desperdício estocar várias próteses diferentes para procedimentos de artroplastia do quadril esperando que cada ortopedista use a sua. Um acordo de negociação para usar 1 ou 2 próteses reduziria o desperdício. Assim, as próteses seriam encomendadas para chegar imediatamente antes da cirurgia. Desta maneira, o estoque de próteses para artroplastia eletiva do quadril pode ser completamente eliminado.

Desperdício de movimento: No atendimento de saúde, as pessoas muitas vezes se deslocam mais do que o necessário para executar suas tarefas. Frequentemente, isso acontece porque o *design* físico do seu local de trabalho não facilita o fluxo dos processos laborais. Os técnicos laboratoriais caminham pelos laboratórios levando amostras de uma máquina a outra, várias vezes ao dia, e isso poderia ser evitado se as máquinas não fossem colocadas em lados opostos da sala. Os familiares às vezes chegam com o paciente ao SE, são encaminhados a um setor de admissões localizado em andar diferente do hospital e, após, retornam ao SE. Se houvesse um setor de admissões anexo ao SE, este movimento não seria necessário.

Desperdício por resultados de procedimentos incorretos: Esta forma de desperdício é a mais óbvia de todas. Os raios X torácicos que precisam ser repetidos, porque parte do tórax ficou fora do campo de visão, são desperdícios. As infecções cirúrgicas que poderiam ter sido evitadas são desperdícios. As reuniões para tomadas de decisões que ultrapassam o tempo estipulado e não chegam a conclusões são desperdícios.

Usando a Produção *Lean* no atendimento de saúde

O TPS tem sido adotado por muitos sistemas de atendimento de saúde no país. Entre estes, especialmente proeminente tem sido o Centro Médico Virginia Mason, em Seattle (Kaplan e Patterson, 2008). Nelson-Peterson e Leppa (2007) descreveram a aplicação de métodos de Produção *Lean* para o atendimento de pacientes em uma unidade de internação do Hospital Virginia Mason. Para melhorar o atendimento de pacientes na enfermagem, líderes da enfermagem e uma equipe de seis profissionais do *staff* de enfermagem focaram na eliminação do desperdício dos processos de atendimento. Como parte do seu projeto, eles utilizaram um procedimento altamente organizado denominado *Oficina de Melhoria de Processos Rápidos* (RPIW, do inglês *Rapid Process Improvement Workshop*). As RPIW são parte da rotina do TPS. A preparação para uma RPIW inicia semanas antes do evento. Ela abrange a identificação do processo ou agrupamento (*cluster*) de processos a serem melhorados, planejamento do evento da RPIW e definição de responsabilidades para o evento e acompanhamento. A RPIW geralmente dura de 3 a 5 dias. Durante este período, a equipe de melhoria, de 6 a 8 pessoas, cria um claro cenário dos processos a serem melhorados, usando fluxogramas e outras ferramentas diagramáticas. Eles identificam o máximo possível de fontes de desperdício. No caso da RPIW sobre o atendimento da enfermagem no Hospital Virginia Mason, a equipe identificou estoque desnecessário, desperdício de movimento de enfermeiras na unidade de internação e muitos outros exemplos das sete formas de desperdício. Alguns processos foram redesenhados durante a oficina e outros foram equacionados para um redesenho posterior. Na conclusão da oficina, os líderes reuniram-se para estabelecer uma agenda visando completar o trabalho planejado, a ser monitorado pela expansão de mudanças bem-sucedidas no hospital. As melhorias obtidas incluíram a redução de caminhadas desnecessárias de enfermeiras durante cada turno, o crescimento dos níveis de satisfação dos pacientes com a receptividade das enfermeiras e o aumento do tempo dedicado diretamente aos pacientes. As melhorias na satisfação do paciente e no tempo enfermeira-paciente demonstram bem como o TPS melhora a qualidade, ainda que o foco seja a redução do desperdício.

Imaginando a Produção *Lean* no Grupo Médico Heartland

A equipe de QI do Heartland utilizou o Modelo de Melhoria e não o TPS. Se ela tivesse usado o TPS, a abordagem teria sido mais elaborada e não teria começado com a definição das duas metas

MELHORANDO OS PROCESSOS EM EQUIPES DE SAÚDE — CAPÍTULO 16

derivadas do relato da medição do atendimento de pessoas com asma. Em vez disso, os membros teriam estudado seus processos de prestação de atendimento de pacientes asmáticos e identificado todos os exemplos dos sete tipos de desperdício que encontrassem. Dois desses exemplos de desperdício teriam sido consultas no SE e níveis indesejavelmente altos de sintomas em seus pacientes. Para minimizar ou eliminar estes dois exemplos de desperdício, o redesenho de processos poderia ter procedido da mesma maneira como é feito com o Modelo de Melhoria. Contudo, provavelmente o redesenho teria sido mais minucioso, e a equipe teria identificado muitas outras áreas de desperdício para eliminar.

O emprego do Modelo de Melhoria permite às equipes de QI passar diretamente à meta que têm em mente quando iniciar um projeto. Ele é mais simples de explicar e de usar e demanda menos recursos. Em especial, menos tempo é requerido do *staff* e clínicos. O TPS, por outro lado, é mais completo desde o começo.

▶ Seis Sigma

O Seis Sigma originou-se com a Motorola por volta da década de 1980. Enquanto o TPS foca no desperdício, o Seis Sigma foca na eliminação de defeitos na produção de bens e serviços. O Seis Sigma abrange uma filosofia de gestão, mas esta é menos elaborada do que a do TPS. O âmago da proposta do Seis Sigma é a erradicação implacável e inflexível de defeitos. O objetivo de uma organização Seis Sigma é reduzir suas taxas de defeitos em todos os processos para menos do que 3 a 4 erros por milhão de oportunidades. (O alvo foi escolhido tendo como referência um conceito estatístico. A área sob uma curva normal ou de Gauss fora do sigma 6, ou seja, 6 desvios-padrão, de cada lado da média é 0,00034% ou 3,4 por milhão. A intenção desta escolha é estabelecer uma meta extremamente baixa, mas a escolha exata é arbitrária. Para mais explicações, ver Montgomery, 2009, pp. 28-29.)

A execução de cada projeto do Seis Sigma se dá por meio de uma série de cinco etapas, exibidas no Quadro 16-2:

1. *Definir*: Identificar a oportunidade para melhorar o desempenho para o paciente ou cliente; definir o que é importante para o paciente; documentar os processos usados.
2. *Medir*: Decidir o que medir; coletar dados; estabelecer a linha de base para taxas de erros.

Quadro 16-2 Cinco etapas na abordagem do Seis Sigma para melhoria dos processos (DMAIC)

Etapas	Descrição
Definir	Identificar a oportunidade para melhorar e documentar os processos
Medir	Definir medidas e coletar dados
Analisar	Analisar os dados para identificar desvios das intenções e as causas básicas
Melhorar	Conceber e testar soluções potenciais; selecionar qual usar
Controlar	Checar erros e monitorar os novos processos

3. *Analisar*: Analisar os dados para determinar por que os processos desviam do que é determinado e para identificar as causas básicas desses desvios.
4. *Melhorar*: Conceber soluções potenciais para os problemas; testar e avaliar diferentes opções; selecionar quais soluções implementar.
5. *Controlar*: Desenvolver planos para administrar os processos melhorados a longo prazo; checar os processos; monitorar os processos e planejar o que fazer na eventualidade de um mau funcionamento.

A mnemônica para esta sequência é DMAIC (do inglês *Define, Measure, Analyze, Improve, Control*) (Montgomery, 2009, pp. 45-60).

A característica distintiva do método do Seis Sigma é seu amplo uso de técnicas estatísticas nas etapas 2, 3 e 4 de DMAIC. O Seis Sigma utiliza não apenas gráficos de controle, mas qualquer técnica estatística relevante que poderia ser usada em uma pesquisa. Por exemplo, se houver suspeita de que pacientes admitidos no hospital durante trocas de turnos na enfermagem são mais vulneráveis a erros de medicação durante suas internações, a abordagem do Seis Sigma proporia reunir registros da época de admissão e erros de medicação para todos os pacientes dos últimos seis meses; em seguida, seria feita a análise dos dados, usando o teste do qui-quadrado (ou alternativo), para determinar se a época da admissão está associada com a ocorrência de um erro de medicação durante a internação do paciente. Esta investigação poderia levar finalmente à adoção de precauções especiais para pacientes admitidos durante a troca de turno.

A análise de variância, a regressão logística e outras técnicas estatísticas também são usadas. As técnicas são usadas para determinar as raízes básicas de erros e para estimar as capacidades de processos em manejar volumes de fluxos (p. ex., para a capacidade de um serviço de admissões em admitir pacientes sem gerar um tempo de espera de um número de minutos especificado).

Usando o método Seis Sigma no atendimento de saúde

O Seis Sigma tem sido adotado por algumas organizações de saúde, mas não por tantas quanto têm adotado o TPS. A literatura contém alguns relatos de sucesso usando esta abordagem. O Hospital Yale New Haven, por exemplo, adotou o método Seis Sigma em 2001.

Frankel et al. relataram o uso de métodos Seis Sigma na redução da taxa de infecções na corrente sanguínea relacionadas ao cateter, na unidade de terapia intensiva cirúrgica do Hospital Yale New Haven (Frankel et al., 2005). Essas infecções ocorrem em pacientes que têm um cateter intravenoso no local para a administração de fluido e medicações. Na maioria dos casos, a ponta do cateter intravenoso está inserida em uma veia central próxima ao coração. Assume-se que as infecções são causadas de alguma maneira pela presença do cateter. O projeto utilizou o procedimento de DMAIC. Uma medida do resultado foi selecionada – o número de cateteres colocados entre infecções na corrente sanguínea relacionadas ao cateter. Em outras palavras, seguindo cada infecção, Frankel et al. contaram o número de cateteres colocados antes da próxima infecção. Um número crescente indicou melhoria no desempenho. Os fatores que contribuem para o desenvolvimento de infecções foram expostos em um diagrama de causa e efeito. Os gráficos de controle foram usados para avaliar os efeitos de mudanças que foram instituídas em série durante um período de dois anos. À medida que o projeto avançava, realizaram-se análises estatísticas para determinar as causas de poucas infecções. A taxa de infecções foi reduzida da linha de base de 11 infecções por 1000 dias de cateter para 1,7 por 1000 dias de cateter.

Kelly et al. relataram sobre o uso do método Seis Sigma para diminuir o tempo de tratamento de pacientes com infarto do miocárdio no Centro Médico Baptista da Universidade Wake Forest (Kelly et al., 2010). O tratamento usa uma intervenção coronariana percutânea (abertura de uma ou mais artérias que abastecem de sangue o coração). Neste procedimento, uma artéria é aberta por introdução de um pequeno balão inflável na extremidade de um cateter, que é inserido através da pele, desliza através de uma artéria grande e posiciona-se dentro da artéria que está bloqueada. Ao inflar e depois colapsar, o balão decresce ou elimina a obstrução do fluxo sanguíneo. O "tempo porta agulha" (*door-to-needle-time*) é o lapso de tempo entre a chegada do paciente no SE e a inserção da agulha por meio da qual o cateter é introduzido. Os melhores resultados na minimização das consequências de um ataque cardíaco são alcançados com tempos mais curtos. O projeto usou o mapeamento do processo (fluxograma) e estabeleceu objetivos de tempo para cada segmento da sequência de eventos, desde a porta até a agulha. Os fatores que contribuíam para o atraso em cada segmento eram meticulosamente identificados e eliminados. Os gráficos de controle eram utilizados para acompanhar o avanço, à medida que várias intervenções eram empregadas para melhorar o desempenho. O tempo total porta-agulha e a duração dos segmentos de tempo eram monitorados. Nenhum tratamento estatístico foi realizado para identificar as causas de defeitos. Em 6 anos, o tempo porta-agulha foi reduzido de 128 minutos para 56 minutos. A variação no tempo porta-agulha de paciente para paciente também foi reduzida.

Imaginando o método Seis Sigma no Grupo Médico Heartland

Teoricamente, a equipe de QI do Heartland poderia ter usado o método Seis Sigma na realização do seu trabalho sobre atendimento da asma. Eles teriam começado esboçando as características-chave do bom atendimento para asma, segundo a visão de pacientes e clínicos. Eles teriam mapeado os eventos no atendimento dos pacientes, identificando oportunidades de ocorrência de defeitos. Naquele momento, entretanto, eles teriam encontrado dificuldades. O Seis Sigma requer quantidades substanciais de dados e a capacidade de analisá-los empregando técnicas estatísticas não usadas na maioria dos hospitais, grupos médicos e outros estabelecimentos de prestação de serviço (p. ex., análise de variância ou regressão logística). O Heartland precisaria ser capaz de identificar pacientes que usaram um SE e, em seguida, determinar se esses pacientes, em comparação com outros pacientes asmáticos, tiveram taxas mais altas de vários possíveis fatores causais em suas histórias. As causas possíveis teriam sido falta de prescrição de um corticosteroide inalatório, falta de uma consulta clínica por seis meses, ausência de um plano de ação para ser usado pelos pais de crianças asmáticas e assim por diante. Enquanto esses dados poderiam ser obtidos em princípio, as necessidades de recursos teriam sido grandes e, de qualquer forma, o Heartland muito provavelmente não teria acesso a um estatístico para realizar os cálculos necessários. Uma abordagem completa do Seis Sigma não era factível para esta equipe de QI, embora algumas das ferramentas usadas neste método (fluxogramas e diagramas de causa e efeito, p. ex.) teriam sido muito úteis, sem comprometer o orçamento ou consumir tempo excessivo. De qualquer forma, a maioria das ferramentas diagramáticas usadas no Seis Sigma também é utilizada no Modelo de Melhoria, o método empregado pela equipe do Heartland (Langley et al., 2009, pp. 409-451).

Seis Sigma é um poderoso método para melhoria de processos. Todavia, até o momento, ele está longe de chegar à maioria das organizações de saúde por causa da exigência de muitos dados e da necessidade de especialistas em estatística. Algumas de suas ferramentas, no entanto, podem ser adicionadas facilmente às abordagens mais simples para melhoria de processos.

▶ Seis Sigma *Lean*

Como já era de se esperar, muitos especialistas em melhoria de processos agora defendem um melhor aproveitamento do Modelo de Melhoria, Produção *Lean* e Seis Sigmas, e o uso de qualquer um dos métodos que se ajuste ao problema em questão e aos recursos disponíveis. O Serviço Nacional Britânico de Saúde (British National Health Service) tem assumido explicitamente esta posição e está promovendo o uso de Produção *Lean* e Seis Sigma, chamando o método de Seis Sigma *Lean* (Bevan et al., 2005). Na verdade, no centro de todos os métodos de melhoria de processos, está um ciclo de medição de desempenho, identificação e esclarecimento de problemas, definição de objetivos, mudança de processos, e monitoramento dos efeitos das mudanças. Os elementos do Modelo de Melhoria, Produção *Lean* e Seis Sigma podem ser utilizados juntos sempre que uma mescla de métodos for útil.

ESTABELECENDO UM PROGRAMA DE MELHORIA DOS PROCESSOS

Este capítulo enfoca os métodos que as equipes individualmente podem usar para melhorar processos selecionados. Enquanto as equipes buscam projetos de melhoria dos processos isoladamente de qualquer esforço mais amplo, uma abordagem mais sistemática e mais desejável é dedicar-se a projetos no contexto de um programa organizacional de melhoria de processos que seja parte de um programa geral de melhoria do desempenho. As equipes que operam em grandes sistemas de saúde geralmente não têm permissão para buscar projetos de melhoria dos processos, porque o *staff* de apoio desses projetos é limitado em número, e o uso do tempo dessas pessoas precisa ser criteriosamente alocado para um benefício máximo na atenção à melhora. No caso do Heartland, o avanço na seleção de projetos seria muito mais simples do que em uma grande organização. Independentemente do tamanho da organização, é desejável que os potenciais projetos sejam identificados e que as escolhas entre os possíveis projetos sejam feitas baseadas em critérios explícitos e acordados, como disponibilidade de recursos para o projeto, ganhos em resultados que podem ser razoavelmente previstos, ganhos em satisfação do paciente que podem ser previstos e necessidades organizacionais que poderiam ser satisfeitas (p. ex., melhoria da reputação do Heartland causada pela melhoria nas suas notas sobre o atendimento da asma divulgadas publicamente). Em organizações grandes, os projetos são muitas vezes escolhidos por um grupo executivo sênior. Em organizações menores, como o Heartland, os projetos podem ser escolhidos por um executivo ou um comitê de gestão do grupo médico.

▼ CONCLUSÃO

As equipes de saúde podem melhorar seu desempenho usando a melhoria sistemática do desempenho. Várias opções diferentes estão disponíveis para a tomada de ação visando a melhoria, incluindo treinamento, formação da equipe e mudança cultural. Uma opção importante é a melhoria dos processos, que utiliza métodos bem definidos para compreender processos, definir objetivos e melhorar os processos fazendo mudanças neles e medindo os efeitos dessas mudanças. Existem atualmente três modelos de melhoria dos processos em uso na saúde nos EUA: Modelo de Melhoria, Produção *Lean* (também chamado de Sistema de Produção da Toyota) e Seis Sigma. O mais amplamente usado dos três é o Modelo de Melhoria. O centro do Modelo de Melhoria é o ciclo de Deming de Planejar-Fazer-Verificar--Atuar. A Produção Lean foca na redução do desperdício e é uma abordagem mais elaborada, usando mais tempo do *staff* e dos clínicos. O Seis Sigma é mais complexo e concentrado nos recursos do que o Modelo de Melhoria e a Produção *Lean*; ele emprega uma diversidade de ferramentas estatísticas.

Neste momento, os métodos mais complexos de melhoria dos processos (Produção Enxuta e Seis Sigma) estão além das capacidades de muitas organizações de saúde. Contudo, não é difícil imaginar estes métodos sendo comumente usados no atendimento de saúde em algumas décadas, como já o são na indústria, no varejo, nas comunicações e em outros setores da economia. Parece que o bem-estar dos pacientes e o custo do atendimento de saúde sempre crescente exigem o uso destes métodos para garantir a melhoria. Porém, o amplo emprego dos métodos mais poderosos precisará esperar mudanças na forma como o atendimento de saúde está organizado nos EUA e na mentalidade de clínicos e gestores. Enquanto isso, as clínicas de saúde e hospitais continuarão a usar os métodos que acham viáveis.

REFERÊNCIAS

Barry R, Murcko AC, Brubaker CE. *The Six Sigma Book for Healthcare*. Chicago, IL: Health Administration Press; 2002.

Batalden PB, Nelson EC, Edwards WH, et al. Microsystems in health care: part 9. developing small clinical units to attain peak performance. *Jt Comm J Qual Saf*. 2003; 29:575-585.

Berwick DM. *Escape Fire: Designs for the Future of Health Care*. San Francisco, CA: John Wiley & Sons, Inc.; 2004.

Bevan H, Westwood N, O'Connor M, et al. Lean 6 Sigma: Using Common Sense and Common Science to Achieve Uncommon Results. Presentation at: 17th Annual National Forum on Quality Improvement in Health Care; December 11, 2005; Orlando, FL. http://www.institute.nhs.uk/images//documents/FinalVersionLeanSigmaDec11Orlandopresentation.pdf. Accessed September 7, 2012.

Brassard M, Ritter D. *The Memory Jogger II: Healthcare Edition*. Salem, NH: GOAL/QPC; 2008.

Deming WE. *Out of the Crisis*. Cambridge, MA: Massachusetts Institute of Technology Center for Advanced Engineering Study; 1986.

Frankel HL, Crede WB, Topal JE, et al. Use of corporate Six Sigma performance improvement strategies to reduce incidence of catheter-related bloodstream infections in a surgical ICU. *J Am Coll Surg*. 2005;201:349-358.

Harry M, Schroeder R. *Six Sigma: The Breakthrough Management Strategy Revolutionizing the World's Top Corporations*. New York, NY: Doubleday; 2000.

Hawkins DM, Olwell DH. *Cumulative Sum Charts and Charting for Quality Improvement*. New York, NY: Springer-Verlag New York, Inc.; 1998.

Institute of Medicine. *Crossing the Quality Chasm: A New Health System for the 21st Century*. Washington, DC: National Academy Press; 2001.

Juran JM, Gryna FM. *Juran's Quality Control Handbook*. 4th ed. New York, NY: McGraw-Hill; 1988.

Kaplan GS, Patterson SH. Seeking perfection in healthcare: a case study in adopting Toyota Production System methods. *Healthc Exec*. 2008;23(3):16-18.

Kelly EW, Kelly JD, Hiestand B, et al. Six Sigma process utilization in reducing door-to-balloon time at a single academic tertiary care center. *Prog Cardiovas Dis*. 2010;53:219-226.

Langley GJ, Moen RD, Nolan KM, et al. *The Improvement Guide: A Practical Approach to Enhancing Organizational Performance*. 2nd ed. San Francisco, CA: Jossey-Bass; 2009.

Liker JK. *The Toyota Way: 14 Management Principles from the World's Greatest Manufacturer*. New York, NY: McGraw-Hill; 2004.

McLaughlin CP, Kaluzny AD, eds. *Continuous Quality Improvement in Health Care: Theory, Implementations, and Applications*. 3rd ed. Boston, MA: Jones and Bartlett Publishers; 2006.

Montgomery DC. *Introduction to Statistical Quality Control*. 6th ed. Hoboken, NJ: John Wiley & Sons, Inc.; 2009.

Nelson EC, Batalden PB, Godfrey MM, eds. *Quality by Design: A Clinical Microsystems Approach*. San Francisco, CA: Jossey-Bass; 2007.

Nelson EC, Batalden PB, Godfrey MM, et al, eds. *Value by Design: Developing Clinical Microsystems to Achieve Organizational Excellence*. San Francisco, CA: Jossey-Bass; 2011.

Nelson-Peterson DL, Leppa CJ. Creating an environment for caring using lean principles of the Virginia Mason Production System. *J Nurs Adm*. 2007;37:287-294.

Ohno T. *Toyota Production System: Beyond Large--Scale Production*. New York, NY: Productivity Press; 1988.

Ransom ER, Joshi MS, Nash DB, et al, eds. *The Healthcare Quality Book*. 2nd ed. Chicago, IL: Health Administration Press; 2008.

Scholtes PR, Joiner BL, Streibel BJ. *The Team Handbook*. 3rd ed. Madison, WI: Oriel Incorporated; 2003.

Soumerai SB, Avorn J. Principles of educational outreach ('academic detailing') to improve clinical decision making. *JAMA*. 1990;263:549-556.

Solucionando problemas de equipes de saúde

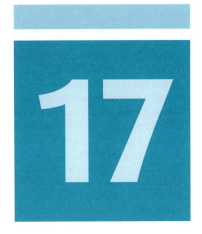

Os Capítulos 14 a 16 explicam três mecanismos diferentes para melhorar a eficácia de equipes de saúde. Estes mecanismos – formação, construção da equipe e melhoria dos processos – exigem uma abordagem metodológica e muitas vezes consomem tempo. Às vezes, não se dispõe de tempo necessário e, às vezes, o problema em questão não responde a estes métodos. Este capítulo fornece uma quarta abordagem para resolver problemas, a saber, solucionando problemas, que é mais direta e mais rápida. Em geral, ela traz mais riscos.

A solução de problemas envolve a resposta e a solução de problemas específicos. Existem muitos caminhos diferentes para os indivíduos resolverem problemas, desde fazer sugestões gentis até a dispersão de equipes. Este capítulo ocupa-se de nove diferentes ações que podem ser usadas para tratar de problemas, as quais estão listadas no Quadro 17-1. Outras ações poderiam ser acrescentadas a esta lista. As ações escolhidas para apresentação são as que se mostram promissoras em circunstâncias comumente encontradas em equipes.

A solução de problemas é uma atividade a ser desempenhada por líderes e responsáveis gerais de equipes e apenas muito ocasionalmente por outros membros. Às vezes, mais líderes seniores precisam resolver problemas de uma equipe dentro de uma organização. Porém, a solução de problemas à distância tende a ser uma interferência mal realizada ou intromissão e, desse modo, os líderes seniores geralmente são mais eficazes quando provocam a ação de um líder ou de um responsável geral, em vez de eles próprios agirem.

TREINAMENTO INDIVIDUAL DE MEMBROS DA EQUIPE

Os líderes, muitas vezes, têm oportunidades de corrigir problemas na equipe através do treinamento individual de seus membros. Os membros da equipe individualmente podem prestar treinamento.

 CASO 17-1

O Centro de Saúde Granite Hills, um hospital rural, estava considerando expandir sua linha de Serviço Cardiovascular para prestar mais serviços de atendimento de emergência, incluindo possivelmente uma unidade de terapia intensiva (UTI) médica. Uma UTI permitiria ao Granite Hills atender pacientes com infarto do miocárdio (ataque cardíaco), eliminando a necessidade de transferi-los de ambulância aérea até um hospital maior. O advento da telemedicina na UTI tornou esta expansão do serviço do Granite Hills digna de consideração. Com a telemedicina, os cardiologistas podem prestar atendimento de UTI à distância usando imagens de raios X, eletrocardiogramas e outras informações comunicadas eletronicamente. A liderança sênior do hospital encarregou uma força-tarefa de considerar a UTI clínica, além de outros possíveis acréscimos à linha de Serviço Cardiovascular.

A força-tarefa era dirigida por Gita Juntasa, RN, MSN, diretora da enfermagem do hospital. Os outros membros eram principalmente enfermeiras e médicos, incluindo o médico Peter Olsen, um clínico geral. A discussão rapidamente focou na prestação de atendimento de UTI para pacientes com infarto do miocárdio. Beth Rappaport, uma médica de família, pronunciou-se entusiasticamente a favor de estudar a possibilidade. Ela enfatizou o valor de manter os pacientes no Granite Hills, onde poderiam ter o apoio dos familiares. A prática atual era transferir esses pacientes para um hospital localizado a cerca de 200 quilômetros de distância.

O Dr. Olsen foi o próximo a falar. Ele se opunha à criação de uma UTI e preparou sua argumentação. Ele relatou fatos e figuras ligados à força-tarefa e endereçou a maioria dos seus comentários à Dra. Rappaport, falando em sua direção e olhando diretamente para ela. Ele informou que no ano anterior houve 27 casos de pacientes com infarto do miocárdio. Este número, segundo ele, era demasiadamente baixo para as enfermeiras conseguirem manter suas habilidades no atendimento desses pacientes. O Dr. Olsen comunicou também que nenhum outro hospital rural no Estado estava empregando telemedicina para atendimento de UTI. Baseado em um contato telefônico que fizera com um hospital de outro Estado, ele relatou que o custo para equipamento e treinamento necessários seria superior a dois milhões de dólares, uma quantia que o Granite Hills não poderia pagar. Ele continuou por 10 minutos, falando com sua maneira confiante e afirmativa de sempre, sem deixar dúvidas. Embora o Dr. Olsen não tenha dito isso, sua forma de se expressar sugeria que, se alguém chegasse a uma conclusão diferente da sua, ou estava mal informado ou era tolo.

Quando o Dr. Olsen terminou, inicialmente houve um silêncio na sala por quase um minuto. Em seguida, várias dúvidas foram expressas a respeito das conclusões tiradas pelo Dr. Olsen. Por exemplo, o número de pacientes com infarto do miocárdio poderia ser aumentado se o Granite Hills recebesse pacientes em situação similar de hospitais próximos, evitando a necessidade de transporte dessas pessoas por 160 quilômetros ou mais.

A Dra. Rappaport não falou. Ela se sentia subjugada e envergonhada. Ela imaginava que outras pessoas na sala provavelmente a viam como ingênua, mesmo piegas, por sugerir que pacientes com infarto do miocárdio devessem ser tratados junto de seus familiares. Ela parecia desanimada, como a Sra. Juntasa bem percebeu. O Dr. Olsen não notou o seu desânimo, porém notou que ela estava silenciosa e supôs ter vencido com sua argumentação.

Quadro 17-1 Ações para solução de problemas de equipes de saúde

Treinar individualmente membros da equipe
Lidar com membros difíceis da equipe
Resolver conflitos de relacionamento
Treinar o líder da equipe
Usar formação da equipe focada
Reformular a tarefa da equipe
Mudar o líder da equipe
Mudar a composição da equipe
Dispersar a equipe

Para algumas pessoas na sala, o Dr. Olsen pareceu ter intimidado a Dra. Rappaport. O Dr. Olsen teria se consternado se alguém dissesse a ele que a sua atitude soou como *bullying*. Sua intenção foi apenas apresentar razões para não criar uma UTI, respaldado por muitos fatos que ele reuniu. Ele não teve a intenção de humilhar a Dra. Rappaport e não tinha ideia de como seus comentários poderiam afetá-la. Ele não considerou que os seus sentimentos (ou os sentimentos dela) eram relevantes para a discussão. O propósito da força-tarefa, na mente dele, era chegar à conclusão que melhor servisse aos pacientes do Granite Hills.

A Sra. Juntasa destacou que o Dr. Olsen poderia ter atingido seu objetivo a curto prazo – trazendo uma série de informações relevantes – sem provocar o dano que causou. Ela observou que o Dr. Olsen se comportara de maneira semelhante no passado. No dia seguinte, ela o procurou e pediu para falar com ele em particular. A Sra. Juntasa e o Dr. Olsen mantinham entre si uma grande estima. Recentemente, eles trabalharam juntos para assistir o hospital durante um período difícil, cuidando de relações comunitárias e de recursos. A Sra. Juntasa disse ao Dr. Olsen que a Dra. Rappaport estava bastante chateada no dia anterior. Inicialmente, o Dr. Olsen não acreditou que seus comentários pudessem ter tido qualquer efeito maléfico, mas depois ele disse que lamentava pelo mal-estar não intencional provocado na Dra. Rappaport. Ele acrescentou que, em sua opinião, ela deveria deixar de lado seus sentimentos e trabalhar na avaliação da possibilidade de criação de uma UTI. A Sra. Juntasa disse ao Dr. Olsen que seria muito pouco provável que a Dra. Rappaport pudesse simplesmente deixar de lado seus sentimentos. O incidente durante a reunião provavelmente teria efeitos danosos sobre a participação da Dra. Rappaport na força-tarefa e efeitos negativos nas suas futuras relações de trabalho com o Dr. Olsen. Ele afastou a Dra. Rappaport e, desse modo, diminuiu sua própria capacidade de trabalhar de maneira eficiente no hospital.

O Dr. Olsen estava pasmo, mas a Sra. Juntasa tinha sido persuasiva. Seus comentários eram uma revelação para ele. Há quatro anos, ele havia concluído sua residência em medicina interna em um centro médico acadêmico. O ambiente do programa de treinamento premiava a observação clínica, o conhecimento médico e a lógica. Os sentimentos dos pacientes eram importantes, mas os sentimentos dos colegas durante as discussões de diagnóstico e tratamento, não. De todo o *staff* profissional, era esperado agir com dignidade, calma e lógica. O humor era estimulado, mas os sentimentos não deviam ser demonstrados porque eram irrelevantes e ameaçavam interferir no julgamento claro.

O Dr. Olsen nunca tinha considerado que sua maneira agressiva e direta poderia ser intimidante e criar barreiras para atingir seus próprios objetivos. Ele considerou que a Sra. Juntasa lhe prestou um grande serviço, treinando-o na sua maneira de lidar com colegas. Nas semanas seguintes, ele fez perguntas sobre como poderia tornar seu comportamento mais eficaz.

Em uma das suas conversas de acompanhamento, a Sra. Juntasa introduziu o Dr. Olsen na noção de uma *conta bancária emocional* (Covey, 1989, pp. 188-203). Uma conta bancária emocional é uma reserva de confiança que alguém pode desenvolver em relação a um colega, mantendo os compromissos, respeitando o que é importante para a outra pessoa e outras interações positivas. Cada uma dessas ações geradoras de confiança representa um depósito na conta bancária. Estes sentimentos de confiança facilitam uma ação conjunta. Se um membro da equipe tiver um balanço elevado nessa conta bancária emocional com outro membro da equipe, uma colaboração ou, ao menos, uma séria consideração pode ser esperada do outro membro da equipe. Se o balanço for negativo, é muito mais provável a oposição ou a indiferença.

Neste caso, a líder da equipe (Sra. Juntasa) foi a treinadora, mas ela poderia ter treinado o Dr. Olsen mesmo sem ser líder.

Às vezes, ações disfuncionais que aparentam ser totalmente consideradas e deliberadas são na verdade executadas sem qualquer atenção aos seus efeitos. A possibilidade de o comportamento disfuncional carecer completamente de consciência deve estar sempre na mente daqueles que estão na posição de treinador. Às vezes, com a permissão da pessoa que está sendo treinada, podem ser recrutados membros adicionais para chamar a atenção diplomaticamente para o comportamento indesejável, enquanto ele ainda está ocorrendo ou pouco depois.

Por outro lado, certo comportamento disfuncional é totalmente consciente e intencional; nessas situações, é exigida mais habilidade do treinador, conforme discutido a seguir.

LIDAR COM MEMBROS DIFÍCEIS DA EQUIPE

Imagine agora que o comportamento do Dr. Olsen fosse muito pior – que ele estivesse totalmente ciente dos efeitos da sua maneira enérgica e que, embora não procurasse deliberadamente intimidar e humilhar, pudesse facilmente aceitar esses efeitos secundários se eles representassem o preço para alcançar seus objetivos. Imagine, além disso, que o Dr. Olsen usasse deliberadamente da intimidação para ganhar argumentos e que com frequência assumisse este comportamento e outros similares. Em outras palavras, imagine que o Dr. Olsen fosse uma "pessoa difícil" ou que fosse claramente ofensivo.

A maneira de lidar com pessoas difíceis é discutida brevemente no Capítulo 9, em conexão com o Caso 9-6, sobre médicos e enfermeiras, considerando a interrupção da distribuição de amostras fornecidas à clínica pelos representantes farmacêuticos. Várias opções são oferecidas na discussão de como um líder de equipe pode lidar com algum membro cujo comportamento é objetável.

West apresenta muitas outras considerações a respeito de pessoas difíceis nas equipes (West, 2012, pp. 195-197). Primeiro, ele observa que algumas pessoas são rotuladas como "difíceis" quando simplesmente são dissidentes consistentes. Se a pessoa em questão muitas vezes discorda de outros membros da equipe, mas não domina, rebaixa ou inflige um prejuízo psicológico ou físico, então seus comentários dissidentes de fato deveriam ser vistos como uma ajuda à equipe em suas tentativas de examinar cuidadosamente as escolhas. Segundo, um líder de equipe não deveria tentar lidar com uma pessoa difícil excluindo-a imediatamente das reuniões ou de outras atividades. Esta abordagem não eliminará o comportamento ofensivo e pode causar ressentimento, tornando o comportamento pior. Terceiro, no início do tratamento do problema, o líder (ou outra pessoa delegada) deveria assumir que o comportamento não é totalmente consciente e pode ser produto do treinamento, como foi o caso do Dr. Olsen no Caso 17-1. Uma tentativa em treinamento não é suficiente, podendo ser necessária a participação de mais de uma pessoa. Pessoas diferentes na equipe e em qualquer outro setor da organização terão conexões distintas com o colega difícil, abrindo a porta de treinamento por caminhos imprevisíveis. Quarto, o comportamento difícil persistente ou ofensa no local de trabalho não deveriam ser tolerados. Em alguns casos, a saída da pessoa da equipe ou da organização é justificada. A manutenção da pessoa com seu comportamento difícil perpetua o dano à equipe e estimula mais comportamentos do mesmo tipo, pois não há consequência adversa para o transgressor. Evitar lidar com o problema pode até incentivar o comportamento disfuncional de outras pessoas na equipe.

Dyer et al. (2007, pp. 136-139) apresentam uma série progressiva de opções para lidar com o problema quando a pessoa difícil não é receptiva ao treinamento:

1. Confrontação direta pelo líder com o membro, em particular, expondo o comportamento ofensivo e especificando as consequências, caso ele não mude.
2. Confrontação direta pela equipe toda, expondo o comportamento e seus efeitos.
3. Cooptação do membro atribuindo a ele papéis especiais, tais como resumir as discussões ou mesmo ter atuação de líder.
4. Restringir a participação, como permitir a presença em reuniões, mas sem participar das discussões durante elas.
5. Atribuição externa, ou seja, após a explanação completa da situação e dos efeitos danosos do comportamento negativo, atribuir à pessoa difícil o cumprimento de tarefas separadas do resto da equipe e participar apenas através de esforço individual executado independentemente das atividades colaborativas da equipe.

Se nenhuma destas abordagens resultar em uma solução satisfatória do problema, então o afastamento da pessoa da equipe deverá ser considerado. O afastamento de um membro desagregador é sempre desconfortável e às vezes doloroso. Muitas vezes, é exigido o respaldo do responsável geral da equipe, o qual pode ser capaz de dar um conselho útil sobre como consumar o afastamento. O afastamento da pessoa não somente da equipe, mas também da organização, muitas vezes levanta questões legais, podendo haver necessidade de consultar um advogado. Em organizações maiores, o Departamento de Recursos Humanos é capaz de ajudar. Em algumas situações no atendimento de saúde, o afastamento da pessoa difícil pode não ser possível. Por exemplo, se um entre os vários proprietários de uma clínica médica for persistentemente ofensivo ao ponto de um dos colegas desejar que ele se retire, pode ser impossível forçá-lo a sair sem o pagamento de uma indenização intoleravelmente grande, sobretudo se o sócio não estiver se comportando ilegalmente. Em tal caso, o treinamento deveria ser então direcionado aos que estão sendo prejudicados pela pessoa desagregadora, instruindo-os sobre como enfrentar este tipo de situação.

RESOLVER CONFLITOS DE RELACIONAMENTO

CASO 17-2

Carol Reyerson, RN, PhD, FAAN, foi recrutada para assumir o cargo de vice-presidente dos serviços de atendimento ao paciente no Centro Médico da Universidade Crispin. Neste cargo, ela supervisionava todos os serviços de enfermagem, serviços de farmácia, salas cirúrgicas, terapia respiratória, terapia ocupacional e outros serviços prestados diretamente ao paciente. Antes de aceitar a proposta de emprego, ela solicitou que os serviços sociais fossem incluídos no escopo do seu trabalho. Os serviços sociais anteriormente tinham sido incluídos nos serviços de supervisão junto ao vice-presidente para serviços de apoio, Michael Balcerzak, MHA. David Laferte, MBA, diretor de operações (COO, do inglês Chief Operating Officer) do centro médico, concordou com a solicitação da Dra. Reyerson, e ela imediatamente uniu-se à

SOLUCIONANDO PROBLEMAS DE EQUIPES DE SAÚDE CAPÍTULO 17   275

equipe de liderança sênior. O Sr. Balcerzak fora informado da mudança organizacional e dos motivos para tanto, mas não parecia concordar com a iniciativa.

Logo que a Dra. Reyerson começou a trabalhar no centro médico, o antagonismo ao trabalho dela ficou evidente a todos da equipe de liderança sênior. Muitas vezes, ele fazia comentários sarcásticos em resposta às suas colocações nas reuniões da equipe. Quando ela distribuía propostas escritas para comentários, geralmente ele respondia detalhadamente com críticas mordazes. Sem demora, a Dra. Reyerson respondia na mesma moeda, formando alianças com outros membros da equipe para opor-se às propostas do Sr. Balcerzak. Em nove meses, os conflitos entre os dois foram comprometendo não apenas as discussões nas reuniões, mas também o funcionamento tranquilo da equipe no trato de assuntos que eram importantes para o centro médico.

A administração de conflitos é discutida no Capítulo 11, no qual o conflito de relações é distinguido do conflito de tarefas e do conflito de processos. O conflito de tarefas e o conflito de processos são geralmente úteis para a eficácia da equipe. A solução do conflito de tarefas ajuda a elucidar os objetivos da equipe. A solução do conflito de processos ajuda a elucidar papéis e métodos usados pela equipe para alcançar seus objetivos. Por outro lado, o conflito de relações diz respeito a assuntos pessoais ou sociais que não fazem parte do trabalho da equipe.

A menos que possam ser canalizados para o funcionamento tranquilo da equipe, os conflitos de relações são quase sempre danosos à sua eficácia. Como eles não dizem respeito aos assuntos que constituem o trabalho da equipe, não é necessário que a equipe toda se ocupe desses conflitos. Na verdade, normalmente é melhor lidar com eles em particular, conforme discutido no Capítulo 11. Qualquer parte de um conflito de relações pode, em princípio, iniciar discussões para resolvê-lo; a capacidade para resolver conflitos é uma competência a ser perseguida por todos os membros da equipe (ver Cap. 7).

O líder da equipe tem motivo para intervir se as partes não buscam resolver o conflito ou se tentam e não conseguem. Os conflitos de tarefas e os conflitos de processos são propriamente matérias para a equipe toda tratar, mas conflitos de relações não resolvidos geralmente exigem a solução por uma pessoa, em geral o líder da equipe, mas às vezes o responsável geral, sobretudo se o líder for uma parte envolvida no conflito. Os métodos para tratar dos conflitos de relações são discutidos no Capítulo 11.

No caso do atrito entre a Dra. Reyerson e o Sr. Balcerzak, ela estava na melhor posição para iniciar a discussão do conflito, pois tinha ganhado com a mudança organizacional, enquanto ele era uma vítima passiva da mudança. De qualquer forma, se o Sr. Laferte, o COO, incentivasse as partes litigantes a terminar o conflito e nenhuma solução fosse alcançada, então ele precisaria solucionar. Incidentalmente, qualquer aborrecimento para o Sr. Laferte seria, de certo modo, bem-merecido, pois ele comandou insatisfatoriamente a mudança organizacional e na prática causou o conflito.

TREINAR O LÍDER DA EQUIPE

CASO 17-3

Martin Santiago, Doutor em Farmácia, era o diretor de Serviços de Farmácia em Regime em Internação, sistema urbano de saúde com quatro hospitais e um grupo de saúde interprofissional de 550 médicos e enfermeiros clínicos. O Dr. Santiago dirigia uma equipe de gestão de seis pessoas, incluindo o gestor dos Serviços de Farmácia em cada um dos quatro hospitais e dois farmacêuticos adicionais no hospital maior: um especialista em farmácia de apoio nutricional e um especialista em farmacoterapia. O Dr. Santiago pretava contas a Nicholas Borovsky, Doutor em Farmácia, vice-presidente dos Serviços de Farmácia para todo o sistema de saúde.

O Dr. Santiago tornara-se chefe dos Serviços de Farmácia em Regime de Internação 18 meses atrás. Seu cargo anterior era de gestor de Serviços de Farmácia no menor dos quatro hospitais do sistema.

O Dr. Borovsky frequentemente falava com os gestores dos quatro serviços de farmácia em regime de internação e dos quatro serviços de farmácia em regime ambulatorial por todo o sistema. Ele tinha vários motivos para manter contato; por exemplo, ele precisa estar seguro de que estas oito unidades operacionais estavam bem coordenadas com as seções de negócios (que centralizavam os contratos de compras) do Departamento de Serviços de Farmácia do sistema. Durante o primeiro ano do mandato do Dr. Santiago, ocasionalmente o Dr. Borovsky recebia comentários positivos dos quatro gestores da farmácia em regime de internação a respeito do chefe. O Dr. Santiago era visto como enérgico, meticuloso e justo.

Todavia, há algum tempo o Dr. Borovsky começou a receber comunicados gentis, mas negativos, geralmente incorporados aos relatos dos gestores de farmácia sobre acontecimentos recentes em seus hospitais. Os gestores descreviam o Dr. Santiago como demasiadamente enérgico, disposto a ensinar os gestores individuais sobre como realizar seu trabalho e inclinado a apresentar mudanças de procedimentos em farmácia no sistema todo, sem solicitar ou mesmo permitir contribuições da equipe. Os gestores estavam certos de que o Dr. Santiago tinha a melhor das intenções, mas ele era considerado um "microgestor". Dois dos gestores perceberam também que o Dr. Santiago negligenciava o desenvolvimento da equipe de gestão como fonte de conhecimento coletivo e apoio profissional para cada membro da equipe.

O Dr. Santiago tornou-se vítima de um dos riscos de líderes de equipes discutidos no Capítulo 8. Ele estava administrando os indivíduos na sua equipe de gestão e não a equipe como um todo. Este equívoco é comum, especialmente em líderes de equipes que anteriormente atuaram em estabelecimentos onde eles podiam supervisionar e dirigir todos os aspectos do trabalho nos seus campos de ação (Hill, 2007). O Dr. Santiago anteriormente administrou os serviços de farmácia em regime de internação em um hospital pequeno. Naquele cargo, ele supervisionava tudo o que acontecia na farmácia. Os membros da sua equipe nessa farmácia também davam opinião, mas aceitavam seu estilo. Em seu novo cargo, o Dr. Santiago não podia seguir dirigindo as atividades dos serviços de farmácia em regime de internação dos quatro hospitais, pois seu campo de trabalho tornara-se demasiadamente grande para ele supervisionar diretamente todos os aspectos. Ele precisava que o grupo funcionasse bem como uma equipe.

Uma vez ciente do problema, o Dr. Borovsky precisava iniciar discussões com o Dr. Santiago sobre a diferença entre liderar uma equipe e supervisionar os membros da equipe individualmente. Em outras palavras, o Dr. Borovsky precisava treinar o Dr. Santiago a respeito deste assunto específico. Como supervisor do Dr. Santiago na hierarquia da farmácia, o Dr. Borovsky era o responsável geral da equipe. Normalmente, o responsável geral está mais bem posicionado para prestar treinamento ao líder, especialmente quando há uma clara e funcional relação de responsabilidade entre o responsável geral e o líder.

O Dr. Borovsky tentaria uma maneira de levantar o assunto sem gerar atrito entre o Dr. Santiago e os membros da sua equipe, evitando deixar subentendido que um dos gestores do setor de farmácia estava se queixando dele. Uma maneira seria perguntar sobre o andamento de uma mudança recente no procedimento da farmácia no sistema amplo de internação. A resposta do Dr. Santiago provavelmente revelaria que ele formulou a mudança sozinho, sem a participação dos seus colegas de equipe, e que simplesmente instruiu os gestores de farmácia a fazer a mudança. O Dr. Borovsky, então, teria oportunidade de falar sobre formas de dirigir uma equipe, em vez de instruir os membros da equipe como indivíduos. Esta discussão provavelmente levaria a uma discussão mais geral sobre o desenvolvimento de equipe. A partir daí, o Dr. Borovsky poderia também sugerir ao Dr. Santiago alguma leitura ou mesmo um curso de treinamento, conforme discutido no Capítulo 14.

O treinamento de um líder enquadra-se no tópico sobre orientação da equipe, um dos três elementos do papel do responsável geral, discutido no Capítulo 12. Quando o treinamento é prestado para lidar com um problema específico, isto é uma forma de solucioná-lo.

USAR FORMAÇÃO DA EQUIPE FOCADA

Embora a maioria das atividades de construção de equipe consuma tempo – exigindo entrevistas de membros da equipe e outras ações – é possível focalizar um tema em especial usando apenas algumas horas.

CASO 17-4

Era quarta-feira de manhã. Como de costume, a Equipe de Atendimento ao Paciente no West 6 estava tendo um encontro para conversar sobre seus pacientes. West 6 é uma parte do Centro Médico Regional Livorno. Ele é a unidade onde pacientes com acidente vascular encefálico (AVE) e lesões cerebrais recebem atendimento, após serem manejados na fase aguda em uma ou outra unidade de terapia intensiva. Quando recebem alta do West 6, esses pacientes são encaminhados para uma variedade de estabelecimentos de atendimento e necessitam de planos de assistência que diferem bastante. Alguns pacientes voltam para casa e, em atendimento ambulatorial, prosseguem com um neurologista por duas semanas. Alguns necessitam de fisioterapia e terapia ocupacional por vários meses. Outros necessitam de atendimento indefinidamente em instituições de assistência por longo prazo. Muitos necessitam de atendimento de saúde mental, geralmente por causa de depressão. Para muitos dos pacientes, uma consideração central é se eles podem contar com seus familiares no cuidado à sua saúde.

A Equipe de Atendimento ao Paciente do West 6 é formada por 10 enfermeiras registradas, duas assistentes sociais, um fisioterapeuta, um terapeuta ocupacional, dois médicos rotineiros, um fisiatra e um neurologista. Os dois médicos rotineiros são clínicos gerais que fazem o atenção primária de pacientes hospitalizados no West 6. O fisiatra e o neurologista funcionam como consultores para os médicos rotineiros. Às vezes, um neurocirurgião, um fonoaudiólogo, um farmacêutico ou um terapeuta mental é solicitado a participar de uma reunião especial, dependendo das necessidades do paciente. Quem preside as reuniões é Renee Snyder, RN, MSN, CNS, enfermeira-chefe da unidade. Ela é colíder do West 6; o outro colíder é Rob Thurber, MD, médico rotineiro sênior.

Nesta quarta-feira de manhã, os presentes na reunião eram a Sra. Snyder, o Dr. Thurber, duas enfermeiras, uma assistente social e o fisioterapeuta. As duas enfermeiras relataram sobre os pacientes que elas atendiam diretamente. Uma das enfermeiras trouxe informações referentes a outros pacientes, fornecidas por enfermeiras que prestavam atendimento diretamente a eles. Similarmente, o Dr. Thurber transmitiu relatos do outro médico rotineiro e do neurologista e fisiatra que prestaram consultorias ao West 6. O fisioterapeuta transmitiu informações do terapeuta ocupacional. Uma enfermeira trouxe informações de um terapeuta mental sobre as necessidades de um paciente específico. Cada paciente foi discutido de cada vez; para os pacientes com alta prevista para os próximos dias, foi formulada uma tentativa de plano de atendimento. As decisões eram tomadas conjuntamente pela Sra. Snyder e o Dr. Thurber, embora este método de tomada de decisões nunca tenha sido discutido e acordado explicitamente. Os dois eram inteiramente abertos às contribuições dos outros presentes na reunião. Os planos de atendimento decididos eram tentativas, porque a próxima etapa no processo era – para cada médico rotineiro e enfermeira de atenção primária – reunir-se com o paciente e familiares, ouvir seus pedidos e outras contribuições e propor um plano de atendimento. Os planos eram finalizados após os assuntos com pacientes e familiares terem sido esgotados.

A presença na reunião desta quarta-feira era típica, mas aqueles que compareciam variavam de semana para semana. Às vezes, compareciam diferentes enfermeiras do staff. Às vezes, o terapeuta ocupacional comparecia, mas o fisioterapeuta não. O neurologista e o fisiatra quase nunca participavam. O segundo médico rotineiro participava de cerca da metade das reuniões.

Como de hábito, a Sra. Snyder e o Dr. Thurber fizeram questionamentos após a reunião. Ao fim da reunião, a Sra. Snyder manifestou sua preocupação com a Equipe de Atendimento ao Paciente, que não estava funcionando com uma verdadeira equipe interprofissional. O Dr. Thurber concordou. Os outros membros da equipe estavam servindo como conselheiros para a Sra. Snyder e o Dr. Thurber. Alguns membros, com frequência, prestavam consultoria indireta, sem participar das reuniões, de modo que havia interação interprofissional e planejamento criativo limitados. A equipe descobriria, após um plano de atendimento ter sido delineado, que a contribuição do neurologista, do psiquiatra, do fonoaudiólogo ou de outro profissional ausente tinha sido mal-entendida.

A Sra. Snyder e o Dr. Thurber discutiram particularmente suas observações e preocupações, em duas reuniões adicionais. Em seguida, eles propuseram à equipe toda uma reunião de um dia, fora do local de trabalho, para rever o propósito da equipe e como ela poderia operar melhor para atingir seu propósito. Eles manifestaram claramente suas preocupações aos outros membros da equipe. O exercício de construção da equipe foi realizado dois meses mais tarde.

Às vezes, a correção de um problema no funcionamento de uma equipe não pode ser consumada pelo líder ou qualquer outra pessoa isoladamente. Às vezes, a intervenção precisa envolver a equipe toda ou uma parte substancial dela. Em outros casos, pode-se dizer que a mediação consiste em intervenção para iniciar a ação realizada pela equipe toda.

Neste caso, a Sra. Snyder e o Dr. Thurber consideraram várias opções de intervenção. Eles poderiam ter abordado o segundo médico rotineiro, as enfermeiras do *staff* e outros para descobrir por que eles não estavam comparecendo às reuniões e insistir para que começassem a participar. Eles poderiam ter iniciado uma discussão do processo de tomada de decisões. Após deliberar, no entanto, eles decidiram aproveitar a abordagem de construção da equipe para comprometer todos e enfocar os assuntos em um ambiente onde a atenção dos membros não fosse desviada por outras preocupações com o atendimento ao paciente. Eles perceberam que alguns membros da equipe poderiam não querer dedicar todo esse tempo à ação, que outros de fato não tinham necessidade (por exemplo, as enfermeiras do turno da noite, que não participaram da elaboração dos planos de atendimento) e que mudanças na composição do grupo que se reunia às quarta-feira poderiam resultar da consideração sobre a melhor maneira de tomar decisões coletivas.

No Capítulo 15 são discutidos e considerados diferentes propósitos para a construção da equipe. A finalidade da construção da equipe pela Sra. Snyder e pelo Dr. Thurber era esclarecer como os processos da equipe deveriam ser redesenhados para poder atingir o objetivo. Em outras situações, em vez de construir relações interpessoais, a construção mais ampla da equipe poderia pretender fortalecer a sua identidade ou esclarecer os papéis dos seus membros, conforme discutido no Capítulo 15.

REFORMULAR A TAREFA DA EQUIPE

CASO 17-5

Cindy Meller, NP, MSN, e James Beiborn, DO, trabalhavam juntos em uma clínica de seis reumatologistas e quatro enfermeiras clínicas (NPs, do inglês nurses practitioners). Por vários meses, observaram em conversa entre eles que os materiais de educação destinados ao paciente eram inadequados. Eles estavam interessados especialmente nos panfletos e vídeos para pessoas com artrite reumatoide. Eles julgaram esses materiais como demasiadamente limitados no escopo e insuficientemente atraentes para os pacientes. Sua preocupação subjacente era que muitos pacientes examinados na clínica não se exercitam adequadamente e, muitas vezes, não usam as palmilhas ortopédicas (suportes) e as talas com ataduras nos punhos que lhes foram prescritas.

A Sra. Meller e o Dr. Beinborn levantaram a questão dos materiais educacionais em uma reunião mensal com todos os enfermeiros, médicos e vários membros do staff. Havia apoio geral para a atualização dos materiais. A Sra. Meller, o Dr. Beinborn e uma segunda NP uniram-se voluntariamente para investigar a disponibilidade de materiais, seus custos e outros tópicos relacionados. Dentro de alguns meses, um estoque de panfletos e vídeos bastante aperfeiçoados já estava disponível, sendo bem-recebidos pelos pacientes.

No entanto, após outro ano, o trio que empreendera o projeto não via diferença no comportamento dos pacientes que receberam os novos materiais. Eles estavam um tanto frustrados e decidiram consultar Nancy Schriver, CHES, responsável pela educação do paciente em um grande hospital próximo. Eles achavam que a Sra. Schriver provavelmente conheceria outros materiais.

A Sra. Meller e o Dr. Beinborn reuniram-se com a Sra. Schriver. Ela conhecia outros materiais e mostrou panfletos e vídeos que eram novidades para eles. Entretanto, sua principal recomendação era mudar a meta do projeto e focar na criação de um grupo de apoio para paciente com artrite reumatoide. Nesse grupo, os pacientes compartilhariam como e por que faziam exercícios e os detalhes do uso de palmilhas ortopédicas e talas com ataduras nos punhos visando minimizar inconveniências. A Sra. Schriver observou que o objetivo principal da iniciativa dos dois era mudar o comportamento dos pacientes. Ela afirmou que um grupo de apoio era mais promissor para atingir este objetivo do que a utilização de materiais modernos – embora ambos pudessem ser usados juntos. Ela disse também que um programa de educação de autogestão seria até mais promissor do que um grupo de apoio, mas ela percebeu que a clínica deles não dispunha de recursos para promover um programa deste tipo para os seus pacientes.

> A Sra. Meller e o Dr. Beinborn tinham assistido a apresentações sobre grupos de apoio em reuniões nacionais, mas todos os exemplos que conheciam eram de grupos estruturados em ambientes hospitalares ou em grupos médicos muito grandes com departamentos de educação para a saúde. Os dois nunca consideraram que uma clínica pequena como a deles poderia abrigar grupos de apoio. Depois daquela semana, eles começaram a contar com essa possibilidade, considerando questões práticas.

No contexto do comportamento organizacional, o termo *reformulação* significa usar uma nova lente conceitual para caracterizar e orientar o planejamento, a atividade ou a avaliação a ser buscada (Bolman e Deal, 2008, pp. 12-14). A reformulação geralmente não implica no descarte da teoria ou do modelo anteriormente adotado. Em vez disso, a reformulação agrega uma nova maneira de ver os assuntos, sugerindo *insights* arejados e diferentes caminhos a seguir. A Sra. Meller e o Dr. Beinborn estavam usando uma abordagem convencional de 'clínico como instrutor'. Eles suplementaram esta abordagem com um modelo de 'paciente auto-ajuda' ou 'paciente como instrutor' – um modelo em conformidade com as abordagens centradas no paciente, discutidas no Capítulo 4. Logo que viram seu projeto através de novas lentes, eles foram capazes de avançar por um caminho de ação com maior probabilidade de êxito do que a abordagem mais simples que estavam usando.

Neste caso, a solução foi encontrada quase por acaso por alguém externo à equipe e que estava simplesmente reagindo à história contada por seus membros. Pode-se imaginar que uma das NPs ou um dos médicos na clínica, não envolvido no projeto, poderia ter observado a frustração dos três membros da equipe e reformulado o projeto da mesma maneira. Não havia responsável geral para esta equipe de projeto porque a clínica era pequena e não existia hierarquia interna. Em outras circunstâncias, o responsável geral da equipe, muitas vezes, está bem posicionado para solucionar mediante reformulação. Em situações em que uma equipe é um subgrupo temporário de uma equipe maior (p. ex., um grupo de planejamento dentro de um Serviço de Medicina de Família), o líder da equipe maior, com frequência, tem um distanciamento suficiente da tarefa para poder usar a reformulação para remover um ponto de atrito do passado da equipe.

MUDAR O LÍDER DA EQUIPE

CASO 17-6

O Serviço de Obstetrícia e Ginecologia da Clínica Redstone consistia de cinco obstetras, três parteiras e cinco NPs. O setor prestava uma gama completa de serviços de saúde da mulher, exceto atendimento obstétrico para mulheres com gravidez de alto risco. Mulheres nesta situação eram encaminhadas para um grupo especializado no outro lado da cidade.

O Serviço existia há 15 anos, desde a fundação da Clínica Redstone. Inicialmente, havia apenas um obstetra. O Serviço cresceu gradualmente. Durante os 15 anos, o chefe foi o médico Tison Newbury, um excelente líder que era querido por todos.

Quando o Dr. Newbury aposentou-se, tudo indicava que a médica Amanda Takata seria sua sucessora no cargo. A Dra. Takata era considerada por todos no Serviço como a obstetra mais competente do grupo, uma clínica realmente talentosa, a quem outros consultavam quando necessitavam de ajuda sobre diagnóstico ou conduta obstétrica. O médico Michael Greene era o diretor médico da clínica Redstone. Após consultar os membros, o Dr. Greene nomeou a Dra. Takata como a nova chefe do Serviço.

Dentro de seis meses, o Serviço estava uma confusão. Uma NP e um obstetra adicionais foram necessários para atender a carga de trabalho. A Dra. Takata entrevistara dois candidatos para o cargo de NP e um para o cargo de obstetra, mas ela não adotou qualquer outra ação. A reunião mensal do Serviço tinha sido cancelada três vezes nos últimos quatro meses. Surgiram perguntas sobre o limite de ação da prática das NPs, mas não foi escolhida qualquer abordagem para tratar dessas perguntas, e as enfermeiras estavam frustradas e zangadas.

O Dr. Greene enfrentava uma situação difícil. Retrospectivamente, ele percebeu que seu fundamento para nomear a Dra. Takata como chefe estava equivocado. Um excelente clínico não é necessariamente um excelente líder. Ele considerou suas opções: treinar a Dra. Takata, providenciar um mentor para ela, organizar algum treinamento ou substituir a Dra. Takata por alguma outra pessoa. Ele pediu para reunir-se com a Dra. Takata, e ela não aguardava a reunião.

Às vezes, o líder da equipe simplesmente não é apropriado para o trabalho. Este parece ser o caso da Dra. Takata. A pessoa apropriada para mudar o líder é geralmente o responsável geral da equipe. Em organizações em que o responsável geral tem papéis pouco desenvolvidos (p. ex., muitos grupos médicos), a tarefa geralmente recai sobre algum sênior da organização. Com frequência, não fica claro se esta é uma obrigação do sênior ou de um comitê, e esta falta de clareza pode causar um atraso lamentável.

Antes de concluir que o líder precisa ser trocado, o responsável geral ou outra parte responsável deve considerar o que pode ser feito para tornar o desempenho do líder pelo menos aceitável. O Dr. Greene considerou as principais opções, ou seja, treinar a Dra. Takata, providenciar-lhe um mentor ou solicitar que a Dra. Takata se atualizasse por conta própria, por exemplo, com leituras pessoais. Para que estas opções representem boas escolhas, o responsável geral precisa confiar que existe pelo menos alguma chance de sucesso. A simples protelação da troca do líder presta um desserviço a ele e à equipe.

Lidar com um líder de desempenho insatisfatório é geralmente mais fácil do que lidar com uma pessoa difícil, uma vez que as falhas de comportamento pessoal, em geral, não estão em pauta. Na maior parte do tempo, o problema é a falta de ajuste entre o líder com desempenho insatisfatório e o trabalho. A falta de ajuste não é uma falha pessoal e, assim, se a situação puder ser apresentada como um caso de ajuste insatisfatório, a discussão pode prosseguir mais facilmente.

Vamos imaginar que o Dr. Greene concluísse que a Dra. Takata não é adequada para o cargo de líder do Serviço. Ele precisaria então reunir-se particularmente com ela, para examinar a situação e adotar alguma ação. Em geral, compete ao responsável geral solicitar as percepções do líder sobre como ela ou ele está se saindo nesta posição. Em algum momento, as expectativas do trabalho necessitam ser revistas. O responsável geral pode então perguntar ao líder como ele vê o seu desempenho com relação às principais expectativas do trabalho. Se o líder reconhecer que não está desempenhando bem, a conversa pode continuar tranquilamente, com o responsável geral perguntando se o líder e o trabalho estão bem combinados. No caso da Dra. Takata, ela poderia até reconhecer que a combinação é fraca e que gostaria de ser liberada de suas responsabilidades como líder. Ela poderia dizer que não entendia adequadamente a função antes de assumir o cargo. Às vezes, um líder com desempenho insatisfatório está simplesmente esperando ser questionado. Se, por outro lado, o líder alegar excelente desempenho e o responsável geral achar diferente, a conversa pode tornar-se embaraçosa, porque o responsável geral precisará apresentar informações de outras fontes que não concordam com a autoavaliação do líder. O responsável geral precisa estar preparado e ter reunido informações suficientes sobre o desempenho do líder, para poder compartilhá-las com ele. A melhor evidência é aquela baseada em observações diretas pelo responsável geral ou em registros escritos; às vezes, entretanto, o responsável geral não tem escolha e relata o que os outros comentam do líder. Se o líder aceitar que seu desempenho está inadequado, a conversa então pode voltar à pergunta se ele poderia ser melhorado por treinamento, ajuda de um mentor ou formação. Contudo, o responsável geral precisa evitar o perigo de considerar uma ajuda para a melhoria se ele acreditar que o desempenho do líder permanecerá inadequado mesmo com esse apoio sendo prestado. Se o líder não aceitar que seu desempenho é inadequado, a conversa pode chegar a um impasse. O responsável geral então pode propor a ele que continue como líder desde que um ou mais mecanismos (treinamento, p. ex.) seja usado para melhorar o desempenho – sujeito à revisão em um intervalo razoável, digamos, de 2 a 3 meses. Novamente, o responsável geral deve evitar esta abordagem se não tiver esperança para a solução do problema. Se o responsável geral não acreditar que o desempenho melhorará mesmo com ajuda, então ele deve permanecer convicto e comunicar ao líder a impossibilidade de ele continuar no cargo. Neste caso, podem ser feitos planos para uma troca ordeira do líder, incluindo o afastamento do líder atual de uma maneira que evite humilhação ou sujeição dele à crítica pública ofensiva.

MUDAR A COMPOSIÇÃO DA EQUIPE

CASO 17-7

No Capítulo 2, é descrita uma equipe de projeto hospitalar. A equipe é dirigida pelo administrador Eric Shelstad, MHA. Ele estava encarregado de planejar a expansão do espaço de um Serviço de Emergência (SE). Os membros da equipe eram o Sr. Shelstad, o administrador da enfermagem do SE, duas enfermeiras, três assis-

tentes médicos, um farmacêutico, uma secretária do SE, um técnico em radiologia, um técnico de laboratório, um coordenador da unidade de saúde do SE, o administrador de materiais para o hospital, um supervisor de manutenção, um analista financeiro do escritório da Direção Financeira (CFO, do inglês Chief Financial Officer) e um arquiteto da firma parceira no projeto. Não há médicos do SE na equipe por causa do tempo requerido, embora eles sejam consultados muitas vezes.

Na hierarquia do hospital, o Sr. Shelstad presta contas à Vice-Presidente de Atendimento ao Paciente no hospital, Nancy Cunningham, RN, MSN. Mensalmente, o Sr. Shelstad relata o andamento do trabalho à Sra. Cunningham.

Após a equipe ter reuniões quinzenais durante cinco meses, o Sr. Shelstad apresentou seu relatório em uma reunião com a Sra. Cunningham. Nesta oportunidade, a Sra. Cunningham revisou o plano de trabalho no andar proposto pela equipe do Sr. Shelstad. Ela estava surpresa e alarmada por um aparente descuido da equipe, pois o espaço de trabalho médico ficou demasiadamente pequeno e muito distante das salas de exames dos pacientes, razão pela qual precisaria ser redesenhado. Ela fez esta determinação com relutância, porque percebeu que estava interferindo na autonomia da equipe. No entanto, ela estava completamente certa de que o espaço de trabalho médico proposto no plano era inadequado. Nos dois dias seguintes, ela pensou sobre como o espaço de trabalho médico poderia ter sido tão mal desenhado pela equipe. Provisoriamente, ela chegou a duas possíveis causas e pediu para se reunir de novo com o Sr. Shelstad para discutir seus palpites.

Esta equipe de planejamento tem um problema importante. Embora o problema fosse reconhecido a tempo pelo responsável geral da equipe, a intervenção não ameaçou a eficácia da equipe. Além disso, a manifestação de um problema levantou a questão de se outros problemas poderiam ocorrer, caso os motivos subjacentes não fossem atacados.

A Sra. Cunningham especulou que a equipe estava tendo dificuldade por duas razões. Primeiro, não havia médicos na equipe. Segundo, era demasiadamente grande. Em outras palavras, segundo sua opinião, a composição da equipe precisaria ser alterada para que ela se tornasse eficaz.

As razões para não incluir um médico eram suficientemente plausíveis. A hora paga a esse profissional era cara, e o SE estava com falta de pessoal médico. No entanto, parecia que o mecanismo para obtenção de colaboração médica por consultoria não era eficaz. Além disso, a equipe de 16 pessoas era demasiadamente grande. A Sra. Cunningham suspeitava que, às vezes, as discussões prolongadas levavam o grupo a tomar uma decisão simplesmente para poder passar para o próximo assunto.

A Sra. Cunningham discutiu seus palpites com o Sr. Shelstad. O Sr. Shelstad concordou que um médico era necessário na equipe; ele sempre havia pensado assim, mas não tinha poder para alterar a decisão original de prosseguir sem um médico. Ele também concordou que ela tinha sido demasiadamente permissiva em aceitar membros na equipe oriundos de serviços que queriam representatividade. Juntos, a Sra. Cunningham e o Sr. Shelstad decidiram acrescentar um médico e reduzir o tamanho da equipe para um total de 12 membros. A Sra. Cunningham incumbiu-se de falar com o diretor médico do SE para autorizar o modo de recrutamento do médico. A Sra. Cunningham e o Sr. Shelstad decidiram que um dos assistentes médicos, o técnico em radiologia, o técnico de laboratório, o administrador de materiais e o supervisor de manutenção não eram necessários à equipe. Eles perceberam que a retirada desses profissionais seria um assunto delicado e fizeram planos de como tratar da mudança.

Neste caso, a composição da equipe precisava ser alterada porque um dos segmentos essenciais não estava representado e porque ela simplesmente era demasiadamente grande. Por outras razões, pode haver necessidade de alteração na composição de uma equipe. Por exemplo, a falta de um especialista essencial pode ser sentida, embora os segmentos corretos estejam representados. Na equipe de planejamento do Sr. Shelstad, era necessário um analista financeiro; mas se o escritório do CFO mandou um analista financeiro especialista no controle de contas a receber e não em estimativa de custos, provavelmente em algum momento haveria necessidade de uma mudança. Pode haver necessidade de corrigir uma diversidade étnica inadequada, se o trabalho da equipe exigir conhecimento de vários grupos étnicos e a capacidade de interagir com pessoas desses grupos. Por exemplo, uma equipe de atenção primária cujos membros têm ascendência hispânica ou norte-europeus provavelmente terão dificuldade de atender uma população de refugiados da Somália. O recrutamento de um profissional somali (enfermeira, especialista em educação de saúde ou outra atividade na saúde) provavelmente ajude.

DISPERSAR A EQUIPE

CASO 17-8

A médica Lilli Schiffer era a chefe de uma força-tarefa direcionada à redução da frequência de pacientes com câncer de mama que buscam atendimento pela primeira vez com doença em estágio avançado, ou seja, com cânceres nos estágios III ou IV. Ela e outros sete do Sistema de Saúde Hillman estavam trabalhando para reduzir a proporção de novos pacientes com câncer de mama e tumores nos estágios III e IV examinados no hospital e nas clínicas. O Sistema de Saúde Hillman consistia de um hospital de 425 leitos e seis clínicas, abrangendo um centro especializado, onde a Dra. Schiffer praticava oncologia.

O projeto tinha sido formatado pela liderança sênior do sistema de saúde, incluindo a médica Barbara Bergeron, CMO (do inglês Chief Medical Officer) do sistema. A duração esperada do projeto era de aproximadamente cinco anos.

A força-tarefa usou vários métodos para buscar seu objetivo. Três iniciativas foram instituídas em rápida sucessão durante os primeiros dois anos. Primeiro, foi iniciada uma campanha para promover o exame médico (screening) de mama e a mamografia. O hospital atendia principalmente pessoas vivendo no quadrante nordeste e em uma área metropolitana no leste dos EUA. A campanha para exame médico focou nesta população. Clínicas para exame de câncer de mama foram criadas, compostas de enfermeiras clínicas. O tempo de espera para as mamografias foi eliminado por meio do aumento das horas de operação e alteração dos procedimentos de agendamento.

Segundo, foi criado um programa de formação para enfermeiras e médicos que faziam exames de mama. As habilidades para o exame eram avaliadas e ensinadas com métodos de simulação, usando modelos de mama com diferentes tipos de tecidos (p. ex., tecido adiposo ou tecido fibroso) e diferentes tamanhos de tumo-

res. Os clínicos eram convidados a testar suas habilidades, e a formação era oferecida.

Terceiro, um programa de acompanhamento sistemático foi instituído para mulheres com resultados de mamografias no limite do anormal, sendo orientadas a repetir a mamografia após um intervalo de algumas semanas ou meses. As pacientes eram lembradas com antecedência das datas das mamografias de acompanhamento. As pacientes que não retornavam eram contatadas e, se elas ainda não retornassem, eram contatadas duas vezes mais.

Durante os primeiros dois anos do projeto, caiu a proporção de novas pacientes com cânceres nos estágios III e IV. Contudo, os números reais dessas pacientes permaneceram praticamente os mesmos de antes, e os números de pacientes com tumores nos estágios I e II subiram. A Dra. Schiffer e seus colegas concluíram que a proporção de pacientes com cânceres mais avançados provavelmente caiu porque mais casos precoces estavam sendo detectados e não porque os cânceres tardios estavam decrescendo. Eles esperavam que, com o tempo, a detecção de cânceres precoces resultasse em um decréscimo de casos nos estágios III e IV.

A proporção de cânceres nos estágios III e IV de fato diminuiu no quarto ano, em comparação com o terceiro ano. O número de novas pacientes com cânceres tardios permaneceu mais ou menos o mesmo, e o número de pacientes com cânceres precoces decresceu, em comparação com o número detectado no terceiro ano. Em 5 a 8 anos, a proporção de cânceres tardios permaneceu inalterada, em comparação com o período de quatro anos. A força-tarefa conseguiu fazer um levantamento de mulheres com 50 a 75 anos na área atendida habitualmente pelo Sistema de Saúde Hillman. Eles constataram que 84% das mulheres nesta área estavam em dia com o exame de câncer de mama. Este número é mais alto do que o verificado para o Estado todo, mas aproximadamente igual ao encontrado há cerca de sete anos, quando um grupo de pesquisa acadêmica realizou um levantamento semelhante.

A Dra. Schiffer e seus colegas ficaram frustrados. Oito anos de trabalho pareceram não produzir qualquer benefício. O objetivo da equipe não foi alcançado; eles ainda não tinham outras ideias viáveis sobre o que poderia ser feito para atingir o objetivo. As Dras. Schi-

ffer e Bergeron discutiram a situação com a força-tarefa toda e muitos outros. Elas decidiram desfazer a força-tarefa.

O grupo de relações com a mídia estava preocupado sobre como o término da força-tarefa poderia ser recebido pela imprensa e estações de televisão. O início do projeto tinha sido anunciado com grande alarde. Todos concordavam que o desejo de evitar a publicidade adversa não era uma razão consistente para continuar o projeto, mas eles também concordavam que o final do projeto não deveria ser anunciado. O staff de relações com a mídia preparou respostas a perguntas que a imprensa poderia levantar se soubesse que o projeto tinha terminado. As respostas enfatizavam os números de mamografias realizadas, os números de clínicos cujas habilidades foram aperfeiçoadas e outros resultados que poderiam destacar vantagens do projeto.

Às vezes, uma equipe não é necessária por longo tempo, e a sua continuidade é um desperdício ou tem outros efeitos maléficos.

Foi um tanto desconcertante que o projeto descrito no Caso 17-8 aparentemente fracassasse, mas talvez a consideração dominante seja a taxa de exames médicos (*screening*), que no princípio era alta, pelos padrões nacionais, e foi afetada apenas temporariamente pela campanha para promover os exames. De qualquer forma, as Dras. Schiffer e Bergeron decidiram que a continuidade da força-tarefa era um desperdício de tempo dos profissionais e, portanto, dos recursos da organização. Além disso, diante de vários anos sem progresso, a continuidade do projeto correria o risco de gerar ceticismo, porque poderia ser interpretada como uma atitude para evitar publicidade adversa, ou seja, unicamente para evitar o reconhecimento do fracasso.

A dispersão da equipe neste caso foi bastante simples. Em outros casos, a dispersão de uma equipe por causa de fracasso pode ser altamente controversa, pois determinar que o sucesso não é mais possível pode ser difícil e gerar claras diferenças de opinião.

Existem muitas outras razões para dispersar uma equipe além da incapacidade de atingir o objetivo, a despeito dos melhores esforços. Às vezes, o custo de um projeto acaba sendo mais alto do que o esperado e do que a organização pode oferecer. Outras vezes, o desempenho da equipe é tão fraco que a sua continuação ameaça a saúde dos pacientes atendidos por ela e a reputação da organização maior. Alguns programas de cirurgia cardíaca, por exemplo, têm sido encerrados por causa das altas taxas de óbitos pós-cirúrgicos (Siddique, 2010). Às vezes, o líder de uma equipe de projeto ou equipe consultiva demite-se e não há ninguém disponível para conduzir a tentativa com sucesso. Às vezes, uma fusão, que parecia promissora, revela-se ser uma ideia pobre segundo os pontos de vista das duas partes e, assim, o grupo explorador da fusão é dispersado. Em todos estes casos, o responsável geral e o líder da equipe – bem como outros na organização – precisam julgar se a tarefa poderia ser realizada a partir de alguma alteração na sua definição, na liderança ou composição da equipe, ou em algum outro aspecto da equipe e seu trabalho. Porém, às vezes, o melhor a fazer é dispersar a equipe.

CONCLUSÃO

A solução de problemas é a ação direta assumida pelo líder ou pelo responsável geral – e ocasionalmente por outros – para corrigir algo errado no desempenho da equipe. A solução de problemas é adequada quando outros mecanismos corretivos (p. ex., formação, construção convencional da equipe e melhoria dos processos) oferecem poucas possibilidades de sucesso ou não são aconselháveis, porque há necessidade de ação mais rápida. Muitas opções de ações estão disponíveis para solucionar problemas. Este capítulo explica nove destas opções, que estão listadas no Quadro 17-1. As escolhas variam desde o simples treinamento até a reformulação ou revisão da tarefa da equipe até a dispersão dela.

REFERÊNCIAS

Bolman LG, Deal TE. *Reframing Organizations*. 4th ed. San Francisco, CA: Jossey-Bass; 2008.

Covey S. *The Seven Habits of Highly Effective People*. New York, NY: Simon & Schuster; 1989.

Dyer WG, Dyer WG Jr, Dyer JH. *Team Building: Proven Strategies for Improving Team Performance*. 4th ed. San Francisco, CA: Jossey-Bass; 2007.

Hill LA. Becoming the boss. *Harv Bus Rev*. 2007;85(1): 49-56.

Siddique H. Heart surgery 'must stop' at John Radcliffe after baby deaths. *The Guardian*. July 28, 2010:5.

West MA. *Effective Teamwork: Practical Lessons from Organizational Research*. 3rd ed. Chichester, UK: John Wiley & Sons, Ltd.; 2012.

SEÇÃO IV Avançando o trabalho em equipe na saúde

Líderes seniores e trabalho em equipe nas suas organizações

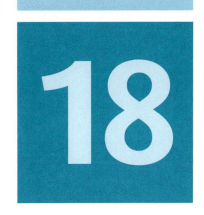

A Seção III (Caps. 13 a 17) apresenta ideias para melhorar as equipes e o trabalho em equipe. Ela assume que as equipes são apresentadas e consideradas como prática padrão nas organizações. Em muitas organizações, no entanto, este não é o caso – na verdade, as políticas e práticas organizacionais, muitas vezes, trabalham contra, em vez de promover o sucesso do trabalho em equipe. Os líderes seniores dessas organizações são responsáveis por criar as culturas e as estruturas em que as equipes se desenvolvem e também por prover os recursos necessários para que as equipes alcancem seus objetivos. Nesta seção do livro, primeiramente (no Cap. 18) disponibilizamos as diretrizes para líderes seniores comprometidos em melhorar a presença e o desempenho da equipe nas suas organizações. No Capítulo 19, discutimos o potencial para um futuro em que o trabalho em equipe é esperado e recompensado por todo o setor de atendimento de saúde.

O PAPEL DO LÍDER SÊNIOR

Os líderes seniores de organizações de saúde não são aqueles com mais idade ou estabilidade, mas aqueles em posições mais altas de autoridade na organização. Eles são os líderes com poder de alocar recursos escassos, definir e aplicar valores e normas, além de representar a organização em instâncias externas. Normalmente, a expressão *líder sênior* abrange aqueles em nível de vice-presidente e acima em organizações grandes ou diretor de departamento e acima em organizações menores. Em algumas organizações, como clínicas de grupos médicos, os líderes seniores podem incluir todos os parceiros, se o grupo for pequeno, ou um pequeno grupo eleito entre os parceiros, se o grupo for grande.

Os líderes seniores de organizações de saúde enfrentam um desafio difícil quando se comprometem a melhorar suas organizações por meio da expansão do emprego do trabalho em equipe. A melhoria traz risco, porque ela requer mudança do *status quo,* e mudança, muitas vezes, encontra resistência. Alguns líderes de saúde contentam-se em manter o *status quo* e não "balançar o barco", especialmente se a mudança envolver o descontrole dos padrões existentes na prestação de atendimento clínico desenvolvido por profissionais com poder e ampla autonomia. Todavia, uma vez que as melhorias no atendimento baseado em equipe e na eficácia do trabalho em equipe dependem de mudanças na organização, os líderes seniores devem estar dispostos a enfrentar o desafio.

Os líderes seniores são responsáveis por criar um contexto que forma, apoia e nutre equipes interprofissionais. Quanto ao apoio às equipes, os líderes seniores têm três tarefas principais: (1) criar e manter uma *cultura* organizacional baseada na equipe, (2) criar e manter uma *estrutura* organizacional baseada na equipe e (3) prover os recursos fundamentais. As três tarefas estão listadas no Quadro 18.1. A primeira delas é vital, porque as culturas definem a filosofia e as concepções operacionais que orientam o comportamento na organização, independentemente de como o trabalho está estruturado. A *cultura* organizacional refere-se a crenças e valores predominantes na organização. Estas crenças e os valores norteiam "a maneira como fazemos coisas por aqui", que é uma interpretação comum do significado da cultura em organizações (Deal e Kennedy, 1982, p. 4). As culturas organizacionais podem estimular, desestimular ou

Quadro 18-1 Tarefas para líderes seniores

1. Criar e manter uma cultura organizacional baseada na equipe
2. Criar e manter uma estrutura organizacional baseada na equipe
3. Prover os recursos fundamentais para o trabalho em equipe

COMPETÊNCIAS PARA LÍDERES SENIORES

CASO 18-1

Regina Simpson, MSN, MBA, ainda estava se ambientando no seu novo emprego, como CEO do Hospital Rockaway Heights, um cargo que ela conquistara há três meses. A organização estava sentindo falta de alguma coisa, mas ela não conseguia identificar o que era. Todos com quem ela conversava pareciam querer fazer a coisa correta – geralmente eles eram profissionais muito afetuosos e trabalhadores. Os levantamentos realizados pelo Departamento de Recursos Humanos mostraram que os funcionários, com exceção de enfermeiras, geralmente sentiam-se felizes por trabalhar no Rockaway Heights. Porém, o desempenho do hospital era fraco, e ela tinha sido contratada para mudar essa situação. As notas da "cultura de segurança" para o hospital estavam no quartil inferior, em comparação com as normas nacionais. O conselho administrativo estava preocupado com o fato de o hospital estar perdendo participação no mercado para os competidores na grande área metropolitana do Rockaway Heights, especialmente em serviços cardiológicos, ortopédicos e obstétricos. "Minute Clinics", constituídas de enfermeiras clínicas (NPs, do inglês nurses practitioners) e centros de atendimento de urgência, estavam aparecendo de repente por toda a cidade. O Rockaway Heights geralmente estava em último lugar no cenário de novos programas, como as "minute clinics", centros de atendimento de urgência e o novo programa de atendimento paliativo anunciado um dia antes por um hospital competidor.

O Hospital Rockaway Heights empregava mais de 200 médicos, mas a Sra. Simpson entendia que eles não trabalhavam sempre bem com outros médicos na comunidade. As enfermeiras estavam frustradas porque não conseguiam ganhar o devido reconhecimento do hospital, uma iniciativa à qual médicos e administradores se opunham ou, pelo menos, não defendiam abertamente. E alguns dos líderes seniores da organização pareciam contentes em manter suas cabeças baixas e preocupar-se com seus próprios departamentos e não com a organização como um todo.

ignorar o trabalho em equipe. Por exemplo, o *Media Lab* do MIT (Instituto de Tecnologia de Massachusetts), um laboratório de pesquisa futurista para engenheiros, artistas, designers e cientistas, autodeclara-se como um "ambiente altamente colaborativo e antidisciplinar," refletindo os esforços da organização para romper barreiras entre disciplinas, a fim de produzir tecnologias inovadoras (MIT Media Lab, 2012).

A *estrutura* organizacional é constituída de políticas e práticas que definem papéis (descrições de atividades de pessoas incumbidas em postos de trabalho), relatando as relações e o fluxo de trabalho na organização. Na maioria das organizações, a estrutura está documentada formalmente em gráficos organizacionais, descrições de trabalhos e compilações de políticas e procedimentos. Os papéis geralmente são agrupados em departamentos ou divisões, que são organizados hierarquicamente. O agrupamento dos papéis em departamentos separados, com base na educação profissional das pessoas envolvidas, tais como serviços de medicina, enfermagem e farmácia, torna o trabalho em equipe interprofissional mais árduo, conforme discutido no Capítulo 5, sobre administração em saúde. As estruturas organizacionais podem ser modificadas para tornar mais eficaz o trabalho em equipe.

Uma terceira tarefa de líderes seniores é prover recursos organizacionais fundamentais para a atividade baseada em equipe. Esses recursos organizacionais facilitam o desenvolvimento do trabalho. As equipes necessitam de recursos para fluxo de informação e comunicação e para treinamento e educação, entre outras atividades.

As três tarefas que definem o papel do líder sênior em relação ao trabalho em equipe servem bem para categorizar as competências necessárias a esse tipo de líder. Os líderes seniores devem ser capazes de cumprir as três tarefas, e cada uma delas requer certas competências.

▸ Criar e manter uma cultura organizacional baseada na equipe

Um desempenho organizacional fraco muitas vezes tem sua gênese em uma cultura organizacional pobre. A Sra. Simpson está certa em especular sobre as causas do desempenho fraco no Hospital Rockaway Heights. Ela pode começar avaliando a cultura da organização, a primeira das cinco competências para criar e manter uma cultura baseada na equipe (Quadro 18-2).

Avaliar a cultura organizacional

Se os líderes seniores estiverem interessados em melhorar a cultura de suas organizações, eles devem primeiro compreender a cultura existente na organização. Provavelmente, se os líderes estiverem na organização por um ano ou mais e estiverem sendo atentos, eles têm um bom entendimento sobre "a maneira como fazemos as coisas por aqui" e sobre os valores e as crenças subjacentes a essas maneiras ou padrões típicos. No entanto, se os líderes forem novos na organização, como a Sra. Simpson no Caso 18-1, eles podem acelerar sua aprendizagem pelo exame direcionado das culturas de suas organizações.

A cultura organizacional, ou crenças e suposições subjacentes, podem ser diagnosticadas examinando os artifícios da cultura, incluindo histórias e mitos, rituais e cerimônias, visão organizacional formal e afirmações de valores, heróis e heroínas, instalações físicas e metáforas comumente usadas. Todos esses indicadores de cultura são observáveis diretamente. Por exemplo, os membros da organização podem referir-se a ela como uma "máquina bem-lubrificada" ou um "circo de três picadeiros", possivelmente refletindo uma ênfase na ordem da máquina bem-lubrificada e uma tolerância de autonomia no circo de três picadeiros. Outro indicador são as histórias a respeito da organização. O fundador da organização e os valores do fundador podem ser apresentados como uma figura heroica, como o Dr. William Worrall Mayo e seus dois filhos são descritos na história da Clínica Mayo.

O psicólogo social Edgar Schein sugere investigar a cultura organizacional mais profundamente, identificando suposições *tácitas* ou subentendidas, que podem variar de crenças formalmente adotadas pela organização em documentos e anúncios para empregados e o público (Schein, 2009). Uma organização pode pretender promover o trabalho em equipe em sua afirmação formal de valores, por exemplo, mas os líderes podem não trabalhar ativamente para apoiá-la. Os empregados podem ser completamente céticos sobre o grau em que o trabalho em equipe é apoiado e comportar-se inconsistentemente com esse valor. Para revelar suposições tácitas, Schein recomenda que os líderes seniores conduzam entrevistas individuais e em grupos, em vez de basearem-se em grandes levantamentos. As entrevistas permitem aos líderes investigar mais profundamente as diferenças entre comportamento e valores adotados. Esperançosamente, a Sra. Simpson, no Caso 18-1, empregou muito do seu tempo conversando com indivíduos e pequenos grupos, em vez de basear-se em levantamentos de *insights* sobre a cultura do Hospital Rockaway Heights.

Outro fato bastante óbvio em estabelecimentos de saúde é que subculturas fortes, tais como as culturas das diferentes profissões da saúde, estão presentes em organizações de prestação de atendimento. As subculturas têm diferentes crenças e suposições subjacentes. A Sra. Simpson precisava estar alerta para identificar essas subculturas e trabalhar com elas no Rockaway Heights. Na instituição, o reconhecimento de diferenças entre as subculturas de enfermeiros, médicos e administradores seria uma etapa inicial óbvia.

Quando entendem a cultura existente na organização, os líderes têm uma melhor compreensão do desafio que enfrentam, bem como alavancas para mudar. A mudança de uma cultura é difícil e minuciosamente lenta. Os valores e as suposições levam anos para se desenvolver e para mudar. Eles não podem ser impostos pelos líderes seniores (Kouzes e Posner, 2012, p. 66). Para acelerar o

---

Quadro 18-2 Competências para líderes seniores: criar e manter uma cultura organizacional baseada na equipe

1. Avaliar a cultura organizacional
2. Enfatizar os valores do trabalho em equipe: colaboração, respeito, foco no paciente e inovação
3. Empregar e promover valores de trabalho em equipe
4. Tornar o trabalho em equipe altamente visível
5. Relacionar-se de maneira eficaz com clínicos

processo de mudança, os líderes seniores precisam explorar os pontos fortes da cultura existente, ao invés de partir do zero (Katzenbach et al., 2012; Schein, 2009). Na maioria das organizações de saúde, existem suposições, crenças e realizações subjacentes para celebrar, honrar e reforçar. A maioria dos profissionais de saúde está comprometida em servir os melhores interesses dos pacientes, por exemplo. E a maioria deles valoriza o respeito e a colaboração entre os colegas de profissão. Em ambos os casos, existe uma base sólida da organização para a promoção dos valores centrais (*core*).

Enfatizar os valores do trabalho em equipe

Quais suposições e crenças fundamentais subjacentes geram trabalho em equipe nas organizações? Nós apontamos quatro valores que ajudam a melhorar a cultura do trabalho em equipe interprofissional: colaboração, respeito, foco no paciente e inovação.

Primeiro, os líderes seniores deveriam ter como meta destacar a *colaboração* como "a maneira como fazemos coisas por aqui". Maximizar a colaboração significa considerar cada pessoa na organização como um colaborador estimado para a missão organizacional, incluindo os de posição mais baixa na hierarquia formal (p. ex., funcionários administrativos e pessoal da segurança). A preferência por colaboração como uma maneira de conseguir fazer as coisas pode ser promovida pela gestão superior (*top*), como será discutido adiante, mas, primeiramente, a colaboração precisa ser estabelecida como uma prioridade e um valor explícito da organização.

Outro valor organizacional que é básico para o trabalho em equipe, abordado em vários outros capítulos, é o *respeito*, em especial, aos membros de outras profissões. Hammick et al. (2009, p. 23) afirmam que o trabalho em equipe interprofissional requer que os indivíduos mantenham cinco valores, todos relacionados a respeitar os outros:

1. Respeito a todos na equipe colaborativa;
2. Confiança em quem você conhece, em quem você não conhece e em quem os outros conhecem;
3. Determinação para envolver-se com outros, em vez de ter uma opinião à parte;
4. Disposição afetuosa em relação aos seus colegas;
5. Atitude acessível e determinação para compartilhar o que você conhece como um recurso para obter o melhor resultado possível ao usuário do seu serviço.

O respeito mútuo leva em conta as bases de conhecimentos das diferentes profissões, a serem usadas em benefício dos pacientes. A importância do respeito como um valor primordial na prestação de serviços de saúde também tem sido destacada recentemente em relação à criação de uma cultura de segurança (Leape et al., 2012a; 2012b). O desrespeito é identificado em organizações de saúde através de ações como comportamento desagregador e humilhação de enfermeiras, estudantes, residentes e outros, além de atitude de menosprezo de pacientes, como não fornecer informação necessária para sua tomada de decisões. Para demonstrar que o respeito é esperado, a organização pode adotar uma política de tolerância zero para comportamento abusivo por membros da equipe, informando a todos que gritar com colegas, fazer crítica pessoal implacável, tratar subordinados de modo áspero e outras formas de abuso não serão ignoradas ou aceitas – e então agir quando esses abusos ocorrerem, mesmo que raramente.

Um terceiro valor organizacional crítico é o *foco no paciente*. Os líderes seniores deveriam repetidamente e de maneira eficaz expressar que os interesses dos pacientes (como definidos pelos próprios) são os principais interesses da organização. Isto é não só uma prioridade (que pode mudar ao longo do tempo), mas um valor central permanente da organização. Se os membros da equipe perceberem que lucro, partilha de mercado, poder pessoal ou outros interesses são mais importantes do que o serviço ao paciente e a qualidade dos serviços, eles tornam-se céticos e descomprometidos.

Um quarto componente de uma cultura de trabalho em equipe interprofissional, na maioria das organizações, é o apoio à *inovação*. As equipes eficazes encontram ideias e soluções novas e inesperadas. Se essas ideias e soluções não forem valorizadas pela organização maior, os membros da equipe tornam-se desalentados e desvinculados do processo de mudanças. Se as organizações fizerem as coisas do modo como sempre têm feito, as equipes terão mais dificuldade de êxito (Whelan, 2013, p. 8).

Todos estes quatro valores estão presentes em alguma extensão em organizações de saúde. Muitas vezes, a responsabilidade de realçar e acentuar esses valores é da liderança e não de outros. No Caso 18-1, a Sra. Simpson poderia atrair indivíduos e pequenos grupos para discussões sobre o grau em que colaboração, respeito pelos outros profissionais, foco no paciente e inovação são exibidos em comportamentos de funcionários de hospitais e clínicas afiliadas.

Empregar e promover valores de trabalho em equipe

O consultor de negócios Jim Collins popularizou a importância de "colocar a pessoa certa no ônibus" antes de dar início a uma jornada de mudança organizacional (Collins, 2001, pp. 41-64). Pelo fato de muitos valores pessoais serem profundamente arraigados, é difícil para alguns indivíduos mudá-los. Se os indivíduos forem incapazes de assumir os valores do trabalho em equipe, e eles atuarem em papéis nos quais o trabalho em equipe é esperado, eles podem precisar se afastar ou trabalhar em áreas diferentes, nas quais esse tipo de trabalho não é tão essencial. A longo prazo, o emprego e a promoção de pessoas que assumem e demonstram os valores do trabalho em equipe eliminam a necessidade de demitir alguns indivíduos da organização.

Collins também observa que a dispensa de funcionários pode ser mais difícil no setor social do que no de negócios, pois muitas organizações do setor são sem fins lucrativos ou entidades públicas, e algumas possuem segmentos significativos de funcionários sindicalizados (Collins, 2005). As decisões de demitir funcionários podem ser angustiantes e onerosas, mas necessárias para alterar a cultura. Se a demissão de funcionários for difícil, torna-se ainda mais crítica uma aplicação rigorosa de avaliação precoce – o típico período probatório de funcionários. Como é impossível conhecer totalmente um novo contratado no princípio, o teste e a avaliação de valores do trabalho em equipe são essenciais nos meses iniciais do emprego.

Tornar o trabalho em equipe altamente visível

Desenvolver uma cultura de trabalho em equipe exige uma demonstração visível do uso de equipes pela liderança superior. Posicionar os patamares médio e inferior de uma organização em equipes não basta para criar exitosas organizações baseadas em equipe (Harris e Beyerlein, 2005, p. 152). As equipes devem "cascatear" por toda a organização. O conceito de equipe é moldado e reforçado pela existência de equipes em todos os níveis da organização. Assim, o grupo de gestão superior deve tornar-se uma equipe. Para fazer seu próprio trabalho na organização, eles precisam "servir de exemplo" de trabalho em equipe, mediante o uso de equipes, especialmente equipes interprofissionais e equipes incluindo pacientes e familiares. Eles devem demonstrar o trabalho em equipe como algo amplamente inclusivo, especialmente nas populações de clínicos e pacientes. Os líderes superiores são observados e percebidos por profissionais clínicos, bem como por líderes juniores, de modo que o modelo de papéis que eles exercem é crucial.

A comunicação deficiente de mensagens básicas é um motivo importante pelo qual os esforços de mudança perdem vigor ou fracassam (Kotter, 1996, pp. 85-100). O conselho de Kotter para líderes seniores, quanto à comunicação de uma visão de mudança, é relevante para criar uma cultura de trabalho em equipe: (1) conservar a mensagem simples, evitando jargão, (2) usar metáforas, analogias e exemplos que as pessoas possam visualizar, (3) promover a mensagem em múltiplos canais (formais e informais), (4) repetir a mensagem várias e várias vezes, (5) liderar por meio de exemplos, (6) atacar algumas inconsistências (p. ex., que o trabalho em equipe pode custar mais) e (7) escutar o *feedback*, incluindo perguntas e sugestões. Os líderes seniores podem repetidamente comunicar a conveniência de usar equipes para muitas tarefas na prestação de atendimento e gestão da organização. Eles podem comunicar convictamente que o trabalho em equipe e a colaboração serão usados. Eles podem comunicar sobre o objetivo de criar uma cultura de trabalho em equipe, as atividades para conquistá-la e o progresso alcançado.

Para tornar visível o trabalho em equipe, os líderes seniores devem ser proativos ao demonstrar o sucesso do uso do trabalho em equipe. Eles podem demonstrar orgulho nas equipes vinculando a identidade da equipe à identidade da organização. Isto significa celebrar publicamente os sucessos da equipe e disseminar ao máximo suas realizações. Os líderes seniores podem contar histórias sobre indivíduos que lideram ou contribuem para equipes bem-sucedidas. Eles podem instituir prêmios institucionais para o desempenho da equipe, por exemplo, para melhorias nas medidas de segurança em unidades clínicas da organização, certificando-se de que, como com qualquer prêmio, os critérios de seleção sejam transparentes, e o processo de seleção seja justo. Prêmios pequenos e simbólicos podem ter um grande significado, e as celebrações não devem ser onerosas. Os membros da equipe gostam de saber que a organização reconhece seus esforços colaborativos.

Relacionar-se de maneira eficaz com clínicos

Os líderes seniores não podem promover o trabalho em equipe interprofissional sem se conectar aos profissionais que constituem as equipes. Alguns líderes seniores, com experiência na área da saúde ou não, negam-se a se associar a profissionais da saúde e compreender os seus processos. Isto torna menos provável que eles possam servir como modelos de papéis ou conectar-se com os clínicos. De todos os profissionais envolvidos em equipes interprofissionais, os administradores são os que mais devem se esforçar para incorporar a cultura clínica. A superação da tradicional dicotomia entre processos administrativos e processos clínicos em muitas organizações de saúde, discutida no Capítulo 5, sobre administração de saúde, requer que os administradores aprendam o suficiente sobre clínicos e processos clínicos para envolver clínicos e pacientes como parceiros iguais em equipes interprofissionais. Do mesmo modo, os profissionais clínicos devem conectar-se proativamente com os administradores e entender as funções administrativas, para serem parceiros construtivos em equipes de gestão.

▶ Criar e manter uma estrutura organizacional baseada na equipe

CASO 18-2

Após seis meses de observação, a Sra. Simpson, CEO do Hospital Rockaway Heights, concluiu que a estrutura organizacional da instituição necessitava de séria renovação e que ela focaria na "inovação por meio da colaboração" como um tema da sua atividade de liderança. Ela estabeleceu três forças-tarefas de liderança, com uma variedade de representantes, incluindo profissionais clínicos e pacientes, para estudar a viabilidade de abrir novos empreendimentos ou redesenhar os serviços nos setores de cardiologia, ortopedia e obstetrícia. A Sra. Simpson falava sobre inovação por meio da colaboração em cada oportunidade que aparecia e contratou um novo diretor de marketing para divulgar o conceito na organização e na comunidade.

Um ano mais tarde, a campanha de marketing estava em pleno funcionamento. O conselho administrativo tinha endossado a campanha de marketing. O slogan "inovação por meio da colaboração" estava vinculado à maioria das comunicações internas do hospital e a vários anúncios, e as três forças-tarefas recebiam alguma publicidade positiva na comunidade. Três dos mais tradicionais líderes seniores da organização retiraram-se para buscar outras oportunidades, por insistência da Sra. Simpson.

Contudo, a Sra. Simpson estava tendo dificuldade para implementar a sua visão de inovação por meio da colaboração. As três forças-tarefas tinham concluído seu trabalho e se dispersaram, embora a Sra. Simpson continuasse a se reunir com as lideranças médicas nas áreas de ortopedia, cardiologia e obstetrícia. Os relatórios das forças-tarefas estavam esperando a revisão do conselho e incluíam algumas ideias interessantes. A força-tarefa da ortopedia, por exemplo, tinha recomendado desenhar um centro ortopédico com toda a gama de serviços relacionados, incluindo fisioterapia e alguns serviços radiológicos e de diagnóstico, em uma única estrutura física, desenvolvida junto com o hospital e um grande grupo de ortopedistas na comunidade. Porém, os funcionários da organização estavam esperando mais e mais rápido. Eles estavam começando a mostrar desagrado com a administração de "muita conversa e nenhuma ação". Os líderes seniores que não participavam dos serviços de cardiologia, ortopedia ou obstetrícia sentiam-se excluídos da ação e estavam preocupados com o fato de seus empregos estarem em risco. A Sra. Simpson sabia que precisava fazer avançar, e rapidamente.

Uma cultura organizacional sem estrutura e recursos provoca frustração e desarmonia. Os líderes seniores precisam cumprir a promessa de uma nova visão e valores, redesenhando as estruturas organizacionais e provendo os recursos fundamentais. A alteração de estruturas para apoiar o trabalho em equipe começa com o conceito de organização como um conglomerado de equipes interagindo. O Quadro 18-3 apresenta esta competência e cinco outras necessárias para a criação de uma estrutura baseada em equipe.

Desenhar a organização como um conglomerado de equipes interagindo

Uma primeira etapa na transformação da estrutura organizacional para apoiar o trabalho em equipe requer uma mudança de muitos gestores e líderes. Na organização tradicional, o empregado indivi-

Quadro 18-3 Competências para líderes seniores: criação e manutenção de uma estrutura organizacional baseada em equipe

1. Desenhar a organização como um conglomerado de equipes interagindo
2. Garantir responsabilidade no topo da hierarquia das equipes
3. Administrar conexões cruzadas entre as equipes
4. Administrar conexões com entidades externas
5. Alinhar o sistema de prêmios com o trabalho em equipe
6. Apoiar os responsáveis gerais de equipes e mantê-los motivados

dual é uma unidade de produção. Este indivíduo presta contas a um supervisor, que presta contas a outro supervisor e assim por diante, até o posto mais alto na cadeia de comando. Uma tarefa primordial dos supervisores na organização tradicional é motivar e fornecer *feedback* do desempenho aos indivíduos. Na maioria das prestações de serviços de saúde, no entanto, uma equipe é uma unidade de produção, seja ela uma equipe de prestação de atendimento, uma equipe de apoio clínico, uma equipe de gestão ou alguma combinação. Atualmente, em muitas organizações grandes de prestação de serviços de saúde, o atendimento está organizado em torno de linhas de serviços – unidades operadoras desenhadas em torno do atendimento focado no paciente para grupos de doenças relacionadas ou especialidades médicas similares – tais como serviços cardiológicos, serviços ortopédicos ou transplantes de medula óssea. Nestas linhas de serviços, as equipes são o princípio central da organização, em vez do indivíduo (White e Griffith, 2010, pp. 3-4, 82). Os supervisores estão envolvidos não apenas em motivar e administrar indivíduos, mas também em fazer o mesmo para equipes de indivíduos.

Evidentemente, nem todos têm de estar em uma equipe. Conforme discutido no Capítulo 1, algumas tarefas podem ser atribuídas a indivíduos. Em equipes clínicas, por exemplo, indivíduos podem ser utilizados em papéis altamente especializados em vez de servir como membros permanentes das equipes.

A concretização do desenho organizacional baseado em equipe requer várias etapas posteriores, começando com a garantia de responsabilidade para as equipes.

Garantir responsabilidade no topo da hierarquia das equipes

Nas organizações baseadas em equipes, estas não são apenas a unidade básica de produção, mas também a unidade básica de responsabilidade. As equipes são conectadas e dispostas em uma hierarquia para fins de responsabilidade. As equipes precisam saber aonde ir, quais aprovações são necessárias e assim por diante, da mesma maneira como os indivíduos fazem. Os líderes seniores são os responsáveis pelo estabelecimento e pela manutenção da hierarquia da responsabilidade – uma via de relatos que permite a comunicação entre os membros e as equipes e com a organização maior. Entre as responsabilidades da organização para garantir a prestação de contas estão: (1) desenvolver medidas apropriadas de desempenho da equipe, alinhado com os objetivos da organização, (2) esclarecer a finalidade de cada equipe e (3) definir claramente os limites que identificam o campo de ação, responsabilidades, autoridade e recursos da equipe (Harris e Beyerlein, 2005, p. 151). Os responsáveis gerais das equipes podem ajudar a garantir que a organização satisfaça estas e outras exigências.

Administrar conexões cruzadas entre as equipes

Nas organizações baseadas em equipes, a comunicação e a interação entre elas precisa ser facilitada. As equipes lidam com uma parte de um processo de trabalho mais amplo, necessário para conectar equipes envolvidas em outras partes do processo. No atendimento clínico de saúde, os pacientes precisam, muitas vezes, trabalhar com equipes múltiplas, significando que alguém deve supervisionar a coordenação entre diferentes equipes. Soluções de continuidade podem ocorrer com a "transferência" de uma equipe para outra. Por exemplo, após o atendimento por uma equipe cirúrgica, um paciente pode ser atendido por uma equipe da unidade de enfermagem, seguida por uma equipe da unidade de reabilitação, e depois por uma equipe de atendimento domiciliar. Os canais de comunicação entre as equipes precisam ser garantidos, de modo que os problemas possam ser administrados logo que surjam (p. ex., readmissão de um paciente). Além disso, as organizações necessitam de políticas e formação para a administração de conflitos entre equipes, do mesmo modo que a administração de conflitos dentro das equipes é apoiada. É importante que as equipes interprofissionais não se tornem depósitos isolados nas organizações, como é importante que departamentos tradicionais constituídos de membros da mesma profissão não se tornem silos. Quando a unidade organizacional é a equipe, a atenção deve estar focada na promoção da comunicação e nas boas relações de trabalho entre as equipes.

Administrar conexões com entidades externas

As ligações com organizações da comunidade e outras organizações de saúde são outra área em que os líderes seniores podem apoiar proativamente equipes internas às suas próprias organizações. Os líderes seniores de organizações representam-nas em instâncias externas. Em geral, eles têm experiência em lidar com a mídia e organizações filantrópicas, por exemplo. Tais vínculos podem beneficiar equipes e pacientes. Por exemplo, os líderes seniores podem sugerir fontes de publicidade ou fundos para as equipes desenvolverem modelos inovadores de atendimento. As conexões com agências governamentais federais, estaduais e locais, organizações de crédito e associações profissionais podem ser úteis a equipes específicas na organização. Os vínculos com organizações semelhantes de prestação de atendimento de saúde podem ser uma fonte de ideias e conselhos para algumas equipes. Se as organizações semelhantes de prestação de atendimento de saúde na comunidade não forem acessíveis porque elas são competidoras, outras organizações fora da área de mercado podem ser fontes de melhores práticas ou conselhos. Para muitas equipes de prestação de serviços clínicos, os assuntos de reembolso são preocupação importante. Os líderes seniores ou seu *staff* podem representar os interesses das equipes da organização junto aos pagadores do atendimento de saúde.

Alinhar o sistema de prêmios com o trabalho em equipe

A maioria dos sistemas de compensação em organizações avalia primeiramente e recompensa a conquista do objetivo individual, não a conquista do objetivo da equipe. Os líderes seniores podem assegurar que a competência do trabalho em equipe e desempenho da equipe são usados como determinantes de bônus e compensação individual. Os membros da equipe podem ser compensados por cumprir objetivos individuais, exibir competências para o trabalho em equipe e trabalhar em equipes que cumprem seus objetivos coletivos. Isto pode ser difícil se os indivíduos trabalharem em múltiplas equipes ou apenas ocasionalmente trabalharem em equipes. No outro extremo, em organizações em que as equipes estáveis são a unidade de produção de trabalho, a ligação das recompensas individuais aos resultados da equipe pode ser direta. Para as pessoas que trabalham em tempo integral na equipe, suas conquistas podem ser a base de uma grande parte do salário, ou a conquista do objetivo da equipe pode ser parte da compensação de bônus para os indivíduos.

Os modelos de compensação para clínicos podem ser alterados para que o pagamento proporcione um incentivo ao trabalho em equipe em vez de desestimulá-lo. O uso de salário para pagamento remove um obstáculo à colaboração que está presente em muitos estabelecimentos. O pagamento de enfermeiras clínicas, assistentes médicos e médicos, baseado nas faturas de honorários por serviços, estimula cada clínico a maximizar suas próprias faturas, sem se preocupar se o trabalho compartilhado com outros profissionais oferece melhor atendimento aos pacientes ou não. O pagamento de salários aos clínicos elimina este incentivo. Evidentemente, o uso do sistema de salários é executado mais facilmente se os pagamentos à organização forem segundo o modelo de capitação* ou alguma outra forma de "pagamento mensal por beneficiário". Conforme observado no Capítulo 19, são necessárias mudanças nas companhias de seguro e agências governamentais para formar o pagamento às organizações de prestação de serviços. Contudo, algumas organizações de saúde já utilizam o salário para pagar seus clínicos, embora quase toda a receita seja usada como pagamentos de honorários por serviços (p. ex., o Centro Médico Virgínia Mason em Seattle e a Clínica Mayo).

Se os pagamentos por bônus forem adotados na compensação de clínicos, eles podem ser feitos às equipes, em vez de aos indivíduos. A realização de pagamentos por bônus aos indivíduos indica que o trabalho em equipe não é importante aos olhos dos que dirigem a clínica ou a instituição de saúde. Os bônus individuais incentivam cada clínico a focar nos parâmetros usados para avaliar seu próprio desempenho, independentemente do desempenho da equipe. Se os pagamentos de bônus forem formulados a partir de uma soma fixada disponível para tal fim, o sistema cria um desincentivo ainda mais forte para o trabalho em equipe.

A compensação é apenas um componente do sistema de incentivos e de recompensas das organi-

---

* N. de T. Referente ao pagamento de impostos *per capita* (por pessoa).

zações. Os líderes seniores são responsáveis por garantir que as políticas de recursos humanos referentes à promoção, revisão do desempenho e seleção de funcionários estejam alinhadas com a cultura do trabalho em equipe. Os critérios formais de contratação, promoção e revisão do desempenho deveriam incluir as competências para o trabalho em equipe.

Apoiar os responsáveis gerais de equipes e mantê-los responsáveis

Membros, líderes e responsáveis gerais são importantes para o sucesso do trabalho em equipe. Os membros e os líderes de equipes eficazes mantêm seus companheiros responsáveis, e os responsáveis gerais mantêm os líderes responsáveis. Quem mantém os responsáveis gerais das equipes responsáveis? Os líderes seniores da organização são responsáveis por assegurar que os responsáveis gerais das equipes sejam capazes de executar suas competências, descritas no Capítulo 12, relacionadas ao *design*, avaliação e treinamento da equipe. Os líderes seniores deveriam fomentar a excelência na liderança da equipe. Para fazer isso, eles deveriam: (1) apoiar os responsáveis gerais das equipes em seu papel, ou seja, orientá-los e prover recursos e (2) manter os responsáveis gerais motivados. Os líderes devem definir claramente as expectativas a respeito da produção, qualidade e momento certo (*timing*) da equipe.

▶ Prover os recursos fundamentais para o trabalho em equipe

Diversos recursos e sistemas de apoio organizacionais são importantes para o sucesso do trabalho em equipe (Lawrence, 2002, pp. 137-141). Por exemplo, nas organizações em crescimento, pode ser difícil encontrar espaço para reuniões. A alocação de espaço para as reuniões de equipes de saúde não é uma prioridade no *design* da maioria das plantas físicas. Em tais estabelecimentos, a destinação de espaço para reuniões da equipe, a renovação de instalações físicas e um sistema coordenado de reservas são responsabilidades de líderes na área de recursos de apoio. Os líderes seniores precisam garantir que as necessidades de espaço das equipes sejam satisfeitas.

Mais amplamente, os pesquisadores têm encontrado três tipos de sistemas de apoio organizacional, importantes alavancas para promover o trabalho em equipe: o sistema de recompensa, o sistema de informação e o sistema educacional (Hackman, 2002, p. 134). Anteriormente, tratamos do sistema de recompensa sob a categoria de *Criar e manter uma estrutura organizacional baseada na equipe*. A seguir, discutimos a necessidade de os líderes seniores de avaliar e melhorar o sistema de informação e o sistema educacional para apoiar o trabalho em equipe. Além disso, se eles forem fundamentais para promover a excelência, os líderes seniores garantirão que o apoio organizacional para o trabalho em equipe seja avaliado e melhorado regularmente. Essas três competências são importantes para concretizar um compromisso com a melhoria do trabalho em equipe (Quadro 18-4).

Avaliar e melhorar os recursos para informação e comunicações

Por meio da da avaliação e melhoria da capacidade organizacional, os líderes seniores podem garantir que os recursos para a troca de informações e comunicação entre os membros cumpram as necessidades do trabalho em equipe. As equipes clínicas e as equipes de gestão requerem uma comunicação eficaz entre os membros e entre os pacientes e os membros, o que significa proporcionar tecnologias de comunicação para uso dos pacientes. Estas tecnologias podem abranger reuniões presenciais, telefonemas, bem como trocas de e-mails, bancos de dados clínicos, grupos de apoio *online* e educação para saúde personalizada para pacientes (Institute of Medicine, 2001, p. 164). A tecnologia desenvolvida pode ajudar as equipes clínicas a conquistarem as seis metas do Instituto de Medicina (ver Cap. 6). Por exemplo, os pacientes e os clínicos podem melhorar a presteza do atendimento da equipe através de visitas médicas virtuais (*e-visits*), telemedicina e acesso imediato aos resultados de testes de diagnósticos e resultados de tratamentos.

No atendimento clínico de saúde, uma ferramenta de informação crítica é uma fonte de informação sobre pacientes que seguramente pode

---

Quadro 18-4 Competências dos líderes seniores: prover os recursos fundamentais para o trabalho em equipe

1. Avaliar e melhorar os recursos para informação e comunicações
2. Avaliar e melhorar os recursos para educação e avaliação
3. Avaliar e melhorar o apoio organizacional para o trabalho em equipe

ser compartilhada entre os clínicos. O prontuário eletrônico (EHR, do inglês *Electronic Health Record*) vem se tornando uma das fontes preferidas de informação clínica básica. O compartilhamento do prontuário eletrônico é necessário para o fluxo de informações sobre pacientes entre os membros da equipe, incluindo os pacientes, e de uma equipe para outra. Algumas equipes clínicas, incluindo os pacientes, têm centralizado a comunicação baseada na internet e o acesso aos registros médicos completos (Mitchell et al., 2012). Muitas equipes de saúde ainda utilizam registros básicos em cópias de papel, que aguardam digitalização. Investimentos de capital consideráveis geralmente são exigidos visando a transição para um prontuário eletrônico comum ou sistemas de informações compartilhados pelas diferentes entidades da mesma organização de saúde.

Os assuntos de privacidade e confidencialidade são extremamente importantes no compartilhamento de informações de pacientes. Neste sentido, todos os membros de equipes deveriam ser formados em responsabilidades éticas e legais sobre privacidade de dados de pacientes. Os líderes seniores devem aplicar tal formação na organização inteira, de modo que todos os membros compartilhem as mesmas preocupações e normas referentes à privacidade e confidencialidade das informações de pacientes.

Temos observado a importância de possuir informação avaliativa sobre eficácia individual e coletiva, a fim de melhorar as equipes nas organizações. Muitas vezes, o apoio dos sistemas de informações centralizados e do *staff* de análise de dados é crucial para produzir tal informação de modo eficiente e conveniente. Os levantamentos eletrônicos podem rapidamente coletar informações de múltiplas fontes, e pacotes de programas padronizados são aliados importantes na análise e apresentação estatística. O apoio do *staff* pode ser necessário para capturar dados clínicos que monitoram a saúde de um banco de pacientes da equipe e para promover segurança e qualidade. As equipes muitas vezes também necessitam de apoio dos sistemas de informações, seja para criar presença na internet para o público externo ou para comunicação interna (p. ex., postagem de artigos compartilhados, atualizações para um projeto ou atas de reuniões). O acesso aos sistemas de informações permite que as necessidades das equipes sejam preenchidas com o mínimo de atraso e estresse. Os membros de equipes clínicas também se beneficiam do acesso compartilhado às mesmas fontes básicas e correntes de evidência sobre atendimento clínico, incluindo o armazenamento digital de periódicos e material de referência, de modo que eles podem se referir a materiais acessíveis a todos os membros. Os membros de equipes de gestão necessitam de acesso similar à evidência sobre práticas em sua área de atuação.

Avaliar e melhorar os recursos para educação e avaliação

Os Capítulos 13 a 16 detalham a necessidade que equipes têm de avaliar os desempenhos individual e coletivo, educar e formar seus membros, além de conduzir a construção e as atividades de melhoria de processos da equipe. As organizações grandes podem proporcionar estes serviços ou apoiá-los por meio do Departamento de Recursos Humanos e do Departamento Consultor Interno, se os tiverem. As organizações menores podem fornecer apoio financeiro, contratando, e acesso às listas de serviços externos de consultoria. Tais recursos necessitam ser comercializados proativamente e comunicados às equipes, ou eles podem passar despercebidos. Além disso, os serviços usados para educação e avaliação precisam ser rotineiramente avaliados e melhorados. Isto é verdadeiro para recursos educacionais em especial. A baixa qualidade na prestação de serviços de formação e educação não só inibe a aprendizagem e melhoria, mas também desmoraliza os membros da equipe sobre o valor da educação patrocinada pela organização em geral e leva-os a questionar o verdadeiro compromisso dela com o trabalho em equipe.

Avaliar e melhorar o apoio organizacional para o trabalho em equipe

Como com todas as funções organizacionais, é importante medir e avaliar o apoio organizacional para o trabalho em equipe. Os líderes seniores são responsáveis por garantir que isto aconteça. Levantamentos regulares de funcionários ou equipes podem averiguar o apoio para o trabalho em equipe e proativamente solicitar sugestões para melhoria. As revisões do apoio organizacional energizam os membros da equipe, identificando áreas de problemas específicos e garantindo que a organização seja um facilitador para o seu sucesso, não uma barreira. Exemplos de tais instrumentos de revisão estão disponíveis (Whelan, 2013, pp. 121-128).

Retornando ao Caso 18-1, do Hospital Rockaway Heights, as atividades descritas anteriormente, em relação à melhoria da estrutura organizacional baseada em equipe e fornecimento de recursos fundamentais, ajudariam a consolidar os valores de inovação e colaboração sobre o comportamento e as atitudes dos funcionários da instituição. Trabalhando com uma equipe com representantes de clínicos e pacientes, a Sra. Simpson, a CEO, poderia dedicar atenção a um grande número de linhas de serviço que incluem a maioria dos funcionários da organização. Ela poderia assegurar que as políticas de Recursos Humanos, incluindo a compensação, contenham incentivos e recompensas por colaboração e inovação. Ela poderia acelerar a padronização de registros digitais de saúde e tecnologias de comunicação por todo o hospital, além de implementar programas de treinamento para promover o trabalho em equipe e inovação. Tais etapas ajudariam a Sra. Simpson e o hospital a trabalharem com êxito segundo a visão de "inovação por meio da colaboração."

RISCOS PARA LÍDERES SENIORES COM RESPEITO ÀS EQUIPES

Existem três preocupações que os líderes deveriam ter à medida que trabalham para melhorar o ambiente de trabalho em equipe nas suas organizações. Primeiro, os líderes seniores poderiam estar propensos a aceitar que o interesse do paciente é o valor principal na cultura da organização, sem olhar para isso criticamente. Segundo, o apoio entusiástico ao trabalho em equipe pelos líderes seniores precisa ser equilibrado com a necessidade de funcionamento das equipes dentro de uma estrutura de metas organizacionais. Por fim, o apoio organizacional demasiado pode diminuir os incentivos para as equipes desenvolverem a autossuficiência.

No primeiro caso, os líderes seniores podem assumir, equivocadamente, que todos sabem que os interesses dos pacientes são os interesses mais importantes na organização. É comum os profissionais de saúde falarem que os interesses dos pacientes são prioritários. No entanto, a primazia dos interesses dos pacientes é desafiada diariamente em organizações de prestação de atendimento de saúde, em todos os níveis. Por exemplo, diferentes profissões interpretam os interesses dos pacientes de maneiras diferentes, conforme explicado no Capítulo 3. Os administradores podem enfatizar seu compromisso com os interesses de uma população de potenciais pacientes de longo prazo, necessitando realizar cortes drásticos no orçamento para manter alguns serviços e excluir outros. Tais interesses de populações de pacientes de longo prazo podem ser contrários aos interesses de curto prazo de pacientes específicos, cujos interesses podem ser defendidos pelos seus provedores de atendimento direto. O diálogo e o conflito construtivo em torno de interpretações do interesse do paciente são saudáveis para equipes interprofissionais. Se essas discussões não existissem, diferentes profissões poderiam assumir que apenas elas estão voltadas a atender os interesses dos pacientes.

Ainda pior é a possibilidade de a proteção de interesses dos pacientes se tornar um pretexto para a busca de poder ou benefício pessoal ou organizacional. O compromisso formal com os interesses dos pacientes, como um valor organizacional e cultural, e a transparência da avaliação de foco no paciente são importantes no fortalecimento do atendimento baseado na equipe.

A segunda preocupação diz respeito à demasiada autonomia dada às equipes, seja por negligenciar ou por esboçar um esforço equivocado para mostrar apoio a elas. A autonomia demasiada pode levar equipes a se tornarem desconectadas da organização, de tal modo que suas realizações colidam com outros objetivos organizacionais. Por exemplo, as equipes com liberdade de comercializar seus serviços podem divulgar mensagens de *marketing* contrárias aos esforços de *marketing* da organização. As equipes necessitam de autonomia suficiente para executar seu trabalho, mas elas necessitam também de orientação de responsáveis gerais e líderes seniores para se aliar aos objetivos organizacionais.

A terceira preocupação está relacionada à possibilidade de as equipes receberem apoio demasiado em algumas áreas. Equipes bem supridas de recursos e bem apoiadas podem obter ajuda de seus líderes, responsáveis gerais e líderes seniores, assim como treinadores e consultores. Ajuda demasiada aumenta a dependência de desconhecidos e reduz a probabilidade de os indivíduos aprenderem a resolver os assuntos da equipe por si próprios (Whelan, 2013, pp. 120-121). Se para cada problema a solução da equipe for trazer um especialista, as equipes não desenvolverão a capacidade de resolver problemas e aprender por si próprias.

CONCLUSÃO

Os líderes seniores que se esforçam para promover o trabalho em equipe interprofissional de prestação de serviço de saúde clínica e de tomada de decisões em gestão defrontam-se com três tarefas principais em suas organizações: (1) criar e manter uma cultura organizacional baseada em equipe, (2) criar e manter uma estrutura organizacional baseada em equipe e (3) prover os recursos fundamentais. Os líderes podem começar pela avaliação da cultura organizacional existente em sua organização, procurando valores que apoiam o trabalho em equipe: colaboração, respeito, foco no paciente e inovação. Eles podem promover estes valores contratando e promovendo pessoas que aderem a eles, tornando o trabalho em equipe altamente visível por toda a organização e se relacionando de maneira eficiente com os profissionais clínicos. Para vincular firmemente o trabalho em equipe às atitudes e comportamentos dos funcionários, os líderes seniores necessitam desenhar a estrutura da organização como um agrupamento de equipes que interajam submetidas a uma hierarquia. Eles podem ajudar as equipes a conectar-se entre si e com instâncias externas. É importante que os líderes seniores possam aliar o sistema de recompensa às competências para o trabalho em equipe e seu desempenho e apoiar os responsáveis gerais e mantê-los responsáveis. Por fim, é responsabilidade dos líderes seniores verificar se as equipes estão apropriadamente providas de comunicações e tecnologias de informação, educação e formação, e de avaliação e melhoria do nível de apoio organizacional proporcionado às equipes. O apoio entusiástico e material pelos líderes organizacionais seniores à atividade baseada em equipe é crucial para que ela prospere em organizações de saúde.

REFERÊNCIAS

Collins J. *Good to Great: Why Some Companies Make the Leap. . . and Others Don't*. New York, NY: HarperCollins; 2001.

Collins J. *Good to Great and the Social Sectors: A Monograph to Accompany Good to Great*. New York, NY: HarperCollins, 2005.

Deal TE, Kennedy AA. *Corporate Culture: The Rites and Rituals of Corporate Life*. New York, NY: Perseus Books Publishing; 1982. Reissued, 2000.

Hackman JR. *Leading Teams: Setting the Stage for Great Performances*. Boston, MA: Harvard Business School Press; 2002.

Hammick M, Freeth D, Copperman J, et al. *Being Interprofessional*. Cambridge, UK: Polity Press; 2009.

Harris CL, Beyerlein MM. Team-based organization: creating an environment for team success. In: West MA, Tjosvold D, Smith KG, eds. *The Essentials of Teamworking: International Perspectives*. Chichester, UK: John Wiley & Sons, Ltd.; 2005:149-171.

Institute of Medicine. *Crossing the Quality Chasm: A New Health System for the 21st Century*. Washington, DC: National Academy Press; 2001.

Katzenbach JR, Steffen I, Kronley C. Culture change that sticks: start with what's already working. *Harv Bus Rev*. 2012;90(7/8):110-117.

Kotter JP. *Leading Change*. Boston, MA: Harvard Business School Press; 1996.

Kouzes JM, Posner BZ. *The Leadership Challenge*. 5th ed. San Francisco, CA: John Wiley & Sons; 2012.

Lawrence D. *From Chaos to Care: The Promise of Team-Based Care*. Cambridge, MA: Da Capo Press; 2002.

Leape LL, Shore MF, Dienstag JL, et al. Perspective: a culture of respect, part 1: the nature and causes of disrespectful behavior by physicians. *Acad Med*. 2012a;87:845-852.

Leape LL, Shore MF, Dienstag JL, et al. Perspective: a culture of respect, part 2: creating a culture of respect. *Acad Med*. 2012b;87:853-858.

MIT Media Lab. The MIT media lab at a glance. MIT Media Lab Web Site. April, 2012. http://www.media.mit.edu/files/overview.pdf. Accessed October 21, 2012.

Mitchell P, Wynia M, Golden R, et al. Core principles and values of effective team-based health care. Discussion Paper. Washington, DC: Institute of Medicine; 2012. http://www.iom.edu/tbc. Accessed March 3, 2013.

Schein EH. *The Corporate Culture Survival Guide*. Revised ed. San Francisco, CA: Jossey-Bass; 2009.

Whelan S. *Creating Effective Teams: A Guide for Members and Leaders*. 4th ed. Thousand Oaks, CA: Sage; 2013.

White KR, Griffith JR. *The Well-Managed Healthcare Organization*. 7th ed. Chicago, IL: Health Administration Press; 2010.

O futuro do trabalho em equipe no atendimento de saúde

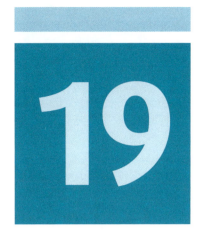

O Capítulo 18 descreve as ações que os líderes seniores podem empreender para revigorar o trabalho em equipe em suas organizações, focalizando a cultura de instituições que prestam serviços de saúde. Em termos de promoção do trabalho em equipe no atendimento de saúde, as organizações de prestação de serviços diretos são apenas uma peça de um quebra-cabeça maior. A convicção que um melhor trabalho em equipe pode melhorar o atendimento de saúde também necessita ser incorporada ao contexto que apoia e cerca as organizações de prestação de serviços de saúde. Companhias de seguro de saúde, associações profissionais, educadores, pesquisadores, governo, público e mídia podem representar partes importantes na aceleração da melhoria da prestação de serviços de saúde, por meio do trabalho em equipe fortalecido. Neste capítulo, revisamos as maneiras pelas quais estas instâncias podem estimular proativamente o trabalho em equipe.

O ATENDIMENTO DE SAÚDE COM BASE EM EQUIPE CHEGOU PARA FICAR

Conforme expresso no Capítulo 1, atualmente a maioria dos pacientes recebe atendimento de saúde de indivíduos de diferentes profissões. Isto é especialmente verdadeiro para a crescente prestação de serviços de saúde no atendimento crônico. Esses profissionais clínicos são apoiados por uma série de outros especialistas que proporcionam suporte administrativo, logístico ou consultoria, em geral com regularidade e frequência. No centro da atividade clínica está o paciente e seus familiares. É pouco provável que um profissional possa, sem apoio, prestar serviços de saúde de qualidade, exceto para os itens de atendimento clínico mais simples e rotineiros. Mesmo aqueles profissionais que prestam serviços primários em enfermagem, medicina, assistência social e farmácia dependem de equipes, que abrangem pessoal de apoio de sua própria profissão e de outras ocupações ou profissões. À medida que o conhecimento e a especialização continuam a crescer, as pressões por atendimento baseado em equipe se expandem. A prestação de serviços de saúde clínico é e continuará sendo uma atividade de equipe.

O trabalho de gestão na prestação de serviços de saúde também é cada vez mais baseado em equipe. A maioria das decisões de gestão impacta a prestação de serviços de atendimento clínico, desde a escolha de planos estratégicos para organizações até o redesenho de processos organizacionais (p. ex., os processos que determinam o fluxo de pacientes através da organização). A tomada de decisões de gestão por consenso requer a representatividade de pacientes e de múltiplos profissionais clínicos, porque o trabalho de gestão não pode ser separado do trabalho clínico. Os gestores precisam colaborar com os profissionais clínicos e pacientes para prestarem atendimento seguro, permanente, centrado no paciente, eficiente, com presteza e equitativo – as seis metas de qualidade do Instituto de Medicina (IOM, do inglês Institute of Medicine), discutidas no Capítulo 6. A tomada de decisões pelos gestores, sem a participação de profissionais clínicos e pacientes, estimula o afastamento dos profissionais centrais (os clínicos) e dos clientes; o mesmo acontece se os resultados forem de baixa qualidade e de baixo custo para a organização. A gestão da prestação de serviços de saúde é e continuará sendo uma atividade de equipe.

O crescimento do atendimento baseado em equipe e a vontade para tanto são evidentes nos recentes esforços de reforma no atendimento de saúde nos EUA. Os exemplos incluem apoio federal para casas de saúde centradas no paciente, organizações de atendimento responsável (ACOs, do inglês *accountable care organizations*) e desenvolvimento de tecnologias de informação em saúde. O Ato de Proteção e Cuidado do Paciente (PPACA, do inglês *Patient Protection and Affordable Care Act*), de 2010, estimula o desenvolvimento e o exame de casas de saúde centradas no paciente e de equipes interprofissionais de saúde comunitária para apoiá-las. Conforme discutido no Capítulo 4, as casas de saúde oferecem aos pacientes uma prática de atenção primária central ou um provedor de saúde que coordena o atendimento aos pacientes nos estabelecimentos. O PPACA também apoia o desenvolvimento de ACOs (ou organizações de atendimento coordenado), que são colaborações entre clínicos de atendimento primário, especialistas e outros profissionais de saúde, hospitais e outros provedores, que conjuntamente assumem a responsabilidade pela qualidade e pelo custo do atendimento prestado a uma população definida de pacientes com seguro-saúde. Por fim, o apoio federal para o desenvolvimento da tecnologia da informação na prestação de serviços de saúde é demonstrado no Ato de Tecnologia da Informação para a Saúde Clínica e Econômica (HITECH, do inglês Health Information Technology for Economic and Clinical Health), de 2009, que criou uma infraestrutura nacional de tecnologia da informação na saúde e uma estratégia para adoção do prontuário eletrônico (EHR, do inglês *Electronic Health Record*). A estratégia é baseada na suposição de que a coordenação do atendimento, considerando o tempo disponibilizado e os múltiplos provedores e locais, é aperfeiçoada pelo registro digital compartilhado. O Ato contém incentivos específicos delineados para acelerar a adoção de sistemas de EHR entre os provedores. A qualificação dos sistemas de informações tem de cumprir padrões para o engajamento dos pacientes, tais como identificação e fornecimento de recursos educacionais específicos aos pacientes e envio de lembretes para o atendimento preventivo e de acompanhamento.

Ao redor do mundo, necessidades similares de atendimento de qualidade superior e com custo-benefício movem esforços para melhorar o trabalho em equipe na prestação de serviços de saúde. As pressões por melhorias em qualidade, segurança e atendimento centrado no paciente são fenômenos globais, como também é a mudança da carga da doença em relação às condições que exigem atendimento continuado (Reeves et al., 2010, pp. 24-38). Uma comissão global de 20 especialistas, a Comissão Lancet sobre Educação de Profissionais de Saúde para o século XXI, observa de maneira geral que "a gestão de pacientes requer atendimento coordenado no tempo e no espaço, demandando trabalho em equipe sem precedente," mas que "os profissionais estão dando pouca atenção às competências apropriadas para o trabalho em equipe eficaz" (Frenk et al., 2010, p. 1926). A amplitude dessas tendências através dos limites geográficos reflete sua natureza básica e permanência relativa. Ela também sugere que os esforços de mudança nos EUA devem ser transmitidos e devem contribuir para esforços similares em outros países.

LIDERANÇA ARROJADA É NECESSÁRIA ATUALMENTE

Conforme expresso no relatório da Comissão Lancet em referência à saúde global, "um renascimento para um novo profissionalismo – centrado no paciente e baseado em equipe –tem sido muito discutido, mas ele tem carecido de liderança, incentivo e poder para cumprir sua promessa" (Frenk et al., 2010, p. 1926). Por todo o atendimento de saúde, a necessidade de trabalho desenvolvido em equipe precisa ser reconhecida, manifestada e promovida, especialmente por pessoas com autoridade – incluindo chefes e outros líderes seniores de organizações de prestação de serviços de saúde, diretores de departamentos clínicos, líderes de grupos médicos, líderes de enfermagem, presidentes de associações profissionais, diretores de escolas profissionalizantes e de faculdades, diretores de organizações de seguro de saúde e funcionários de programas governamentais de saúde. As ações devem ser tomadas em cada uma das sete áreas listadas no Quadro 19-1.

Quadro 19-1 Áreas onde há necessidade de mudança para promover o trabalho em equipe

Organizações de prestação de serviços de saúde
Educação de profissionais de saúde
Sociedades de profissionais de saúde
Companhias de seguro de saúde
Governo • como regulador • como pagador
Pesquisa de serviços de saúde
O público

Organizações de prestação de serviços de saúde

Líderes de hospitais, grupos médicos, sistemas de saúde e outras organizações de prestação de serviços diretos podem cumprir diferentes etapas que removeriam obstáculos ao trabalho em equipe e o promoveriam. O Capítulo 18 apresenta algumas dessas etapas. Para resumir, as ações dividem-se em categorias de mudança cultural, mudança estrutural e segmentação de recursos de apoio às equipes. As mudanças culturais incluem a ênfase nos valores do trabalho em equipe, tornam o trabalho em equipe altamente visível e se relacionam de maneira eficaz com os clínicos. As mudanças estruturais incluem desenhar a organização em torno das equipes, assegurar suas responsabilidades, criar conexões dentro das equipes e entre elas e entidades externas e alterar modelos de compensação para os clínicos, de modo que o pagamento seja um incentivo para o trabalho em equipe e não um desestímulo. Os recursos fundamentais para as equipes são informação e apoio para comunicação, apoio para avaliação do desempenho e para educação, além de responsáveis gerais qualificados e efetivamente responsáveis.

Educação de profissionais de saúde

Atualmente, quase todas as faculdades de medicina, enfermagem e outros cursos de saúde estão trabalhando ativamente contra o trabalho em equipe, pois preparam seus estudantes para desenvolver identidades específicas. Durante o período de formação, de dois anos ou mais, os estudantes têm desenvolvido um sentimento de identidade com sua própria profissão, assumido valores característicos e adquirindo uma sutil mentalidade tribal, que inclui receio e às vezes antagonismo a indivíduos com diferentes identidades e valores profissionais. O Capítulo 3 revisa com mais detalhe este processo e suas consequências.

As barreiras entre os cursos formadores de profissionais de saúde precisam desaparecer. Desde o princípio da educação profissional, o valor do trabalho em equipe interprofissional deve ser enfatizado. Os estudantes precisam aprender em grupos que se assemelham a equipes em que enfermeiras, médicos, farmacêuticos, assistentes sociais, administradores e outros profissionais de saúde exercem suas profissões no mundo diário da prestação de serviços de saúde. Parece que ensinar estudantes desta maneira é difícil. Rivalidades profissionais, tradições antigas sobre como ensinar certos assuntos (p. ex., entrevista de pacientes) e considerações triviais (como escalas de aulas) interferem no desenvolvimento da educação interprofissional. Ainda assim, os obstáculos podem ser superados, como é demonstrado pelos programas que têm sido desenvolvidos em várias universidades dos EUA e ao redor do mundo (Meads and Ashcroft, 2005, pp. 135-149; Roethel, 2012).

Instituições de formação profissional também devem ensinar princípios de trabalho em equipe diretamente. Isto pode ser feito entremeando sessões didáticas e leitura com experiências em equipe interprofissional que fazem parte dos currículos clínicos. As discussões de estudos de casos podem ajudar na compreensão dos princípios pelos estudantes. Há necessidade de investimento substancial em novas pesquisas para desenvolver a base de evidências de custo-benefício para prover tal educação (Reeves et al., 2008).

Organizações que credenciam programas de educação profissional em saúde são agentes potenciais de transformação. As organizações credenciadoras podem trabalhar para infundir as competências da educação interprofissional, segundo exigências de credenciamento específicas para cada profissão (Royeen et al., 2009, p. 445).

Recursos de investimento para infraestrutura muitas vezes são necessários para tais esforços. Em 2012, a Administração de Serviços e Recursos para a Saúde dos EUA destinou recursos por cinco anos para um Centro Nacional de Prática e Educação Interprofissional, sediado na Universidade de Minnesota (University of Minnesota, 2012). A Fundação Macy, a Fundação Robert Wood Johnson, a Fundação Gordon e Betty Moore e a Fundação John A. Hartford uniram-se ao governo federal para apoiar o novo centro. A continuação de liderança de fundações privadas e agências governamentais para o desenvolvimento da infraestrutura é crucial para acelerar o progresso.

O IOM (2003) recomendou a remodelagem da educação de saúde, de modo que os estudantes sejam preparados para trabalhar em equipes interprofissionais que são focadas coletivamente nos valores, preferências e necessidades dos pacientes. Além disso, o relatório defendeu a realização de planejamento educacional em um contexto interprofissional para que as barreiras entre as instituições formadoras sejam seguramente removidas. Esta demanda tem aproximadamente 10 anos. Embora algum progresso tenha sido feito, conforme indicado anteriormente, ainda é necessário fazer muito mais.

Sociedades profissionais de saúde

Em anos recentes, muitas sociedades e associações profissionais, incluindo a Academia Americana de Médicos de Família (American Academy of Family Physicians), Associação Americana de Praticantes de Enfermagem (American Association of Nurse Practitioners), Associação Médica Americana (American Medical Association), Associação Americana de Enfermeiros (American Nurses Association) e Associação Americana de Farmacêuticos (American Pharmacists Association), têm promovido ativamente os interesses dos seus membros de uma maneira que inibe o desenvolvimento do trabalho em equipe interprofissional. Enquanto não é surpresa que as sociedades defendam os seus membros, o tom da retórica expressa por algumas delas é provocativo (American Academy of Family Physicians, 2012a; Amercian Association of Nurse Practitioners, 2012). Embora todas estas associações endossem a prática interprofissional em termos gerais – usando às vezes diferentes expressões, tais como *prática multidisciplinar*, *prática transdisciplinar* e *prática interdisciplinar* – a retórica de algumas de suas manifestações públicas sugere enfaticamente sérias desconfianças.

Para que a prática interprofissional seja amplamente compreendida e promovida com segurança, as sociedades precisarão abrandar o tom dos seus pronunciamentos mais estridentes e começar a buscar entendimentos comuns. Este caminho não será fácil. Obviamente, existem preocupações econômicas subjacentes a algumas divergências. Porém, há também pontos de vista profissionais legítimos em jogo. Os interesses dos pacientes serão atendidos por essas sociedades que buscam uma compreensão recíproca de interesses e pontos de vista e que negociam acordos colaborativos que permitem a todos os profissionais de saúde contribuir com o atendimento dos pacientes, usando todo o conhecimento e habilidade na prática interdependente. Por exemplo, seria proveitoso para um grupo de sociedades, representando enfermeiros especialistas, médicos, farmacêuticos, assistentes sociais e administradores, negociar um modelo de prática colaborativa e emitir uma declaração conjunta que o descreva. Alguns dirão que tal iniciativa seria ingênua. Vale a pena tentar.

Companhias de seguro de saúde

O pagamento de consultas de clínicos individuais interfere no trabalho em equipe. As companhias de seguro de saúde, em geral, realizam a remuneração por serviço (*fee-for-service*) de profissionais e instituições de saúde. É compreensível que as instituições usem essas remunerações como base para o pagamento de clínicos individuais, pagamentos individuais como uma porcentagem da receita de todos os serviços do indivíduo. Algumas organizações de prestação de serviços de saúde têm rompido este padrão remunerando seus clínicos com salários, em vez de pagá-los com uma porcentagem das faturas dos serviços que eles geram. Contudo, isso ainda é raro, e o rompimento do vínculo tem ocorrido principalmente em organizações muito grandes com múltiplas fontes de receita.

Uma abordagem para lidar com os efeitos danosos do pagamento por atividade clínica na base da remuneração é ampliar a lista de serviços para que, por exemplo, consultas a enfermeiros clínicos (NP, do inglês *nurses practitioners*), consultas a assistentes médicos, consultas virtuais (*e-visits*), administração de terapia medicamentosa e outros serviços sejam reembolsados. Em anos recentes, as companhias de seguro têm expandido a cobertura de serviços, mas esta estratégia não é suficiente. Primeiro, cada novo serviço recebe pagamento após um demorado processo, às vezes após uma batalha prolongada. Segundo, qualquer sistema revisado de pagamento na base da remuneração por serviço tende a fechar os acordos de atendimento com os componentes que são reembolsados e, portanto, inibir o desenvolvimento de novas formas de trabalho em equipe.

Para que o trabalho em equipe prospere, as companhias de seguro precisarão avançar muito na concepção de métodos de pagamento distintos da remuneração por serviço. Em um dado momento, o pagamento por capitação parecia ser a modalidade que se tornaria universal nos EUA, mas houve uma revolta contra a gestão do atendimento, que, na mente do público e dos legisladores, estava associada à capitação.* Esta modalidade de pagamento está novamente crescendo em popularidade (Frakt e Mayes, 2012), embora a palavra *capitação* seja cuidadosamente evitada em declarações políticas. Agora que há a possibilidade de medir a qualidade de atendimento com certo grau de validade, pode ser possível voltar ao pagamento por pessoa por unidade de tempo, com menos preocupações sobre sérios déficits em qualidade que poderiam surgir em planos de saúde adotando o pagamento por capitação.

---

* N. de T. Referente ao pagamento de impostos *per capita* (por pessoa).

No entanto, outros métodos também necessitam ser explorados. A remuneração por um episódio de atendimento parece ser promissora, especialmente se ele for tiver as datas de início e término bem definidas, além de um confiável pacote-padrão de elementos de atendimento. Por exemplo, a reposição total da articulação e o atendimento obstétrico normal prestam-se a esta forma de pagamento, às vezes denominada *pagamento global*. A vantagem desta forma de remuneração no fomento do trabalho em equipe é que o pagamento único permite o uso dos fundos da maneira que a equipe julgue útil para o atendimento do paciente. Outros métodos que atualmente recebem atenção são formas de "economias compartilhadas." Se os pagamentos para realizar economias forem suficientemente grandes, este método igualmente poderia estimular o trabalho em equipe. O PPACA explicitamente inclui providências para promover pagamentos de economias compartilhadas por atendimento prestado aos beneficiários do seguro-saúde (*Medicare*). Este precedente provavelmente estimulará as companhias de seguro a experimentarem métodos similares.

▶ Governo

Governo como regulador

Atualmente, as leis de licenciamento em diversos Estados impedem NPs e farmacêuticos de praticarem sua educação e seu treinamento de maneira plena. Por exemplo, conforme defendido pelo IOM, em alguns Estados, as leis referentes à prática da enfermagem precisam ser atualizadas (Institute of Medicine, 2011, pp. 4-6). Alguns Estados limitam a administração colaborativa de medicações na terapia por médicos e farmacêuticos (American Academy of Family Physicians, 2012b; Giberson et al., 2011). O Ato de Segurança Social, que governa o seguro-saúde, não reconhece os farmacêuticos como prestadores de atendimento de saúde para fins de reembolso. Esta política é contrária às recomendações do Serviço de Saúde Pública dos EUA e outros que defendem a mudança da lei, para estimular a integração dos farmacêuticos às atividades de administração colaborativa de medicação (Giberson et al., 2011). Exemplos como estes refletem o potencial do governo federal em ajudar nos esforços de mudança reguladora, promovendo alterações que definam precedentes em nível federal. O governo federal deveria também auxiliar mediante descrição das melhores práticas em nível estadual e disseminação desta informação para os estados.

Governo como pagador

Nos EUA, os governos federal e estadual são os pagadores de aproximadamente a metade do custo do atendimento de saúde, principalmente por meio do seguro-saúde (*Medicare*) e auxílio-saúde (*Medicaid*). As mesmas necessidades de mudanças existem nos Centros de Seguro-Saúde e de Serviços de Auxílio-Saúde (CMS, do inglês Center for Medicaid Services), nos governos estaduais e nas companhias de seguro privado. Algum movimento limitado é visível neste sentido. Um exemplo de iniciativa recente dos CMS é a modalidade de pagamento mensal por beneficiário contida no Modelo Pioneiro de Organização de Atendimento Responsável (ACO, do inglês Accountable Care Organization), que foi criado como parte da implementação do PPACA (Center for Medicare and Medicaid Innovation, 2011). Esta iniciativa do CMS pode ser um precedente poderoso, influenciando pessoas com menos de 65 anos beneficiárias de companhias de seguro. Existem também muitas tentativas sendo experimentadas no plano estadual, como um orçamento global, com risco compartilhado sobreposto no topo dos mecanismos de pagamento existentes, que está sendo aplicado no norte da Califórnia (Markovich, 2012). Uma iniciativa de emprego de orçamento global em nível de comunidade para auxílio-saúde foi anunciada recentemente no Estado de Oregon (Reichard, 2012). Várias dessas mudanças prometem proporcionar incentivos ao trabalho em equipe. Ainda há necessidade de muito mais trabalho por pagadores, incluindo os governos, para substituir ou modificar a tradicional modalidade de remuneração por serviço.

▶ Pesquisa de serviços de saúde

A pesquisa de serviços de saúde nas equipes está em estágios iniciais, em grande parte motivada por recentes pesquisas sobre recursos para melhorias na segurança do paciente. Além da segurança do paciente, no entanto, a melhoria do trabalho em equipe pode contribuir para melhorias nos resultados, custo-benefício e outros aspectos do atendimento de saúde. Existe uma base rica de pesquisa sobre grupos e equipes pequenos nas ciências sociais e, mais recentemente, em equipe de gestão. Os pesquisadores de serviços de saúde podem assentar-se sobre esta base.

Fundações de caridade e agências de fundos governamentais podem atender à solicitação de dar ênfase ao estudo de equipes e à formação de uma sólida base de evidências para o uso apropriado de equipes e para os condutores da eficácia de equipes. Associações profissionais acadêmicas, tais como a Academia de Saúde e a Academia de Gestão, mediante ações dos seus membros e comitês, podem intensificar o foco na construção de uma base de evidências. Os programas de treinamento em pesquisa de serviços de saúde, bem como aqueles que os lideram, constituem outra instância que pode ter efeitos importantes na próxima geração de pesquisa nesta área. Editores e conselhos editoriais de periódicos acadêmicos também podem dedicar mais atenção ao desempenho de equipes no atendimento clínico e na gestão do atendimento de saúde.

▶ O público

Os pacientes e o público em geral precisam reformular suas expectativas quanto aos serviços de saúde em sintonia com as novas realidades. Em referência a médicos, cirurgiões e escritores, Atul Gawande afirma que os doutores têm sido celebrados como "*cowboys*, mas necessitamos mais é de equipes coordenadas"* (Gawande, 2010, p. 60). Em livros, filmes e na televisão, profissionais heroicos e afetuosos costumam ser retratados individualmente, muito provavelmente porque nos identificamos mais com histórias de indivíduos do que com histórias de equipes. Ao mesmo tempo que esta abordagem é ótima como divertimento, tais imagens fantasiosas criam expectativas distorcidas em pacientes e estudantes. Educar o público sobre a importância e a necessidade do atendimento baseado em equipe seria uma etapa útil na trajetória da melhoria da prestação de serviços de saúde.

No passado, quando pacientes eram atendidos por um profissional de saúde, eles sabiam o que esperar. Referindo-se à mudança para o atendimento baseado em equipe, Batalden et al. percebem que "à medida que os sistemas mudam, os pacientes podem sentir-se abandonados" (Batalden et al., 2006, p. 549). Com atendimento baseado em equipe, as expectativas são difusas – as relações com prestadores de serviços podem ser impessoais, múltiplas e dinâmicas, com pacientes sendo tratados por muitos profissionais diferentes. Como resultado, os pacientes precisam exercer mais controle e ter mais envolvimento com seu próprio tratamento. Organizações como o Instituto de Atendimento Centrado no Paciente e na Família fornece recursos para administradores, clínicos, familiares, pesquisadores, educadores e outros para integrar pacientes e familiares em serviços de saúde (*Institute for Patient- and Family-Centered Care*, 2013). Recursos educacionais, como aqueles fornecidos pelo Programa Nacional de Educação em Diabetes, podem facilmente levar os pacientes a entender que trabalhar em equipe com prestadores de serviço é uma forma de obter os melhores resultados de saúde (*National Diabetes Education Program*, 2013). Tais esforços educacionais darão aos pacientes e futuros profissionais uma visão mais acurada da realidade da prestação de serviços de saúde.

ADVERTÊNCIAS

Concluímos com três observações preventivas para os que buscam promover mudança voltada ao atendimento de saúde baseado em equipe.

Primeiro, o avanço do trabalho em equipe não deveria ser obtido à custa de prejuízo a várias profissões enquanto instituições. Uma *instituição* é uma "prática significativa, relação ou organização em uma sociedade ou cultura" (Merriam-Webster, 2013). Por boas razões, as profissões, incluindo as profissões de saúde, são instituições profundamente inseridas na sociedade e cultura dos EUA. Em algumas décadas passadas, as profissões de saúde produziram espantoso progresso em suas respectivas áreas de especialidade. Os esforços contínuos para desenvolver a base de experiência e de conhecimento das profissões de enfermagem, administração da saúde, farmácia, medicina e outras profissões clínicas prestam inestimável serviço ao atendimento de saúde. A profundidade do conhecimento criado pela especialização da divisão de trabalho em saúde não pode ser desconsiderada. Entre esses profissionais, todo o progresso voltado para o trabalho em equipe deveria alicerçar-se nas experiências de cada área, e não subtrair delas. O atendimento baseado em equipe deveria ser moldado sobre uma base sólida de experiência baseada em evidência mantida por cada um dos componentes da equipe.

Segundo, a mudança de instituições que estão profundamente enraizadas na cultura e na sociedade leva anos ou décadas para acontecer. Conforme abordado no Capítulo 1, o atendimento de saúde baseado em equipe tem sido uma visão nos EUA pelo menos desde 1955. Persistência e paciência são atributos necessários para os líderes mudarem nesta área.

---
* N. de T. Os autores utilizam a expressão "*pit crews*" ("grupos de poço").

Terceiro, a retórica que sustenta o atendimento baseado em equipe facilmente pode exceder a realidade. Nós reiteramos que nem todos os problemas de prestação de serviços de saúde necessitam de uma solução de equipe. Os setores de prestação de serviços de saúde e as organizações de saúde estão propensos a manias e modismos em estratégias e táticas (Kaissi e Begun, 2008). Se o atendimento baseado em equipe for uma mania, ele sofrerá a longo prazo. O atendimento baseado em equipe necessita de uma base de evidências mais ampla e mais profunda. As equipes precisam submeter-se à avaliação transparente proporcionada pela ciência, e o trabalho em equipe deve ser adotado com base em evidências, não em retórica.

CONCLUSÃO

A expansão do atendimento clínico de saúde baseado em equipe e o uso de equipes interprofissionais para realizar o trabalho de gestão em saúde são tendências que não serão revertidas. Tais tendências surgiram pela complexidade crescente da prestação de serviços de saúde e especialização da atividade na área da saúde. Este desenvolvimento gera uma responsabilidade, para líderes e profissionais praticantes de atendimento de saúde, de remodelar a prestação de serviços. Isto permite que as organizações coordenem de maneira mais eficaz os talentos e o comprometimento dos profissionais que constituem o sistema de prestação de serviços de saúde. Nos próximos anos, a demanda por trabalho em equipe precisará ser urgentemente respondida por todos aqueles que trabalham nas profissões de saúde, todos que são dedicados a preservar a saúde e a cuidar de doentes.

REFERÊNCIAS

American Academy of Family Physicians. *AAFP Cautions Against Stop-Gap Efforts to Solve Primary Care Shortage*. Leawood, KS: American Academy of Family Physicians; 2012a. http://www.aafp.org/online/en/home/media/releases/2012/primary-care-21st-century.html. Accessed October 20, 2012.

American Academy of Family Physicians. *Pharmacists (Position Paper)*. Leawood, KS: American Academy of Family Physicians; 2012b. http://www.aafp.org/online/en/home/policy/policies/p/pharmacistspositionpaper.html. Accessed October 30, 2012.

American Association of Nurse Practitioners. *AANP Responds to the American Academy of Family Physicians Report*. Austin, TX: American Academy of Nurse Practitioners; 2012. http://www.aanp.org/press-room/press-releases/28-press-room/2012--press-releases/1082-aanp-responds-to-aafp-report. Accessed October 20, 2012.

Batalden P, Ogrinc G, Batalden M. From one to many. *J Interprof Care*. 2006;20:549-551.

Center for Medicare and Medicaid Innovation. *Pioneer Accountable Care Organization (ACO) Model Request for Applications*. Washington, DC: Centers for Medicare and Medicaid Services; 2011. http://innovations.cms.gov/Files/x/Pioneer-ACO-Model--Request-For-Applications-document.pdf. Accessed October 20, 2012.

Frakt AB, Mayes R. Beyond capitation: how new payment experiments seek to find the "sweet spot" in amount of risk providers and payers bear. *Health Aff (Millwood)*. 2012;31:1951-1958.

Frenk J, Chen L, Bhutta ZA, et al. Health professionals for a new century: transforming education to strengthen health systems in an interdependent world. *Lancet*. 2010;376:1923-1958.

Gawande A. Health care needs a new kind of hero. *Harv Bus Rev*. 2010;88(4):60-61.

Giberson S, Yoder S, Lee MP. *Improving Patient and Health System Outcomes through Advanced Pharmacy Practice. A Report to the U.S. Surgeon General*. Washington, DC: US Public Health Service; 2011.

Institute for Patient- and Family-Centered Care. Web site. http://www.ipfcc.org. Accessed March 15, 2013.

Institute of Medicine. *Health Professions Education: A Bridge to Quality*. Washington, DC: National Academies Press; 2003.

Institute of Medicine. *The Future of Nursing: Leading Change, Advancing Health*. Washington, DC: National Academies Press; 2011.

Kaissi A, Begun JW. Fads, fashions, and bandwagons in health care strategy. *Health Care Manage Rev*. 2008;33:94-102.

Markovich P. A global budget pilot project among provider partners and Blue Shield of California led to savings in first two years. *Health Aff (Millwood)*. 2012;31:1969-1976.

Meads G, Ashcroft J. *The Case for Interprofessional Collaboration in Health and Social Care*. Oxford, UK: Blackwell Publishing, Ltd.; 2005.

Merriam-Webster. Free Merriam-Webster Dictionary Web site: institution. http://www.merriam-webster.com/dictionary/institution. Accessed March 20, 2013.

National Diabetes Education Program. *Redesigning the Health Care Team: Diabetes Prevention and Lifetime Management*. NIH Publication 11-7739. Washington, DC: NIH; 2011. http://www.ndep.nih.gov/media/teamcare.pdf. Accessed March 3, 2013.

Reeves S, Lewin S, Espin S, et al. *Interprofessional Teamwork for Health and Social Care.* Chichester, UK: John Wiley & Sons Ltd.; 2010.

Reeves S, Zwarenstien M, Goldman J, et al. Interprofessional education: effects on professional practice and health care outcomes. *Cochrane Database Syst Rev* 2008, Issue 1. Art. No.: CD002213. DOI: 10.1002/14651858.CD002213.pub2.

Reichard J. Oregon gets nod for Medicaid "global budget" plan saving $11 billion. The Commonwealth Fund Web site; 2012. http://www.commonwealthfund.org/Newsletters/Washington-Health-Policy-in-Review/2012/May/May-7-2012/Oregon-Gets-Nod-for-Medicaid-Global-Budget.aspx. Accessed November 3, 2012.

Roethel K. A grounding in medical teamwork. *US News & World Report Best Graduate Schools.* 2013 ed. Washington, DC: US News & World Report LP; 2012:47.

Royeen CB, Jensen GM, Harvan RA. Interprofessional education: themes and next steps. In: Royeen CB, Jensen GM, Harvan RA. *Leadership in Interprofessional Health Education and Practice.* Sudbury, MA: Jones and Bartlett Learning, 2009:439-448.

University of Minnesota, Academic Health Center, Office of Education. National Center for Interprofessional Practice and Education Web site. http://www.ahc.umn.edu/OofE/nexus-ipe/. Published December 10, 2012. Accessed March 25, 2013.

Índice

Nota: localizadores de página seguidos de "*f*" e "*q*" indicam figuras e quadros respectivamente.

A

AAFE. *Ver* Associação Americana de Faculdades de Enfermagem (AACN, American Association of Colleges of Nursing)
AAFP. *Ver* Academia Americana de Médicos de Família (AAFP, American Academy of Family Physicians)
Abbott, A., 40–41
ABMS. *Ver* Câmara Americana de Especialidades Médicas
Academia Americana de Médicos de Família (AAFP), 78–79
ação judicial, 118–119
acordo unânime, 158–161
acordos de referenciamento ou de cuidado, 209
acordos de cuidados, 26–27, 208–209
acordos de referenciamento, 26–27, 208–209
acordos de serviço, 26–27, 208–209
ACRM (Anesthesia Crisis Resource Management). *Ver* Gestão de Recursos de Crise em Anestesia
Adelman, Miriam, 254
administração de conflitos
  causas do, 185–187
  competências, 129–131, 185–186
  conta bancária emocional, 273
  em equipes efetivas, 111–115, 119
  estágios, 188–189
  evitação da, 189–191
  inquirição, 190–192
  melhorando, 195–196
  métodos de, 189–192, 193*q*
  processos e tarefas, 194–196
  relação, 188, 188*f*
  solução de conflitos, 184–185
  solução de problemas, 272*q*–274
  tipos de, 187–189
  treinamento, 146–147
  uso situacional, 192

administradores
  alianças comuns, 58*q*, 59
  burocracia profissional, 84–88
  competências dos, 111
  coordenador, 144–145, 145*q*
  educação para, 75, 78–79, 104
  oportunidades para, 87–92
  papel do, 57, 147–150
  perfis de interesses em, 46, 46*q*, 54–55
  profissões conflitantes, 58*q*
  tomada de decisões, 87–89, 92
advogado do diabo, 166–167
Agência de Pesquisa em Saúde e Qualidade (AHRQ, Agency for Healthcare Research and Quality), 238–239
AHRQ. *Ver* Agência de Pesquisa em Saúde e Qualidade.
AMA *Ver* Associação Médica Americana
AMD. *Ver* Atendimento médico a domicílio
amigos, 79
Andersen, James, 20–21
Anderson, Owen, 184
API. *Ver* Associados em Melhora de Procedimentos
apoio do responsável geral, 114, 119, 215
aprendizagem, 9, 185, 221–222
artrite cognitiva, 174–175
Ash, John, 87–88
assistentes sociais, 46*q*, 47, 52–54, 56–58, 58*q*
Associação Americana de Faculdades de Enfermagem (AACN, American Association of Colleges of Nursing), 49
Associação Médica Americana, 56
associações, 300–302
Associados em Melhora de Procedimentos (API, Associates in Process Improvement), 260
atendimento centrado no paciente
  assistência à melhora da saúde no, 75–79
  como consumismo, 63–64
  competências para, 123–125, 223*f*

ÍNDICE

desenvolvimento da, 61-63
diversidade em, 123-125
em equipes clínicas efetivas, 96
ênfase do valor no, 288-289
factibilidade, 74-76
família, amigos e parceiros, 65-67, 78-81
tomada de decisões no, 64-81
atendimento paternalista, 62, 65-67, 68-69q, 68-70
atendimento médico em domicílio, 79
ativação do paciente, 77-78
Atler, Margo, 130
Ato de Proteção e Cuidado do Paciente (PPACA, Patient Protection and Affordable Care Act), 79, 298
Ato de Tecnologia da Informação para a Saúde Clínica e Econômica (HITECH), 298-299
Atravessando o Abismo da Qualidade (Instituto de Medicina), 61
autoconhecimento, 126, 201
autonomia, 5, 295
avaliação
  candidatos para, 279
  competência, 211-213, 217-218
  competências individuais, 218, 220, 222, 246, 248
  fonte de informação para, 218-219
  instrumentos, 219-222, 227
  melhorar os recursos, 294
  oportunidades, 232
  participação, 225
  desempenho, 222-225, 223q
  propósitos da, 220, 225-226
  recebendo, 222-224q
  resistência à, 218-222, 226
  tipos de, 218q
  tipos de informações para, 218
  usando, 222-225, 229-232

B

Balcerzak, Michael, 274-275
Balint, Michael, 62
Bartnik, Jane, 67-69
Batalden, M., 302
Batalden, Paul B., 2-3, 208, 258, 302
Beinborn, James, 278-279
Belbin, Meredith, 144, 145-145q
Bergeron, Barbara, 282-283
Berwick, Donald M., 2, 258-259
Blackwell, Marion, 184
Blatt, Margery, 33-34
bloqueio da produção, 8-9, 161-162, 179-180
Blumenthal, D. M., 235-236
Bodeen, Benjamin, 128
Bodenheimer, T., 75-76
Bohnen, J., 235-236
Borovsky, Nicholas, 275-276
Box, George E. P., 36-37

Boyle, Joseph, 213-214
brainstorming, 166-167, 177-181
brainstorming negativo, 166-167, 180-181
Briese, Terry, 220
Bristol, Amy, 189
Burns, Nancy, 38
burocracia profissional. *Ver também* hierarquia, 84-87

C

Caldwell, James, 35
Cavadov, Derek, 237
CC. *Ver* centros cirúrgicos
Centro de Pesquisa de Standford para Educação do Paciente, 78-79
Centro Nacional de Liderança em Saúde, 90
Centro Nacional de Prática e Educação Interprofissional, 299
centros cirúrgicos (CC), 18-19, 21-22, 97, 98, 109-112, 239-240
CEOs. *Ver* diretores-executivos
Chang, Xiaohong, 225-226
Chapman, Roy, 156
Chin, William, 139-145
CIHC. *Ver* Consórcio Canadense para o Interprofissionalismo em Saúde
cirurgiões. *Ver também* centros cirúrgicos, 45-46, 45-46q, 96
Clark, P. G., 142-143, 141-142f
Clevenger, K., 254, 254q
CMAT. *Ver* Instrumento de Avaliação de Microssistemas Clínicos
Cochrane, A. L., 164-165
coesão social
  com novos membros, 129-130, 249-251
  definição de tarefas e, 106-108, 108f
  exemplos de, 104-105
  formação, 124-126, 142-145, 249-252
  segurança psicológica, 113
colaboração
  competências em, 126-129, 223f, 287-288
  equipe efetiva, 108-112
  interdependência em, 110-112, 127-128
  método de administração de conflitos de, 189-191, 192q
Collins, Jim, 288-289
Collins, Roy, 20-21
Comissão Lancet, 298-299
Comitê Nacional para Garantia de Qualidade (NCQA, National Committee for Quality Assurance), 79, 209-210
companhias de seguro, 300-301
competências, 10-12, 13f, 121-132, 202-203
  administração de conflitos, 129-132, 185-186
  administrador, 88-90

ÍNDICE

atendimento centrado no paciente, 123–125, 223f
avaliação de equipe, 209–212, 224–233
avaliação de indivíduo, 209–212, 217–233
como componente de confiança, 103–104
comparações de quadros-conceituais para, 121–125
definidas, 10–12
em colaboração, 126–129, 223f, 287–288
líder, 136–148, 205–207, 206–206q, 286–295, 286–287q
na gestão da equipe, 128–132, 223f
na orientação da equipe, 124–126, 223f
níveis de, 13f
responsável geral, 199–215
compreensão cruzada, 39–41
comunicação
   acordos de cuidados, 25–27
   compreensão cruzada, 39–41
   conferência, 237–239
   detalhamento acadêmico, 263
   dupla checagem (para verificação de um procedimento), 22–23, 111–112, 238–239
   equipes *template*, 20–23
   equipes virtuais, 36
   feedback, 125–126, 146–147, 201–202, 219–225, 229–232
   gestão da mudança, 289–290
   informe de etapas ou de ação, 238–239
   melhora de recursos, 293–295
   método Delphi, 180–181
   normas éticas e legais de confidencialidade, 128–129
   ofensiva, 128–129
   padronização, 22–23, 238–239
   perfil oculto, 162–163
   pontos efetivos de, 127–129
   trabalho em equipe, 25–27
   treinamento, 237–239
   viés, 40–41, 219–222
comunidade, 291–292, 301–302
confiança, 18–19, 21–23, 102–104, 110–111, 250–251
confidencialidade, 128–129, 219–220, 294–295
conformidade, 118–119, 163–164, 179–180
confronto, no desenvolvimento da equipe, 140–141, 140–141f, 141–142, 141–142f
conhecimento. *Ver também* competências, treinamento
   composição da equipe, 202–203, 280–282
   construindo a cultura criativa e, 175–176
   das características de equipes efetivas, 125–126
   especialização, 1–3, 5–6, 38–40, 43–44, 56–57, 144–146q
   interprofissional, 38–41, 56–59, 236–237
   membros juniores da equipe, 107, 116–118
   mútuo, 7–8, 22–23
   quadros de competência no, 123–124

conhecimento interprofissional, 38–41, 56–59, 236–237
conhecimento mútuo, 7–8, 22–23
Conselho Americano de Especialidades Médicas (ABMS, American Board of Medical Specialties), 44
consenso, 117–119, 158–160
Consórcio Canadense para o Interprofissionalismo em Saúde (CIHC, Canadian International Health Collaborative), 121–124, 131, 185–186, 222
consumismo, 61, 63–64
controvérsia construtiva, 164–166
Cortés, Hernán, 160–161
Cowpen, Sully, 125–126
CPTs. *Ver* equipes de práticas colaborativas
CQI. *Ver* melhoria contínua da qualidade
Crede, W. B., 267–268
criatividade, *Ver também* inovação
   bloqueio da produção, 8–9, 161–162, 179–180
   construindo a cultura de, 172–176
   facilitadores, 181–182
   individual *versus* equipe, 148–149
   necessidade de, 169–170
   planejando o cenário de, 181–182
   potencial de, 148–150
   técnicas de *brainstorming*, 176–181
   tipos de opinião e, 171–173
crítica. *Ver feedback*
cuidado focado na cura, 45, 49
cultura (étnica), 23–24, 123–125, 202–204
cultura (organizacional), 172–176, 285–290
Cunningham, Nancy, 280–282
custo, 96–97, 96f

D

Daggett, Jane, 42–44
Daingerfield, Marta, 40–41
Daiz, Granados, 242–244
De Meuse, K. P., 15
Deming, W. Edwards, 241–242, 259–260
desempenho. *Ver também* avaliação, 6–8
   componentes de equipes efetivas de, 98, 99f, 114–115
   estágio do desenvolvimento de equipe de, 141f, 141–142, 142f
   inovação e desafio, 175–176
   insatisfatório do líder, 275–281
   melhoria, 257–259
   níveis de, 222–225
   organizacional insatisfatória, 286–287
desenho de equipes
   avaliação da *performance* para, 209–212
   clínica, 209–210, 209f
   composição para, 202–206, 280–282
   designação do líder no, 205–207, 206–207q
   direção e, 211–213

equipes *template* e reais, 207–209
estabelecimento de tarefas, 201–203
gestão, 209–210
necessidade de, 200–202
redes, 209–210
redesenho, 212–215, 290–292
trabalhos em equipe, 208–209, 209*f*
desenvolvimento
atendimento centrado no paciente, 61–63
equipe, modelos de, 138–146
normas, 140–142, 141–142*f*, 142–143
diretores -executivos (CEOs, *Chief Executive Officers*), 148–149
diversidade, 23–24, 123–125, 202–204, 281–282
Doyle, Sheamus, 199–201
Drinka, T. J. K., 141–143, 141–142*f*
Dudik, James, 65–67
dupla checagem, 22–23, 111–112, 238–239
Dyer, J. H., 274–275
Dyer, W. G., 274–275
Dyer, W. G. Jr., 274–275

E

Edgman-Levitan, Susan, 62
Edmondson, A. C., 194–195
educação. *Ver também* treinamento
administrador, 55–56, 86–87, 89–90, 234–236
assistente social, 53
autogestão do paciente, 77–79
enfermagem, 47–49, 47–48*q*, 57–58, 149–151
farmacêutico, 38, 51, 57–58, 235–237
interprofissional, 236–237
médico, 41–45, 57–58, 149–151
melhoria de recursos, 294–295
ocupações ou profissionais e, 40–42
pública, 301–302
reforma, 299–300
seleção do líder, 205–206
treinamento de líderes, 235–237
educação para pacientes para autocuidado, 77–79
efetividade e eficiência (Cochrane), 164–165
efetividade operacional, 129–130, 144
eficiência
fria, 106–108
processo de redução do desperdício para, 258–259, 265–266, 265*q*
valor e, 96–97, 96*q*
enfermagem
alianças em comum, 57–59, 57–58*q*
educação para, 47–49, 47–48*q*, 57–58, 149–151
médicos e, 38, 40–41, 57–59, 149–151, 238–239
papeis na, 40–42, 45–48, 57–58
Engel, George, 62
entitatividade do grupo, 106–107
entrevista, motivacional, 77–78

equidade, 97
equidade de gênero, 49
equipes. *Ver também* equipes clínicas; equipes de gestão
apoio do responsável geral de, 114–115, 198–216
assemelhados, 5–7
autogestão, 151–152, 206–207
autonomia, 4–5, 137–138, 295–296
benefícios de, 6–8, 6–7*q*
capacitação, 136–139
características de, 3–6, 3–4*q*, 6–7, 98
classificação de, 15–16, 36–37
como microssistemas, 207–208
composição de, 202–206, 280–282
confortável, 107–108, 107–108*f*
constituição, 245–256
consultivas, 30–32*q*, 33–35
de projeto, 15, 30–31*q*, 30–34, 30–32*q*
de trabalho, 1–6
desenho de, 199–210
disfuncionais, 107–108, 107–108*f*, 135–136, 273–274
dispersão, 281–283
efetivas, 8–11, 95–132
equipes *template*, 17*q*, 20–23, 29–30, 147–148, 207–209, 238–239
funcionais, 107–108
gestão, 111–116, 128–132, 155–156, 223*f*
grupos de trabalho e, 2–4, 3–4*f*, 5–7, 18–19, 204–205
identidade de grupo e, 106–107, 124–125, 142–144, 251–252
interprofissionais, 38–41, 56–59, 236–237
liderança, 5–7, 30–32*q*, 34–36
melhora da qualidade, 15, 33–34, 43–44, 87–88, 258–265
modelos de desenvolvimento para, 138–146
necessidades para, 200–201
operacionais, 30–32, 31–32*q*
orientação, 104–109, 124–126, 129–130, 223*f*
reais, 6–7, 16–20, 17*q*, 29–30, 147–151, 207–209, 241–242
riscos das, 6–7*q*, 7–9
solução de problema, 271–283
subgrupo e, 5–6, 204–205
tamanho das, 32–33, 203–206, 203–204*f*
treinamento, 236–244, 247–249
virtuais, 35–37, 116–117
equipes clínicas
características de, 16, 17*q*
classificação de, 16–29
como equipes efetivas, 95–102
desenho de, 208–210, 208–209*f*
famíla, amigos e parceiros em, 65–67, 78–80
líderes de, 17*q*, 136–138, 147–151, 235–236
necessidades críticas de, 19–20*q*
oportunidades para, 91–92

ÍNDICE

relações administrativas com, 84–93
    segurança de, 95–96
    virtuais, 36–37, 116–117
equipes confortáveis, 107–108, 107–108f
equipes consultivas, 31–32q, 33–35
equipes de autogestão, 152, 207
equipes de gestão
    características das, 29–31, 30–31q
    como equipes efetivas, 97, 101–103
    consultiva, 30–32q, 33–35
    de projeto, 15, 30–31q, 30–34, 30–32q
    desenho de, 209–210
    equipes *template* e reais, 29–30
    necessidades críticas de, 30–32q
    operacionais, 30–32, 31–32q
    participação de pacientes na, 79–81
    rede, 35–36
    trabalho em grupo, 29–30, 35–36
    virtuais, 35–37
equipes de liderança, 5–7, 31–32q, 34–36
equipes de melhoria da qualidade, 15, 34, 43–44, 87–88, 258–269
equipes de práticas colaborativas (CPTs, *collaborative practice teams*), 90–91
equipes de projetos, 15, 31–32q, 30–34
equipes de trabalho. *Ver* equipes
equipes disfuncionais, 107–108, 108f, 135–136, 273–274
equipes efetivas
    administração de conflitos em, 111–115
    apoio do responsável geral, 114–115
    avaliação de, 97–98
    características de, 97–116, 125–126, 247q
    colaboração em, 108–112
    como equipes de gestão, 97, 101–103
    competências para, 121–132
    componentes do desempenho, 98, 99f, 114–115
    comunicação em, 127–129
    equipes clínicas como, 95–102
    estrutura de, 98–102
    evidência de, 8–11
    foco de, 101–104
    gestão, 111–116
    orientação de, 103–109
    padronização de procedimentos em, 105–106, 111–112, 114–115
    riscos e, 115–119
    treinamento, 114–115, 241–244
equipes fluidas. *Ver* trabalhos de equipe; equipes *template*
equipes friamente eficientes, 106–108
equipes operacionais, 30–32, 31–32q
equipes reais, 16–20
    classificação de, 6–7, 16–20
    desenho de, 207–209
    equipes de gestão, 29–30

    líderes de, 147–151
    necessidades críticas, 19–20, 19–20q
    pontos fortes, 6–7, 16–19, 17q
    propósitos de, 17q
    treinamento, 241–242
    vulnerabilidades de, 19–20, 19–20q
equipes *template*
    como equipes de gestão, 29–30
    desenho de, 207–209
    líderes e, 21–22, 147–148
    necessidades críticas de, 19–20q, 21–23
    pontos fortes de, 20–22, 21–22q, 22–24
    propósitos de, 17q
    treinamento, 21–23, 238–239
    vulnerabilidades de, 21–22, 21–22q
equipes virtuais, 36–37, 116–117
equívocos
    admitindo, 101–103
    assimilando, 105–106
    rotinas defensivas, 163–164
    OACs (HROs) e, 239–241
Errar é humano: construindo um sistema de saúde mais seguro (Instituto de Medicina), 2–3, 237–238
escala (de trabalho)
    de férias, 156–160
    individual *versus* equipe, 100–102
    retiro, 254
especialização
    benefícios da, 1–3, 38
    delegação do líder e, 144, 145–145q
    formação médica, 44–45
    em profissões afins na área da saúde, 56–57
    fragmentação por causa da, 1–3, 38–40
    interdependência e, 5–6
    na saúde mental, 56–57
estabilidade dos membros da equipe
    artrite cognitiva e, 174–175
    benefícios da, 6–7, 17–20
    como classificação clínica, 17q
    comparecimento a reuniões e, 138–139
    em equipes reais, 6–7, 17
    estrutura de equipes efetivas e, 99–101
    gestão de equipes efetivas e, 113–114
    identidade do grupo e entitatividade, 106–107
    no trabalho em grupo, 24–25
    papeis de equipes *template* e, 20–22
    quadro de pessoal limitado, 4–5
    vulnerabilidade da, 18–19
estágio de adiamento, no desenvolvimento da equipe, 141–142
estágio de confronto, no desenvolvimento da equipe, 141–142f, 142–143
estrutura
    equipe efetiva, 98–102
    hospital, 85–86, 85–86q, 89–91, 90–91q
    organizacional, 98–102, 285–287, 289–294

F

família, 65–67, 78–81
farmacêuticos, 45–46, 50–52
   alianças e conflitos de, 57–59, 57–58*q*
   deliberação sobre amostras de medicamentos, 161–163
   equívocos na medicação por, 101–103
   formação para, 38, 51, 57–58, 235–237
feedback. Ver também avaliação
   como processo de aprendizagem, 221–222
   no estabelecimento de tarefas, 201–202
   provendo, 125–126, 223–224, 222–224*q*, 224–225, 229–232
   recebendo, 222–224, 223*f*
   treinamento, 146–147
   vieses, 40–41, 219–222
fenômeno do perfil oculto, 162–163
Fine, D. J., 89–90
Fisher, R., 189–190
Flores, Raphael, 209–210
formação da equipe
   definida, 245–247
   elementos do programa, 247–248
   facilitadores, 248–249
   resultados, 247–248*q*, 255–256
   retiro, 142–144, 253–256, 253–254*q*
   solução de problema para, 276–278
   tipos de intervenção, 248–256
   uso da, 246–249, 276–278
Fournier, Theresa, 101–103
Frankel, H. L., 267–268
Futrell, D., 15

G

Ganha-ganha (Fisher and Ury), 190
Garman, A. N., 49, 55–56
Gawande, Atul, 301–302
geração de ideias e arquivo digital coletivo, 179–180
gestão. *Ver também* líderes
   baseada em evidências, 55–56, 98, 128–129, 164–165
   papel da, 147–148
gestão baseada em evidências, 55–56, 98, 128–129, 164–165
gestão da mudança
   comunicação, 289–290
   da cultura organizacional, 286–290
   da estrutura organizacional, 289–294
   fornecimento de recursos, 293–295
Gestão de Recursos na Crise em Anestesia (ACRM, Anesthesia Crisis Resource Management), 239–240
Godfrey, M. M., 207–208
Gomez, Anna, 4–5, 104–105
governo, papeis do, 2–3, 297–302
Granville, Naomi, 124–125

gratificação, 113–114, 117
Greene, J., 82–83
Greene, Michael, 279–280
grupos
   apoio ao paciente, 77
   trabalho, 2–4, 3*f*, 5–7, 18–19, 204–205
Gupta, Archana, 133–136

H

habilidades. *Ver também* competências
   composição de, 202–203, 280–282
   definidas, 121–124
   especialização, 1–3, 5–6, 38–40, 43–44, 56–57, 144, 145–146*q*
Hackman, J. Richard, 18–20
Hibbard, J. H., 82–83
hierarquia
   benefícios da, 100–101, 290–291
   como riscos na tomada de decisões, 8–9, 161–163
   desenho da equipe clínica, 208–210, 208–209*f*
   pressupostos da, 135–136
   riscos da, 8–9, 86–88
   status e, 8–9, 161–163, 185–187, 185*q*
Hiestand, B., 267–268
Hill, Linda, 65–66
Hilton, Kerry, 129–130
HITECH. *Ver* Ato de Tecnologia da Informação para a Saúde Clínica e Econômica
Holdman, H., 75–76
hospitais
   estrutura de, 85–86, 85*f*, 89–91, 90*f*
   focados no cuidado, 91–92
   serviço de emergência, 20–24, 30–33, 207–208, 239–240
   treinamento em, 239–240, 242–244
   unidade de terapia intensiva em, 97–100, 271–274
   voluntários em, 33–34
Hunt, David, 134–135

I

Ibanez, Gabriel, 126–128
identidade de grupo, 106–107, 124–125, 142–144, 251–252
indivíduos
   ajustamento de tarefas para, 200–202
   avaliação de, 209–212, 217–233
   criatividade de, 148–149
   escala, 100–102
   tomada de decisões por, 155–156
   treinamento, 271–276
informes de etapas ou de ação, 238–239
inovação
   benefícios da, 7–8
   desafio de desempenho para, 175–176
   enfatizando, 288–289

papel do inovador na, 145q
riscos da, 8–9
temor e supressão, 117–118
Instituto de Medicina (IOM, Institue of Medicine), 2–3, 61, 63, 95, 96q, 235–236, 299–300
Instrumento de Avaliação de Microssistemas Clínicos, 228
integridade, 103–104
interdependência, 4–6, 110–112, 127–128,137–138, 186–187
interesses. Ver também valores
pelo campo, 44–46, 46q, 54–56
tipos de, 41–43, 42–43q
intervenção. Ver administração de conflitos; formação de equipes; solução de problema
IPCCPF. Ver Instituto para Cuidado Centrado no Paciente e na Família

J

Jackson, Mary, 10–12
Jackson, Polly, 33–34
Jackson, Shawn, 169–171
James, Joanna, 126–127
Janis, Irving, 163–164
Janus, Kerri, 124–125
Jarak, Petronela, 133–135
Jarna, Robert, 154–155
Jimenez, Diego, 186–187
Jones, Jerry, 91–92
Jones, Samantha, 127–128
Juntasa, Gita, Gita, 271–274

K

Keller-Jackson, Sara, 246–247
Kelly, E. W., 267–268
Kelly, J. D., 267–268
Kennedy, John F., 163–164
Kernard, K., 235–236
Kimpell, John, 3–5, 103–107
King, H., 242–244
Klein, Nancy, 30–32
Knotts, Regina, 126–128
Kopek, Gary, 173–175
Kotter, John P., 147–148, 289–290

L

Laferte, David, 274–276
Laguardia, Diana, 145–147
Lawrence, Sam, 156–158
Leach, D. C., 49, 55–56
Lean Produção, 258–259, 264–266, 264–265q
Lean Seis Sigma, 269–270
Leape, Lucian, 2–3
Lee, Peter, 155–156

Lencioni, Patrick, 250–251
Leon, Kevin, 16
Leppa, C. J., 265–266
Lewis, Allen, 104–108
líderes
avaliação de, 224–225
capacitação de equipes pelos, 136–139
CEO, 148–149
competências de, 136–148, 205–207, 206–207q, 286–295, 286–287q
concepção errônea, 135–136, 148–151
de equipes reais, 147–151
delegação por, 144–146
desenvolvimento da equipe por, 139–145
diádico, 136–138, 203–204, 204f
do serviço *versus* da linha de frente, 235–236
escolhendo, 133–136, 205–207, 207q
em conformidade com, 118–119, 163–164, 179–180
equipe clínica, 17q, 136–138, 147–151, 235–236
equipe *template*, 21–22, 147–148
facilitação na formação da equipe por, 248–249
gestores e, 147–148
intervenção para solução de problema, 275–281
médicos como, 136–138, 147–151
militante, 135–136
na estrutura de equipes efetivas, 100–101
papel de, 135–137, 144, 147–149, 160–161, 198, 285–287
por nomeação, 133–134, 205–207, 206q
por eleição, 133–135
responsabilidade mútua e, 125–126
responsáveis gerais e, 139–140, 198, 212–216, 279–281, 293–294
riscos para, 150–152, 294–296
sênior, 285–296
suporte aos objetivos pelos, 135–136, 151–152
trabalhos em grupo, 24–26, 29–30, 36
treinamento, 234–237
treinamento para, 275–277
treinamento por, 136–137, 145–148
vulnerabilidade de equipes reais em, 19–20, 19–20q
líderes seniores
competências de, 286–295, 287q
tarefas, 286q
papel dos, 285–287
riscos para, 295–296
Liu, Yang, 199–201
Lorig, Kate, 75–76, 78–79

M

MacIntyre, Russell, 253–254
Malinin, Sandy, 111–115
MAP. *Ver* Medida de ativação do paciente

March, James, 172–173
Martin, Bob, 54–55
Martinez, Mariana, 28–29
Mather, George, 138–140
Mayo, William J., 62, 64
Mayo, William Worrall, 287–288
McAdams, Jane, 212–214
McWhirter, Andrew, 26–29
médicos
   alianças e conflitos *de*, 57–59, 58*q*
   como líderes, 136–138, 147–151
   cuidado paternalista pelos, 62, 65–67, 68–70, 69*q*
   formação para, 41–45, 57–58, 149–151
   enfermeiros e, 38, 40–41, 57–59, 149–151, 238–239
   interesses e valores de, 45, 46*q*
   papeis de, 41–46, 57
Medida de Ativação do Paciente (MAP), 78
melhoria. *Ver também* melhoria do processo
   administração de conflitos, 195–196
   atendimento centrado no paciente, 75–79
   desempenho, 211–212, 257–259
   qualidade, equipe para, 15, 33–34, 43–44, 87–88, 258–265
   recurso, 293–295
   tomada de decisões, 163–167
melhoria do processo, 252–254, 257–270
   estabelecendo, 269–270
   ferramentas de análise no, 263–265, 267–268
   formação de equipes para, 252–254
   fundação de, 258–259
   PDSA, 260, 260*f*, 263–264
   pela redução do desperdício, 258–259, 264–265, 265*q*
   Produção *Lean*, 258–259, 264–266, 265*q*
   promoção de RPIW, 266
   redução de erros pela, 258–259, 266–270, 267*q*
   Seis Sigma, 258–259, 266–270, 267*q*
   votação para, 262–263
Melhoria Contínua da Qualidade (CQI, Continuous Quality Improvement), 258–263
Meller, Cindy, 277–279
membros
   centrais *versus* periféricos, 140–141, 205–206, 219–220
   júnior, 98–100, 116–118
   novos, 129–130, 142–143, 249–251
   problema, 117–118, 252–254, 273–275
membros juniores da equipe, 109, 117–118
método Delphi, 180–181
microssistemas, 207–208, 231–232
Miles, Joanna, 229–232
militar, 135–136, 156–157, 241*q*
Mills, Penny, 5–6
Mintzberg, Henry, 85–86
MIT (Instituto de Tecnologia de Massachusetts) *Media Lab*, 286

Mitchell, Nathan, 234
Montoris, Tamara, 45–47
Morgan, Georgiana, 211–213
Morin, Bernadette, 161–162
Morrison, Ann, 155–156
Myers-Briggs, 250–251

N

Napier, Thomas, 209–210
necessidades críticas, 20*q*, 21–23, 26–27, 32*q*, 32–36
Nelson, E. C., 207–208
Nelson-Peterson, D. L., 265–266
Nichols, Jerry, 188–191
normas
   desenvolvendo, 140–142, 140–142*f*, 142–143
   em conformidade com, 118–119, 163–164, 179–180
   éticas, 128–129

O

objetivos
   administração de conflitos em, 185–186
   classificação de, 249–250
   como característica de equipes reais, 4–5
   construção de criatividade, 173–175
   em redes clínicas, 28–29
   força de equipes reais nas, 18–19
   força do trabalho em grupo nas, 24–25
   melhoria do desempenho e, 211–212, 257
   para equipes clínicas efetivas, 97–100
   suporte do líder, 135–136, 151–152
ociosidade social, 7–9, 179
O'Connor, S. J., 89–90
ocupações *versus* profissões, 40–42, 49
Oficinas de melhoria de processos rápidos (RPIW, Rapid Process Improvement Workshops), 266
ofmalmologia, 56, 84, 91–92
Ogrinc, G., 301–302
Okafor, Richard, 50–51
Olsen, Peter, 271–274
Organizações de alta confiabilidade, 240–241
orientação, 104–109, 124–126, 129–130, 223*f*

P

Paganni, Timothy, 212–214
pacientes
   aconselhamento de saúde, 76–78
   como consumidores, 61, 63–64
   educação da autogestão, 77–79
   participação na gestão por, 79–81
papeis
   administrador, 54–57, 147–149
   ambiguidade e esclarecimento nos, 126–128, 185–187, 195–196, 251–253

assistência à melhora da saúde, 75-79
assistente social, 52-53, 127-128
CEO, 148-149
delegação e equipe, 144-146, 145q
enfermagem, 40-42, 45-48, 57-58
equipe real, 17-19
equipes *template*, 20-22
especialista em saúde mental, 56-57
família, amigos e parceiros, 65-67, 78-81
farmacêutico, 50-51, 57-58
gestor, 147-148
governo, 2-3, 297-302
grupos de trabalho, 24-27
inovador, 145q
líder, 135-137, 144, 147-149, 160-161, 198, 285-287
médico, 41-45, 57-58
professional afim na área da saúde, 56-57
responsável geral, 139-140, 198, 212-213, 279-281
tomada de decisões centrada no paciente, 64-81
papel estável-equipe de pessoal variável. *Ver* equipes *template*
PDSA. *Ver* Planejar-Fazer-Verificar-Atuar
Peace, Claire, 84, 91-92
Pearson, Jane, 105-109
Pedersen, Paul, 176-177
pediatria, 101-102, 111-115, 239-240
Pender, Ben, 33-35
Penny, 52-53
pensamento, 171-173, 174-175
pensamento de grupo, 163-164
personalidade
 autoconhecimento, 125-126, 128-129, 195-196
 como perigo na tomada de decisões, 8-9, 161-163
 conflito de relações e, 186-188, 192-195
 conta no banco emocional, 273-274
 diversidade, 203-204
 modelos metais e, 39-40
 potencial de criatividade e, 171-172
 problema, 117-118, 252-254, 273-275
 traçado do perfil, 250-251
pesquisadores, serviços de saúde, 301-302
Peterson, Mary, 236-238
Pierce, Jerry, 147-149
Planejar-Fazer-Verificar-Atuar (PDSA, Plan-Do-Study-Act), 260, 260f, 263-264
Platt, Robert, 219-220
polarização, grupo, 162-164
polarização do grupo, 162-164
pontos fortes
 de equipes *template*, 20-22, 21-22q, 22-24
 de equipes reais, 6-7, 16-19, 17q
 de trabalhos em grupo, 24-26, 24-25q
PPACA. *Ver* Ato de Proteção e Cuidado do Paciente
processos
 acordos, referência, 208-209

aprendizagem, *feedback* e, 221-222
conflito, 187-189, 188f, 194-196
padronização de, 105-106, 111-112, 114-115
profissões
 afins (na área da saúde), 56-57
 conhecimento de outras, 38-41, 56-59
 ocupações distinguidas de, 40-42, 49
 valores, 44-46, 45-46q, 49, 53-56
profissões de saúde afins, 56-57
profissões relacionadas à visão, 56, 84, 91-92
Programa de Rede de Informações Ocupacionais (O*NET), 41-43, 42q, 45
prontuário eletrônico, 293-295, 298-299

Q

qualidade
 definindo padrões, 61-63
 eficiência de valores e, 96-97, 96f

R

Rappaport, Beth, 271-274
Rebold, Cari, 136-139, 146-147
recursos
 fornecimento e melhora de, 138-139, 144, 293-295
 limitação de, 151-152, 185-186, 185-186q
redes, 17q, 20q, 26-29, 35-36, 209-210
relações diádicas, 136-138, 203-204, 204f
relações interpessoais
 administração de conflitos, 186-188, 192-195, 271-276
 conflitos da equipe operacional nas, 30-32
 conflitos de equipes de projeto nas, 31-33
 conflitos de equipes reais, 19-20
 diádica, 136-138, 203-204, 204f
 encontros sociais e, 106-107
 formação da equipe, 249-251
 responsável geral-líder, 139-140, 198, 212-216, 279-281, 293-294
respeito, 123-124, 287-289
responsabilidade
 capacitação, 137-138, 290-291
 classificação de equipes clínicas por, 17q
 como característica de equipes reais, 4-6
 como competência para orientação da equipe, 125-126
 de subgrupos, 5-6
 em equipes *template*, 22-24
 em equipes reais, 17-19, 17q
 em trabalhos em rede, 24-25
 matriz de responsabilidadde, 252-253
 mútua, 18-19, 22-24, 107-109, 125-126
 ociosidade social e, 7-9
 responsável geral, 293-294
responsabilidade mútua, 18-19, 22-24, 107-109, 125-126

ÍNDICE

responsáveis gerais. *Ver também* desenho de equipes
   avaliação de, 224–225
   líderes insatisfatórios e, 279–281
   papel de, 139–140, 198, 212–213, 279–281
   responsabilidade, 293–294
   riscos para, 214–216
retiro, 142–144, 253–256, 253–254*q*
reuniões
   atendimento centrado no paciente, 123–124
   consenso prematuro em, 117–119
   falta de, 115–117
   feitas com membros individualmente, 150–151
   fora do local de trabalho e retiro, 142–144, 253–256, 254*q*
   fornecimento de recursos para, 293–294
   gestão de equipes efetivas, 111–113
   orientação de equipes efetivas na, 103–109
   participação em, 124–125, 138–139
   riscos de equipes virtuais e, 116–117
Revere, Jeannine, 116–118
Reyerson, Carol, 274–276
Richmond, Wanda, 67–68
Richter, Stan, 246–247
riscos
   de viés do *feedback*, 219–220
   equipe efetiva, 115–119
   equipe virtual, 116–117
   para líderes de equipe, 150–152, 294–296
   para responsáveis gerais, 214–216
   tomada de decisões, 157–164
Roberts, Susan, 214–215
ronda, 90
RPIW. *Ver* Oficinas de melhora de processos rápidos
Ryan, Jane, 108–112
Ryan, Mave, 214–215

S

Salas, E., 242–244
Santiago, Martin, 275–277
satisfação, 113–114, 117–118
satisfação, 118–119
saúde mental, 56–57, 212–214
Schein, Edgar, 287–288
Schiffer, Lilli, 281–283
Scholtes, P. R., 229–232
Schreiber, Rodney, 134–136
segurança
   de equipes clínicas efetivas, 95–96
   psicológica, 113–114
   ronda de, 89–90
   treinamento, 237–241
Seis Sigma, 258–259, 266–270, 267*q*
sem comprometimento, 7–9, 179–180
Senge, Peter, 192

Shelstad, Eric, 30–33, 280–282
Shewchuk, R., 89–90
Shewhart, Walter Andrew, 259–260
Shukla, Ankur, 87–88
Simms, Harrison, 118–119
Simpkins, April, 105–108
Simpson, Regina, 286–287, 289–290, 294–295
Singletary, Dick, 125–126
Sistema de seguro saúde nos EUA, 301–302
sistemas de informações, 293–295, 298–299
sistemas de recompensa, 291–294
Smith, D. L., 194–195
Snyder, Mary, 161–162
Snyder, Renee, 276–278
sociedades, profissionais, futuro das, 299–301
solução de problemas. *Ver também* administração de conflitos; riscos, 271–283
   administração de conflitos, 274–276
   composição de equipes, 280–282
   dispersão da equipe como, 281–283
   formação da equipe para, 276–278
   líderes insatisfatórios, 275–281
   membros com problema, 273–275
   reestruturação na definição de tarefas para, 277–279
   treinamento como, 271–277
Spector, N., 49, 55–56
Squire, John, 229–233
status, 8–9, 161–163, 185–187, 185–186*q*
Sterns, Patricia, 20–21
Steward, Moira, 62–63
Steward, Thomas, 136–139
Storstrand, Michael, 88–89
Sunstrom, E., 15
Sutcliffe, K. M., 240–241

T

Tachida, Joan, 111–114
Takata, Amanda, 279–280
tamanho de equipes, 32–33, 203–206, 204*f*
Tanaka, Carrie, Carrie, 104–108
tarefas
   coesão social e, 106–108, 107–108*f*
   conflito em, 187–189, 188–189*f*, 194–196
   equipe de liderança, 35–36
   equipe real, 18–19
   equipe *template*, 21–22
   estabelecimento de, 201–203
   individuais ou em equipe, 200–202
   reestruturação, 277–279
taxonomia, 15–16, 36–37
TeamTEPPS, 226–227, 230*f*, 231*f*, 237–239, 242–244
Teasdale, Daryl, 161–162
tecnologia, 35–36, 293–295, 298–299
tempestade de ideias. *Ver brainstorming*

ÍNDICE

The Team Handbook (Scholtes), 228-232
Thompson, L., 17
Thurber, Rob, 276-278
tomada de decisões
   administrativa, 87-88
   "advogado do diabo" na, 165-166
   atendimento centrado no paciente, 64-81
   autogestão e, 77-79
   baseada em evidências, 55-56, 98, 128-129, 164-165
   bloqueio da produção na, 8-9, 162-163, 179-180
   brainstorming, 166-167, 176-181
   como necessidade operacional crítica, 30-32
   como vulnerabilidade das equipes reais, 19-20, 20*q*
   em grupos de trabalhos, 159-161
   estrutura de equipes efetivas e, 99-100
   família, amigos e parceiros, 65-67, 78-81
   gestão da equipe, 155-156
   gestão de equipes efetivas e, 112-114
   hierarquia na, 8-9, 161-163
   indivíduo *versus* equipe, 155-156
   melhorias para, 163-167
   método de escolha para, 159-161
   modelos de, 156-161, 163-167
   pensamento de grupo, 163-164
   perfis ocultos, 162-163
   polarização do grupo na, 162-164
   ponto de vista da minoria para, 165-167
   questão de personalidade na, 8-9, 161-163
   representante interino, 65-67, 78-81
   riscos, 157-164
   rotinas defensivas na, 163-164
   tamanho da equipe, 204-205
Topal, J. E., 267-268
trabalho de equipe
   avaliação individual da, 209-212, 217-233
   ciência social do, 90-92
   com companhias de seguro, 300-301
   com comunidade e público, 291-292, 301-302
   com governo, 2-3, 297-302
   com pesquisadores, 301-302
   com reforma da educação, 299-300
   com sociedades e associações, 299-301
   competências, 10-12, 13*f*, 121-132, 202-203
   comportamento desagregador, 252-253
   cultura organizacional do, 172-176, 285, 286-290
   ênfase em valores na, 287-289
   futuro do, 297-303
   melhoria do processo, 252-254, 257-270
   prestação de cuidados de saúde, 298-299
   sistemas de recompensa para, 291-294
   visibilidade do, 288-290
trabalho em grupo público com, 291-292, 301-302
trabalhos em grupo
   acordos de cuidados, 25-27
   desenho da equipe de, 208-209, 208-209*f*
   líderes, 24-26, 29-30, 35-36
   necessidades clínicas, 19-20*q*, 26-27
   pontos fortes e vulneranbilidades, 24-26, 24-25*q*
   propósitos de, 17*q*, 23-24
   tomadas de decisões nos, 159-161
treinamento
   como solução de problema, 271-277
   comunicação, 237-239
   consenso prematuro sobre, 117-119
   em casa, 241-244
   emergência da ACRM, 239-240
   entrevista motivacional, 77-78
   equipe *template*, 21-23, 238-239
   equipes, 236-244, 247-249
   equipes consultivas, 33-34
   equipes de projetos, 32-33
   equipes reais, 241-242
   gestão de, 114-115
   individual, 271-276
   insensibilidade ao, 274-275
   líder provendo, 136-137, 145-148
   líder recebendo, 275-277
   líderes, 234-237
   pesquisa, 301-302
   resultados, 241-244
   saúde, 76-78
   segurança, 237-240, 240-241
   simulado, 239-240
   TeamSTEPPS, 237-239
   trabalhos em grupo, 25-26
Tuckman, Bruce, 140-142, 140-141*f*

U

Ulmanis, Carl, 71-73
Ury, W., 189-190

V

valor, eficiência e, 96-97, 96*f*
valores
   definidos, 41-42
   enfatizando o essencial, 287-289
   orientação de equipes efetivas de, 105-106
   por profissão, 44-46, 45-46*q*, 49, 53-56
   quadros de competências em, 123-124
visitas de grupos, paciente, 76-77
votação, 156-159, 180-181, 262-263
vulnerabilidades. *Ver também* riscos
   de equipes consultivas, 34-35
   de equipes operacionais, 30-32
   de equipes reais, 19-20, 19-20*q*
   de equipes *template*, 21-22, 21-22*q*
   de estabilidade, 18-19
   de trabalhos em grupo, 24-26, 24-25*q*

W

Walker, George, 23–24
Wallace, Susan, 16
Wang, Leann, 108–112
Weaver, S. J., 242–244
Weick, K. E., 240–241
Weingarten, Greg, 30–32
Weldon, Mark, 117–119
West, Michael, 106–108, 173–174, 180–181, 273–274
Westover, Diane, 30–31
Wiebert, Robert, 211–213
Wilhoit, Casey, 173–175
Wirth, J. Stanley, 176–177
Wolff, Cindy, 42–43

Y

Young. Jerry, 38

Z

Zasky, Anna, 148–149
Ziegler, David, 98–100